はじめての 母乳育児と 心配ごと解決集

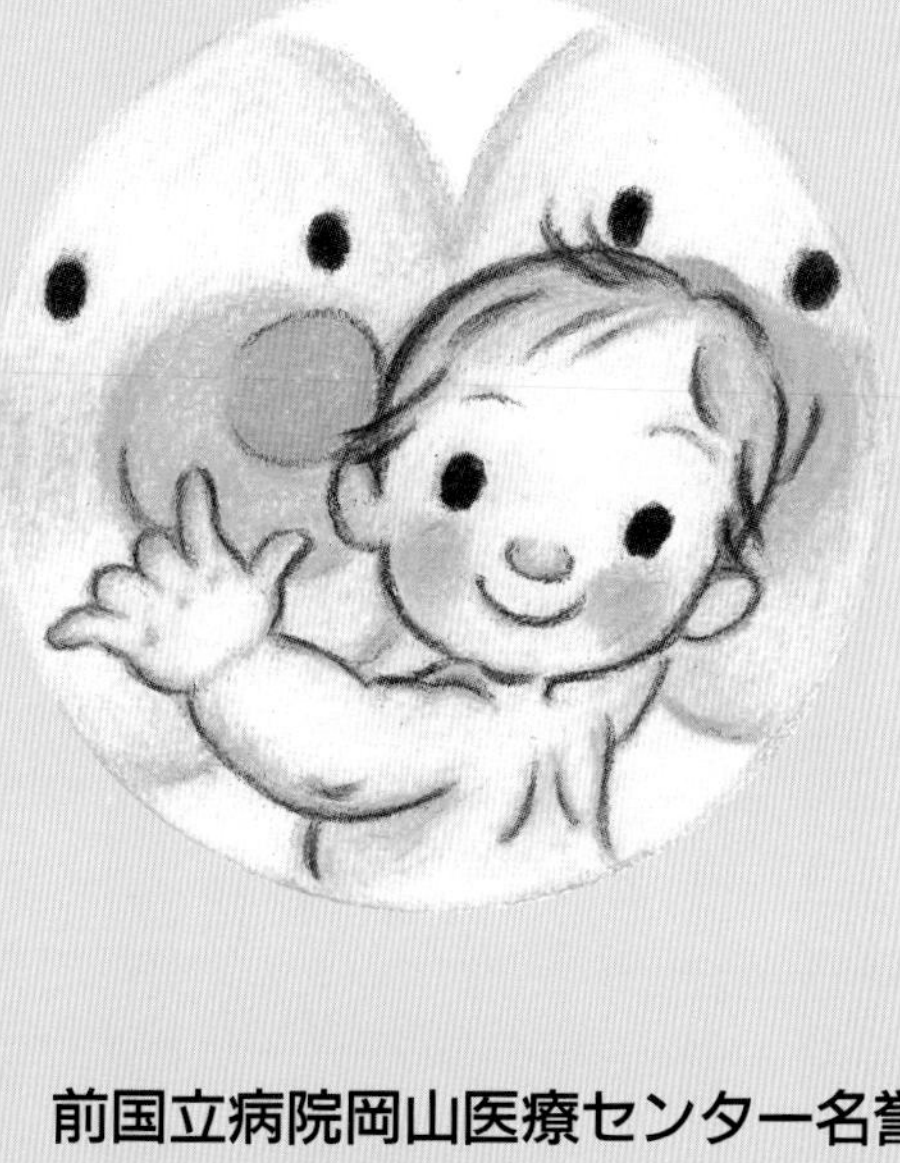

●指導　前国立病院岡山医療センター名誉院長
山内逸郎
国立病院岡山医療センター小児科部長
山内芳忠

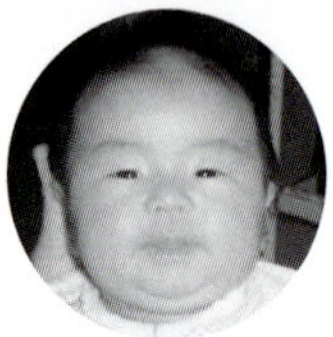

はじてての母乳育児と心配ごと解決集　目次

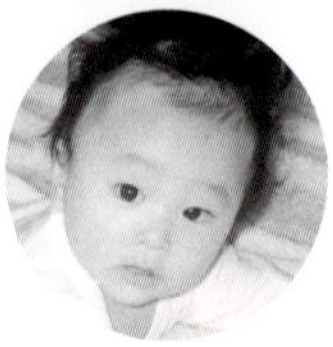

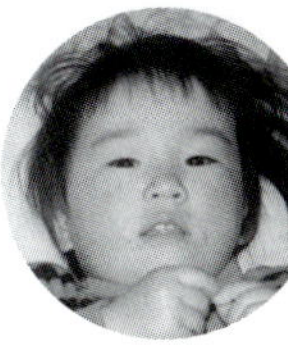

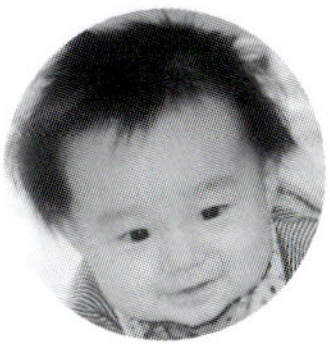

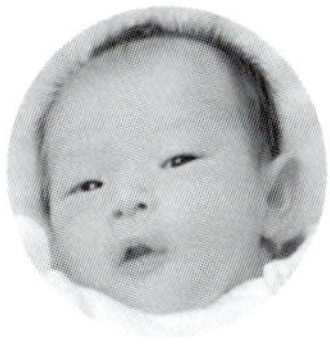

企画・編集●永山美千子

表紙絵・デザイン●上條滝子　本文レイアウト●大越理江

絵●上條滝子　冷水悦子　石川黎　森町長子

おっぱい先生からお母さんたちへのメッセージ

あなたも、おっぱいだけで、赤ちゃんを育てられます

赤ちゃんを産むと、だれでも体の中でおっぱいは作られます

〝おっぱい〟——何と温かい響きでしょうか。

赤ちゃんを自分のおっぱいだけで育てたいと願うのは、出産した女性にとっては、体の中から出てくるとても自然な気持ちです。

妊娠すれば出産、出産すれば母乳が体の中で作られる、母乳が作られれば、これを吸ってほしい——この体の中の自然な流れは、だれも止めることはできません。

〝母乳を飲ませたい〟という気持ちは、体の中から、湧き出てくる要求といってよいのです。

今まで、医療関係者もお母さんたちも、母乳育児ができなかったときの理由として、

「おっぱいの出ない人もいる」

「母性が足らないから、飲ませられない」

と言うようなことを、あげていました。

しかし、これらのことは母乳育児を妨げている本当の理由ではないのです。生まれてすぐの適切な授乳指導がなされなかったために、出なくなってしまったり、母性が上手に育たなくなってしまったのです。

最初が肝心というのは、母乳育児も同じです。

この本では、病院でのこと、お母さんと赤ちゃんの体のことなど、産科医や助産婦さんが読んで欲しいこともお話ししてあります。ぜひ、あなたも知っておいてほしいのです。

もし、母乳育児がうまくいかないときに、このことがわかっていますと、自分を責めるのではなく、どうすればよいか、のヒントが出てくるからです。

おっぱいを飲ませるのはあなた自身のためでもあるのです

〝母乳は赤ちゃんにとって大切なもの〟というのは、もう、皆さんよくご存じですね。

でも、母乳育児についてお話しするときにこれだけでは片手落ちです。赤ちゃんにとって大切な母乳であると同時に、飲ませる側のお母さんにとっても大切なはずなのです。

〝自然〟というのはムダなことはしませんし、不

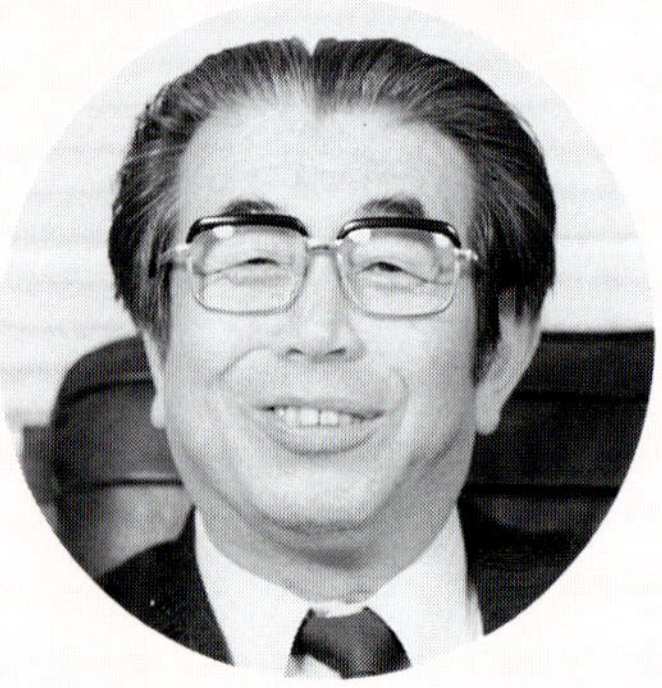

山内逸郎先生

山内3.5か条で誰でも母乳育児ができると、1970年から国立病院岡山医療センターで、人工乳を撤廃し、母乳育児に取り組みました。

1991年、先進国ではじめてWHO・ユニセフの「赤ちゃんにやさしい病院」に認定されました。日本母乳の会の基礎を作られ、1993年に亡くなりましたが、先生のもとで勉強した医療者によってその精神が引きつがれ、母乳育児が広がってきました。母子の生理に合わせた母乳育児指導、母親たちのグループの援助など実践し、行動するおっぱい先生でした。

日本の未熟児、新生児学の基盤を作られました。

山内3.5か条

1. 生まれて30分以内の授乳
2. 出産後24時間以内に7回以上の授乳
3. 出産直後からの母子同室

3.5. 乳管開通をしましょう

公平なこともしません。赤ちゃんにとって不可欠なおっぱいならば、それを与えるお母さんにとっても同じようにめぐみを与えるはずですし、不可欠なのです。

赤ちゃんはおっぱいを飲んで成長し、女性は、おっぱいを吸われることによって、〝母親〟へと変身し、妊娠、出産をした体を、より健康体へとしていくのです。

お母さんにとって、〝おっぱいを飲ませる〟という行動は、赤ちゃんに最高の栄養を与えるということだけではなく、自分自身を〝母親〟に作りあげていく行動、と言ってもよいのです。

おっぱいを飲ませることによって、これらが同時に行われるわけですから、無理なく、母子双方によい影響を与えるのでしょう。

〝自然〟は、出産した女性には、平等に、〝おっぱいの分泌〟を、かわいい赤ちゃんとともに、プレゼントします。あなただけ、おっぱいが出ないということはないのです。安心してください。

この本を読みすすむうちに、必ずや、おっぱいだけで育てられる自信が出てくることでしょう。

多くの育児書は、どちらかというと、〝赤ちゃんのための母乳〟に重点がおかれていました。しかし、この本はそれだけではありません。母乳育児は〝母と子の2人の心と体に同じように大切で、影響を与えていること〟を解説した、初めての母乳の本といえるでしょう。

赤ちゃんの「母乳を飲む権利」そして「親のそばにいる権利」

ここ数年、母乳育児について、世界的な動きがありました。1990年の国連本部で「子どものための首脳会議」(子どもサミット)が開かれ、「子どもの権利条約」の早期批准と実施が決められました。

条文の中には、

●子どもは親の意見に反して親から離されない

●母乳で育てること

がはっきりと書かれています。「母乳を飲む権利、親のそばにいる権利」が、明文化されたといってよいのではないでしょうか。

これに先立って、WHO(国連の世界保健機構)ユニセフが「母乳育児成功のための10カ条」と題して共同声明を発表しました(下記参照)。

今、地球の環境破壊を止めなければ、と世界中で叫ばれています。大変、重要なことですが、同時に内なる環境破壊にも、目を向けてほしいものです。内なる環境破壊? もうおわかりですね。

赤ちゃんにおっぱいを飲ませないことによる赤ちゃんとお母さんの体の内なる破壊です。

1人でも多くの赤ちゃんが、お母さんのおっぱいだけで育つように、そして、1人でも多くのお母さんが、わが子におっぱいを飲ませられるようにと、願ってやみません。

1 母乳育児の方針を文書で、すべての医療にかかわっている人に、常に知らせてください

2 すべての医療従事者に母乳育児をするために必要な知識と技術を教えてください

3 すべての妊婦に母乳育児のよい点とその方法をよく知らせてください

4 母親が分娩後、30分以内に母乳を飲ませられるように援助してください

5 母親に授乳の指導を充分し、もし、赤ちゃんから離れることがあっても、母乳の分泌を維持する方法を母親に教えてあげなければいけません

6 医学的な必要がないのに母乳以外のもの、水分、糖水、人工乳を与えてはいけません

7 母子同室にすること、赤ちゃんと母親が1日中24時間、いっしょにいられるようにしてください

8 赤ちゃんが欲しがるときに、欲しがるままの授乳をすすめてください

9 母乳を飲んでいる赤ちゃんにゴムの乳首やおしゃぶりを与えないでください

10 母乳育児のための支援のグループを作って援助し、退院する母親に、このようなグループを紹介してください

赤ちゃんを迎える準備
お母さんになる準備

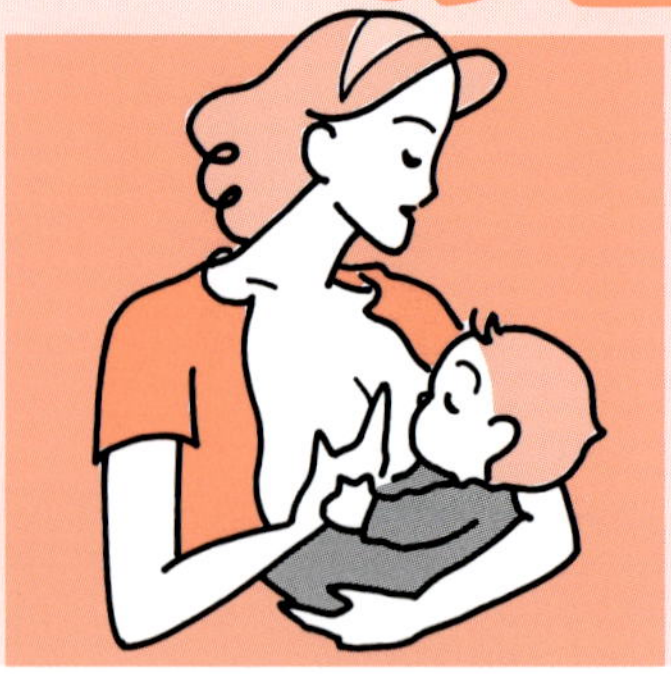

- おっぱいだけで育てる病院、産院、助産院を選びましょう
- 産科医、助産婦さんと、よく話し合いを
- 生まれてすぐから、いっしょにいられる母子同室が、母乳育児を成功に導きます
- 妊娠中から、乳首の手入れをしておくことが大切です
- あなたの乳首は柔らかく伸びますか。乳首に異常がないかどうか、妊娠中から調べておきましょう

病院選びから始まる母乳育児 産後のケアがポイントです

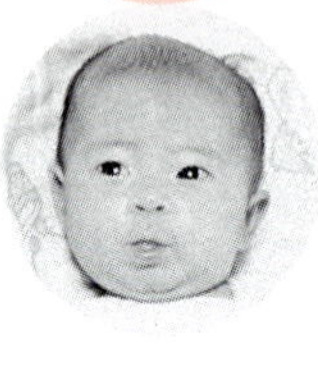

母乳だけで育てる病産院を探します

生まれてくる赤ちゃんをおっぱいだけで育てられるかどうかは、どんな病院で赤ちゃんを出産するのかによって決まる要素が強くなります。

妊娠中を快適にすごし、自然出産をして、生まれてすぐにおっぱいが飲ませられ、母子同室ですごすことができれば、多分、あなたの母乳育児はスムーズにいくことでしょう。

残念ながら、日本の病院の多くはこのようなシステムをとっていないのが現状です。しかし、あなたが母乳で赤ちゃんを育てたいという気持ちがあれば大丈夫です。お母さんの健康と赤ちゃんの未来を真剣になって考えてくださる医師、助産婦さんはいますから、探してみてください。

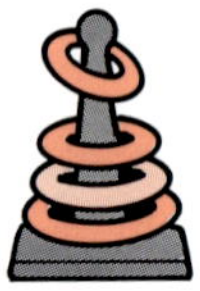

母乳育児のスタートは妊娠からです

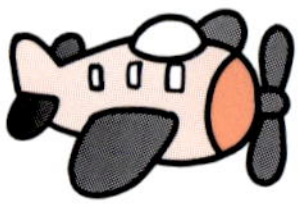

妊娠、出産、母乳育児は、女性の体とお腹の中の赤ちゃんにとっては一つの大きな流れです。仮にどこかを断ち切ってしまうと、その後はなかなかスムーズにいかなくなります。おっぱいもそうですね。

赤ちゃんが生まれた後に母乳育児がスタートするわけではありません。妊娠中からあなたの体は乳汁を作り出す準備をしていますし、お腹の中の赤ちゃんだって、やがて生まれたときのためにおっぱいを吸う準備、そして練習をしています。

母乳育児のスタートは妊娠したときからなのです。

出産後のよいケアがあればだれでもできる母乳育児

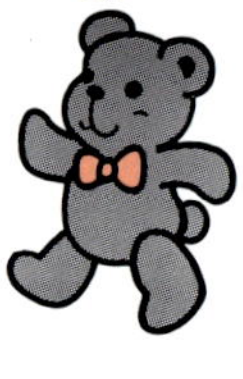

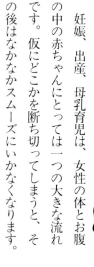

受精し、受胎し、妊娠し、分娩できたお母さんが、授乳ができないということはありえないのです。これは一連の体の生理的な変化なのですから、乳汁分泌はだれでもちゃんとあり、授乳も必ずできるものなのだということを知ってください。

母乳育児がスムーズにいかないお母さんで気づくのは出産時、出産後すぐのケアのまずさです。生まれてすぐに母子をいっしょにすることが大切なのです。

母子別室には、できませんね。このことを頭の中に入れて、病院選びをしてほしいと思います。

病院選び、6つのチェックポイント

初めてのお産の場合には、その病院が母乳の指導に熱心かどうかにまで気が回らないことも多いようです。

家や職場に近いから、食事がよいと聞いたから、病院がきれいだから、何となく感じがよさそうだから、近所でいい病院と評判だから、友人が出産したからなどという漠然とした理由で考えてはいませんか。

まず、可能なかぎり自然出産をし、母乳だけで育てることの大切さをあなた自身が知ってください。スムーズにいかないときでも、母乳育児に最大の援助が差しのべられる医療システムとなっていれば、あなた自身がそんなに自覚しなくても、気がついたらおっぱいで育てていたとなることでしょう。

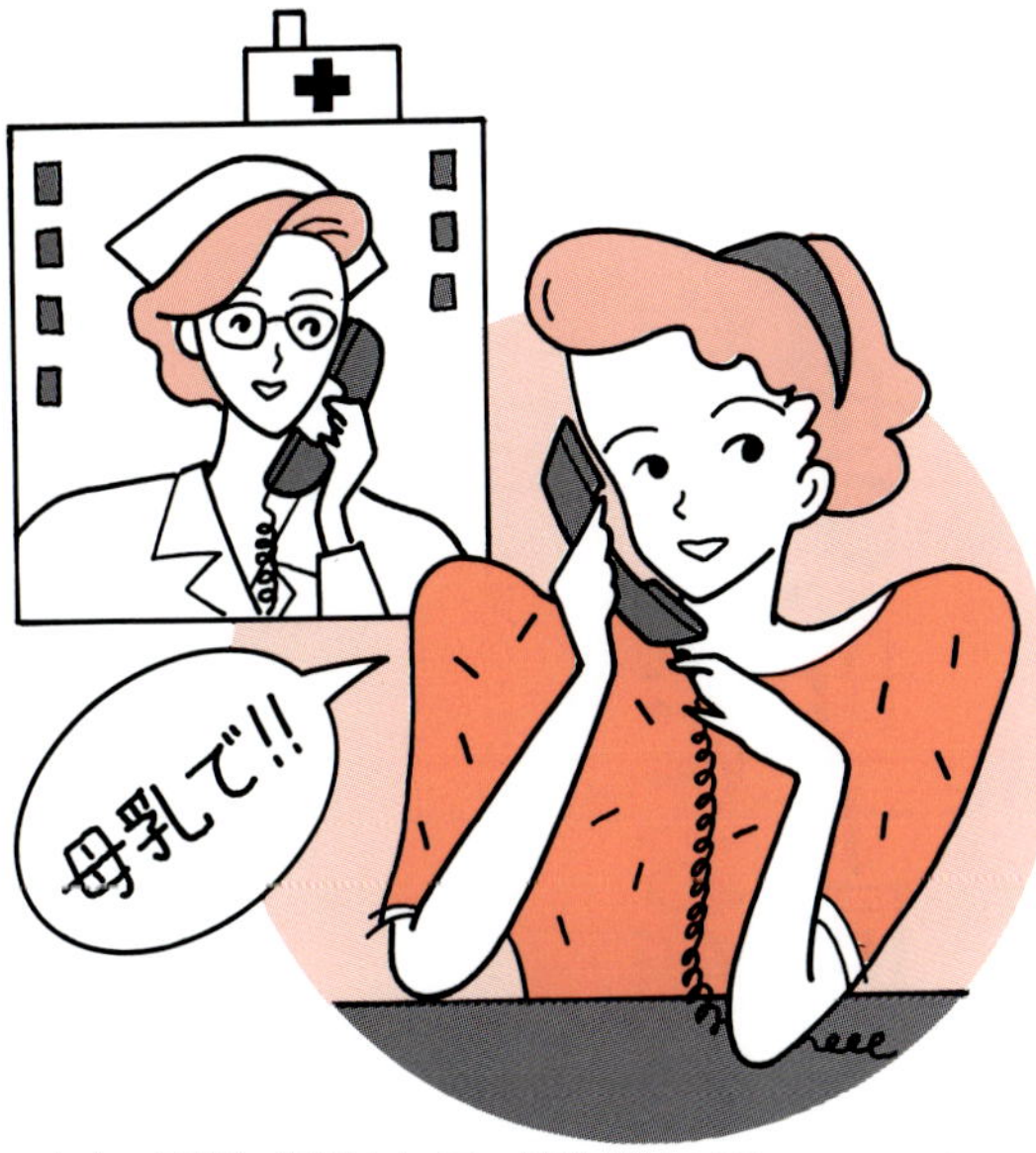

まず、病院に電話をして、母乳だけで育ててくれるかどうか、確かめましょう

まず、あなたが、出産は自然に、おっぱいだけで育てようという気持ちを持って病院探しをしてください。

さて、病院選びのチェックポイントですが、つぎのようなことを参考にしてください。

❶まず、自然分娩かどうか――

このチェックはその産院で出産した方に聞いてみましょう。

予定日前後に医師が不在だからと、早めに産ませてしまうとか、夜間のお産は少なくしているなどという評判があったら、やめます。

❷すぐに帝王切開をする傾向がある――

逆児《さかご》だから、高齢出産だから、予定日をすぎたからなどという理由だけで帝王切開出産をする場合は、その病院での帝王切開率が高くなります。

お産を自然の営みとしてていねいに扱っている病院ではやはり、帝王切開率は低くなります。

❸基本的に薬を使わない分娩に――

①と同じですが、やたらに促進剤を使わずに、待つことのできるお産をしてくれるかどうか。薬物はやはり、母乳の分泌に影響を与えます。

❹母子同室であること――

母乳育児の重要なファクターは、出産後の母子同室。母と子は分娩によって別々の体になるのですが、まだまだ、体を密着していなければならない時期。欲しがったら飲ませることが重要なことですから、母子同室でなければなりません。

❺出産後、30分前後でおっぱいを含ませ、24時間以内に7回以上飲ませてくれるかどうか――

これができれば、どんな母親でもおっぱいだけで育てられます。そのためには母子同室でなければなりませんね。

❻夫が出産に立ち会えるかどうか――

夫立ち会い出産をしなければ母乳育児ができないということではありません。核家族で子育てをしなければならない現在、夫の協力は重要なこと。出産に立ち会った夫の多くは、やはり妻へのいたわり、子育ての参加度は大きく、母乳に対しても深い理解を持つことができるようです。

評判だけで決めずに、自分で確かめてください

細かいチェックポイントはまだまだありますが、基本的なことだけお話ししました。このようなことすべてが病院案内に書かれているわけではありませんから、初診を受ける前に、5~6軒電話して、受付や看護婦にしっかりと聞いてみてください。

完全に母乳だけでやってもらえるかどうか、聞いてみてから行ったほうがよいでしょう。

診察を受けてしまってから、どうも母乳育児に熱心でなさそうだけれど、紹介を受けたからとか、一度かかってしまったからなどと

いう理由で、そのままズルズルと診察を受け、出産となるケースもめずらしくありません。

　しかし、困るのはあなたと赤ちゃんです。ダメと思ったら、その病産院をやめる勇気を持ってほしいものです。

　完全母乳育児かどうか見分ける方法があります。もし完全な母乳育児の病院であるならば、病院内にはミルク会社の広告となるようなものは、決して置いてありません！

　退院時のミルクのおみやげもないはずです。

　こんなところをチェックすればその病院の体質がわかると思います。

病産院にお願いしたいこと、〝ぜひ、母子同室で〟と頼みます

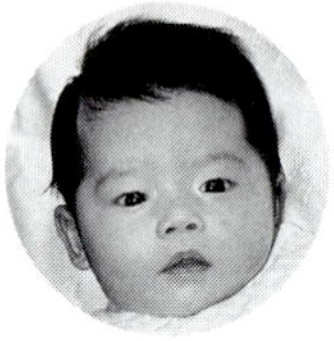

医師・助産婦さんと話し合いをしましょう

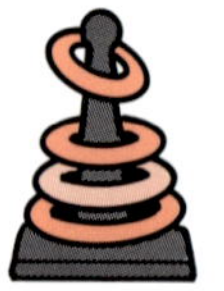

　初診のあとに担当の医師や助産師さんと話し合う時間を持ちましょう。

　病院の産科は、内科などほかの科とは違って助産師さんがいます。助産師さんといいますと、昔ながらの産婆さんのことかと思う方が多いのですが、今は多くの病院の産科で助産婦さんが働いています。

　分娩を担当するのは助産師さんですから、ぜひじっくりとお話し合いをしてください。

医師には、何となく聞きにくいようなことでも、同性の助産婦さんなら気軽に話せるかもしれません。

　どんなお母さんでも、スムーズに母乳育児ができるシステムの病院は、残念ながら、未だ少数です。しかし、母乳育児に熱心に取り組んでいらっしゃる医師、とりわけ助産師さんたちはたくさんいますから、大丈夫です。

　あなたの要望をまず、お話ししてみることが大切です。

　まず、どんなことをお願いしたらよいでしょうか。

❶母乳だけで育てたい
これは生まれてからおっぱい以外のものをあげないこと。初乳を飲ませることをお願いします。

❷生まれてすぐにおっぱいを含ませてほしい
スタートからうまくいけば、母乳育児は大変、楽しいものになります。

❸母子同室にしてほしい
母乳育児がスムーズにいかない最大の原因は母子別室です。赤ちゃんが泣いたらすぐに飲ませるということができないからです。

　母子同室であるかないかを調べ、もし同室でなければ、母子同室の部屋にしていただくようにお願いします。

❹母子同室でない場合には泣いたら連れてきてほしい
ただし、赤ちゃんが泣いたらお母さんのところへ連れてきてあげますといっても、これは非常に不確かなことで、そうしてくれないことも多々あるのです。

❺母乳以外のものを与えないでほしい
母乳優先ではあるが、5%ブドウ糖を与える病院もあります。これもよいことではないので、この辺もチェックしておくとよいでしょう。

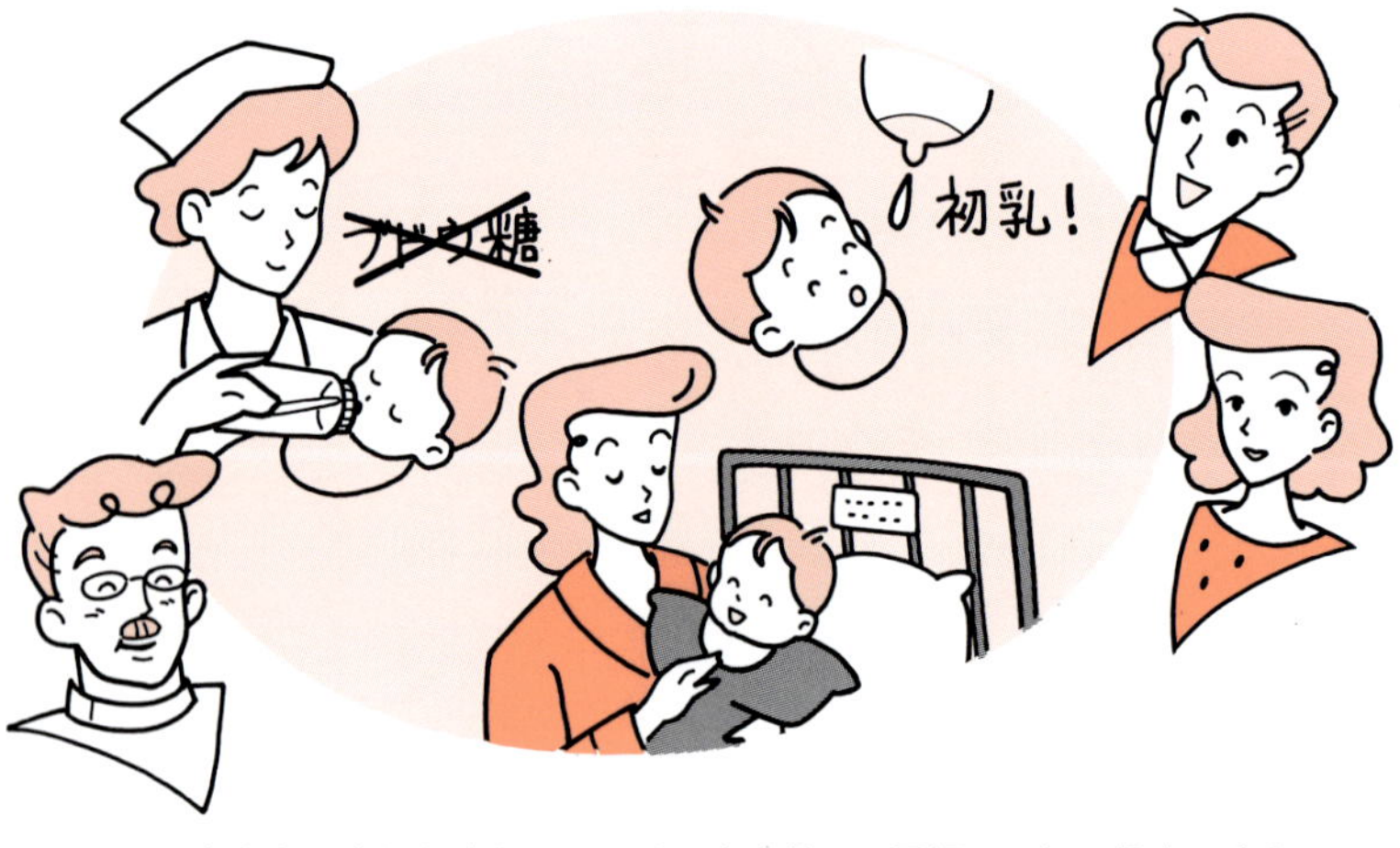

あなたの大切な赤ちゃんです。夫と共に、医師、そして担当の助産婦さんに〝母乳で育てたい〟と話をしてください

担当医師との話し合いをメモにしておきます

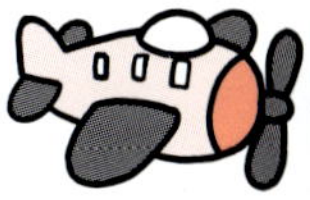

担当の医師と話し合いができれば最善です。しかし、大きな病院ですと、分娩のときに同じ医師が担当となるとは限りません。あなたが望むことや気になることを担当の医師と話し合うことができたならば、その事柄を簡単なメモにして、医師のサインをもらうといいと思います。

しかし、今の日本では、患者さんであるあなた方が医師の確認をいただくのは多少、困難かもしれません。気を悪くする医師もいるでしょうし……。

でも、そのメモの確認へのサインは、「分娩のとき、別の医師となった場合の連絡と考えてほしい」と伝えたらいかがでしょうか。

アメリカでの自然分娩や母乳への運動は出産する女性からの働きかけでした。女性が人間らしいお産と子育てをしたいという叫びから広がっていったのです。

日本の女性たちも今ではかなり、その点では活躍しています。しかし、まだまだ、産科医療全体が、自然出産→母乳育児というシステムにはなっていません。

ですから、1人1人のお産の場合には、各自で努力しなければならないのです。

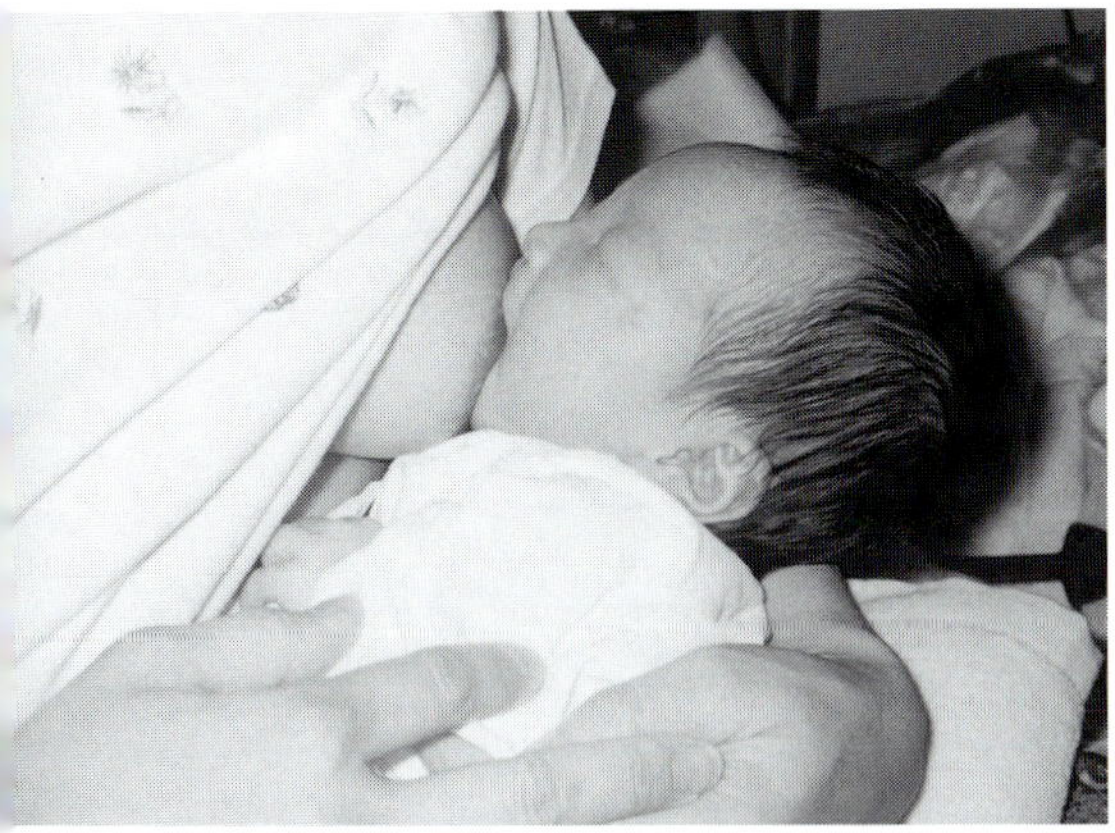

赤ちゃんのためにそして出産したお母さんのためにも大切な母乳育児

あなたと赤ちゃんのため少しばかり勇気を持って

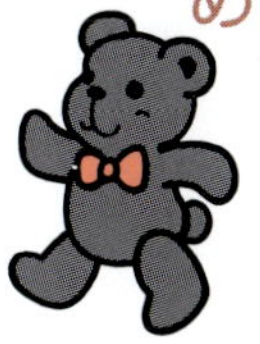

医師と相談するという風習ができあがってはいませんが、今、盛んにインフォームドコンセント（「説明した上での合意」、つまり患者さんと医師との話し合いを大切にする）の重要性がいわれています。日本の社会の動きもそのようになってきたので、遠慮せず、勇気を出して、お話ししましょう。

困るのは医師ではありません。損をするのは医師ではありません。あなたと生まれてくる赤ちゃんのためです。

新生児室で人工乳を与えられてしまうかもしれないというときには、このサイン入りのメモを渡しましょう。これが役立つはずです。

あなたの地域に望むような病院がなく、人工乳が当たり前となっている場合には、じっくりと話し合って、おっぱいだけで育てたいとお願いしてください。また、助産院を訪ねてみるのもよいでしょう。

夫と共に〝母乳だけで育てたい〟と頼みましょう

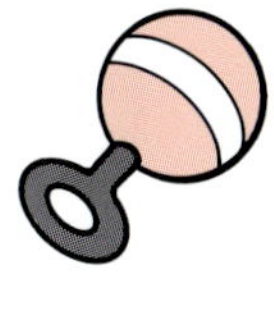

出産に立ち会う夫でも、それができない夫でも家族を思う気持ちは変わりません。医師と話し合うとき、ぜひ夫と共に伺ってください。もちろん、そのためには夫に母乳育児の重要性、すばらしさをわかっていただいてほしいと思いますが……。

夫婦で赤ちゃんを健康に育てたいという意志と熱意は、必ず医師の心を動かします。仮にその場で「そんなことをいっても、もし母乳が出なければ人工乳しかないですよ」とか「今の人工乳はとても優れていますから、そんなに母乳にこだわらなくたって……」などといわれるかもしれません。それでも、医師の心の隅には、あなた方夫婦がお願いした母乳育児のことが残っています。「そんなことをいうのならほかの病院へいってください」という医師なら、仕方ありません。やはり、ほかで出産したほうがよいでしょう。

しかし、こんな医師でも「ぜひ、母乳で育てたい」と要望するお母さん、お父さんが増えてくれば、それに従わざるを得なくなるでしょう。あなた方夫婦の努力は決してムダにはならないはずです。

自然出産ができなかったとしても、おっぱいはちゃんと飲ませられます

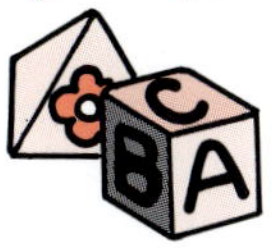

母乳育児のスタートをスムーズにさせるの

は自然出産です。一時期、陣痛誘発剤など、薬物を使っての分娩が多くなりましたが、最近、再び自然出産を望む女性が多くなりました。しかし、まだまだ、出産の際に薬物が使われることも多いようです。

出産の際の薬物は母子双方のリズムをくずしてしまいますので、出産後の母乳育児も努力が必要になってきます。

もし薬物を投与されても、生まれてすぐにおっぱいを含ませ、24時間内に7回以上おっぱいを飲ませ、そして母子同室にしておけば、どんな薬を使おうと、よほど特別な薬でないかぎりは、ちゃんとおっぱいは出ますし、飲ませることはできるのです。

出産後も何種類か薬剤が出されますが、その中でも、赤ちゃんにおっぱいをしっかり飲ませていれば子宮はどんどん収縮していきますから、子宮収縮剤は必要のない薬です。

一応、今、処方されている薬は母乳への影響は少なくなっていますが、それでも飲まないですますことができれば、それにこしたことはありません。

でも、分娩時に薬物を使ったからといって母乳育児ができないわけではありません。生まれた直後からおっぱいを飲ませていれば少しのハンディなど吹きとばしてしまいます。

おっぱいのための食事。乳腺をつまらせやすいものは控えます

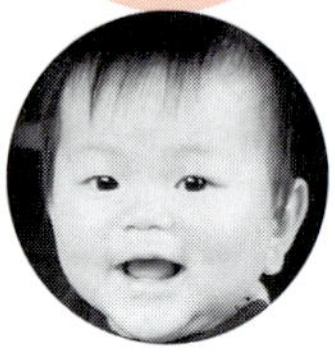

お腹に赤ちゃんが宿れば、元気で丈夫な赤ちゃんを産みたいと、願います。そこで、まず頭に浮かぶのが食生活です。2人分食べなくてはとばかりに食べていたら太りすぎとなります。今の時代によほどのことがない限り、カロリー不足、栄養不足にはなりませんが、妊娠中の食生活でいくつか注意してほしいことがあります。

- 貧血に注意した食事作り
- おっぱいのために動物性脂肪を多くとらない
- 添加物の多い市販品は少なく

といった点です。

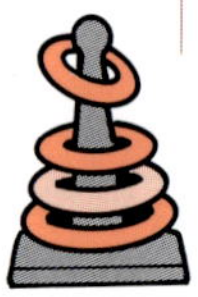

貧血に注意した食事——鉄なべを買いましょう

妊娠するとお腹の中の赤ちゃんに多くの鉄分をとられ、母体が貧血症状となるお母さんが比較的多いようです。

私は、いつも、妊娠した方に「貧血の予防に鉄なべを、妊娠したら鉄なべを……」と話します。皆さん、きょとんとして「エーッ」と不思議そうな顔をします。それはそうです。病産院の指導では、〝鉄剤を飲みなさい〟〝レバーなどを食べなさい〟といわれますから。

「なぜ、鉄なべですか？」ですが、鉄なべでお料理をして、そのお料理を食べれば、なべから出てきた鉄分もいっしょに食べることができるからです。こうすれば、鉄分をとれる料理は何だろうか……とか、あまり好きではないレバーをどうやって食べようかなど、頭を悩まさずに、いつの間にか自然に鉄分が吸収されていくからです。

先ほど、妊娠したら……とお話ししましたが、本当は、結婚したら鉄なべをといいたいのですが……。鉄なべ、鉄のフライパン、鉄びん、ステンレスの包丁ではなく鉄の包丁、金網などをぜひそろえてください。鉄なべにさび釘《くぎ》を入れて、黒豆を煮るなどということなど、知らない方がほとんどだと思います。

現在はこのさび釘、なかなかみつからないかもしれませんね。

鉄のおなべで、黒豆をコトコト煮て、毎日少しずつ食べてください。

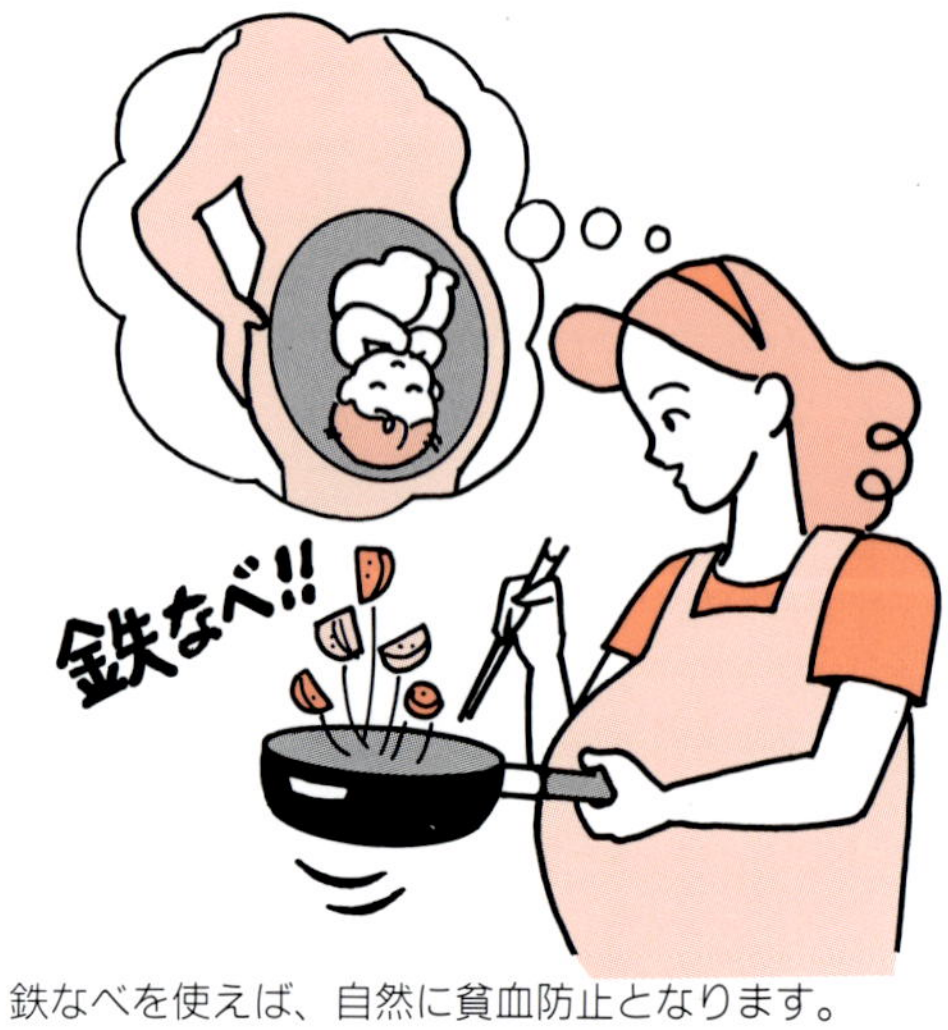

鉄なべを使えば、自然に貧血防止となります。なべの鉄分がお料理に入ってくるからです

もちろん、鉄分の多い食品を心がけるのは大切なこと。小魚やかきなどの貝類、そしてレバーなどは毎日の食卓にどうぞのせてください。

乳腺のつまりを起こしやすい動物性脂肪を控えましょう

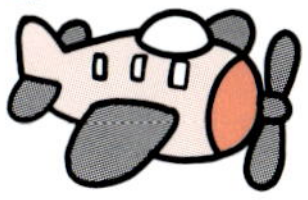

バターやチーズは少量でも栄養価が高いので食生活のコントロールには便利ですが、おっぱいのためにはあまり賛成できる食品ではないのです。妊娠中に動物性脂肪をとりすぎると、どうも乳腺のつまりを起こしやすいのです。

バターを制限してカルシウムをとるのなら、チーズがよいでしょう。牛乳はカルシウムも豊富だからと、妊娠中の食事の必需品のようにいわれ、飲みたくなくても、かなりきつくいわれます。牛乳に含まれる乳脂肪分など、動物性脂肪は乳腺のつまりを起こしやすくなりますので、無理に多く飲んだり、食べたりするのはやめましょう。

もし、カルシウムが心配ならば、小魚やごまなどの乾物をお料理に使い、牛乳だけに頼らないようにしてください。

肉類よりもお魚をとるように

もちろん、動物性脂肪の多い食事をしていたからといって、出産後おっぱいがつくられないとか、分泌しないということはありません。

しかし、もし、そんな食生活が原因で、おっぱいがつまって、充分に出てこなかったり、乳腺炎を起こしたりしたならば、スムーズにいくはずの母乳育児がつまずいてしまい、あなたが多大な努力をしなければならなくなるからです。多分、日本の風土で長い間、生活を営んできた私たちの体は、今、見直されている和食が体に合っているのかもしれません。

脂肪分の多い肉類よりも、お魚（特に、ちりめんじゃこや小魚）などにしたらいかがでしょうか。

赤ちゃんが上手に吸えるように乳首の手入れをしておきます

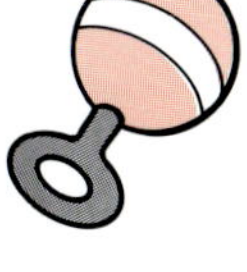

自分の乳首が正常かどうかよくわかりません

赤ちゃんが生まれてから、スムーズにおっぱいが飲めるように、乳首の手入れをしておいてください。扁平乳頭、陥没乳頭はもちろんのこと、ほかにもかなり乳首のトラブルはあります。

お母さん方は自分の乳首が正常なのか、トラブルを起こしやすいのか、わかりません。だって、ほかのお母さんの乳首と自分のとを比べたことなどありませんから、自分の乳首がトラブルを起こしやすいのかどうかはわかりませんね。出産までの通院中に病産院でよく調べてくださればよいのですが、乳首の手当までのケアは少ないようです。

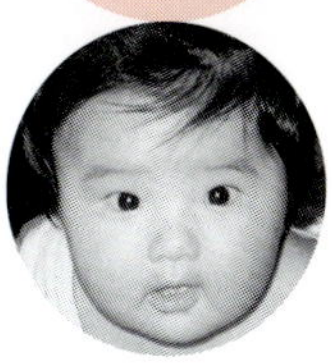

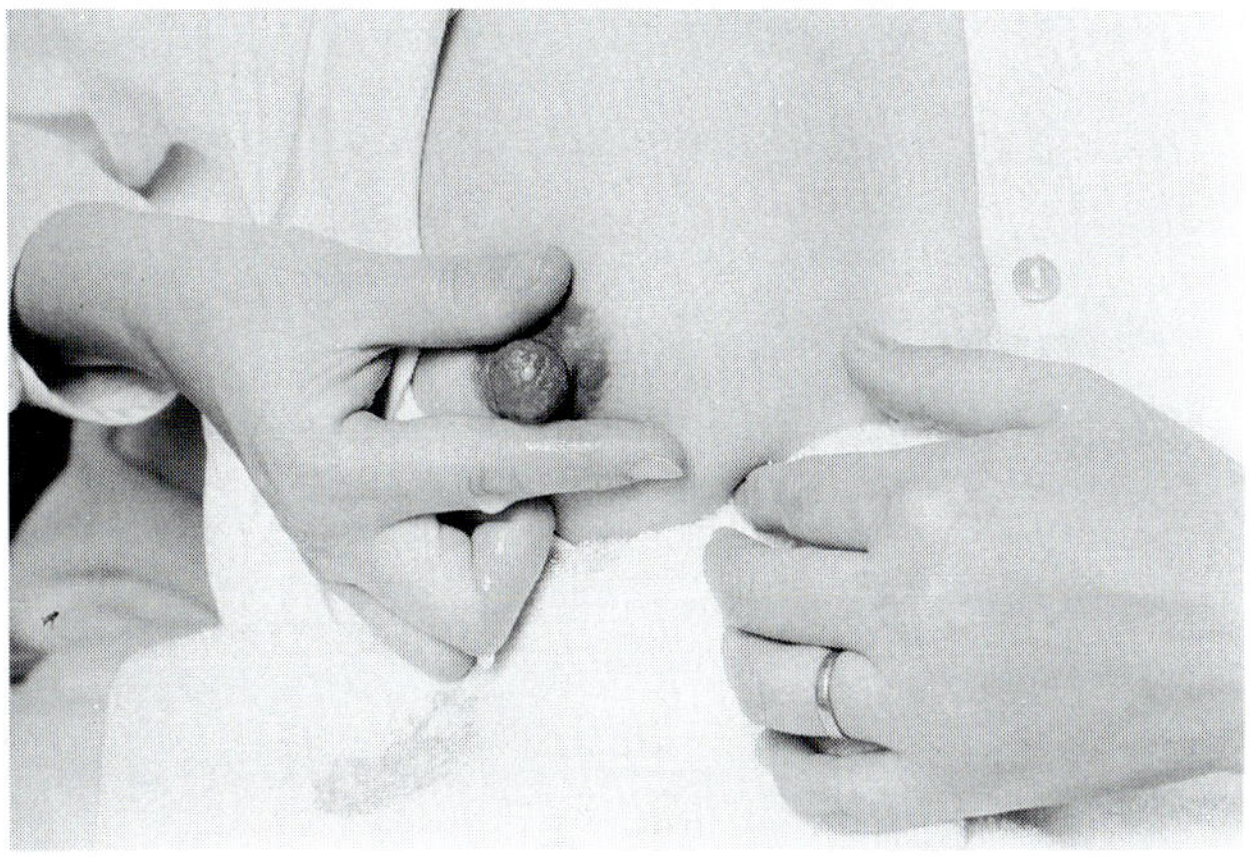

乳首が平らだったり、引っ込んでいませんか。赤ちゃんが飲めませんから、手入れをしておいてください

妊娠中に乳首の手当をしてください

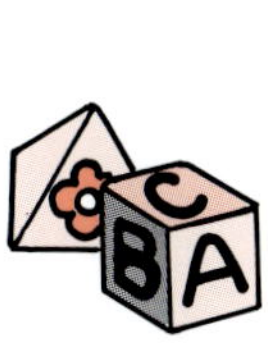

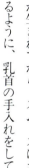

妊娠中は乳首の手当はいけないといわれますが、全くそんなことはありません。

赤ちゃんの吸う力は強いもの。かたい乳首や乳首の皮膚が弱いと、乳首が切れて辛い思いをします。

乳首が切れて痛いからと、母乳をやめてしまうお母さんがいますが、妊娠中からきちんと手入れをしておけば、楽に飲ませることができ、母乳をやめないですみますね。

岩のようにゴツゴツした乳首や乳首の皮膚がかたいときはご主人に協力してもらってください。赤ちゃんが飲みやすくなるように乳首を吸ってもらいます。

「まあ、いやらしい」なんて思ってはいけませんよ。

生まれてくる赤ちゃんの大事な食料庫の扉の修理をしているのですから。

乳首を石けんで洗わないでください

乳首を直射日光にあてることは乳首の皮膚を丈夫にします。ガラス越しの日光では、紫外線が除去されるので、意味がありません。住宅事情が許せば、乳首の部分を直接お日様に強くしてもらってください。

気をつけてほしいのは入浴です。乳首に石けんをつけてゴシゴシ洗ってしまうと、乳腺を保護している分泌物が流れてしまいます。シャワーで流すだけで、清潔さは保つことができますから、注意してください。

妊娠後期に入ったら乳管が開いているかどうか調べます

かたい乳首の場合、乳管開通しておきます。乳首が柔らかく伸びれば赤ちゃんが口に含みやすく、おっぱいも飲みやすくなります。

五本の指を乳輪のまわりにおき、ねじりながら引き出します。そのときにただ引き出すのではなく、指の力を乳首のつけ根に向かって入れて押しながらねじり、ねじり終えたところで外に引っぱり出すという感じです。これを左右のおっぱいに数回ずつ行います。

激しく痛いと感じたらやめましょう。妊娠中は、とくに乳首が敏感で、乳房も張っているのでちょっと触れただけでもピリピリします。日光にさらしたりして自然と乳首がきたえられてきたら痛みを感じずにすむかもしれません。それから始めてもよいのです。

下腹部が痛くなったらやめます

また乳首に刺激を与えると、下腹が痛くなるかもしれません。下腹が張ったり、不快を感じたらやめましょう。ここで中止してしばらく横になって休んでいれば、体にさわったり、赤ちゃんに悪影響を及ぼすことはありません。

でも気がすすまなければ、無理にすることはありません。

この手入れは陣痛が始まってから、また出産後もしてください。

ぺちゃんこな乳首とひっこんだ乳首

これらの乳首は出産後、おっぱいのトラブルを起こしやすくなります。赤ちゃんがおっぱいを飲もうと思っても飲めません。

陥没乳頭の場合、乳腺の出口のところがふやけます。そうするとそこがつまってバイ菌が繁殖し、乳腺の中にバイ菌を追い込んでしまうのです。このため、乳腺炎を引き起こしやすくなりますので、妊娠中から、乳首を引き出しておきます。ぺちゃんこの扁平乳頭(扁平乳首)は、乳首の引き出しをよくやっておいてください。

ぺちゃんこあるいはひっこんだ乳首は赤ちゃんの吸啜《きゅうせつ》反射がしっかり起こってこない原因となります。

赤ちゃんは深く乳首をくわえ込んで、そして口の粘膜を広く乳首で刺激する状態にならないと強い吸啜反射が出てきません。そして、このような乳首の場合、子どもが強く吸い込

ぺちゃんこな乳首、ひっこんだ乳首の手当

中期に入ったら、入浴のときなどに5〜6回やりましょう

左右の手の親指を乳首のつけ根において、胸の奥の方に押し、その後、ひき出します

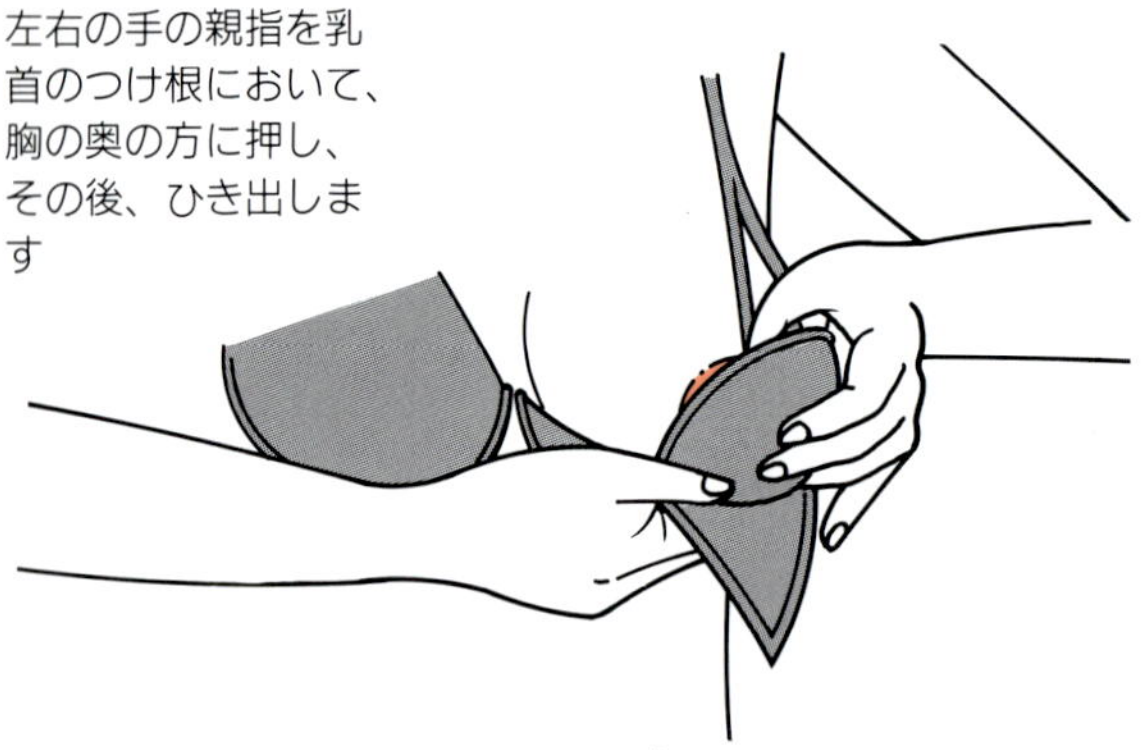

ブレストシールドを使います

むときに圧力が小さい面積のところへ強くかかるため乳首への負担が大きくなって、乳首を傷めやすくなります。これがいろいろなトラブルのもととなりますので、妊娠中に治しておく必要があるのです。

できる限り、自分でなおしておきます

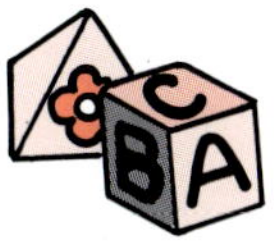

このような扁平乳頭は「乳首の根もとに左右の手の親指をおいて、乳腺に向かってぐっと押し、そして、引き離す。これを何回か繰り返します。このようにしてから、引き出すとうまくいきます。

親指を置く位置は乳首の根もとの左右と上下。それぞれ5~10回くらいずつ行います。陥没乳頭の場合も同じようにしますが、ブレストシールドを使うこともあります。ブレストシールドを使うと痛みもありますので、自分で引き出すようにしましょう。妊娠中に何回も何回も引き出していくうちにだんだん出てきます。お腹が張ってきたりしたら、やめて、様子を見ます。

自分の乳首が赤ちゃんにとって飲みやすいかどうかはなかなかわからないので、産科の医師や助産師さんにみてもらうといいですね。

乳帯を作りましょう

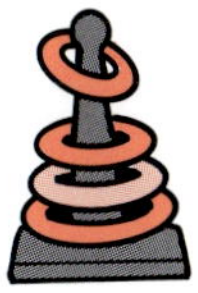

授乳用のブラジャーも市販されていますが、スムーズな母乳育児のためには、純綿で作った乳帯がよいのです。授乳用ブラジャーもありますが、どうしても乳房やその周りの組織を圧迫しがちです。伸縮自在の布地を使ってあるので、大丈夫のようですが、やはり乳房のためには乳帯がよいようです（67頁、143頁参照）。

4~5枚作っておくと便利です。

おむつ用のさらしで作るとよいでしょう。また、薬局で買い求めることもできます。

陣痛が始まったら乳管開通操作をします

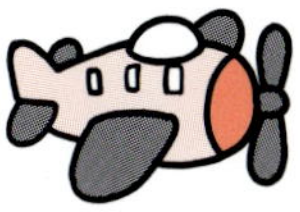

妊娠中からの乳首の手入れはうまくいっていますか。早産がこわくてできなかった（実際には乳首の手入れで早産した人を聞いたことがありません）という方がいますが、そんな方は、予定日が近づいたら、始めてください。

陣痛が始まったら、乳管開通操作をしてください。乳首のつけ根を親指と人指し指ではさんでひねり、乳首の先へしごき出すようにします。陣痛が激しくなるとなかなかできませんから、陣痛の間隔が長い間にやっておきます。

この乳管開通操作は、子宮の収縮を促しますから、お産の進行を早める役目も果たし、分娩時間も短縮されます。

赤ちゃんが生まれても、困らないように、乳管開通は必ずやってくださいね。

特に、乳首がかたい、乳首の真ん中が少し、くぼんでいるという場合には、必ず開通操作をしてください。

陣痛が始まったら乳管開通を

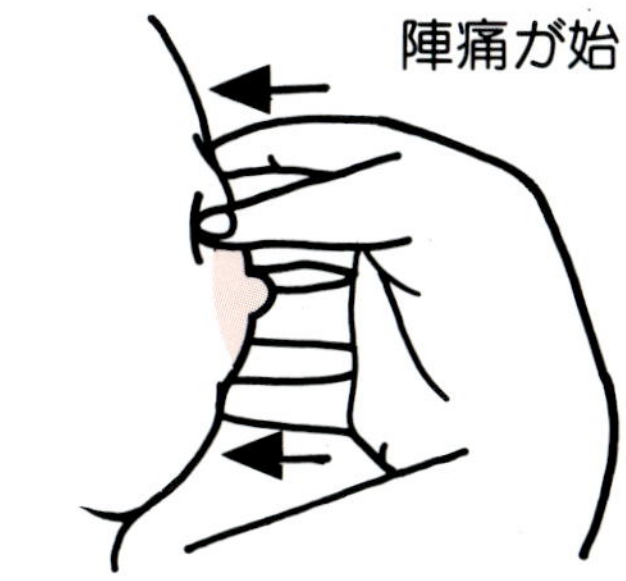

乳輪の周りに5本の指をあてて、乳房の奥のほうにグッと押し込みます

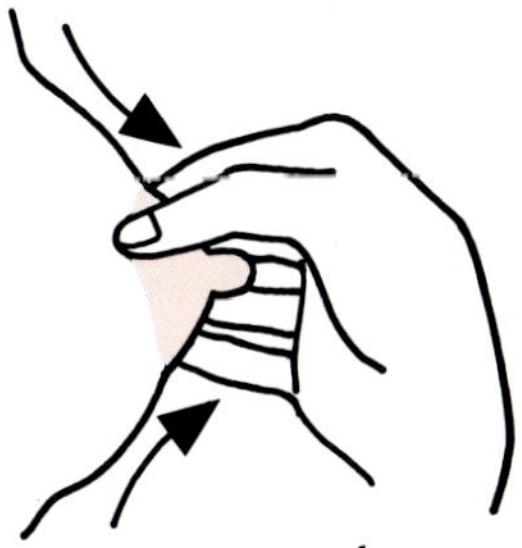

そのまま、乳輪部を包み込むようにして、つかみます。前に引っ張ります

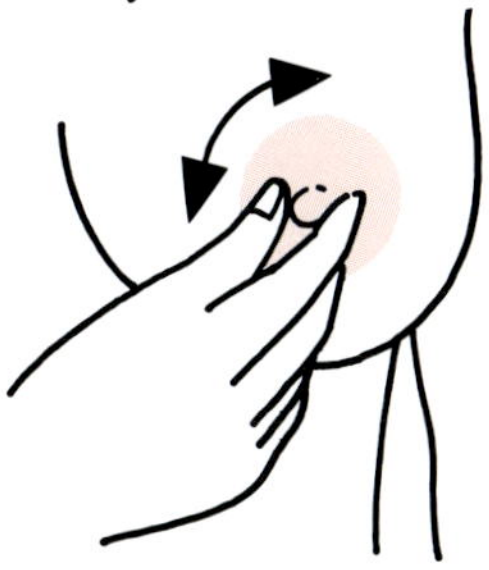

次に乳輪のつけねを持ったまま左右に交互にひねります

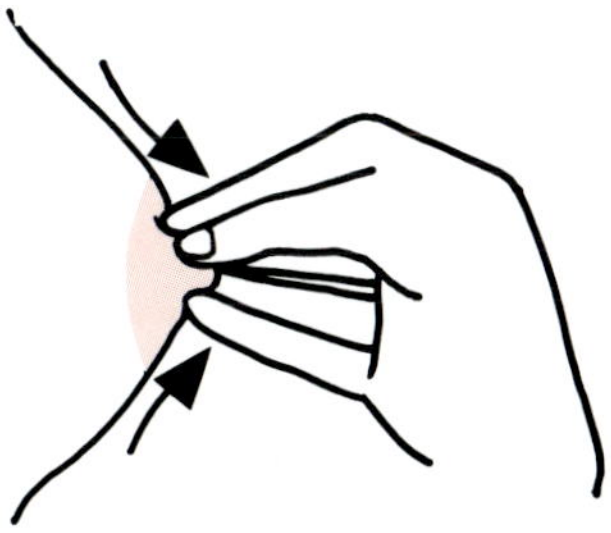

前方へ引き出したら、5本の指で乳首を軽くしごきます

おっぱいだけで育てるためにこんな心がまえを持ちましょう

1 どんなお母さんでもおっぱいだけで育てられます

❶まず、「私の赤ちゃんは私の母乳で育てよう」という気持ちを持ちましょう。

出産前から「おっぱいで育てよう」と思っている人と、「おっぱいでも人工乳でもどちらでもいいわ」と考えている人では、明らかに母乳育児の成功率が違います。

❷出産したあなたの体の変化やしくみ、赤ちゃんの本当の姿（生理といってもよいものです）をよく知りましょう。

出産後の母と子の心身の状態を知ることができれば、それに従うことで、うまくいくのです。妊娠すれば、出産しますし、出産すればおっぱいは分泌されます。これは人間の体の中にある〝自然〟です。この流れにのればいいのです。

つまずきは、出産→母乳という体の流れをさまざまなことで止めてしまうからです。

❸心をリラックスさせましょう。

おっぱいの分泌に関係のあるホルモンセンターはストレスに弱いのです。

お母さんが緊張すると、分泌にも影響してきます。

リラックスをするのがあまり上手でない方は、影響を受けやすいようです。心の緊張の多くは〝おっぱいが出なかったらどうしよう〟〝赤ちゃんをうまく育てられるかしら……〟というもの。また、逆に〝だれでも出るおっぱいというのに、私は何で出ないのかしら〟と思い悩むストレスもあります。

授乳の前に、毎日好きな音楽をかけて、自分自身をリラックスさせていたお母さんもいます。そのうち、音楽が聞こえると、おっぱいがツーンとしてきたといいます。こんな方法をまねしてもいいですね。

❹困ったとき、わからないときに援助してくださる方を近くに。

多くのお母さん方がつまずくのがおっぱいに対する誤解です。特に〝おっぱいが足りないのではないか〟という思い込みがトラブルを大きくします。おっぱい不足の訴えのほとんどは実際には足りているのに、〝足りないのではないかという不安感〟なのです。

こんなことをときほぐしてくださる方がいらっしゃるといいのです。そして、励ましてくださる方と。

❺おっぱいで育てることは当たり前で楽しいことです。

おっぱいで育てた人は〝とても楽しかった〟と口々にいいます。赤ちゃんが泣いて困ったことも、夜中に起きたことも、1年経つと、母乳育児の楽しさに消されてしまいます。赤ちゃんが元気で育つ喜びとともに、吸われることの心地よさが、体の内から出て、心も体もお母さんに気分のよい状態にしてくれるからです。

❻母乳育児は赤ちゃんのためだけではなく、あなたの心身のために役立っていること、健康にとってもかけがえのないことだということを知りましょう。

❼人工乳首を使わないでください。少しばかり困難でも、乳首を吸わせましょう。

赤ちゃんの吸いつき方がよくないな……と思われるときの原因の1つに、人工乳首に慣れてしまったため、ということがあります。人工乳首とお母さんの乳首とでは、赤ちゃん

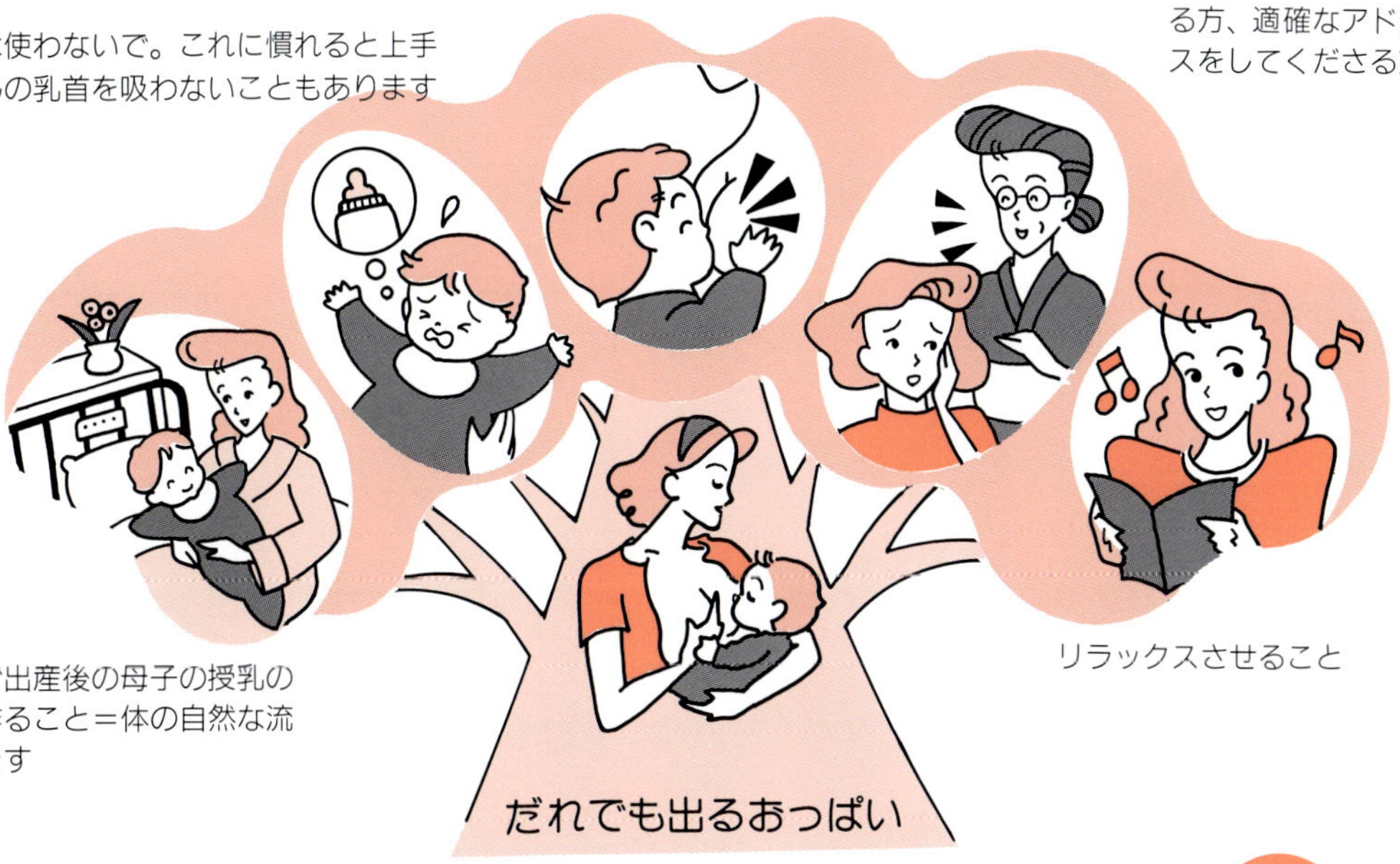

人工乳首は使わないで。これに慣れると上手にお母さんの乳首を吸わないこともあります

身近に励ましてくださる方、適確なアドバイスをしてくださる方を

母子同室で出産後の母子の授乳のリズムを作ること＝体の自然な流れに従います

リラックスさせること

が吸うときの舌や口腔の筋肉の使い方が違いますので、飲み方が下手になってしまいます。

吸う力の強い赤ちゃんなら、人工乳首に慣れても、お母さんの乳首を強く吸えますが、すべての赤ちゃんがそのようにできるとは限りません。そして、お母さん方には吸いつきの悪い原因がよくわかりませんから、赤ちゃんが泣いてしまって途方にくれてしまいます。

生まれてからは、お母さんの乳首だけを吸わせてください。何度も何度も吸わせるうちに必ずや上手に飲めるようになります。

2 おっぱいの出るしくみを知りましょう

●出産すればだれでも分泌されるおっぱい

「私のおっぱい、小さいからよく出ないかしら？ 大きすぎると出ないといわれたけれど本当かしら？」。おっぱいに対する誤解がお母さん方を不安にしますね。

おっぱいの出るしくみやその構造を知ったならば、そんな不安は吹きとぶでしょう。

妊娠がすすむにつれて、やがてやってくる授乳の時のために、体は少しずつ準備をしていきます。それはホルモンの分泌の変化とともに乳腺や乳腺組織が発達して、おっぱいは大きくなり、乳輪や乳首の色も黒ずんできます。どんな女性でも妊娠すれば、体の中で母乳をつくる準備がなされるし、出産すれば、母乳は、体の中で作られるのです。おっぱいの大きい小さいは関係ありません。

●おっぱいのしくみを知ってください

では、おっぱいはどのようにして赤ちゃんの口に入るのでしょうか。次頁の図をみてください。

乳腺が皮下脂肪の間に網の目のように張りめぐらされています。母乳は乳房の奥にある乳腺で、そこに届いている血管から栄養分をとりこんで作られます。おっぱいが白い血液といわれるのも、このためです。

そして、支流が大きな川に流れ込むように、15～20本の太い管となって乳頭に達し、赤ちゃんの口におっぱいが入っていくのです。

乳首に達する手前、ちょうど乳輪の縁の下あたりに乳管洞という、母乳を一時ためるところがあります。赤ちゃんはお乳を飲むとき乳輪全体を口いっぱいにふくみ、乳管洞のあるところをあごでしごくようにして母乳を押し出しているのです。

しかし、赤ちゃんは乳管洞にたまった母乳だけを飲んでいるわけではありません。たまっているといってもごく少量なのですから。

●赤ちゃんが吸うことがおっぱいを出させます

赤ちゃんが乳頭を強く吸って刺激を与えると(吸啜《きゅうせつ》刺激)、その刺激がたちどころに、お母さんの脳の下垂体と呼ばれる部分に伝わり、プロラクチンとオキシトシンというホルモンが分泌されます。

プロラクチンは母乳を作る働き、お母さんの心に〝母性〟を作りあげるホルモンです。これが分泌されると乳腺組織に働いて母乳がどんどん作られてきます。〝赤ちゃんが吸うこと＝おっぱいを作ること〟なのです。

オキシトシンは乳腺の周りの小さな筋肉を

収縮させるホルモンです（子宮を収縮させるのもこのホルモンです）。生クリームを絞り出すときに、手でしごきますね。そんな具合に母乳が外へ向かって押し出されていくのです。

このような母乳を出すメカニズムを泌乳反射といいます。それを感覚的にとらえたのが乳房の奥に感じる痛み。ツーンと針で刺されたような感じです。この痛みは強く感じる人も、ほとんど感じない人もいますが、赤ちゃんが乳首をくわえて母乳を飲み出すと、泌乳反射はだれにでも起きるのです。

このおっぱいの出るしくみはだれでも同じです。ですから、だれでもおっぱいは出るのです。

●"出ない人がいる"というのは誤解です。飲ませ方をきちんとすれば、できるのです。

では、どうしておっぱいだけで育てられないお母さんが多くなってしまったのでしょうか。それは、この本を読みすすむうちによくわかってくださると思います。

大きな理由としては、お母さんと赤ちゃんの自然な体のリズムをこわした授乳指導がなされていること、そして、おっぱいの出口である乳頭のトラブルによるものが多いようです。

よく、母乳を飲ませることができなかったときに、母乳が出なかった、母親の頑張りが足りなかった……などといわれますが、それは違います。

おっぱいはだれでも出るのですが、おっぱいを飲ませることがむずかしかったのです。

おっぱいの出口（乳管）は約15～20本。ここがつまっているために母乳育児ができない場合が多いもの。
乳房のしくみを知ると、どこにトラブルがあるかわかることでしょう

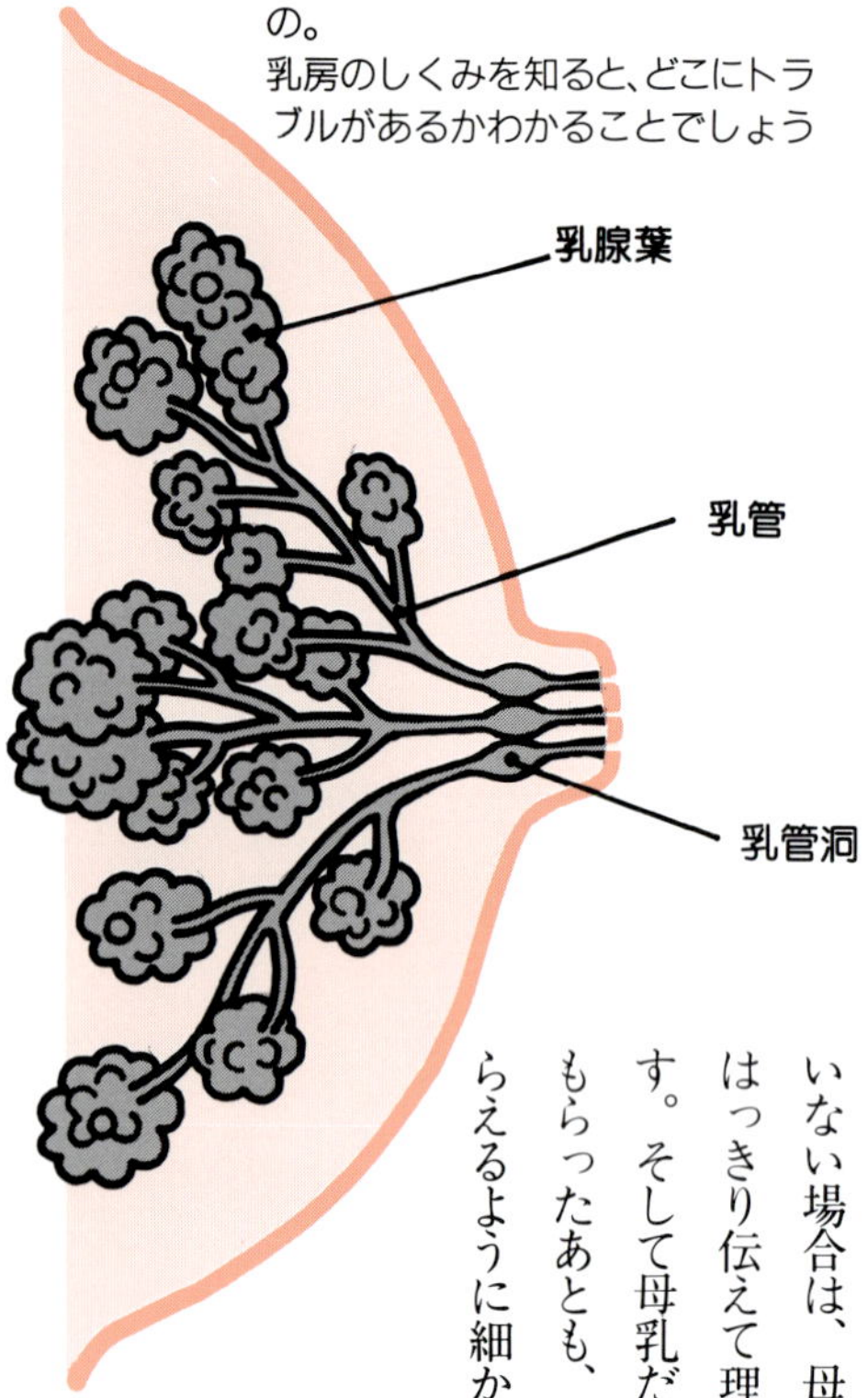

乳房のしくみ

3 おっぱいお願いカードを作りましょう

母乳だけで育てる病産院はまだまだ不充分です。もし、赤ちゃんを産む病院、また赤ちゃんを預ける保育園で、母乳育児が徹底していない場合は、母乳で育てたいという意志をはっきり伝えて理解してもらうことが大切です。そして母乳だけで育てることを許可してもらったあとも、それがきちんと実行してもらえるように細かく気を配っていく必要があります。というのも、あなたの赤ちゃんに接するのはいつも1人というわけにはいかないからです。病院長や担当の医師が、わかっていても、実際に赤ちゃんの世話をしてくれる助産婦さんや看護婦さんが協力してくれなければ困りますし、いろいろな人が入れ替わり、立ち替わり赤ちゃんに接して、不用意に粉ミルクを飲ませられるようなことは避けなければなりませんね。

まだ言葉で意志を伝えられない赤ちゃんや、いつも赤ちゃんのそばについていられないお母さんにかわって、母乳育児への意志をきちんと伝えるカードを用意してはいかがでしょうか。できれば、そのカードを目にした人の心がホッとなごむようなものを作って。そうすれば、気持ちよく協力してくれるでしょう。

病院でお母さんの枕元に
（母子同室でない場合）

私は赤ちゃんを母乳だけで育てたいと思っています。赤ちゃんが泣いたらすぐに連れてきてください。もし私がグッスリ眠っていたら、ひっぱたいても起こしてくださいね。よろしくお願いします。

病院で赤ちゃんのベッドに

ボクは（ワタシは）母乳っ子です。おいしいお母さんのおっぱいで大きくなります。おっぱい以外はきらいです。泣いて合図を出します。お母さんのところへ連れていってください。忙しいかもしれませんが、よろしくお願いします。

第1章

さぁ、始めましょう
楽しい
おっぱい育児

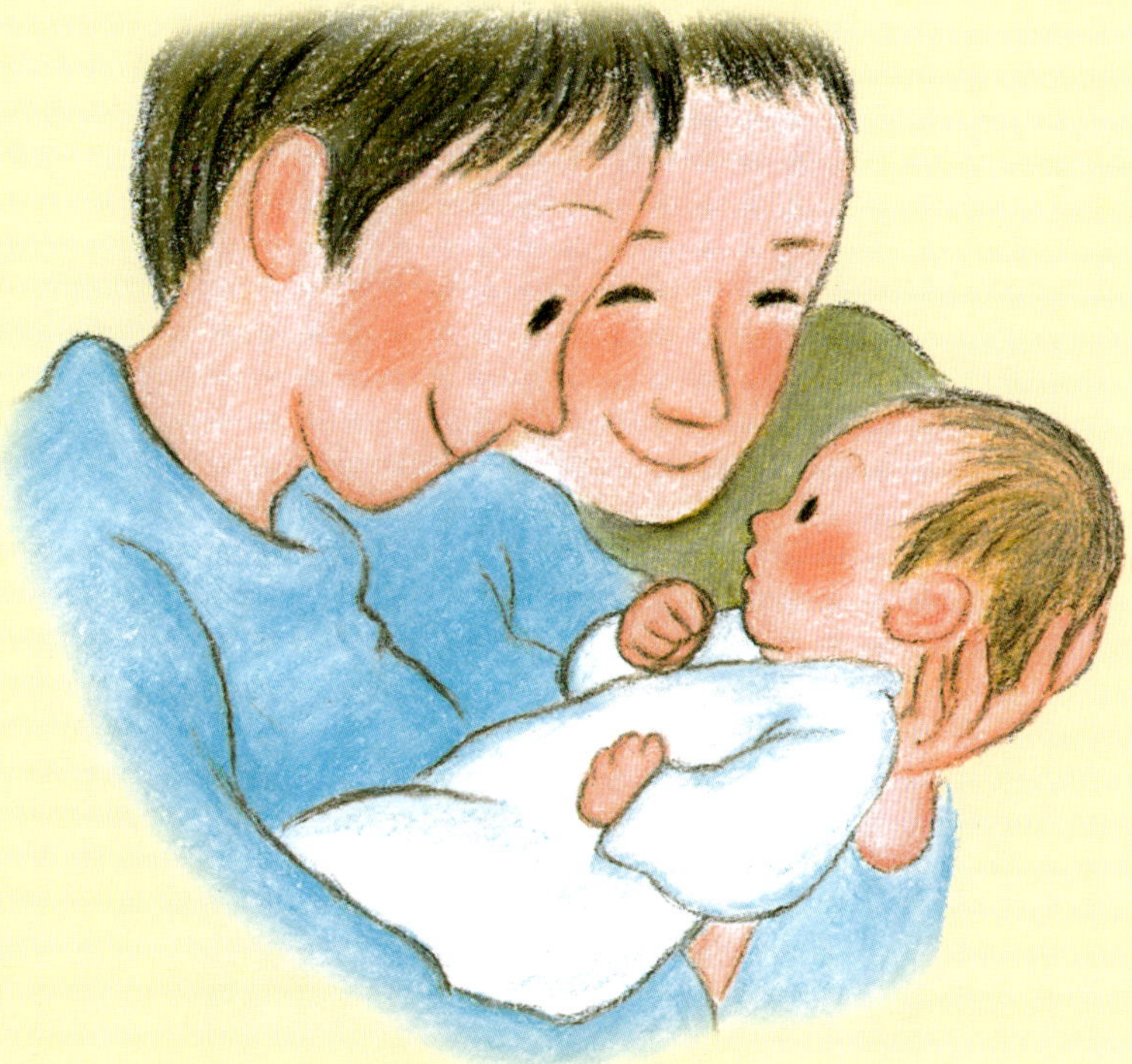

のではないかと思う
母乳不足感)

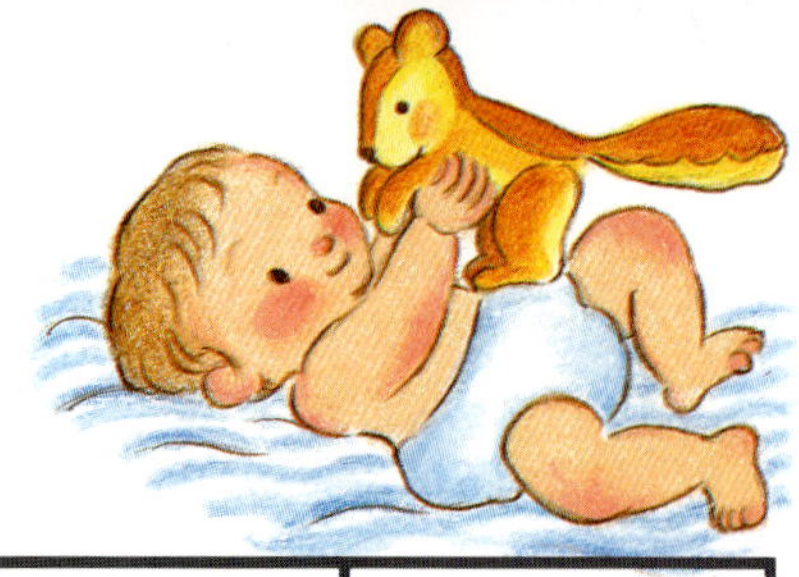

飲むのに時間がかかる
30分以上離さない
飲んだまま寝てしまう※
P25

授乳と授乳の間が
短い　頻繁に飲む
授乳回数が増える
P52、P75

2～3分で
離してしまう
飲む時間が短い
P52

夜中も何回も
欲しがる
P76

おっぱいが
張って
こなくなった
P75

おっぱいの出がよくない！
P55　P78

扁平乳首
陥没乳首
P29
→ 赤ちゃんに何度も何度も吸わせます
P49
→ おっぱいだけで育てられます

乳首がかたい
乳管がつまっている
P82
→ 乳首マッサージを
乳管開通を
P31
→ 動物性脂肪を取りすぎていませんか
P53

これらを考えてください

お母さんはリラックスしていますか
P49
→ 水分を取っていますか
P78
→ 心配ごとがありませんか
P55
→ ミルクの子と比べていませんか
P77

赤ちゃんの吸う力が弱いかもしれません
P78
→ 何回も何回も根気よく飲ませます
P49
→ 体力がついて飲むようになります

赤ちゃんが急激に成長するときおっぱいを必要とします
P54
→ 要求に応えてどんどん飲ませます

おっぱいがおいしくないのかもしれません
P87
→ 乳腺がつまっていませんか
P28
→ 乳管開通を
P31

のどにゴクンゴクン入っていく
飲んだあとパッと口を離す
飲んだあとぐっすり眠る
P62
→ 充分に足りています

昼間外出したり、来客が多くありませんでしたか
→ おっぱいで心を静めています

1歳までは当たり前です
P76
→ どんどん飲ませましょう

赤ちゃんとお母さんの授乳のよいリズムができたこと
→ そのまま飲ませてください

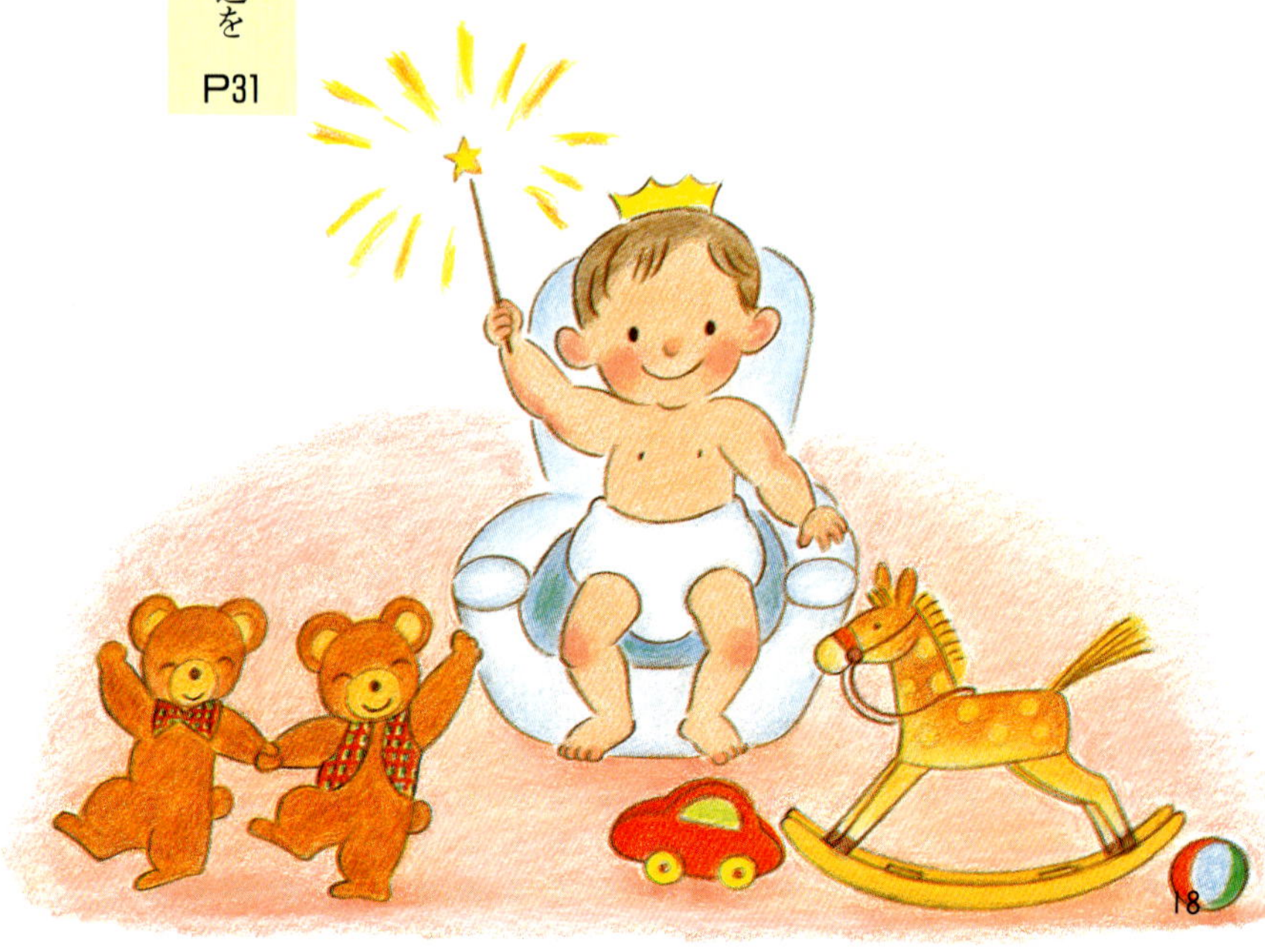

※満足してそのまま
寝てしまうこともあります

おっぱいトラブルチャート

おっぱいが足りない（母乳不足

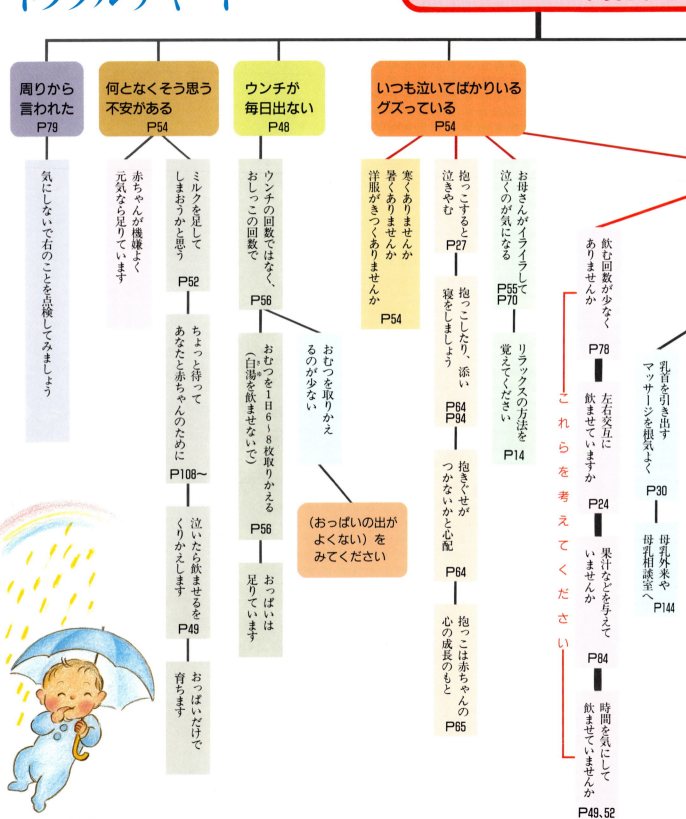

周りから言われた P79
- 気にしないで右のことを点検してみましょう

何となくそう思う不安がある P54
- 赤ちゃんが機嫌よく元気なら足りています
- ミルクを足してしまおうかと思う P52
  - ちょっと待ってあなたと赤ちゃんのために P108～
  - 泣いたら飲ませるをくりかえします P49
  - おっぱいだけで育ちます

ウンチが毎日出ない P48
- ウンチの回数ではなく、おしっこの回数で P56
  - おむつを1日6～8枚取りかえる（白湯《さゆ》を飲ませないで） P56
    - おっぱいは足りています
  - おむつを取りかえるのが少ない
    - （おっぱいの出がよくない）をみてください

いつも泣いてばかりいるグズっている P54
- 寒くありませんか暑くありませんか洋服がきつくありませんか P54
- 抱っこすると泣きやむ P27
  - 抱っこしたり、添い寝をしましょう P64 P94
  - 抱きぐせがつかないかと心配 P64
  - 抱っこは赤ちゃんの心の成長のもと P65
- お母さんがイライラして泣くのが気になる P55 P70
  - リラックスの方法を覚えてください P14

これらを考えてください
- 飲む回数が少なくありませんか P78
- 左右交互に飲ませていますか P24
- 果汁などを与えていませんか P84
- 時間を気にして飲ませていませんか P49、52

- 乳首を引き出すマッサージを根気よく P30
  - 母乳外来や母乳相談室へ P144

絵・上條滝子

おっぱいを飲ませましょう
上手なおっぱいの飲ませ方

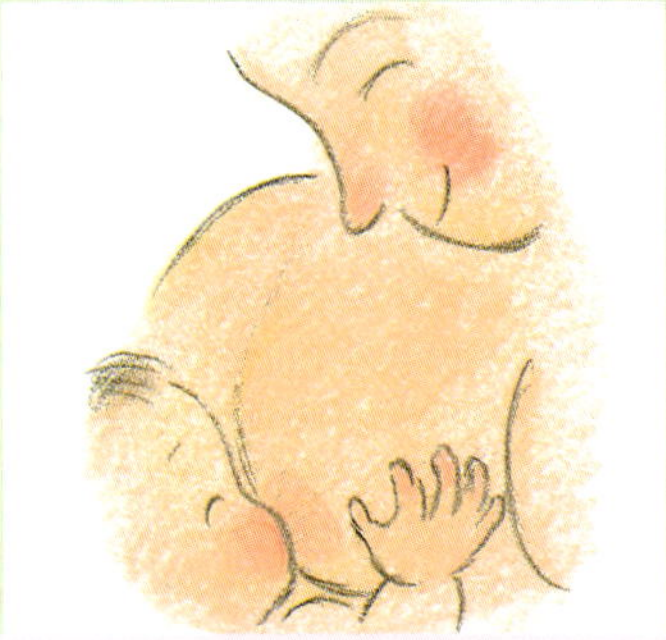

●赤ちゃんはお母さんのお腹の中にいるときに、おっぱいをしゃぶる練習をしていますから、大丈夫。
●生まれながらにして、お母さんの乳首に吸いつきます。
●赤ちゃんはおっぱいが大好きです。必ず、上手に吸えるようになります。
●何回も何回も吸わせることが、上手になっていくコツです。
●乳首のトラブルがあったら、赤ちゃんは飲めません。柔らかくして、飲みやすくしてください。

最初はなめるだけの赤ちゃん、上手に飲む赤ちゃんといろいろです

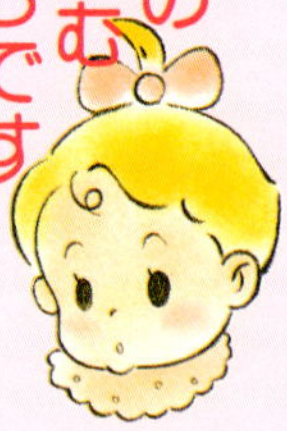

生まれてすぐに、お母さんの乳首を吸わせたときには、しっかりと含んでくれません。おっぱいを飲むというより、乳首をなめている、そんな具合です。だれも何も教えないのに、赤ちゃんは実に上手に乳首をなめます。

もちろん、最初から上手に乳首を深く含んで力強くおっぱいを飲む赤ちゃんもいます。なめるのは、これからのお母さんの乳首との長いおつき合いにご挨拶をしているのかもしれません。最初からグルリとなめてみて、〝フムフム、私のおっぱいはコレか〟と思っているのかもしれませんね。

出産してすぐのお母さんは、座って赤ちゃんにおっぱいをあげられないことも多いので、助産婦さんに赤ちゃんを連れてきてもらって、胸の上で含ませたり、横になって含ませます。

また、赤ちゃんが乳首を含んだら、乳頭をできるだけ奥のほうに入れ、乳輪がみえなくなるまで含ませてください。

抱っこして、グッとお母さんの乳首に赤ちゃんの口をつけます

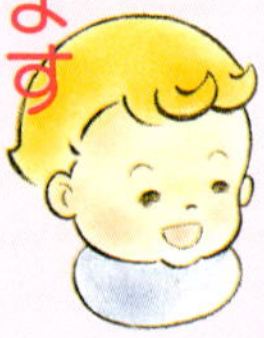

さて、出産後、一眠りして、いよいよおっぱいを飲み始めます。さあ、抱っこしてください。首の下に片手を入れて、もう片方の手でお尻をかかえます。〝落としたらどうしようかしら〟なんて思うことはありません。授乳しようとして赤ちゃんを落としたという話は聞いたことがありません。抱き方の上手、下手はありますが、赤ちゃんを産んだ女性は本能的に授乳の姿勢（赤ちゃんを抱っこ）を無意識のうちにとっているのですから、安心して、抱っこしてください。

抱っこして、グッとお母さんの乳首に赤ちゃんの口をつけます。反射的に口を開けて、乳首をさぐります。口を開かないときには、軽くほおをお母さんの指でチョン、チョンとつつきます。そうすると口を開けます。それでも口を開けないときは、お母さんの小指をそっと唇へ入れます。すると、チュチュとお母さんの指を吸ってくるでしょう。そうしたら、指をそっと離して、さっと乳首をくわえさせると、上手に吸うことでしょう。

赤ちゃんがお腹がすいていなければ口を開きませんから、無理にする必要はありません。

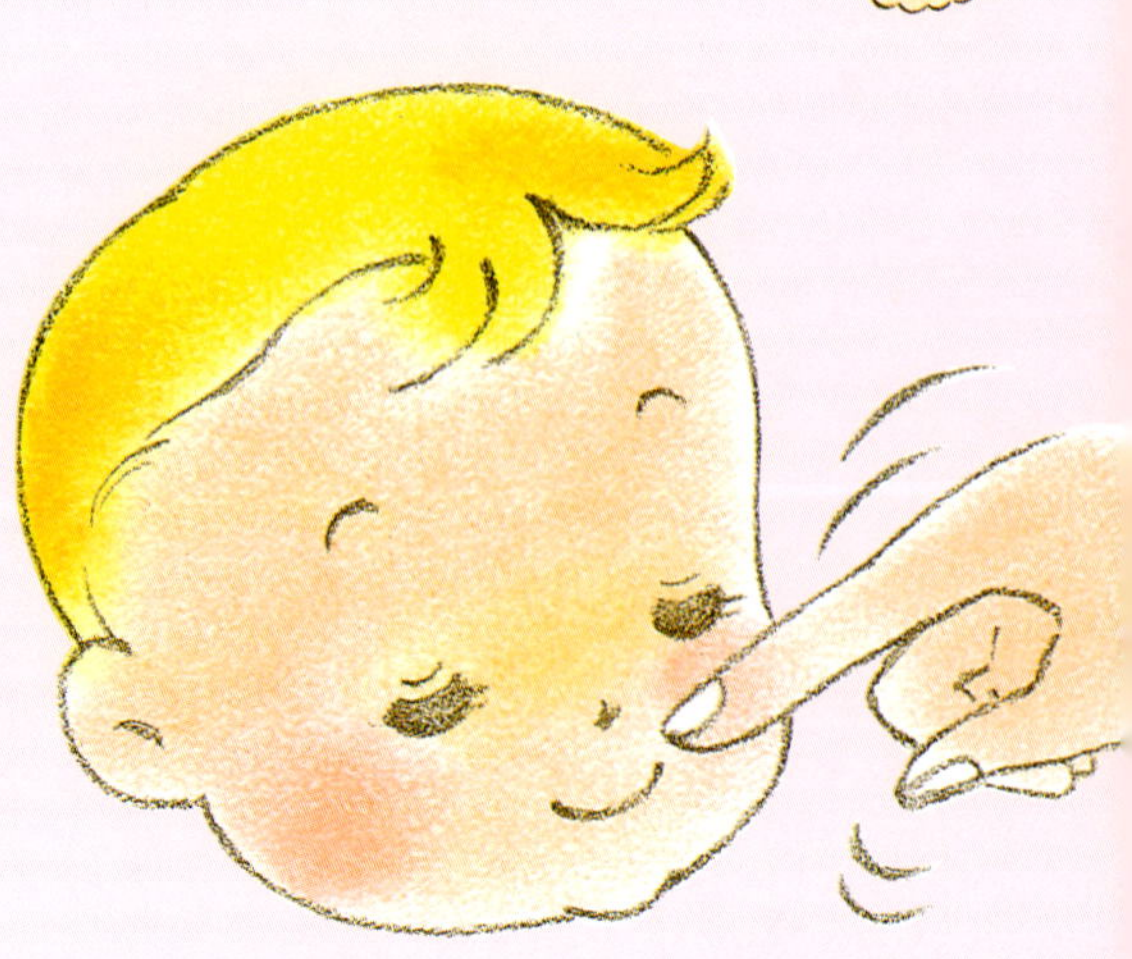

軽くほおをチョンチョンとつつくと、口を開けます

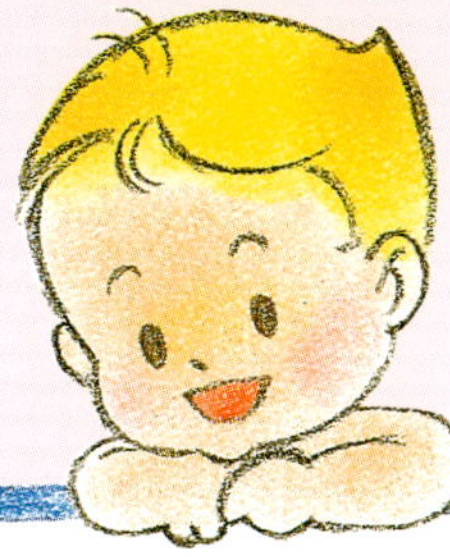

- ●何回も何回も吸わせます
- ●なれてきたら、飲ませにくい乳首から飲ませます
- ●乳首のつまりはありませんか。調べましょう
- ●出すぎて、赤ちゃんがむせるときは、飲ませる前に少ししぼります

おっぱいの前に、飲んでいるときに話しかけましょう

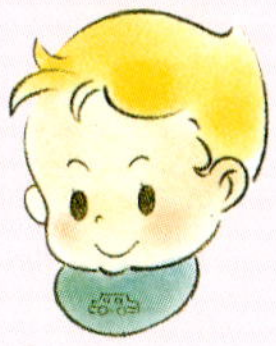

おっぱいを飲ませるときには、「さあ、お母さんのおっぱいですよ」などと、声をかけてくださいね。お母さんになると無意識のうちに声をかけていくのですが、ときには無言でということもあります。

これから先、育児の中で大切なのは赤ちゃんに何かしてあげる前の言葉かけです。おっぱいの前には必ず、話しかけてくださいね。

もちろん、おっぱいの最中に話しかけてあげることも大切です。

赤ちゃんに話しかけることは、お母さんの緊張をとき、リラックスさせる効果もありますので、とてもよいのです。

緊張してしまうと、おっぱいの分泌に影響します。もし、あなたが緊張しやすいタイプでしたら、リラックスの工夫をしましょう。

添い寝で飲ませるとリラックスできる方もいます。また、好きな音楽カセットをかけて、おっぱいを飲ませていると、おっぱいの出もよかったような気がするという方もいました。

お父さんが「おっぱいを飲んでいる赤ちゃんはかわいいね」と声をよくかけてくれるとおっぱいタイムが楽しかったという方もいます。あなたに合ったやり方を考えてください。

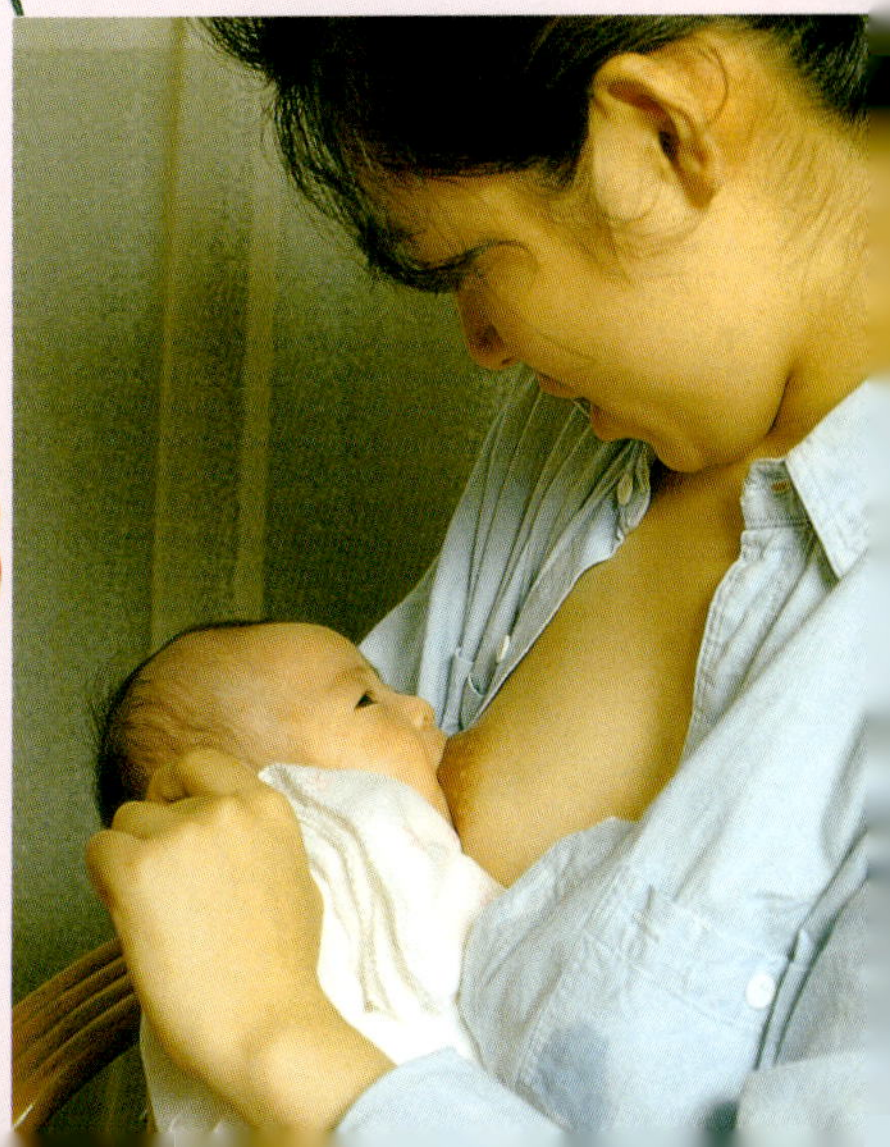

何回も何回も吸わせることで上手になります

赤ちゃんはおっぱいが大好き 少し、手伝ってあげましょう

何回も何回も乳首を吸わせることで上手になっていきます

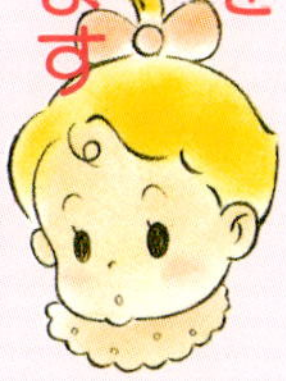

お母さんの頭の中では、おっぱいを飲ませることを、どんな風に描いていますか。

赤ちゃんが泣いたら抱っこ。よしよしおっぱいね。おっぱいを出して、赤ちゃんの口に。そして、乳首をくわえさせたら、グングン吸っている。こんな光景を思い浮かべていることでしょう。

でも、始めからスムーズにこんな状態になる母子は少ないものです。泣いたら、乳首を含ませる、ということを繰り返していくうちに上手な飲み方になっていくものです。そのようになるまで本当にさまざまです。途中あきらめてしまわないこと、何回も何回も吸わせることが、上手になる秘訣です。

赤ちゃんの吸い方が上手ではないなと思ったら、吸い方を調べてみてください。

お母さんの指で赤ちゃんの舌の使い方を調べましょう

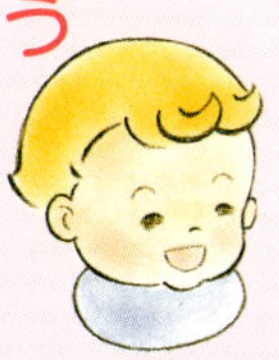

上手に飲める赤ちゃんはどんな舌の動きをしているのでしょうか。お母さんの指で調べることができます。指は赤ちゃんの口の中に入れますから、爪は短く切って、ヤスリをかけて、きれいに洗っておいてくださいね。

赤ちゃんのほおを口の方向に軽く指でしごき、唇の周りを触れます。そうすると、お母さんのその指を求めるように、首を回して口を開いてきます。

そのときの開いた口をみてみましょう。舌の先が下唇の内側まできていますね。そこでお母さんの指の指紋のある側を上に向け、爪の側を舌に触れるようにそっと入れて、吸わせます。

指の腹（指紋のあるほう）で赤ちゃんの口の中の天井（硬口蓋《こうこうがい》と呼びます）を軽く触れながら、指先をその奥の軟口蓋まで触れるようにすすめます。そのときに、赤ちゃんは舌の両縁を巻きあげるようにして、お母さんの指を包むように巻きついてくるでしょう。

耳と口の角を結ぶ線をお母さんの指の腹でなでます

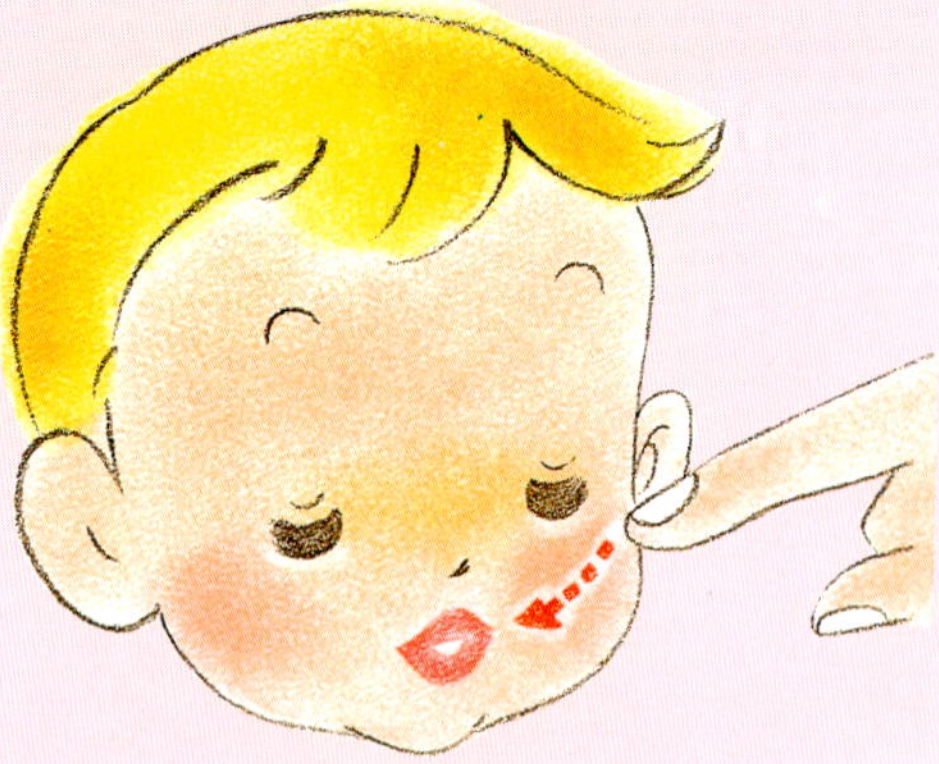

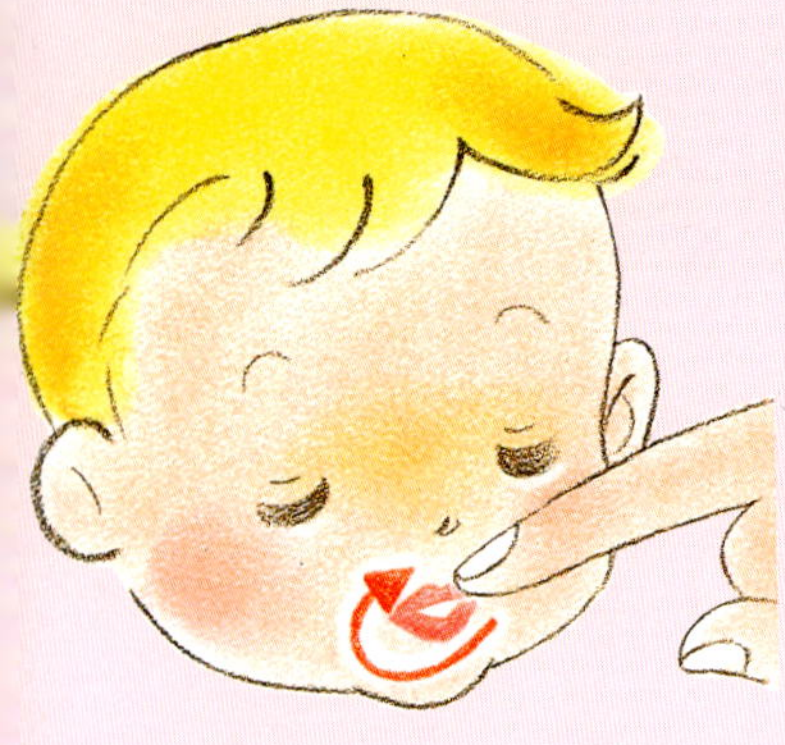

上唇から下唇へ、また、上唇へと円を描くように

そして、赤ちゃんはリズミカルに下顎の上下運動をしながら舌を動かし、お母さんの指を奥にしごくようにしています。

これが乳首の吸い方です。赤ちゃんの吸う力はとても強いことがわかることと思います。お母さんの指は、奥へ吸いこまれるようになり、抜きにくいほど。このとき、お母さんのもう一方の手の指で下唇の角をほんの少し押し下げてみると、舌の先を、下の歯茎の内側までのばしてきて、お母さんの指を上手に巻きつけているのがわかるでしょう。

このようになっていれば、大丈夫です。

お母さんの指で訓練して手伝ってあげます

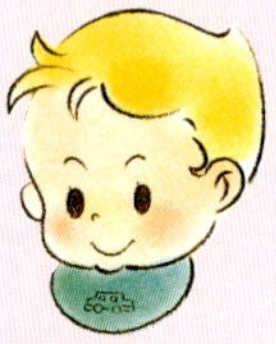

もし、赤ちゃんの舌の運動が不充分ではないかと感じたときには、お母さんの指で訓練してあげると、上手になります。

●まず、赤ちゃんのほおの皮膚を刺激します。耳の孔と口の角を結ぶ線（ほおに線がついているわけではありません）の上をお母さんの指の腹で、口のほうに軽くなでます。点線を描くようなつもりで口に近づけたり、ほんのちょっとだけ強くしごいてもよいでしょう。これだけでおっぱいを吸う口つきになることもあります。

●上唇から下唇へ、そしてまた上唇へと円を描くように、お母さんの指で直接こすってあげます。こうすると、指に吸いついてくるようになります。

●これでもあまり上手にならないときには、歯茎のマッサージをします。歯茎の外側と縁（歯が生えてくるところ）を上下、交互にお母さん指でさすってあげます。

●以上のことをしても吸う運動が下手な場合は、お母さんの指の指紋側を上に向けて、赤ちゃんの口の天井を、前のほうから、奥へ軽くなでてあげます。また、指をかえして（指紋側が舌の上にのるように）、舌の奥へ入れ、舌の先を前のほうに、引くようにしてあげます。このようにして、しぼった母乳をスポイトなどで入れると、母乳の味を覚え、吸う運動も上手になります。

元気に生まれた赤ちゃんなら必ずや上手に吸えるようになるものです。

歯茎の外側と縁を上下ともさすります

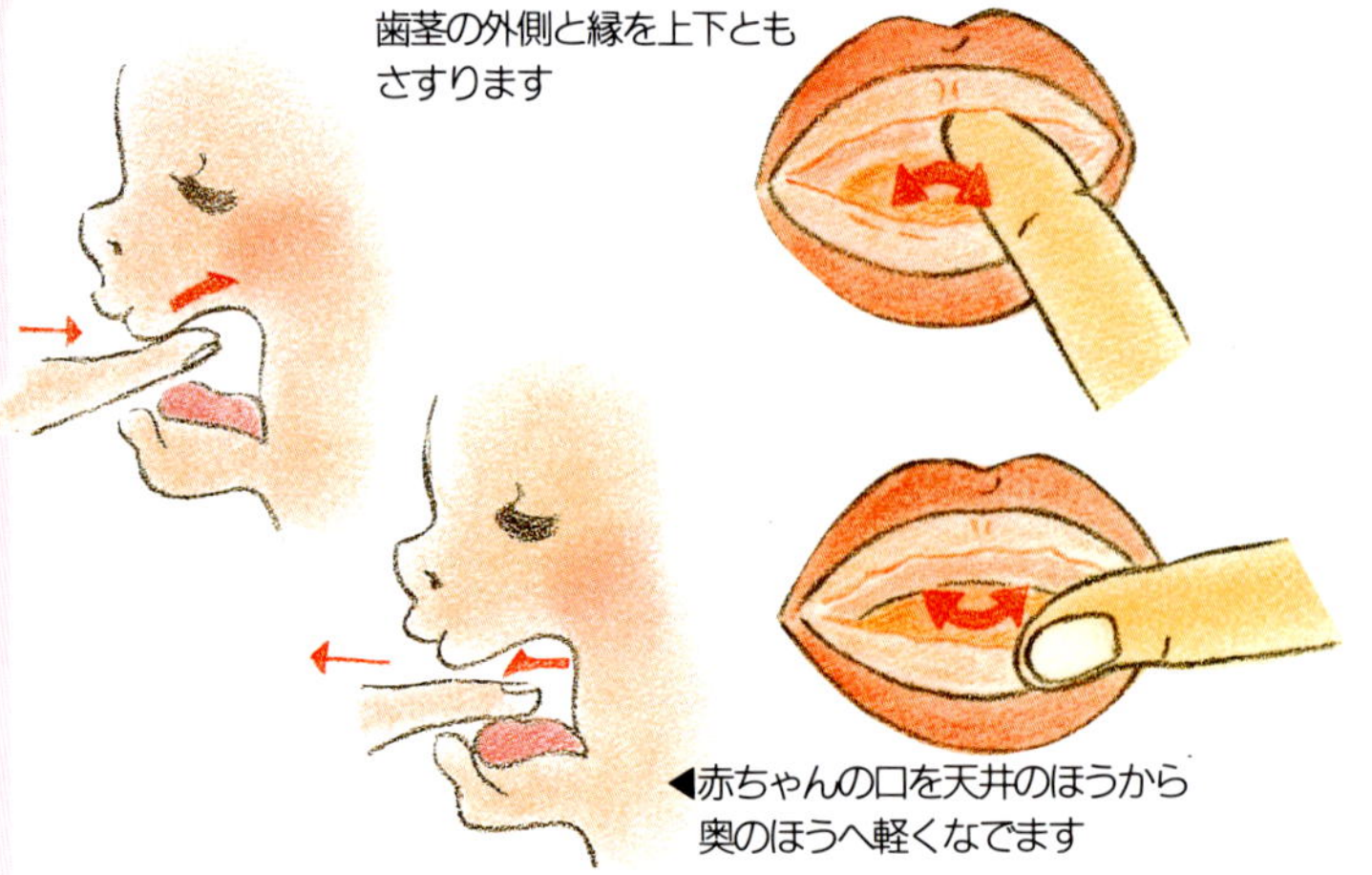

◀赤ちゃんの口を天井のほうから奥のほうへ軽くなでます

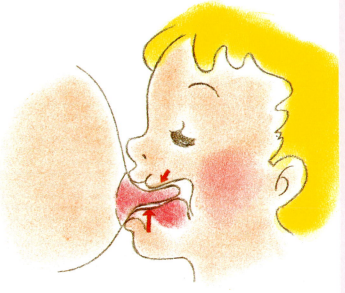

歯茎の上下がピタッとなり、吸いやすくなります

乳首を吸うことができる赤ちゃんの口のしくみ

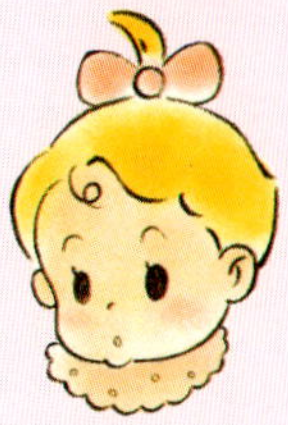

赤ちゃんというより、自然というのは実にたくみにできているのですね。お母さんの乳首に吸いつくためのいろいろな仕掛けが、生まれながらにして、備わっているのです。

唇の上下、そして歯茎の上下の縁がパッキングのような役目を果たします。赤ちゃんがお乳を飲み始めるとこの部分が勃起してくるのです。

そうすると、お母さんの乳首をくわえるときにはあたりが軽くなり、また、赤ちゃんの口の中の機密性が高くなり、おっぱいを吸いやすくするわけです。

乳首を吸い始めると同時に、母と子の双方にとって、やりやすい変化を起こすなんて、何と不思議な体の仕組みでしょう。

また、赤ちゃんのほおは生まれたばかりでもふっくらですね。これは脂肪組織が充分についていて、おっぱいを吸ったときにほおが落ちこまないようになっているのです。

赤ちゃんが病気になってしまって、極限までやせてしまっても、ほおの脂肪だけは残るようになっているのです。

赤ちゃんはある時期になるまで、お母さんのおっぱいだけで育たなくてはなりませんので、自然という神様は、実にたくみに創りあげているのです。

赤ちゃんはお母さんの乳首を吸うたびに上手になってくるのです。

飲ませる前にふかないで。乳首を守る成分がなくなります

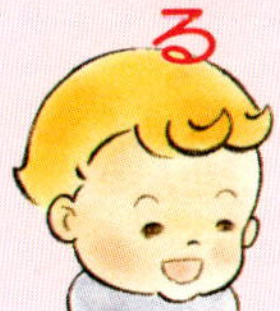

赤ちゃんにおっぱいを飲ませる前に乳首をふくのはやめてください。あなたの母乳や、モントゴメリ腺から出るワックス成分には、乳首を保護する成分がありますので、ふいてしまうとよくありません。

赤ちゃんは細菌にさらされて生きていきますから、仮に乳首だけ洗浄しても何もなりませんね。赤ちゃんを細菌から守るという点では無意味なのです。無意味どころか、母乳自体がブドウ球菌に対する抗菌性物質を豊富に持っていますから、心配はないのです。

清浄綿にはアルコールが浸してありますから、赤ちゃんの口に無害とはいえ、おっぱい以外のものを入れたくないものです。

乳首をふいてしまうと、保護する成分まで取ってしまいますので、かえってよくない結果となります。清浄綿を使うと乳首のひび割れの原因の1つとなります。

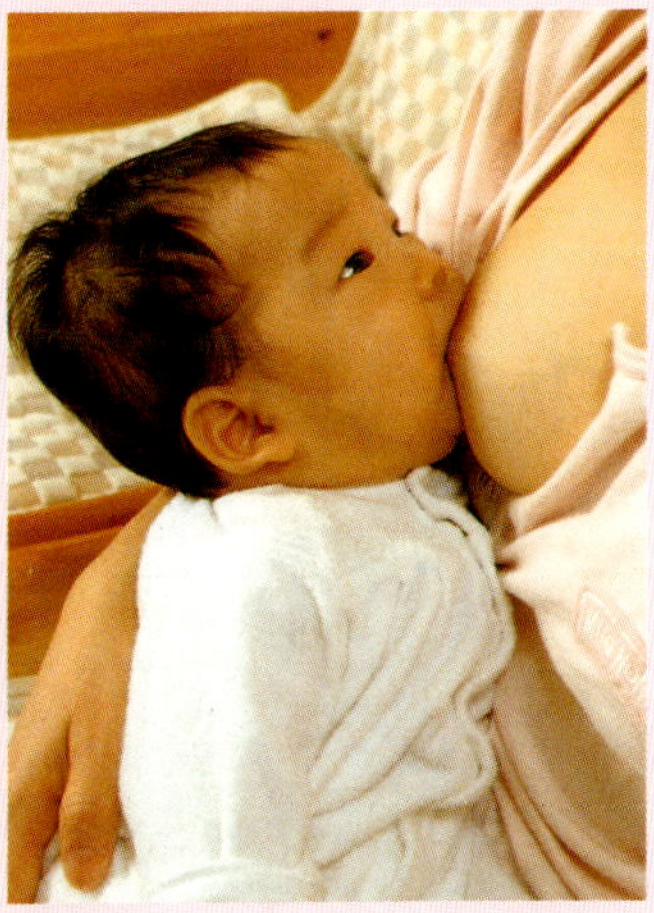

ほほがふっくらです

飲ませる前に少ししぼると、飲みやすくなります

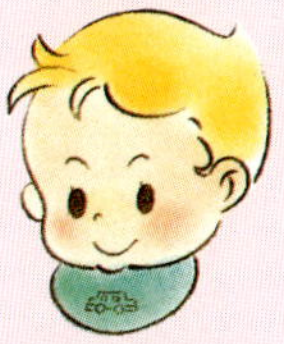

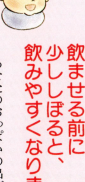

あなたのおっぱいの出が少しよくなってきて、乳房が張ってくると、乳首も少しばかり固くなります。勃起状態といったらよいでしょうか。

こんなときには赤ちゃんは上手に飲むことができなくなりますので、飲ませる前に少ししぼります。前の飲み残しがあって、つまっていることもありますので、そのためにも少ししぼってください。

乳房のつけ根を両手ではさんで、少し上下左右にゆすります。そして、乳首のつけ根を

胸の奥のほうに押すと、乳汁が出てきて、乳首が柔らかくなります。こうすると赤ちゃんは飲みやすいと思います。何回も何回もしぼる必要はありません。

ときには、赤ちゃんは待ったなしでおっぱいを欲しがるかもしれません。そんなときは空腹時ですから、少々乳首がかたくたって、平気。あっというまに吸いついてグングン飲むことでしょう。

飲ませる時間は最初は2〜3分。左右交互に

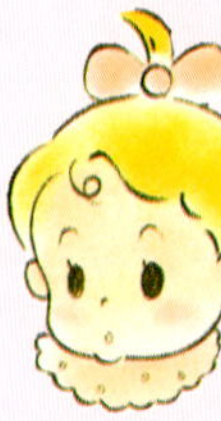

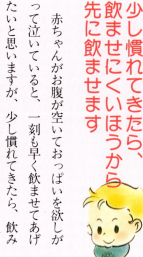

おっぱいを飲ませるとき、片方だけで、赤ちゃんのお腹をいっぱいにしてしまうのではなく、2つの乳房を交互に飲ませるようにします。授乳のリズムができあがれば、片方を5〜6分飲んで満足し、自分から離して、もう片方も5〜6分飲むというようになります。

しかし、このようになるまでに時間がかかることが多いので、おっぱいを飲ませるときに左と右の乳房を2〜3分ずつ、交互に飲ませるようにします。数分ずつ飲ませるのは、初めのころだけです。

また、だれにでも飲ませやすい乳房や乳首がありますので、どうしても、片寄りがちです。そうすると、飲みにくいほうはそのままになってしまうことも多く、おっぱいもたまりやすくなってしまいます。

練習のつもりで、左のおっぱいを2〜3分、そして、右のおっぱいを2〜3分、また、左にと何回か交互に繰り返して飲ませます。慣れてきたら、満足するまで飲ませます。

最初はうまくいかないものですが、繰り返して飲ませるうちに、赤ちゃんも上手に飲めるようになります。そして、左右のおっぱいを交互に飲んで〝1回の授乳が終わり〟となるように持っていきます。

乳首を途中で離すとき口の角に指を入れると自然に開きます

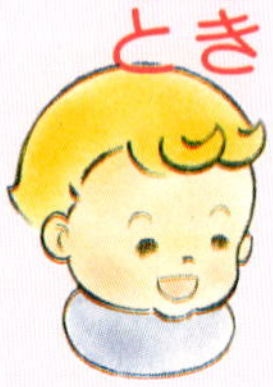

満足する前に、おっぱいから離して、反対側のおっぱいを飲ませますので、おっぱいの途中で引き離されると赤ちゃんは力を入れて乳首をしっかりとくわえ直すでしょう。

赤ちゃんにしてみれば、せっかくいい気分で飲んでいるのに、何のことわりもなく引き離されるのですから不快なことです。

そのときは無理に引っ張るのはやめてください。お母さんの指を赤ちゃんの口角にそっと入れてあげますと、中に空気が入って自然に口が開きます。

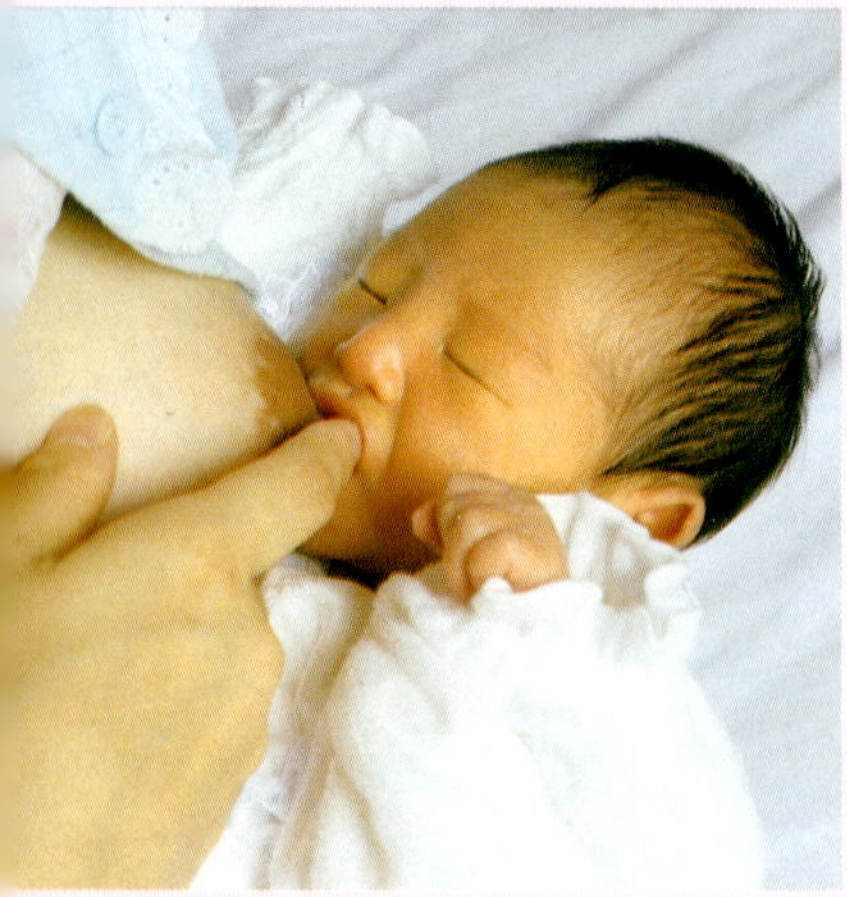

口の端に指を入れると自然と離れます

また、「さあ、反対のおっぱいを飲みましょうね」と声をかけてあげるのも忘れずに。

このようにして、交互に飲ませていくうちにリズムができあがってきます。

しかし、途中で無理に離すと、怒ってしまい、反対の乳首を前にしても口を開かなかったり、これが生まれたばかりの赤ちゃんかしらと思うほど、意志をはっきりと表す赤ちゃんもいます。

考えてみれば、お母さんだって、食事中に途中で急に隣の部屋にいって食べてくださいといわれれば嫌ですね。そう考えますと、赤ちゃんへやさしい心遣いができると思います。

少し慣れてきたら、飲ませにくいほうから先に飲ませます

赤ちゃんがお腹が空いておっぱいを欲しがって泣いていると、一刻も早く飲ませてあげたいと思いますが、少し慣れてきたら、飲みにくいおっぱいから、先に飲ませます。

飲みにくいという場合は乳首がかたかったり、おっぱいの出口（乳口といいます）がつまっていたりすることが多いようです。おっぱいの出る量が少ないということではありません。というのはおっぱいは赤ちゃんが乳首を吸っているうちに、お母さんの体の中でど

んどん作られてくるからです。

　赤ちゃんの吸う力はとても強いものですから、お腹がいっぱいにならないうちに、赤ちゃんの空腹感で吸ってもらうのです。そうすることで、飲みやすい乳首になっていきます。

　赤ちゃんも、飲みにくいほうを知っていることもあり、そちらを先に飲ませると、口から出してしまったりします。そんなときには「あなたのおっぱいだから、早くよくなってほしいの。だから、ちょっと我慢して飲んでね」など、声をかけ、根気よく飲ませてください。

お母さんの乳首が赤ちゃんの口から出てしまう

　乳輪が小さかったり、かたかったりすると、赤ちゃんが乳首を含んでも、口からポロリと出てしまいます。赤ちゃんがお母さんのおっぱいを吸うときには、図のように、乳輪まで

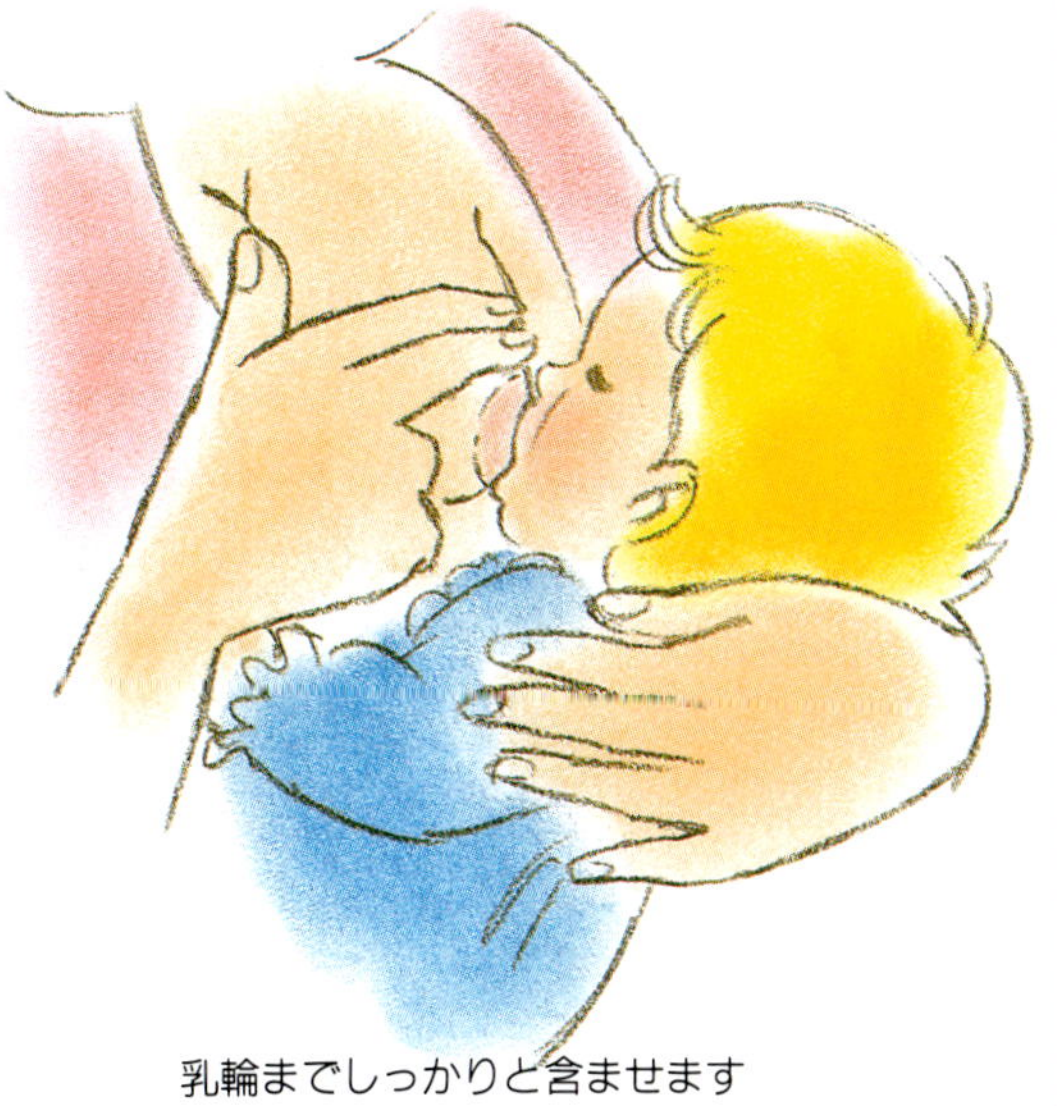
乳輪までしっかりと含ませます

含んで、上下の唇ではさんで押しています。
　お母さんの乳輪がこんな状態のときは、赤ちゃんを乳房にちょっと押しつけるようにします。こうすると、吸い出すことが少し楽になります。
　もし、赤ちゃんの鼻まで乳房に押しつけられて、苦しそうなときには、お母さんの指で乳房をちょっと押して、息ができるようにしてあげてください。
　強く押すと、乳首が赤ちゃんの口からはずれてしまいますので、そっとですよ。

おっぱいの途中で寝てしまったときには、口の角を引っ張ります

　あなたのおっぱいの出が充分でなかったり、赤ちゃんの吸う力が弱かったりすると、乳首をくわえたまま、眠ってしまう場合もあります。そんなときは「さあ、ねんねしましょうね」と声をかけてから、乳首を離してやりましょう。

　このとき、赤ちゃんの口角を片方に引っ張ると空気が入って乳首がすっと離れます。ときには、離そうとすると、思い出したように口をクチュクチュさせたり、しっかりとくわえ直したりすることもあります。

　目を覚まさないようなら、そのまま寝かせます。目を覚まして再び、吸い始めることもありますので、また、そのまま飲ませてください。

赤ちゃんを立てて抱くとゲップが出ます
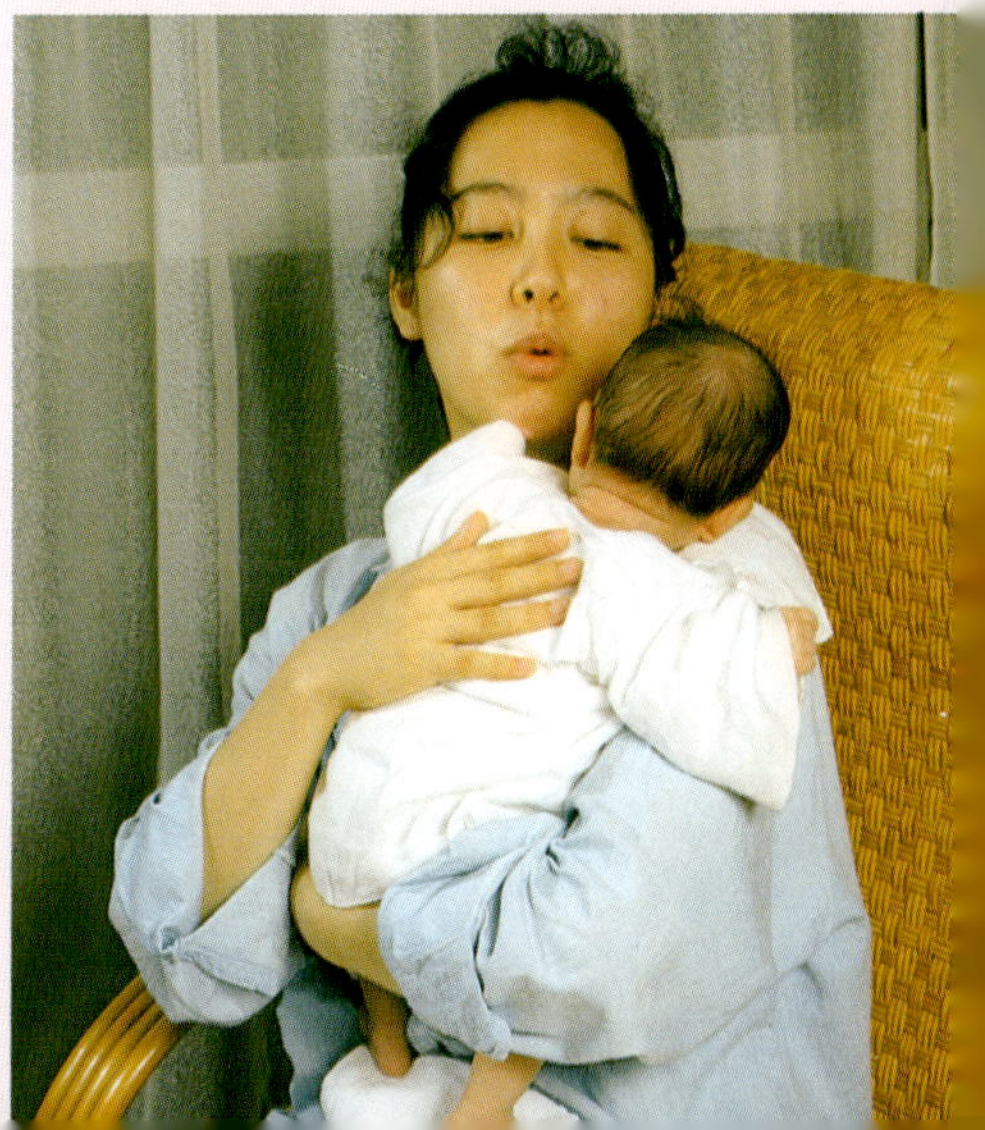

ゲップ（排気）を出すときには立てて抱きます

　おっぱいのあとのゲップ（排気）ですが、母乳の赤ちゃんは飲み方がとても上手ですから、ゲップ（排気）をさせなくても大丈夫です。空気を飲み込むことが少ないのです。これは人工栄養児との違いです。

　しかし、なかには、空気をいっしょに飲み込んでしまい、飲んだ後におっぱいを出してしまう赤ちゃんもいます。お腹にたまった空気が出るときに、おっぱいもいっしょに押し出してしまうのです。おっぱいを吐くのとはちょっと違います。

　こんな赤ちゃんは今まで飲み方が下手だからといわれていたのですが、そうではなく、お母さんの乳首の変形や抱き方が下手な場合に多いようです。乳首に変形があると、乳首

が短い、ゴツゴツしている、かたい、乳輪が短いなどで、赤ちゃんの口の中に乳首がピタッとはまらないので空気まで飲んでしまうのでしょう。

でも、お母さんは、自分の乳首が、どうなのかはよくわからないと思いますので、アドバイスを受けてください。

どうも飲み方が上手でないなと感じたら、赤ちゃんをちょっと立て抱きにしてください。

育児書には「背中をさすってください」と書かれていますが、これでゲップが出るわけではありません。抱き方をきちんとすればゲップは出ます。

また、寝かせるときに、赤ちゃんの顔を横向きにしますと、おっぱいが口から出てきてしまったときでも安心です。

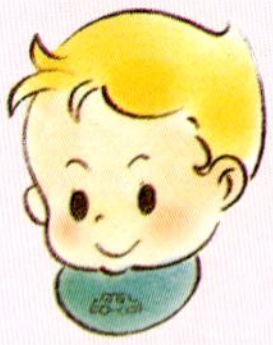

飲ませた後、軽く数回しぼります しぼりすぎないで

飲み終わったときも、残っていたらしぼっておきましょう。残っているかどうかよくわかりませんから、軽く数回、しぼります。

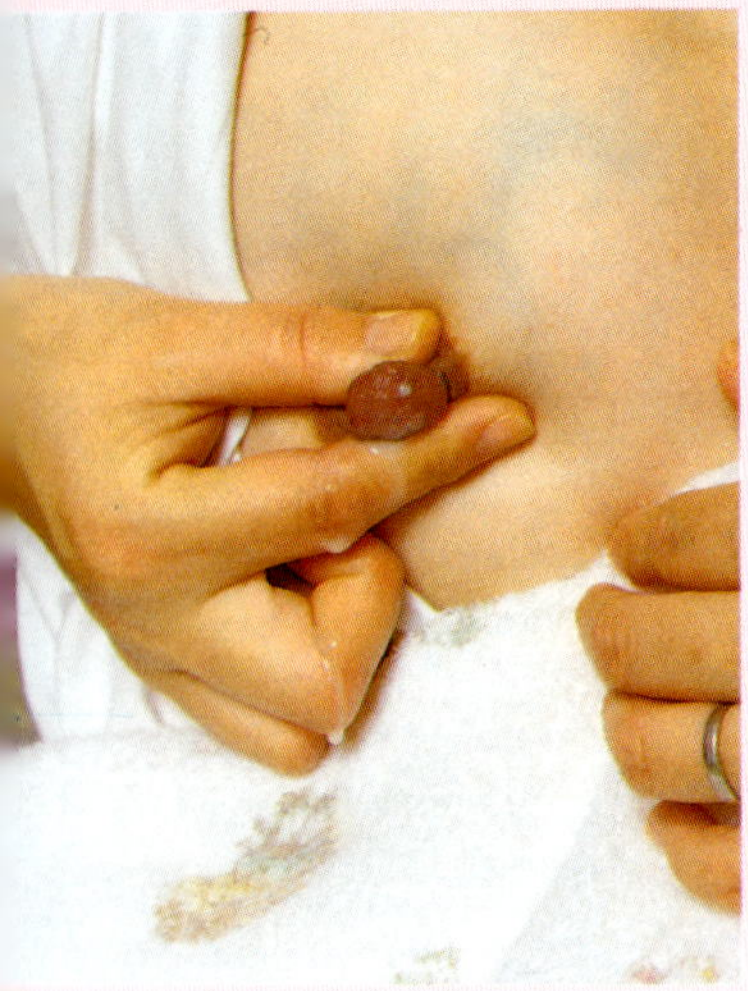

飲ませた後少ししぼりましょう

〝飲ませたあと、しぼりなさい〟といわれて、その加減がわからず、しぼっている間に、反対のおっぱいの奥から、ツーンという催乳感が出てきてしまったというお母さんがいます。しぼる意味をもう一度考えてくださいね。

118頁でお話ししますが、おっぱいは飲み始めと、飲み終わりではおっぱいの濃さが違います。飲み残したおっぱいは脂肪分の多いものですから、つまりやすくなるのです。

数回、しぼってみて、出が少なくなったら大丈夫。赤ちゃんが飲んだ後に、5分も10分もしぼっているほうがおかしいですね。

赤ちゃんの成長、つまり飲み方は毎日、毎回、同じではありません。グングン飲み干したという感じのするとき、眠いのかちょっと飲み方が浅いとき……いろいろです。赤ちゃんの状態に合わせてしぼってくださいね。

上手に抱っこができると赤ちゃんも飲みやすくなります

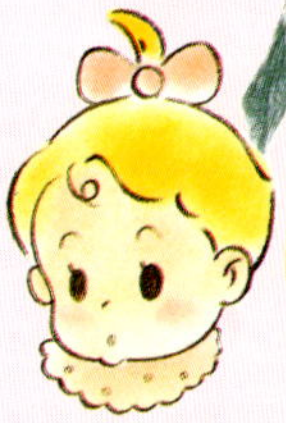

出産したあなたは決して赤ちゃんを落としません

首もフニャフニャで抱っこしたら、こわれてしまいそうな感じのする赤ちゃんですが、心配することはありません。人間の赤ちゃんは抱っこされなければ生きていけませんから、お母さん、あなただって、抱っこができるのです。赤ちゃんはそんなに弱い存在ではありません。無理に手をねじまげたり、落としたりしなければこわれることはありません。

自分で赤ちゃんを産むまで、小さな赤ちゃんに接したことがほとんどなかったことでしょうから、不安なのはムリからぬこと。でも安心して抱っこしてください。

そういう不安はおっぱいを飲ませているうちに消えるのです。おっぱいさえ飲ませていれば、いつの間にか上手になってくるものです。

大切なことは一つ。〝おそるおそる〟〝ビクビク〟と抱かないこと。落としやしないかという不安は捨てましょう。後から不意打ちをくらって押されたりとか、わざと落とさないかぎり、出産した女性がわが子を落とすということはないのですから。

おそるおそる不安な気持ちで抱けば、赤ちゃんの心も不安でいっぱい。気持ちは落ちつきません。あなたがゆったりとした気持ちで抱けば、赤ちゃんの心も安心感に満たされます。

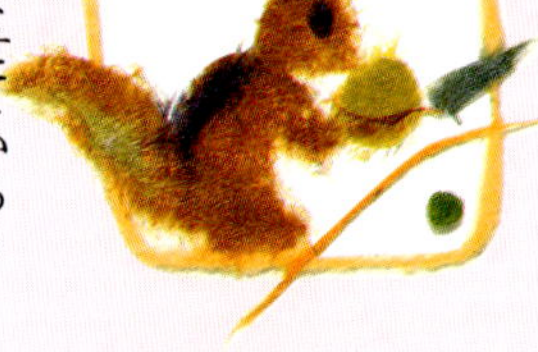

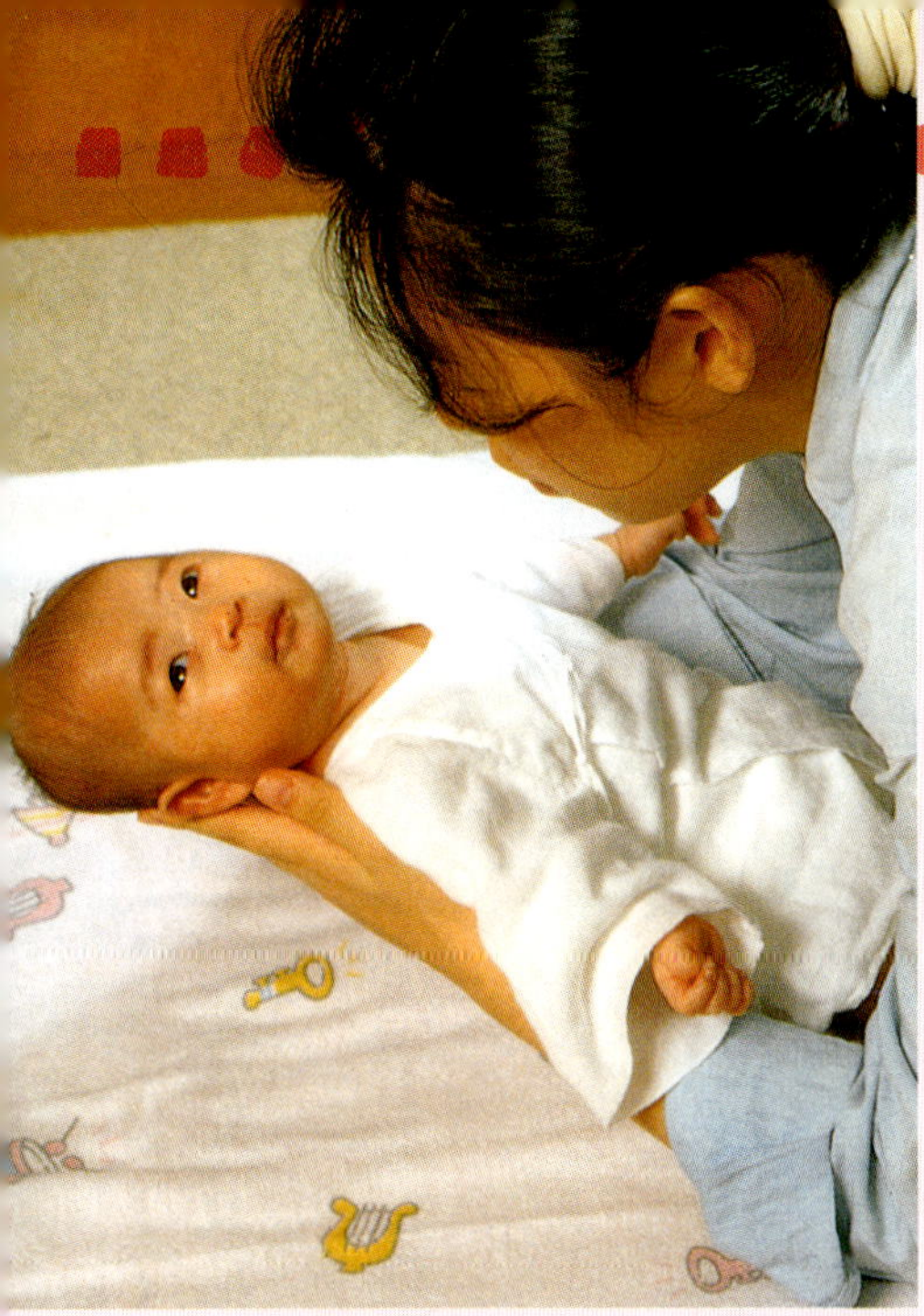
首の下に手を入れ、しっかりと抱きます

「さぁ、抱っこ」と話しかけると不安がなくなります

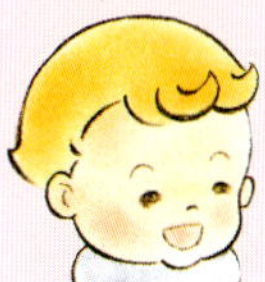

そうはいっても不安というあなたに、よい方法があります。抱っこの前に必ず、赤ちゃんに話しかけてあげるのです。

「おっぱい飲むから、抱っこしましょうね」

「私があなたのお母さんよ」

「おはよう、○○ちゃん、さあ、抱っこよ」

などと、何でもいいのです。この言葉かけによって、あなたの心に少し、余裕がでてきますので、不安な気持ちも和らいできます。出産した女性は無意識のうちに言葉かけをしているのですが、これを意識的にするのです。赤ちゃんのほうも、言葉の意味がわからなくても、あなたの声の調子で「抱っこだ、うれしいなあ」という気持ちが育っていくのですね。

首の下にあなたの片方の手を入れて、「さあ、抱っこしましょ」と声をかけ、もう片方の手でお尻をかかえれば大丈夫。

具体的には、左の腕と手で輪を作り、そして、左のひじのところに赤ちゃんの頭がくるようにして、右手で赤ちゃんの背中からお尻にかけて落ちないように添えます。首をしっかり固定します。

この横抱きのほか、立ち飲み（赤ちゃんの体の軸とお母さんの軸とが平行したような状態）の場合、首の後ろに左手の親指と人差し指に中指を添えて赤ちゃんの両耳を固定して、赤ちゃんのお尻の下に右の手の平を添えて赤ちゃんを立たせます。

首がしっかりするまでの間の抱き方を覚えておくと、授乳もスムーズにいくと思います。

飲みにくそうなときは赤ちゃんの様子をみましょう

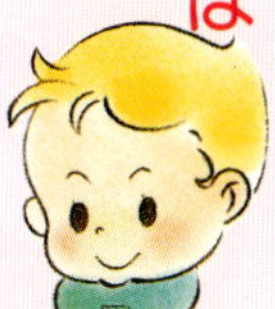

おっぱいのときの抱っこの仕方はどうしたらよいでしょうか。普通に抱っこして、スムーズに飲んでいる赤ちゃんもいますが、なかには、体をつっぱったりして、なかなか吸いつかなかったり、吸いついてもポロリと口から出してしまったりする赤ちゃんもいます。

おっぱいもよく出ていて、どうしたのかしらと困ったときには、ちょっと抱き方を工夫してみるとよいでしょう。

- 赤ちゃんをきつく抱っこしていませんか。
- 赤ちゃんのお尻が下がりすぎて、乳首をくわえるのが苦しそうではありませんか。
- 赤ちゃんのお尻が上がりすぎていませんか。
- ベビー服が上にずり上がってしまって、肌にゴロゴロあたって不快になっていませんか。
- お母さんが〝また、泣いたら、どうしよう〟と不安を持って飲ませていませんか。

どれか、思いあたることはありませんか。こんなことを直すだけで、泣きやんで、おっぱいを飲むこともあるのです。

抱き方を変えてみると上手に飲む場合が多いようです

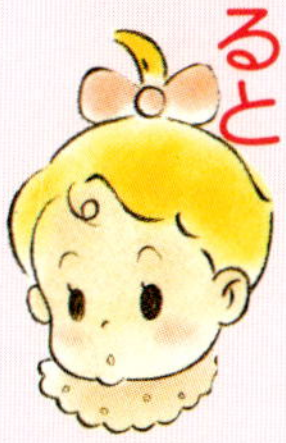

乳首がかたかったり、短かったり、また乳管（おっぱいの出てくる穴）が一部つぶれているときは、抱き方の工夫をして飲ませます。抱き方を変えただけでうまくいくときもあるのです。自分で乳首の根元をつかんで、少ししぼってみます。するとおっぱいの出方、飛ぶ方向がわかると思います。

赤ちゃんは吸っているようにみえますが、すぐに怒って離してしまうので、しぼってみたところ両方のおっぱいが、いわゆる放射状に飛ばないことがわかります。

まだ、生まれて間もないですから、スムーズにいきません。乳管も全部開いていないのです。そこで、横抱きにしたり、立て抱きにしてみると、おとなしくゴクンゴクンと飲むことでしょう。試してみてください。

お母さんの乳首の状態によって、赤ちゃんの抱き方を変えてみるとよいと思います。

乳首のトラブルがあると飲めません 乳管のつまりはありませんか

体の中で乳汁は作られているのに出ていかない状態

赤ちゃんを出産した女性なら、よほど体に異常のない限り、おっぱいは分泌されます。「でも、先生、出ない人もいます」とよく言われますが、それは、授乳指導が適切でないことと乳首のトラブルに気がつかないことが多いからです。

おっぱいは体の中でどんどん作られているのに、出口にトラブルがあるので、おっぱいが赤ちゃんの口まで届かないのです。

この乳首のトラブルが最近とても増えています。陥没乳頭（乳首がひっこんでいる）や扁平乳頭（乳首が平ら）など以外のトラブルに気づかず、おっぱいの出が悪いと思い込んでしまうのです。

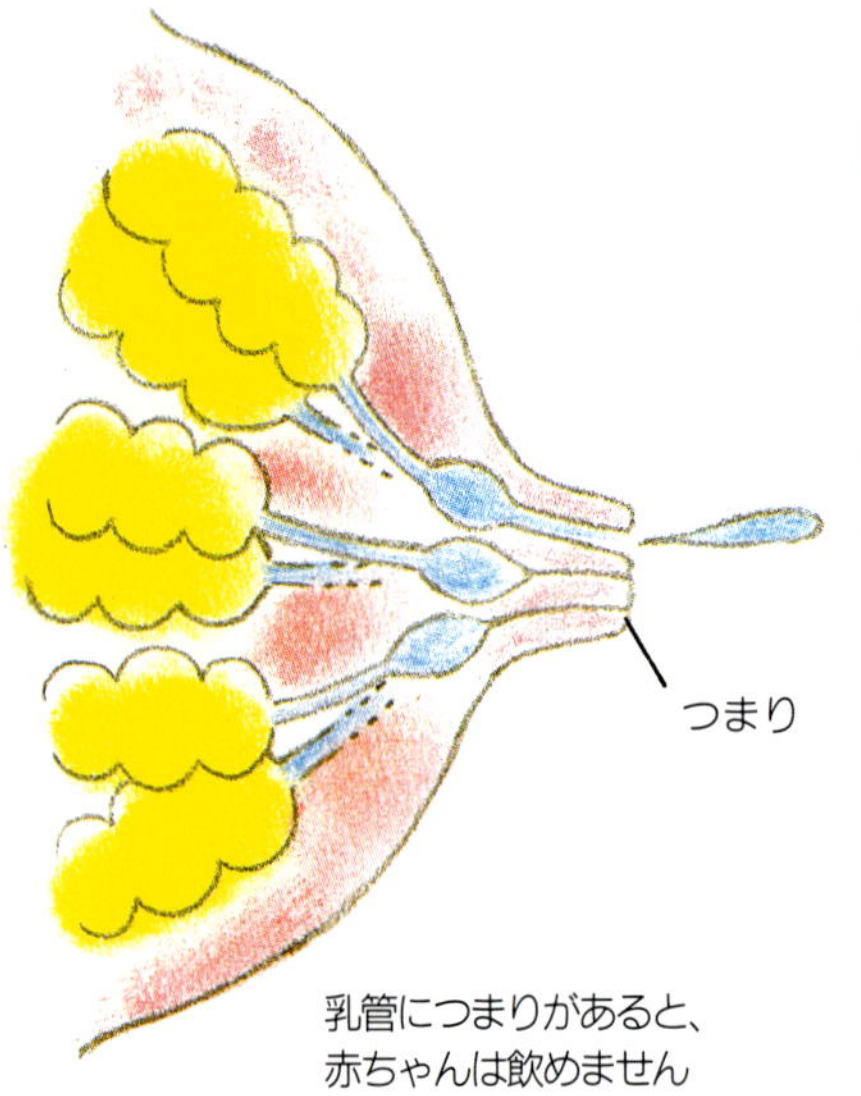

乳管につまりがあると、赤ちゃんは飲めません

乳首がかたいときも〝つまり〟が原因です。乳首がかたい、岩のようになっている、乳首の皮膚が中に入り込んでいる、乳首の周りがかたいなどが多くみられます。このようなときは多くは乳管ががんこにつまっています。

また、乳首はみたところ何の異常もなさそうにみえますが、乳管がつまっている場合も多くみられます。

母乳不足と思い込んでしまう原因の一つです

乳腺や乳管がつまっていれば、いくらお母さんの体の中でおっぱいが作られても赤ちゃんは飲むことができません。この当たり前のことが母乳育児の障害となっていることに意外と気づかないことが多いものです。これを母乳不足と思い込んでいる方もたくさんいます。

乳腺、乳管がつまっていますと、赤ちゃんの口まで、母乳が届かないばかりか、あなたが乳腺炎を起こす可能性もありますので、注意しましょう。

赤ちゃんの吸う力はとても強いので、多くは乳管のつまりも吸い取ってしまうのですが、なかなか、取れないときもあるようです。

つまっていないかどうか指でつまんで調べましょう

乳管が開いて、おっぱいが通れるかどうかを調べるには、乳首のつけ根を人差し指と親指でつまんで、グッと胸の奥のほうに押してみます。乳汁が放射線状に飛んでいれば大丈夫。1～2本あるいは3～4本しか飛ばないときにはつまっている可能性があります。

そんなときは乳首をつけ根からつねって、先へしごくようにします。（乳管開通操作・31頁）

こうすると、塞がっていた乳管のつまり（栓）が取れます。栓はちょうど、小さなにきびを押し出したようなものです。

乳管のつまりには、大きく分けて二つあります。

①乳首の状態がよくないときのつまり

②母乳育児がスムーズにいき始めてから、あるとき、つまり始める

の場合がありますが、やっかいなのは①ですから、放っておくと、乳腺がカチカチに腫れたり、その後の授乳に大きな影響を与えます。

②の問題については後ほどお話しします。

（乳首のつまり・53頁、59頁、80頁）

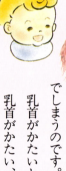

乳首のマッサージをして、つまりを取り乳首を柔らかく

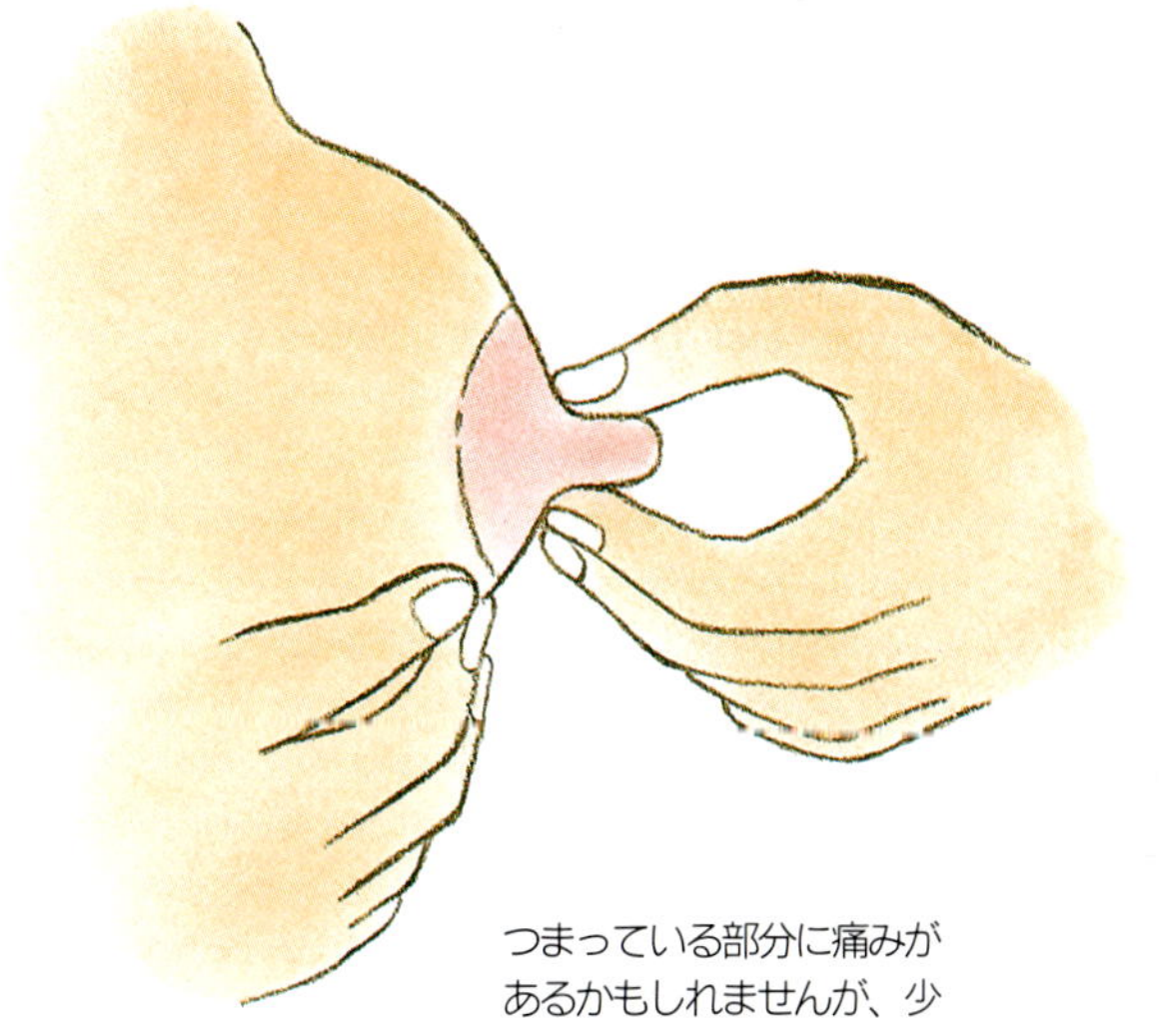

つまっている部分に痛みがあるかもしれませんが、少しずつマッサージをして取ってください

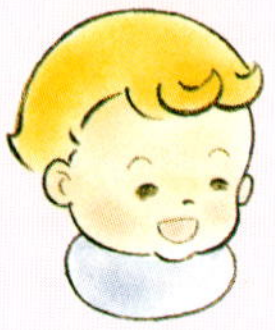

乳首のトラブルの多くは、妊娠中からよく手入れをしておけば、出産後スムーズにいきます（12頁参照）。しかし、自分の乳首にトラブルがあるかどうかわからないお母さんがほとんどです。こんなときに乳房外来や母乳外来（150頁参照）があれば、事前に異常を発見してくれ、充分な手当をしてくださると思いますが……。

赤ちゃんは充分に出ないおっぱいと飲みにくい乳首とで、泣いたり怒ったりするでしょう。お母さんもつらいところですが、グッと我慢して、頑張ってください。おっぱいが足りないのではなく、出口がつまっているのですから。

そして、赤ちゃんが飲んでいないときには乳管開通操作や乳首のマッサージをしてください。（30・31頁）

あなたの親指と人差し指で乳首をはさんでもみます。つまっている部分に痛みがあるかもしれません。一度につまりを取り除くのはむずかしいとは思いますが、根気よく続けてください。

もんでいるうちに乳汁が出てきますが、これが潤滑油のような役目をして、マッサージがしやすくなります。

乳首のつまりが取れると、乳首はとても柔らかくなって、赤ちゃんも飲みやすくなります。赤ちゃんの口の中で乳首がペチャンコになってのびるほどです。

こうなるまで、赤ちゃんに頻繁に吸ってもらうこと、そして、あなたの手で乳首のマッサージと二人三脚で根気よく続けてください。

扁平乳頭や陥没乳頭のときは根気よく乳首を引き出して

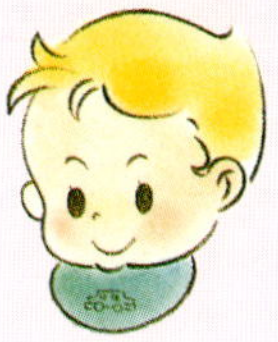

乳首のトラブルで、大変なのは陥没乳頭と扁平乳頭です。陥没乳頭は乳首が引っ込んでいるもの、扁平乳頭は乳首が平らなものです。

妊娠中からの手当が必要ですが、赤ちゃんが生まれてからの手当が、より重要です。おっぱいの吸い口がないのですから、赤ちゃんは怒ります。でも、ここであきらめないで、何度も何度も吸わせます。

吸わせる前は乳首と乳輪のマッサージをていねいにして、少しでも柔らかくしてください。また、立ち飲み（27頁参照）にすると、少し吸いやすくなるようです。

また、毎日、乳首を出すマッサージをしてください。おっぱいの後、おふろに入ったときなどに左右とも、15～20回ぐらいずつ。

このように根気よく乳首を引き出すマッサージをつづければ、乳首も出てきて赤ちゃんも飲みやすくなり、そうすると乳首の状態もよくなってきます。どうしても乳首を吸いつかないときには授乳用の乳頭を使ったり、手でしぼって哺乳ビンで飲ませます。

また、近くに母乳外来や授乳相談室があれば、訪ねて、指導を受けてもよいでしょう。

あきらめないで、根気よく赤ちゃんに吸わせ、乳首のマッサージをつづけてください。

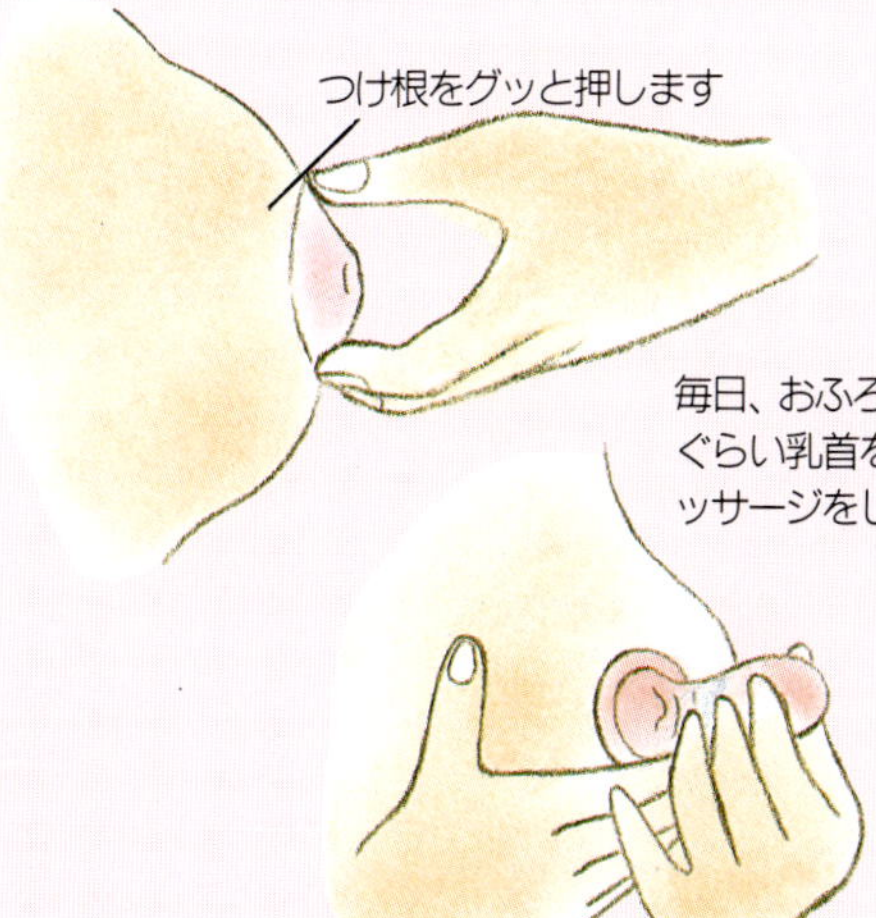

毎日、おふろで15～20回ぐらい乳首を引き出すマッサージをします

おっぱいのしぼり方と乳管開通操作（おっぱいの道を作る）を覚えましょう

楽にしぼれ、おっぱいを傷めないやり方

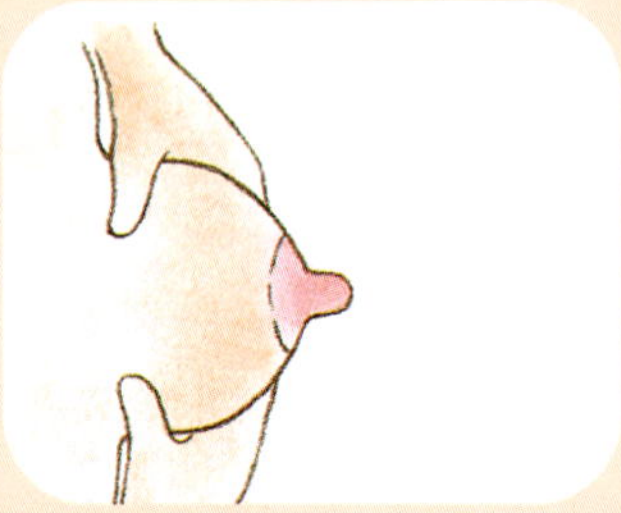

1
しぼる前に乳房のつけ根に両手を入れて乳房を軽く持ちあげるようにして、上下、左右にゆすって、乳房に振動を与えます

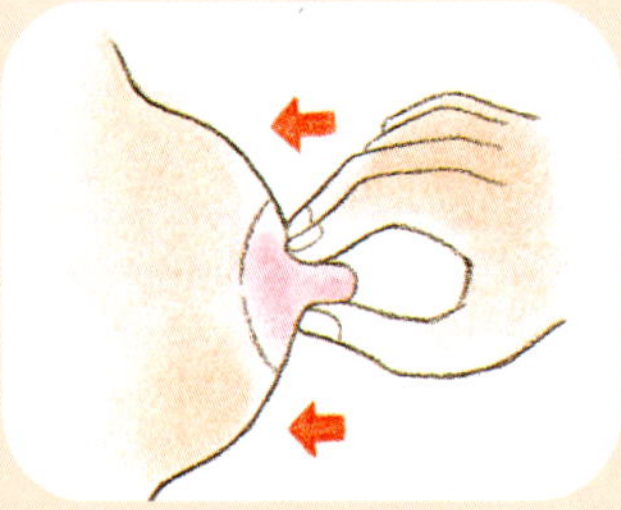

2
乳管開通操作をします（次頁参照）

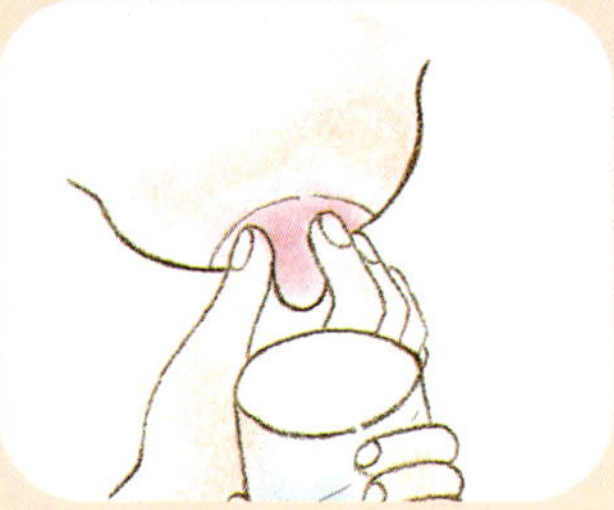

3
片手で入れものを持ち、もう一方の手の親指と人差し指の腹（指紋側）で乳首のつけね（乳輪の部分）をはさみます。

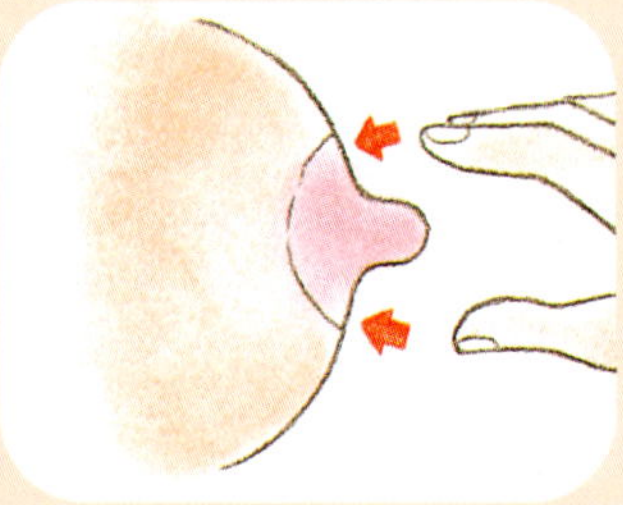

4
指の腹で乳首のつけ根を押すと、乳管洞を押すことになり、乳汁が出てきます。これをリズミカルにつづけると楽にしぼることができます

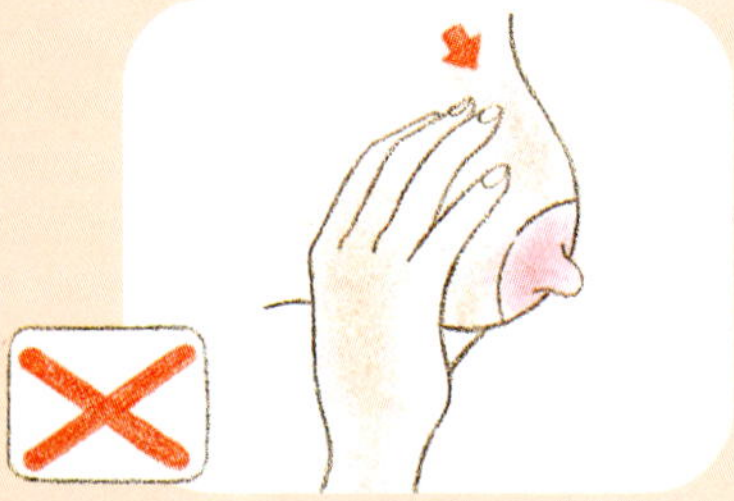

乳房の上をさすってしぼり込むようにしてはいけません。乳腺を傷めてしまいます

おっぱいのしぼり方を覚えます

授乳期間中は、おっぱいをしぼることが多くなります。搾乳器は何回も何回も使っていると乳首を傷めることがありますので、お母さんの手でしぼる方法をぜひ覚えてください。慣れないうちは大変そうに見えますが、コツを覚えると、とても簡単です。

おっぱいをしぼるのは、

- ●授乳の前に乳首を柔らかくして飲みやすくする
- ●授乳の後に残っているおっぱいをしぼる
- ●張りすぎたおっぱいをしぼって楽にする
- ●しこりができたときにしぼって乳腺炎を予防する
- ●乳腺炎になってしまったおっぱいをしぼって治す
- ●冷凍保存のためにしぼる

こんなにたくさんの場合があります。また、おっぱいに慣れないころは、赤ちゃんとのリズムを作りあげるために、自分でしぼって刺激を与えると分泌がよくなることもあります。

上手にしぼるコツは乳首のつけ根を押すことです

赤ちゃんはおっぱいを飲むときに乳輪全体を含んで、唇ではさんで、押しています。お母さんがしぼるときはこれをまねします。

乳管開通操作

1 乳輪の境界線に親指、人差し指、中指の腹（指紋側）を当て、乳輪全体をつまむように力を入れます

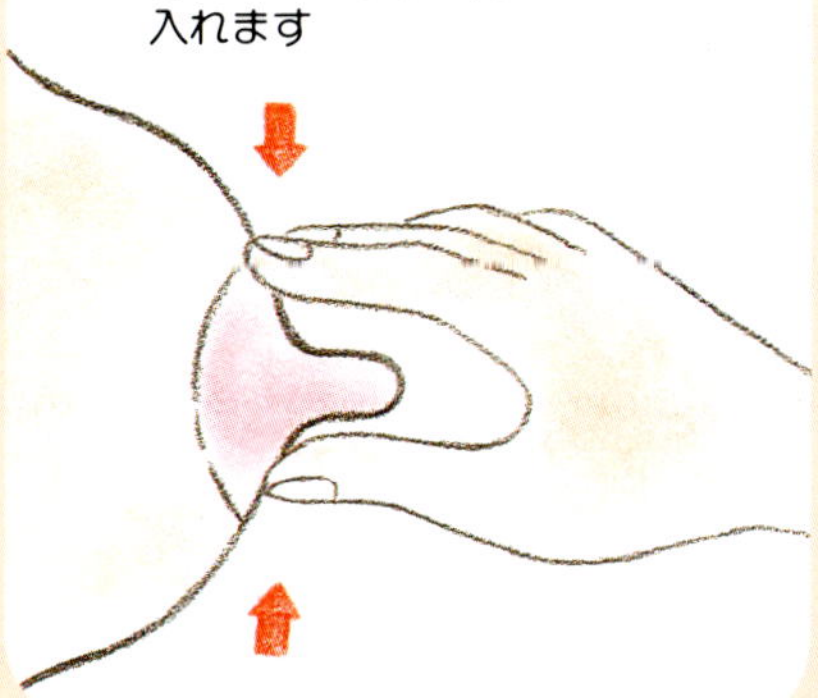

2 そのまま、前に引き出します

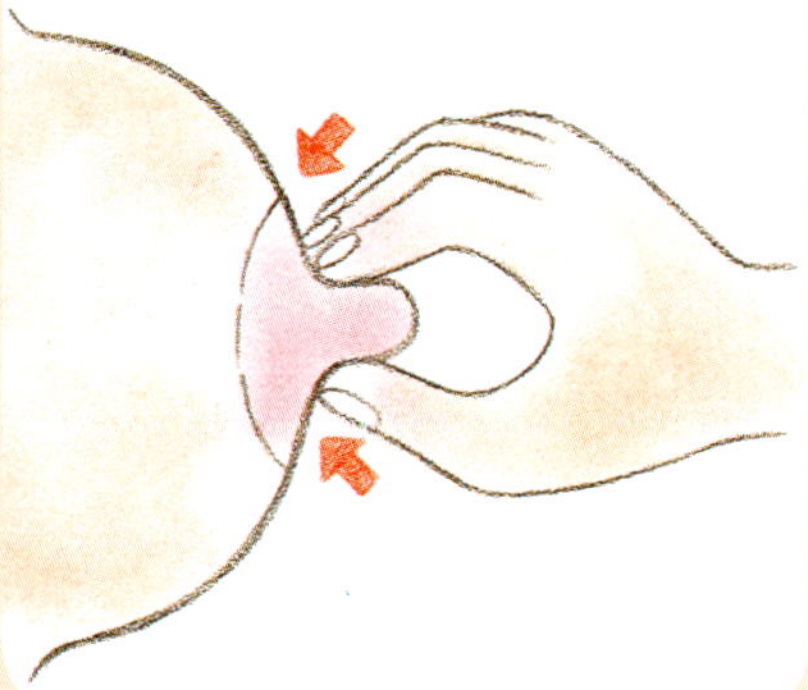

3 乳輪全体をひねります

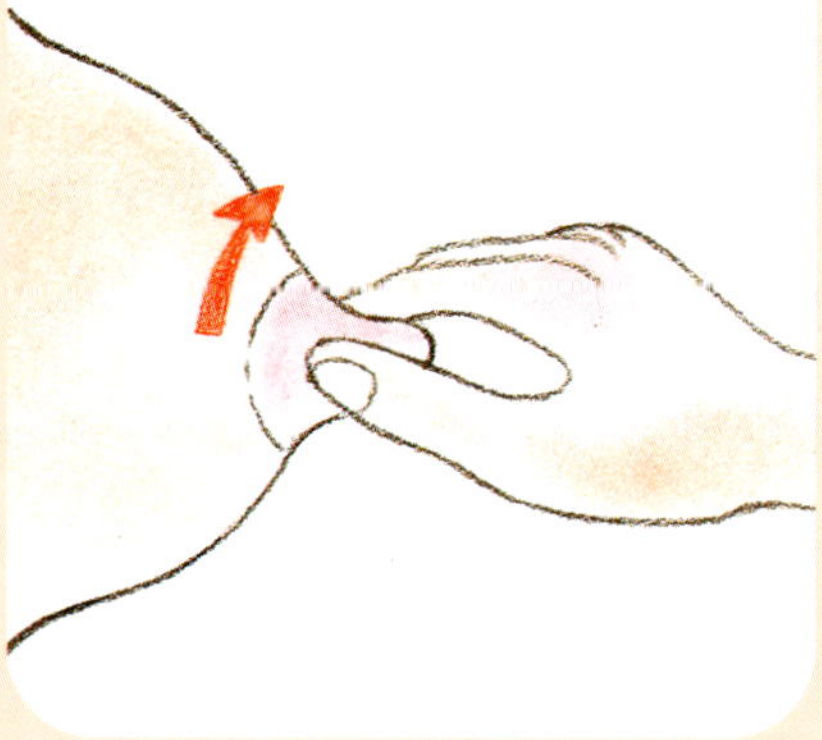

4 3本の指の腹で乳首をつまみ、ひきのばすようにしながら、指を離します。これを数回

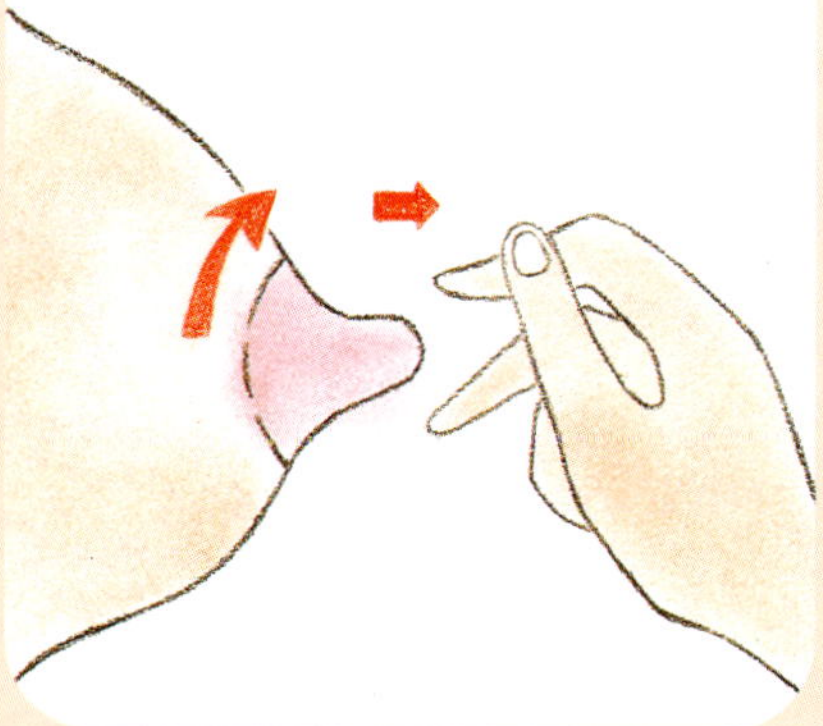

5 乳首に直角になるように持ち、3本の指の腹で、こよりをよるように少しずつ力を加えてくり返しもみます

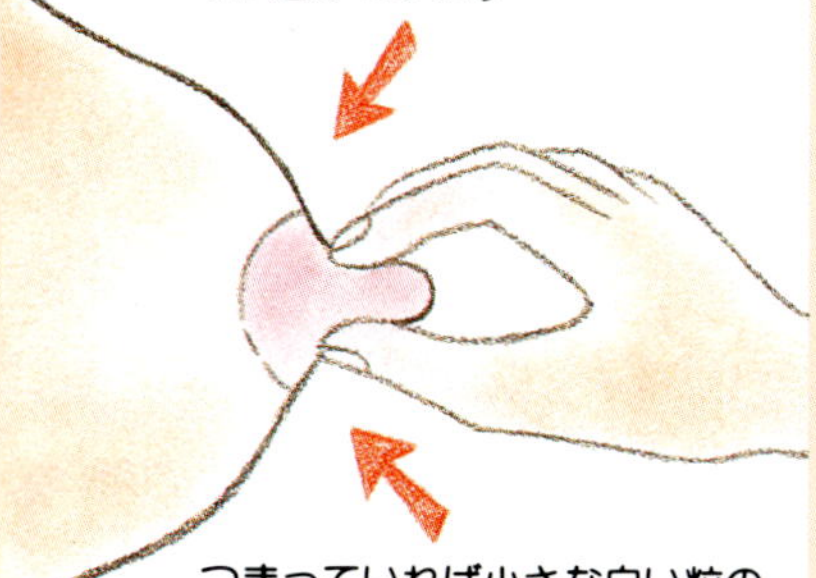

つまっていれば小さな白い粒のようなものが出てきます

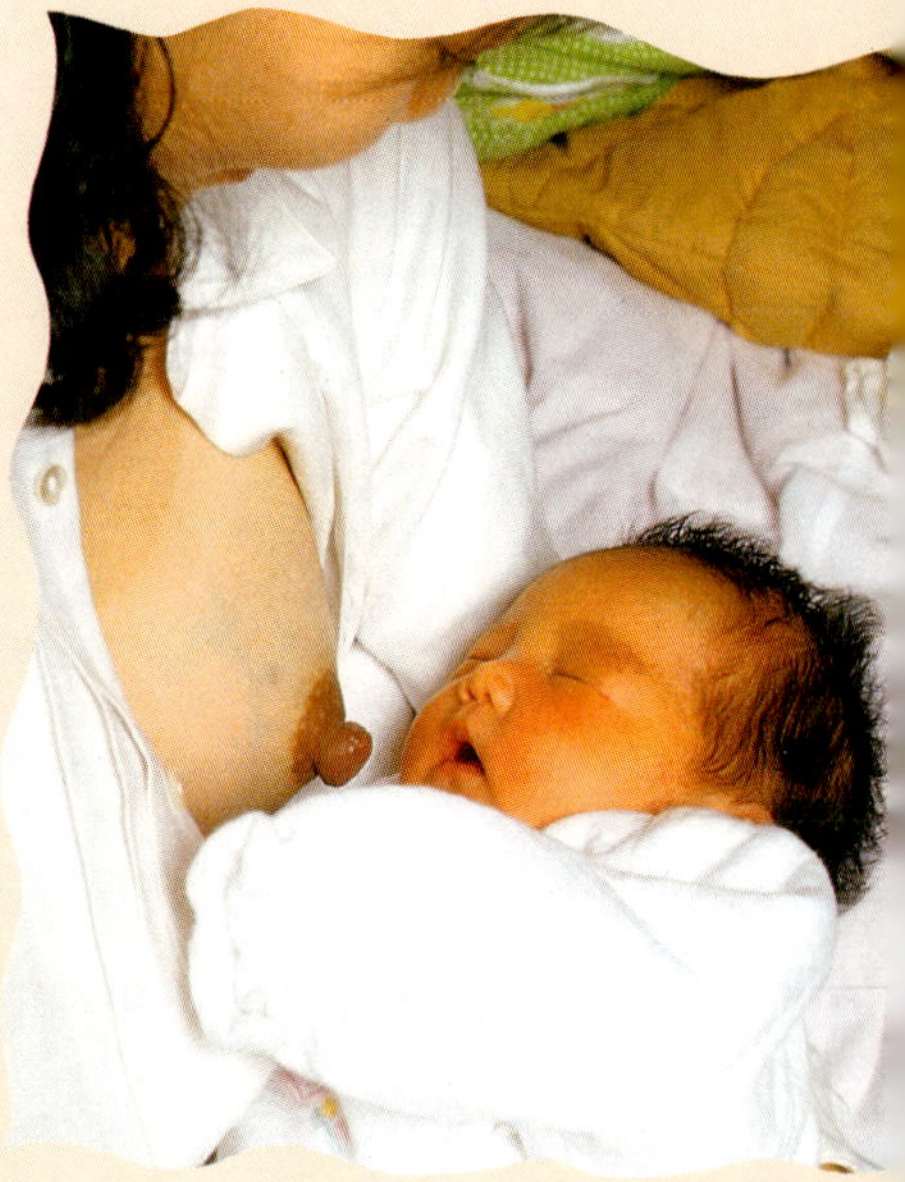

コツは、指の腹を、いったん乳房の中に押しこんでから打ち合わせるようにします。しぼるというと、つい乳首を前にひっぱるようにしたり、乳房の上をしごくイメージが浮かびますが、乳管洞をつまんで押せばおっぱいは出ます。決してしごいてはいけません。赤ちゃんがおっぱいを飲むときは、乳首を引っぱったりはしていませんね。

乳管開通操作はおっぱいの道をつくること

乳管開通操作は、おっぱいの道を作ることです。どんなお母さんでも体の中ではおっぱいが作られているのに、出口が塞がっていては、おっぱいが赤ちゃんの口にまで届きません。考えればよくわかることですが、こんなことにつまずいて、うまくいかないケースが多いのです。ぜひ、おっぱいの道をつくる乳管開通操作を覚えてください。

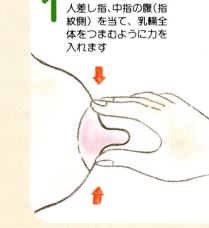

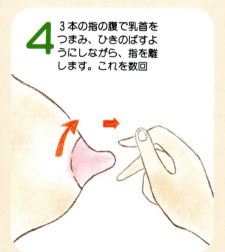

生まれてから退院するまで（入院中のこと）

早くおっぱいを飲ませ母子の密着をしましょう

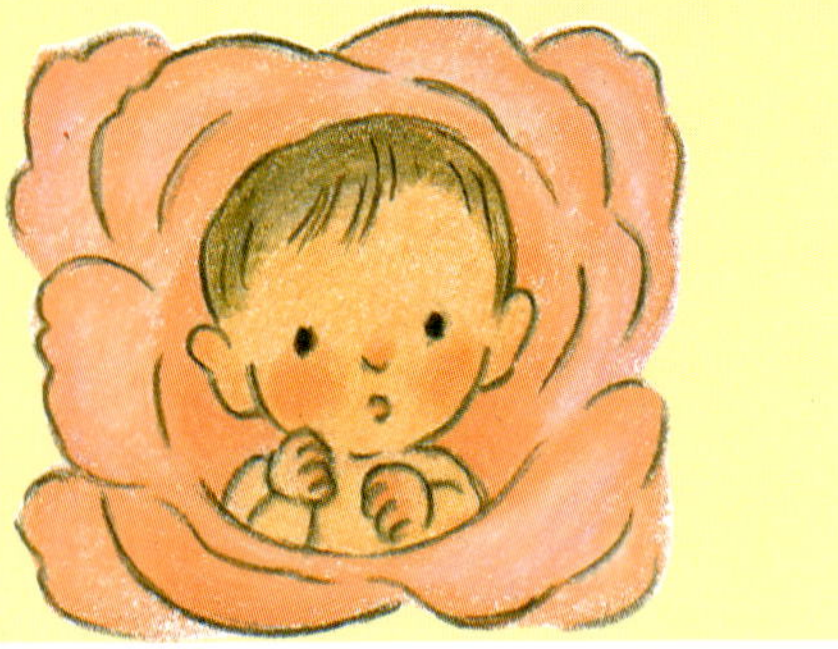

●おっぱいだけで育てようという気持ちを持ちましょう。

●生まれてばかりの赤ちゃんの体の仕組み、そして、出産をしたお母さんの心と体の仕組みを知って、その流れにのることが大切。これが、うまくいくコツです。

●赤ちゃんは〝お弁当と水筒〟を持って生まれてきます。少なくて、濃い初乳だけでも、水分は充分です。

（母子の肌の触れ合いの大切さは144頁で詳しく解説）

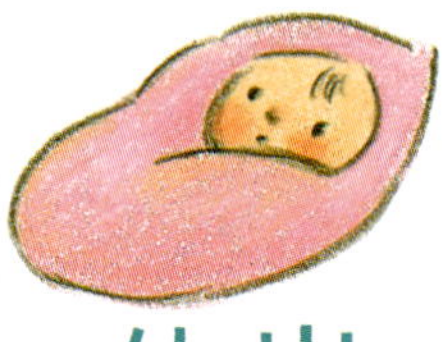

出産後の赤ちゃんとお母さんの体と心の状態を知りましょう

おっぱいだけで育てるためには、赤ちゃんとあなたの体がどのようになっているか知ることが大切です。体の仕組み、流れに沿ったやり方をすれば、自然にうまくいくからです。

少しむずかしいお話もあるかもしれませんが、お話ししてみましょう。

お産をしたお母さんの体はおっぱいを創る準備を始めます

赤ちゃんが生まれました！　生まれるまでは「男の子かな？　女の子かな？」と思いをめぐらせていた方も、男女の性別がわかっていた方も、いざ、生まれたときには、〝とにかく元気な赤ちゃんでよかった〟という思いでいっぱいのことでしょう。無事に生まれると、次はおっぱいは出るかしらと心配になります。

お母さんの体は、赤ちゃんを出産し、胎盤を出してしまうと、次の段階の準備を始めます。赤ちゃんを育てるためのおっぱいを作る作業が体の中で急速に始まるのです。急激なホルモンの変化が、体の中に起こります。

赤ちゃんのほうは胎内環境から外の世界へ体が適応できるように呼吸、循環、体温、皮膚などが劇的に変化していきます。

生まれてから1時間は赤ちゃんはパッチリと目覚めているとき

今まで、赤ちゃんは生まれるのに体力を使って疲れ切ってしまい、生まれるとすぐに眠ってしまうと考えられていました。ところが、これが全く違うのですね。

温かいお母さんの羊水から、寒くて、まぶしくて、うるさい所に、あっという間に出てきてしまったのですから、眠っていられるわけがありません。

自分の肺で呼吸を始め、これまで経験したことのないことが一気にやってくるのです。

視ること、聴くこと、触ること、皮膚の感覚、手足の感覚などあらゆる感覚が胎内にいたときとは激変するわけで、さらにそれらが、ほんのわずかな時間で起こるのですから、眠ってなんていってられません。生まれて1時間ぐらいは眠るどころか、目はパッチリとあいて起きているのです。この目をみると何でもわかっているといった具合です。

この生まれてから、目の覚めている約1時間ぐらいの間を医学用語では新生児鋭敏期、または新生児覚醒期と呼んでいます。

生まれたばかりの赤ちゃんとお母さんの体を知りましょう

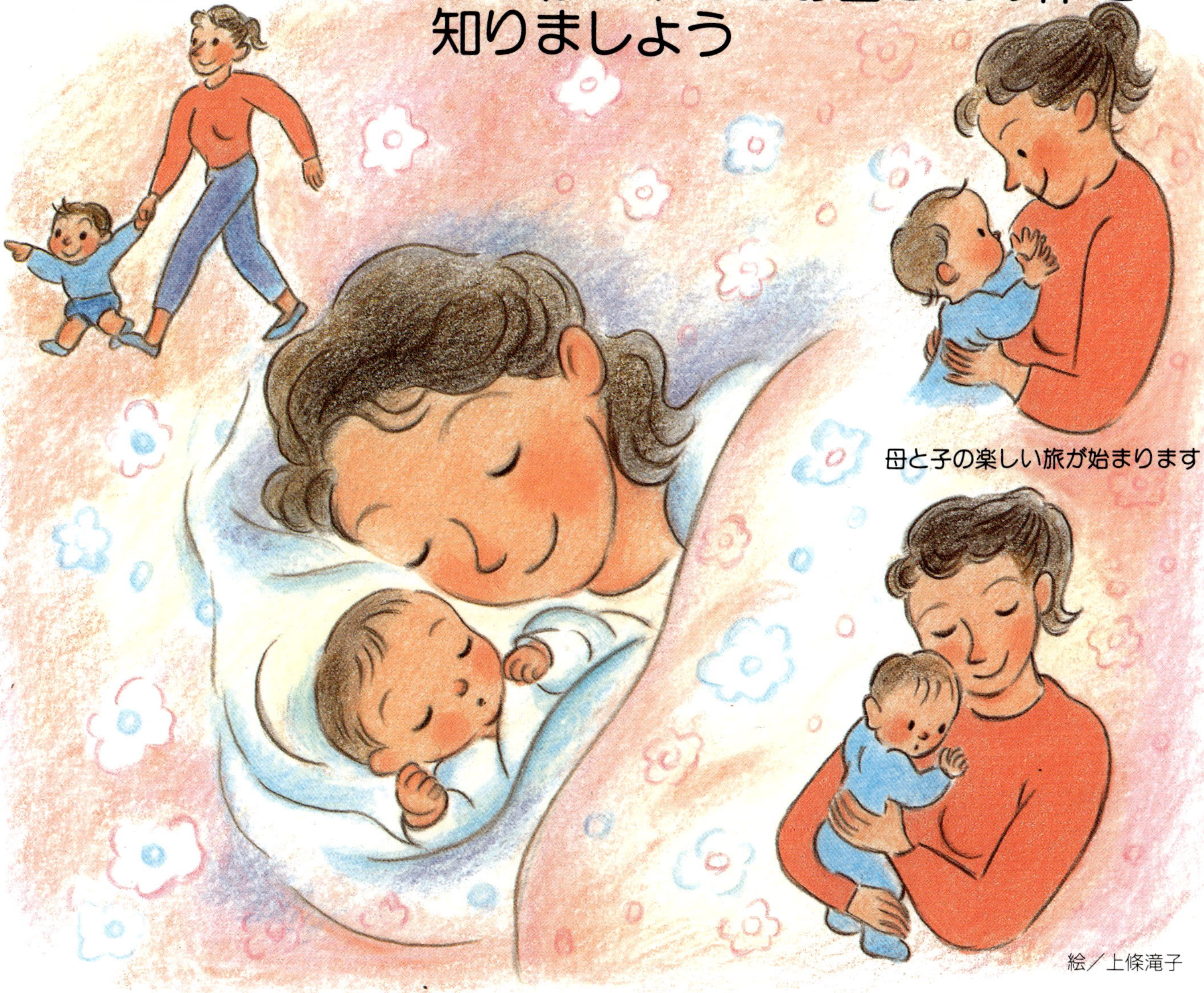

母と子の楽しい旅が始まります

絵／上條滝子

この目覚め期は最初のおっぱいを含ませるとき

この赤ちゃんの目覚め期の1時間というのは、母体にとっても意味のある大切な時間。母体もまだ眠ることができません。分娩で体力を使っているので、すぐに、眠りに入りそうですが、興奮がおさまらず、意識もパッチリさえています。

この母子双方が目覚めているときに、赤ちゃんに最初におっぱいを含ませます。

まだ、お母さんは分娩台の上でしょうが、赤ちゃんを胸の上においてもらい、吸わせます。最初からグングン吸いつくわけではありません。グルリと乳首だけをなめまわすなんて赤ちゃんもいます。赤ちゃんは、お母さんの匂い、肌のぬくもり、乳首の感触を感じとり、おっぱいを通して、〝私がお母さんよ〟と、インプットしているのでしょう。

母子ともに深い眠りに。眠りから覚めたらおっぱいを

お母さんの腕に抱かれ、とても心地よい気持ちとなっているうちに、生まれて初めての眠りに入ります。そのあと、お母さんのほうもグーンと深い眠りに陥ります。このように出産直後から、母子の体のリズムはほぼ同じにできているのです。そして、母子一体の長くて、楽しい旅が始まるのです。

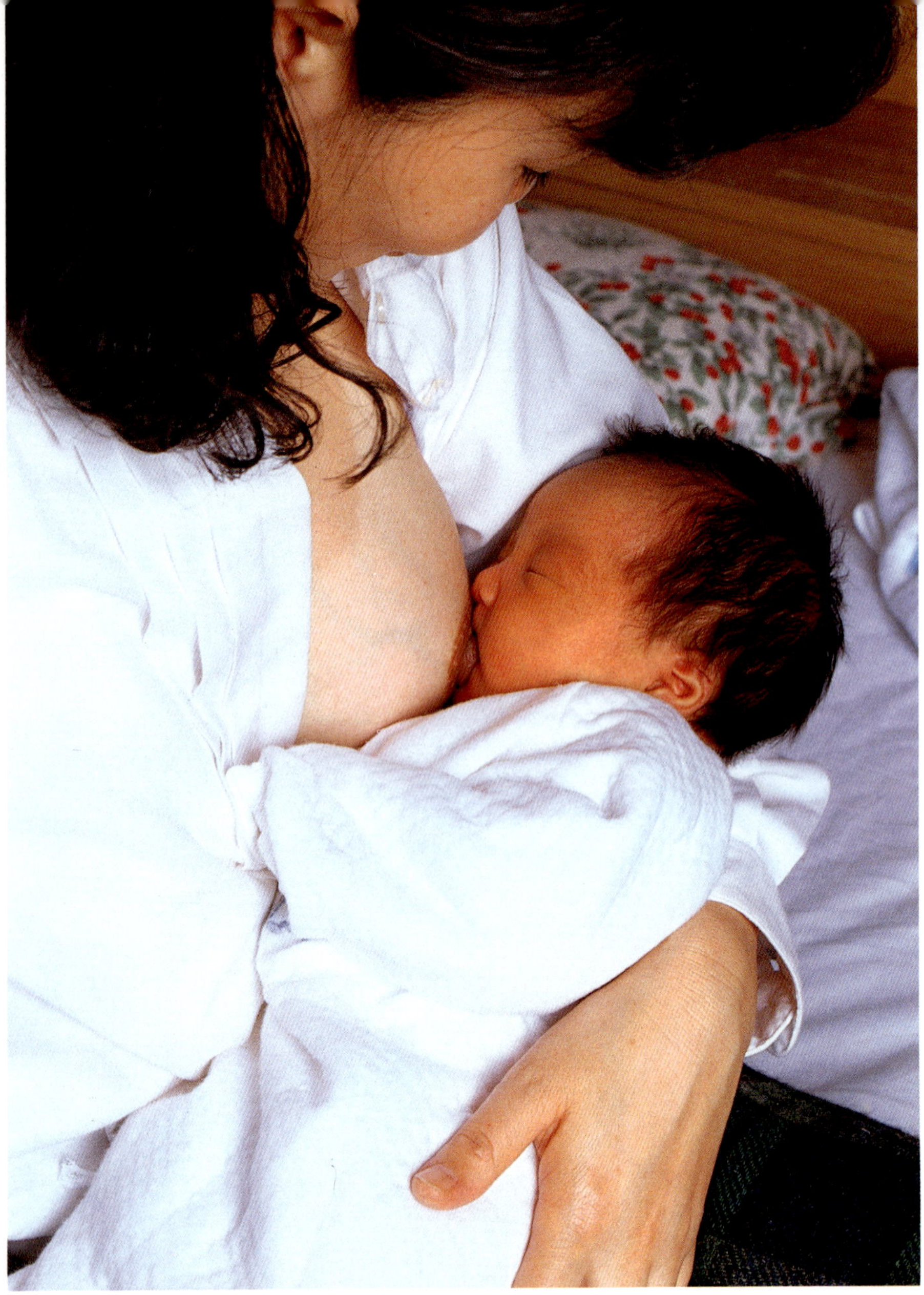
お母さんの温かい胸の中で安心して眠り、そしておっぱいを飲みます

数時間ぐっすり眠った赤ちゃんは大きな声で泣き始めます。お腹が空いて泣いているのではないようです。寒いのかもしれません(夏でも病室には冷房が入っていますので、赤ちゃんは寒くなります)。お母さんのお腹の中のように居心地がよくないといっているのかもしれません。

お母さんの温かい手で抱きあげ、胸の中に抱っこされると、すーっと泣きやんできます。子宮の中でのなつかしい環境を思い出すのでしょうか。心地よさそうな顔をして眠ってしまいます。

何度も何度も吸わせることでおっぱいが出ます

お腹が空いて泣いていたのならば、しばらく経って、また泣き出すかもしれません。そうしたら、おっぱいを含ませてみましょう。お産の直後ですから、座っておっぱいをあげなければならないということはありません。横になってあげてもかまいません。

眠り→泣く→おっぱい→眠り……が続きます。この時期にはまだおっぱいの出が全く充分ではありません。しかし、それでいいのです。充分出てくれるようにしてくれるのは赤ちゃんの吸うという動作です。

吸ってさえいれば、必ずそのうちに出てくるようになるのです。

出産のストレス。緊急ホルモンが目覚めのもと

赤ちゃんは生まれてすぐに、意識がはっきりしているようです。これには、何か自然界の秘密が隠されているに違いありません。

私たちの脳には深いところに「意識中枢」があります。ここを刺激されると意識がハッキリとして、目つきもパッチリ、ピンとした顔つきになります。

この意識中枢を刺激するものの中で、一番大切なものが副腎髄質から分泌されるアドレナリンというホルモンです。

アドレナリンというのは、非常事態を何とか切り抜けるために分泌されるホルモンで、緊急《きんきゅう》ホルモン、非常時ホルモン（英語ではEmergency ホルモン）ともいわれ、突然やってきたストレスに耐えられるのもこのホルモンが分泌されるからです。急なストレスに対して、呼吸、循環、血圧などを瞬時のうちに正常に維持して切り抜けようとする働きをします。

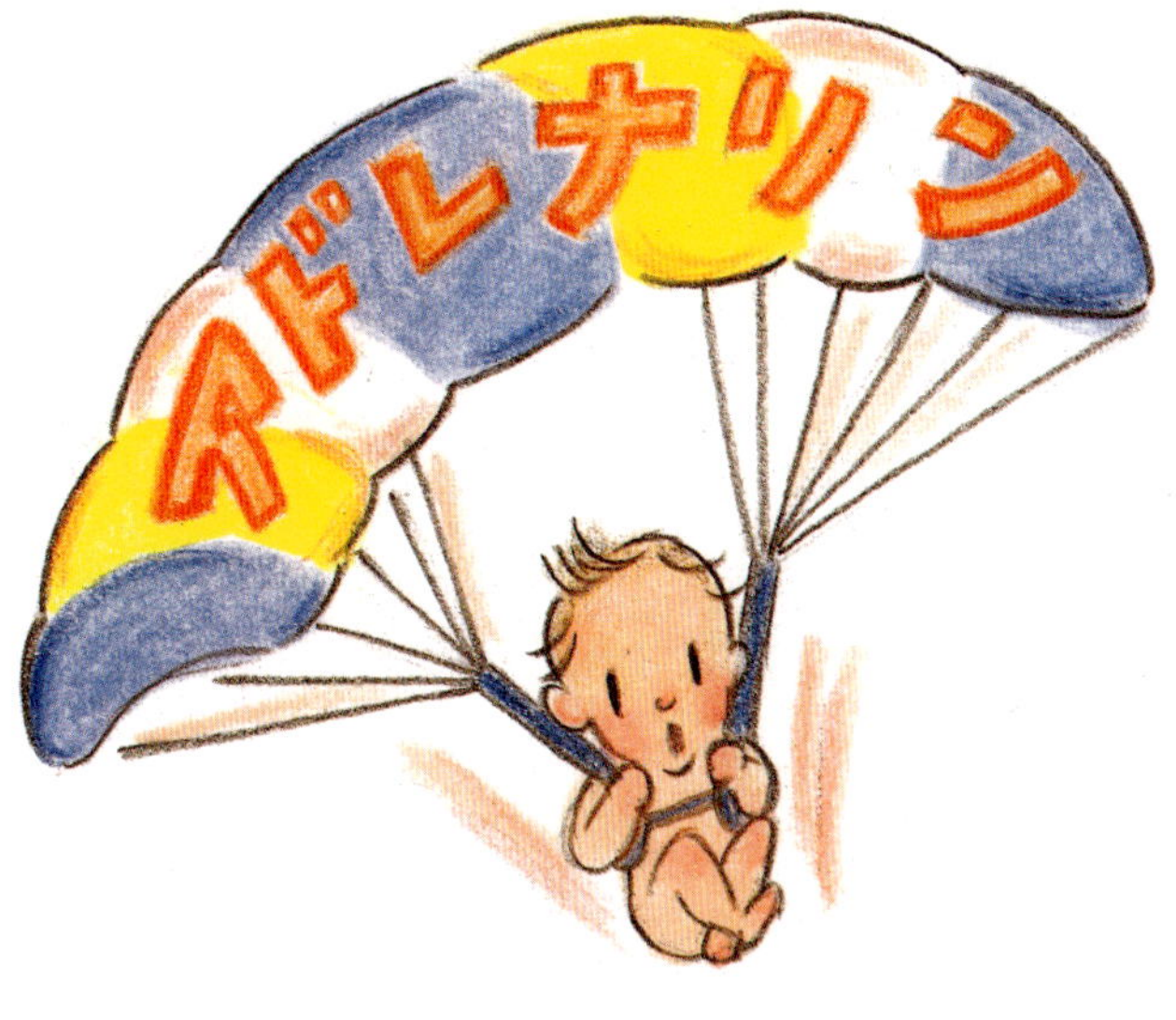

出産という体の緊急のときに目覚めのホルモンは分泌され、
そのときにおっぱいを飲ませるのが大切なこと

お産という大きなストレスを体験してきた赤ちゃんの血液中にはたくさんのアドレナリンが分泌されています。

子宮が強く収縮すると、赤ちゃんへ圧力がかかり、胎盤も圧迫し、胎盤を通る血の流れが悪くなり、お腹の中の赤ちゃんは酸欠状態となります。陣痛がくるたびに酸欠状態となるわけです。また、陣痛のたびに赤ちゃんには大きな圧力が加わります。

分娩時のもう1つのストレスは温度差。温かいお母さんのお腹から、24～25℃くらいの室温にいきなり産み出されるのですが、このときの温度差は約12～13℃にもなります。

こんな3つのストレスが皆いっしょになって副腎髄質に「早くアドレナリンを出して！」とばかりに働きかけるわけです。

このアドレナリンというホルモンが子宮内生活から子宮外生活への切りかえを上手に導いてくれると同時に、「ハッキリ」とした意識状態にしてくれるのです。

このときにお母さんのおっぱいを吸わせるわけです。

ストレスが去って ホルモンが分泌されないと、深い眠りに

さて、アドレナリンというのはストレスが去って分泌されなくなると、すでに分泌されている血液中のアドレナリンがどんどん尿の中に排泄されてしまいます。

血液中の、アドレナリンの濃度は、急速に低下し、「意識中枢」への刺激も弱まり、意識がボーッとして、眠りに陥ります。出産して1時間後にはこのアドレナリンは急速に体から排泄されていきます。

ここで分娩の疲れをいやすかのように深い深い眠りにつくのです。もし、アドレナリンがいつまでもあって目覚めていたら、分娩の疲れも取れませんね。

この眠りに入ってしまった後は、赤ちゃんはちょっとのことでは目覚めません。「さあ、おっぱいよ」とお母さんが語りかけても、ほおをつっついても、口をこじあけても、眠ったまま。深い深い眠りの中です。

深い眠りのときに、いくらおっぱいを飲ませようとしても吸いつくことはできません。

このようにみてきますと、やはり、自然のみごとな仕組みにおどろかざるを得ません。

どんどんわかる 母子の早期密着 早期授乳の大切さ

では、今までどうしてこのようなことがわからなかったのでしょうか。

病院での出産ですと、異常がない限り産科医が赤ちゃんのことまで担当します。小児科専門医が赤ちゃんと対面するのは、早くても十数時間経ってからです。出産に立ち会うことのできる小児科医はほとんどいませんでした。

産科医は後産の処置、会陰縫合など産婦側にかかりきり。無事に生まれたということで、赤ちゃんの状態をじっくりと観察する余裕もないし、また、その必要も感じなかったのです。

ところが、新生児医学、かつては産科の範囲であった分野にまで、小児医学が広がり、盲点のようだった出産直後の赤ちゃんの様子がわかってきたのです。それと同時に、赤ちゃんとお母さんのために、何をしなければならないか（分娩後30分にお母さんの乳首を吸わせることなど）が、少しずつわかってきたのです。

人間が大昔から、出産に関してとっていた自然な行動＝母子同室、母子同床が科学的な根拠を持って、証明されたといってよいのではないでしょうか。これからも、母子の関係の大切がどんどんわかってくるでしょう。

24時間以内に7回以上吸わせればおっぱいは出ます

こうして、生まれて24時間以内に、赤ちゃんに何度も何度も(7回以上)、お母さんの乳首を吸わせてください。24時間以内に7回以上(最初の授乳は含みません)授乳させれば、どんなお母さんでもおっぱいは出ます。

よく〝母乳がよいのはわかっているけれども出ない人もいるのだから……〟といわれますが、生まれてすぐの授乳、そして24時間以内に7回以上の授乳をさせれば、必ずおっぱいだけで育てられるのです。

こうすると、その後のあなたのおっぱいの分泌がグーンとよくなります。また、赤ちゃんの胎便の出は早くなり、黄疸も軽くすみ、重症黄疸になることも非常に少なくなります。

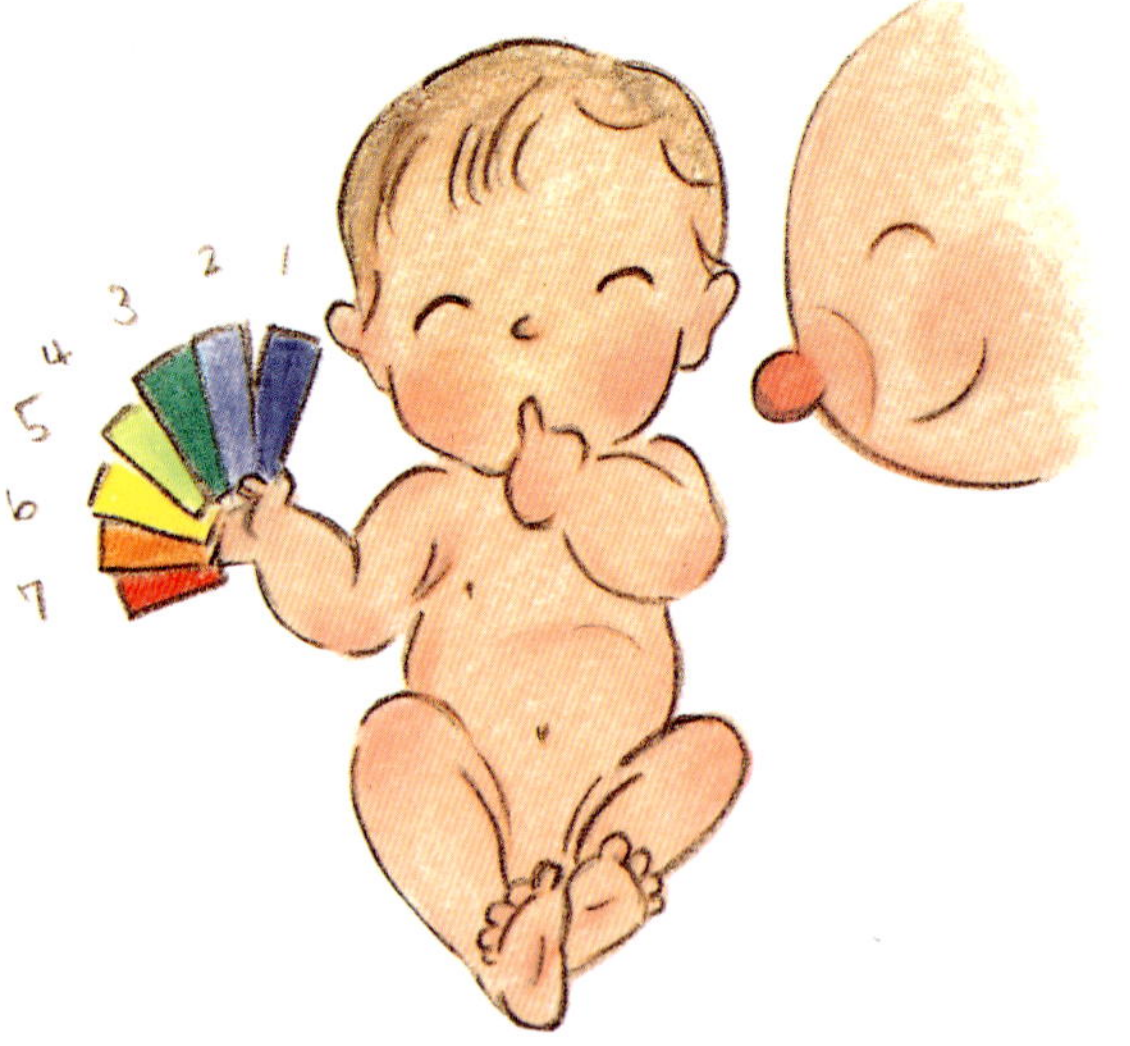

赤ちゃんは、生きていくのに必要なものはお母さんの乳首からすべて引き出すのです

この出産後の第1日目が、母乳育児成功のカギを握っています。母と子の始めのスタートががっちりうまくいくと、その後の母乳育児もスムーズです。

目覚め期の授乳、そして、繰り返しの授乳は、母乳分泌と母性に関係するプロラクチンレベルを高めてくれるからです。

母乳育児のスイッチは生まれてすぐの授乳と母子密着

赤ちゃんがあなたの乳首を吸うことが、あなたの体と心を〝お母さん〟に切りかえるのです。生まれてすぐだからこそ、スイッチがすぐ入るのですね。

もちろん、最初の1日がうまくいかなかったからといって、もう、おっぱいはダメかというと、決してそうではありません。

生後24時間以内の7回以上の授乳というのは赤ちゃんと母体の生理に合っているから、その後すんなりとうまくいくのです。

1日経って、2日経ってと、遅くなればなるほどスイッチのかかりも遅くなり、途中すんなりいかないことが出てくるのです。

赤ちゃんにとっては、初乳を飲むことができますし、お母さんのおっぱいが張ってくる前に赤ちゃんが乳管のつまりも吸い取ってくれるでしょう。

また、プロラクチンは乳首を吸う刺激によって分泌が盛んになり、つまり母性ホルモンがたくさん出ますから、早くから赤ちゃんの世話をする能力をあなたから引き出してくれるのです。

生命に必要なものは乳首からすべて引き出します

出産で赤ちゃんとお母さんは肉体的に別れ別れになりましたが、赤ちゃんはまだまだ1人で生きていくことはできません。妊娠中の母体と胎児が切り離せないのと同様に、お母さんの乳房と赤ちゃんは切り離すことはできません。

赤ちゃんの命綱はあなたのおっぱい。そして出産したあなたの心身（母体）を健康にしていくのは〝赤ちゃんがおっぱいを直接飲むこと〟です。

〝母子は一体〟と体の面からも行動の面からみても考えられます。お母さんの心と体の状態も赤ちゃんの心と体の状態も、すべて、このおっぱい（乳房）を中心として考えていきますと、より自然な姿がわかってきます。

赤ちゃんというのは生命に必要な物は何でも必要なだけ乳首からすべて吸い出します。水分でも脂肪でもミネラルでも必要なだけ吸い出します。と同時に赤ちゃんが最も必要としている母性愛をも吸い出します。

赤ちゃんが一生懸命乳首を吸うことが、お母さんの心の中に母性愛を芽生えさせるのです。実際のお母さんの体のメカニズム（ホルモンの分泌状態）からみるとそれが明らかです。

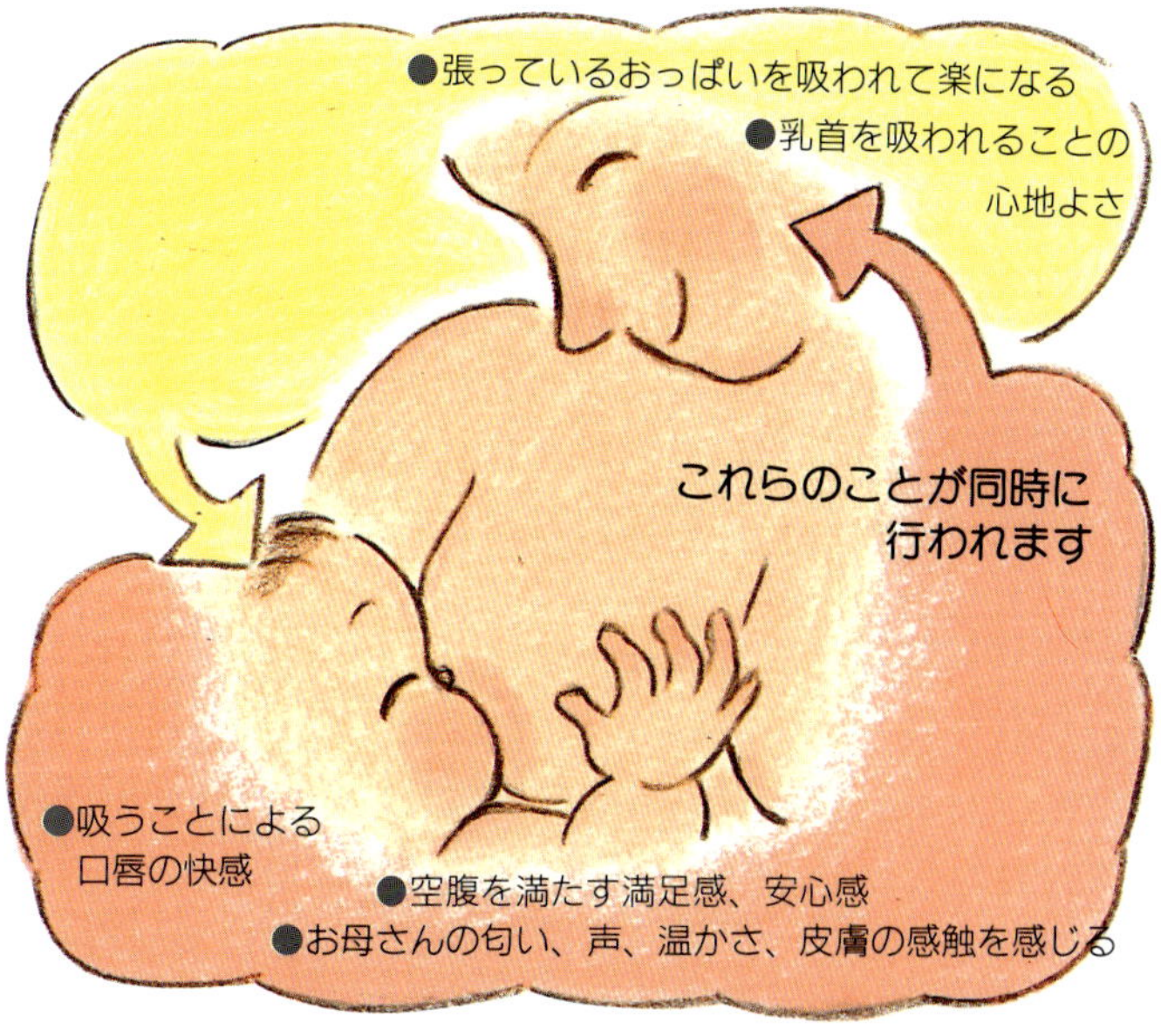
●張っているおっぱいを吸われて楽になる
●乳首を吸われることの心地よさ
これらのことが同時に行われます
●吸うことによる口唇の快感
●空腹を満たす満足感、安心感
●お母さんの匂い、声、温かさ、皮膚の感触を感じる

母性というのはおっぱいを飲ませているうちに出てくるのです

赤ちゃんもお母さんも同時に味わう心地よさ、安楽感

赤ちゃんはお母さんの体から〝母性愛〟を引き出します。さらに局所的な心地よさ、つまり乳首を吸われるということの心地よさ、また、緊満《きんまん》したおっぱいを吸われることによって解けてくるときの何ともいえない安楽感というようなものを、赤ちゃんはお母さんにプレゼントしています。

赤ちゃん自身もすべての物を吸い出すということのほかに、空腹を満たしていく満足感を得、また本来吸いつくという行為がとても好きな赤ちゃんは、局所的な口唇への感覚もエンジョイしているのです。

また、おっぱいを飲むだけではなく、そのときに、お母さんの温かさ、匂い、声、皮膚の感触などが、赤ちゃんの心の中、脳の中に〝心地よい感覚〟を教えてくれます。

お互いにいいことばかりです。

これらのことすべてが〝おっぱいを吸う（哺乳）、飲ませる（授乳）〟という行為で同時に自然にしてしまうのです。決して、一方通行ではありません。

産後の赤ちゃんとお母さんの体や心は別々に考えることはできないもの。遠い昔から、このことは経験的にはよくわかっていましたが、残念なことに、近代になってすっかり忘れ去られたようです。母乳のかわりとしての人工乳、つまり、栄養素としての乳にスポットがあてられ、母と子の心と体の相互に欠くことのできないような影響があることをないがしろにしていました。

出産によって感じた〝何か〟を大切にしましょう

自然分娩したお母さん方はとても高揚した気分になります。多くのお母さんが、「生命《いのち》」を実感したといいます。大自然の大きな力を感じたという人もいます。

ご主人がいっしょに立ち会っていたならば、お母さんとは、また別の感じで、さまざまな思いを味わっています。

数多くの出産の介助をしているベテランの助産婦や産科の医師でさえ、1つの生命の誕生はいつでも感動すると話します。ましてや、わが子ですから、興奮するのは当たり前です。

多くのお母さんが、出産時に、〝人間の知恵を超えた大きな何かを感じた〟と話してくれます。これはとても大切な感性です。これから始まる母乳育児、そして子育ての原点となることといっていいのではないでしょうか。

何か困ったとき、子育てに疲れたとき、このときのことを思い出してみてくださいね。フッと何か感じることができるかもしれません。

おっぱいを飲ませているうちに出てくる〝母性〟

さまざまな事情で自然分娩ができなかったり、また、ときには自然分娩でも、このような感じ方をしないときもあります。でも、心配しないでください。私には母性がないのかしらと考える必要は全くありません。

小さな赤ちゃんを抱っこしたり、おっぱいを含ませていれば、お母さんの体の奥から、何かしらジワーッとわいてくるものです。

赤ちゃんを産んだあなたなら、どんな感覚であっても体の中から出てきます。そして、赤ちゃんとすごすときが長ければ長いほど、おっぱいを飲ませる回数が多ければ多いほど、感じる心ができあがっていくのです。

大切なことは、生まれてから赤ちゃんといっしょにいること、そして特に頻繁に授乳すること、こうしていくうちに、母と子の自然なつながりができあがっていくということです。

赤ちゃんはお弁当と水筒を持って生まれてきます

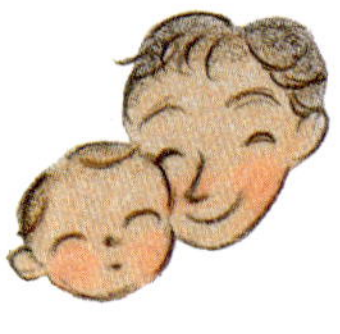

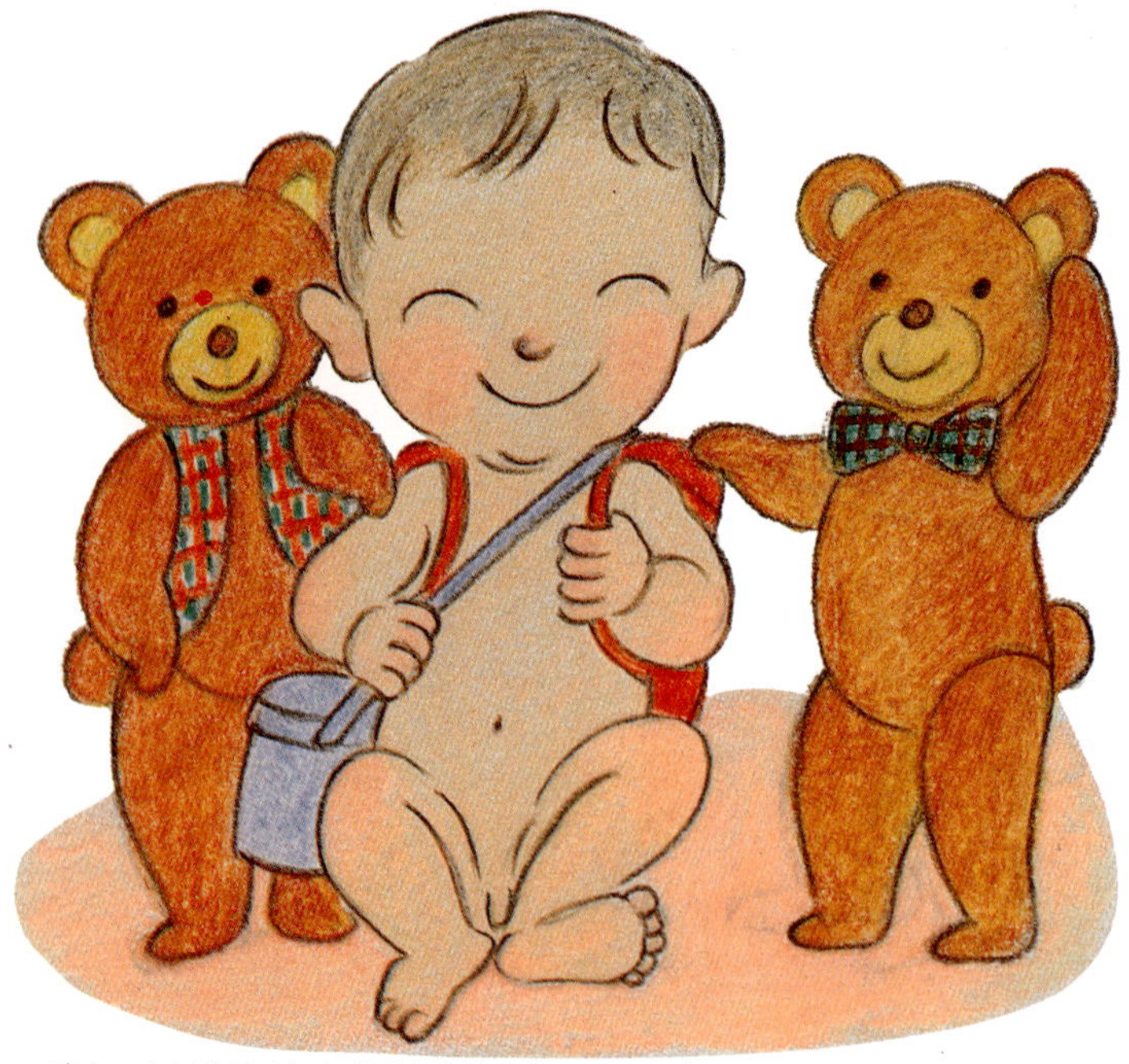

赤ちゃんは体の中にお弁当と水筒を持っています

おっぱいが出るまで待てるように、蓄えて生まれます

生まれたばかりの赤ちゃんは何と小さくかわいいのでしょう。感激の対面とともに、おっぱい出るかなあ、出なかったらミルクをあげなくてはいけないのかな?……とちょっぴり不安が出てくると思います。でも、全く心配しないでください。

赤ちゃんは生まれながらにして、お弁当と水筒をもっているのです。えっ、どこに？ そうです。体の中にあるのです。

お母さんのおっぱいが出てくるまで、体の中に蓄えられたものだけで、何の支障もなく生きていけるような仕組みを持って生まれてきているのです。

というのは、出産という大事業を成し遂げたお母さんの体はおっぱいを充分に作り出すまで、少しばかり時間がかかります。出産の疲れの回復と、急激なホルモンの変化に適応するための時間が必要で、その間は、おっぱいが充分には出ないのです。

もちろん、そのかわりに、量は少なくとも、免疫物質のたくさん入った濃い初乳が出ます。

お腹が空いた赤ちゃんがおっぱいに吸いつき、必死に吸い出します

赤ちゃんのほうは、おそらくこのとき、飢餓《きが》のような状態で、必死におっぱいに吸いつき、飲もうとしているのだと思います。しかし、なかなか出ない。それでも吸おうとする赤ちゃんの飢餓精神《きがせいしん》によって、出なかったおっぱいが出るようになるのです。

しかし初めはおっぱいは出ない。けれどもその間は、おっぱいを飲まなくても全く体には支障がありません。生まれながらに持ってきた〝お弁当と水筒〟を消費して、赤ちゃん自身の体力の回復と、お母さんのおっぱいの産生まで（約3日ぐらい）待っているのです。何と自然は巧みな仕組みで、お母さんと赤ちゃんの関係を作りあげているのでしょうか。

あまり、愉快な例とはいえませんが、新聞で、時々「病院の前に、生まれたばかりの赤ちゃんが置いてあったが、赤ちゃんは比較的元気……」というような記事をみかけます。

おっぱいも飲ませずにかわいそうと思いますが、生まれたばかりの赤ちゃんの生命力のすごさを物語るできごとです。ですからといって、何の世話もせずに、放っておいていいということではありません。

3日間は、母も子も待てる体なのだということを知って、あせらないでほしいということのために例としてお話ししたのです。

お弁当と水筒がなくなるころにおっぱいが出始めます

多くのお母さん方は「3〜4日目から、今までのことがウソのように出始めたわ……」と語っています。

ちょうど、赤ちゃんのお弁当と水筒がなくなってくるころに、お母さんのおっぱいも、出が少しずつよくなってくるのです。それまでの間は、人工乳や糖水を与えたりしないで、何回も何回もお母さんの乳首を吸わせること

が大切です。これがおっぱいを出すコツです。

生まれてから、だれでも体重が減ります

●生まれたときの体重の10%ぐらいは減ります

赤ちゃんは、生まれてから体重が一度減り、しばらくしてから、また、増え始めます。体重は生まれてからすぐに量りますが、赤ちゃんはその後、胎便を多量に出します。この胎便は、量が多く、総量100gを超えるものもめずらしくありません。

赤ちゃんはあなたのおっぱいが出てくるまで、体の中の蓄えを使って待っているのですから、当然、体重は減ってきますね。

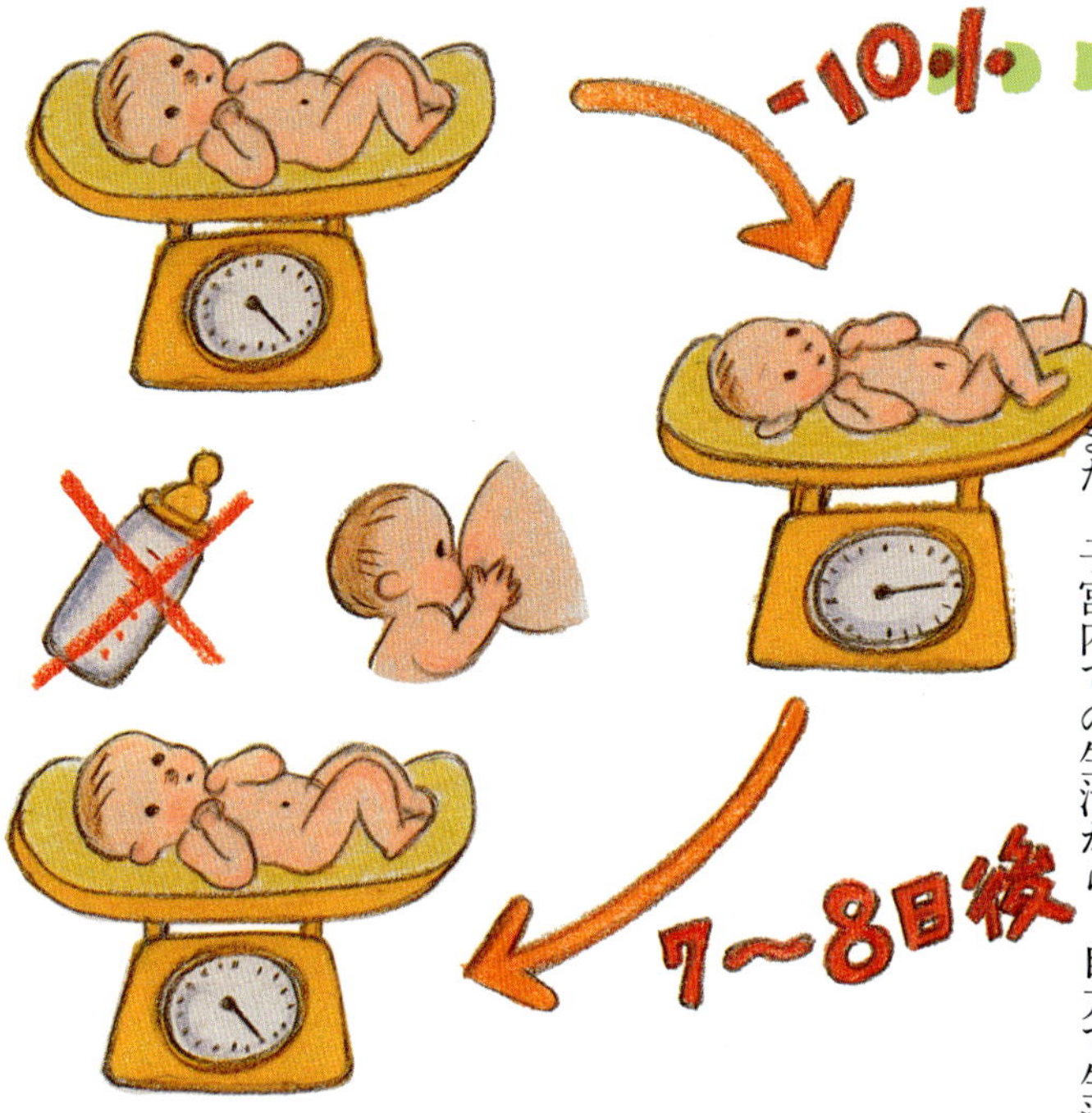

生まれたときの体重に戻るのは7～10日かかります

また、子宮内での生活から、自力で生活するようになったばかりですから、体重がグングン増えるような体にはなっていないのです。

例えば、ある赤ちゃんは、生まれた次の日に240gも減り、その次の日も約60g近く減り、さらに3日目も20gも減り、合計300g以上も減りました。

どんな赤ちゃんでも減りますし、体の異常によるものではないので、生理的体重減少と呼びます。減る目安としては、生まれたときのほぼ10%ぐらいと考えてよいと思います。

●体重が戻るのは7日から10日ぐらいかかります

では、一度減った体重が、生まれたときの体重に戻るのには、どのくらいかかるのでしょうか。母乳だけならば7日から10日ぐらいかかります。ときには15日以上もかかる赤ちゃんもいます。

いつの間にか、医療関係者に〝退院するころまで（5～7日前後）には、出生体重に戻る〟というおかしな話が定着してしまったのです。母乳だけで育っている赤ちゃんですと、退院時にも出生体重に戻らない子が少なからずいますので、体重のみを最大の目安にすれば、体重を増やすために人工乳を足して飲ませなければならなくなってしまいます。けれどもそんな必要は全くありません。

せっかく、お母さんの乳首に吸いつき、一生懸命に飲む努力をしてきた赤ちゃんは哺乳ビンであっという間にお腹をいっぱいにさせられてしまい、母と子で作りあげつつある授乳のリズムを乱されてしまうのです。

赤ちゃんがおしゃべりができたら、何というでしょうか。

「ああ、イヤだ。飲みたくないのに無理に飲ませないで。こんな変な味の変なにおいのミルクなんていやだ。お母さんのおっぱいがいい。早く、お母さんのおっぱいにして……」などというかもしれません。

●退院時に戻らないからと人工乳を足すのは間違っています

すべての産科医や助産婦さんに声を大にしていいたいものです。「母乳の赤ちゃんなら、生まれて1週間で出生体重に戻らない子だってたくさんいる」と。

お母さん方もこの点はしっかりと頭に入れておいてほしいですね。退院する2～3日前に「体重の増えが悪いから、ミルクを足しましょう」などといわれたときには、「母乳で育てますから、もう少し待ってほしい……」とお話しして、頑張ってくださいね。

もう一つ、大切なこと。それは、「母乳の赤ちゃんは生まれたときの体重に戻ると、そのあとではものすごい勢いで体重が増え始める」ということです。このことを忘れないでくださいね。

毎日50gも増える赤ちゃんもざらにいるのですから、出生体重に戻っていなくても、安心して退院してください。

母乳だけなら、必ず、必要な分だけ分泌されるのですから。

胎便を早く出すのは初乳

●胎便が早く出ると黄疸も軽くなります

生まれて、初めて出るウンチを胎便《たいべん》といいます。昔から、どういう意味かよくわかりませんが、カニババと呼ばれていました。この胎便は、いわゆるウンチとは違います。子宮の中で飲んでいた羊水が、水分を失って変化したもの（胎児の消化液や羊水の中の塩類の結晶、コレステロールの結晶、生毛、少しずつはがれて落ちた胎児の腸の上皮《じょうひ》細胞など）ですから、においも全くなく、きれいなものです。

この胎便は、初乳を飲ませることで、早く出ます。

新生児黄疸は胎便が早く出てしまったほうが軽くすみます。もちろん黄疸が続いても、生理的黄疸なら、心配ありませんが、早く黄疸が消えてしまったほうが、余計な心配をしなくてすみますね。

初乳には胎便を早く出すような一種の下剤のような役目をする物質が入っていることもわかってきました。生まれて、すぐにおっぱいを含ませる意味はここにもあります。

●おっぱいを吸う口の動きが、腸を動かすホルモンを分泌させます

また、おっぱいを吸うこと（吸啜《きゅうせつ》）そのものにも胎便を出す役割があります。赤ちゃんがかわいい口を使って盛んにおっぱいを吸いますと、赤ちゃんの血液の中にコレシストキニンというホルモンが出てきて、腸を動かします。吸うこと自体がこのホルモンを分泌させるのです。腸が動きますと、胎便を早く出すことができるわけです。

胎便はいずれは出ていくものですが、初乳と早期吸啜《きゅうせつ》によって早く出る仕組みとなっているのですから、それに従うのがよい結果をもたらすのではないでしょうか。

胎便が出てしまうと、赤ちゃんのウンチは水っぽい、黄色のウンチとなります。これは下痢のウンチではなく、母乳のウンチの特徴です。（50頁を読んでください）

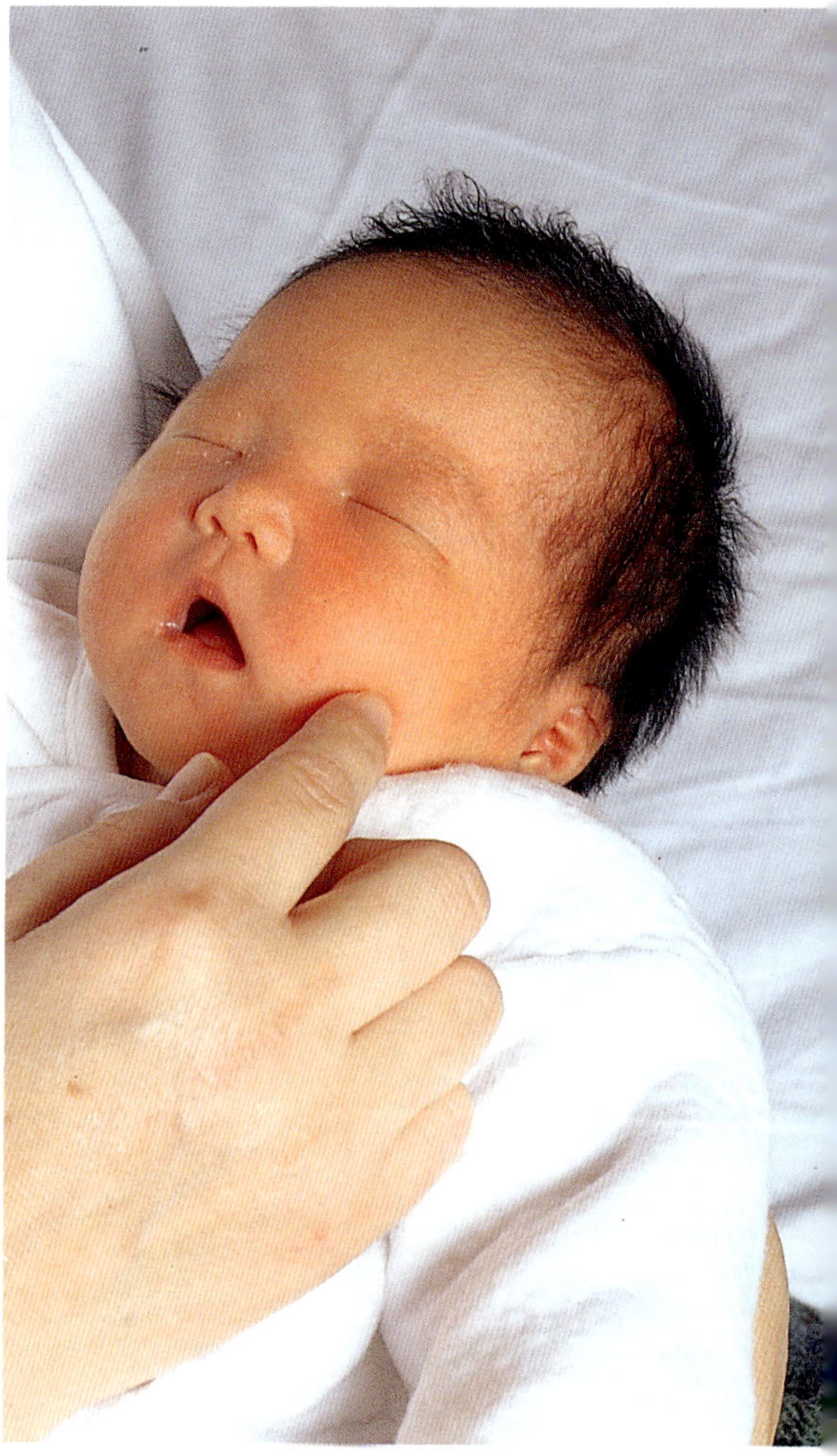

おっぱいを吸う口の動きが赤ちゃんの腸を動かすホルモンを分泌させます

入院中にお母さんが困ること気がかりなこと

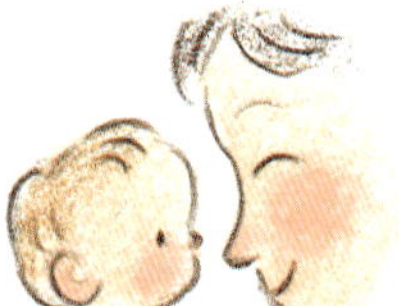

困ったこと、心配なことは、遠慮しないで何でも聞きましょう

だれもが、〝おっぱいが充分に出るかしら〟と思いますが、しばらく経って、多くのお母さんは、「あんなに心配したのがウソのよう……」と、いいます。

入院中、困ったことは何でも聞きましょう。こんなくだらないことを聞いたら、恥ずかしいなどと考えないで。何しろ、初めての赤ちゃんの母乳なのですから、知らないのは当たり前。2人目だって、とまどうことが多いのです。

おっぱいに熱心な助産婦さんは、助言と励ましをしてくれるはずです。

残念ながら、必ずしも母乳でなくてもよい

という病産院ですと、スムーズにいかないときに否定的な言葉が出てくるかもしれません。「努力が足りない」とか「母親になれないよ」とか「こんなやり方ではダメ……」など、〝ダメ〟という言い方をされると、お母さんの気持ちが落ち込んでしまうのです。

でも、この本を読んでいれば大丈夫。あなたのおっぱいは、赤ちゃんに吸わせれば、必ず出てくるのです。

心安らかに入院生活ができれば、それにこしたことはありませんが、たとえ、環境がよくなくても、赤ちゃんの生命力を信じて、吸わせてください。

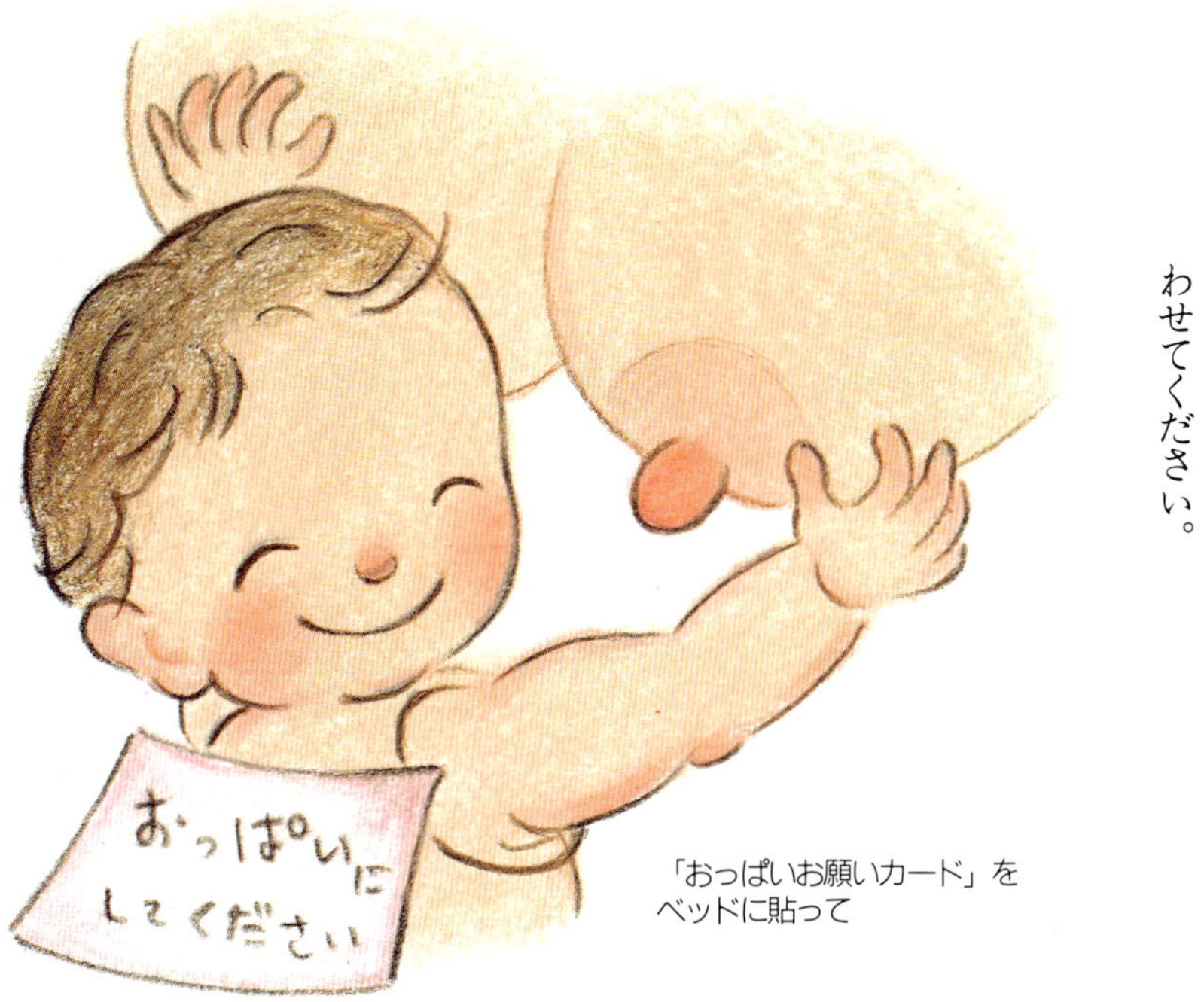

「おっぱいお願いカード」をベッドに貼って

赤ちゃんに吸われると乳首が痛い

●赤ちゃんが吸うことが傷口を治します

赤ちゃんの吸う力が強く、お母さんのおっぱいの出が充分でないときには乳首にトラブルを起こします。赤ちゃんが吸うと、痛くて、痛くて泣きたくなることがあるでしょう。こんなとき、乳首の状態をみますと、ヒビが入っていたり、カサカサができたり、切れたり、カサブタがはがれて出血したり、また水疱ができていたりしていることが多いものです。

さて、このとき、おっぱいはどうしたらよいのでしょうか。おっぱいをやめる必要は全くありません。吸われるたびに痛いのだから、どんどん傷が大きくなりやしないかと心配になるかもしれませんが、それが反対なのです。赤ちゃんが飲むことによって、傷口が治っていくのです。そうです。赤ちゃんが治してくれるのですね。ここでも、母と子の関係は相互に役立ち、作用していることがわかります。

痛さを我慢して、治るまで耐えると考えるのではなく、赤ちゃんが吸うことで治っていくのだと考えると、痛みもそんなに苦しくありませんよね。

●おっぱいをやめると、かえってよくありません

乳首への刺激を減らすためにと、おっぱいを飲ませるのをやめるという考えは、一見よさそうにみえるのですが、よい結果を生みません。お母さんのおっぱいが張ってくると乳首までかたくなり、ヒビ割れがますます痛くなります。手でしぼらなければなりませんが、やはり痛みます。赤ちゃんにおっぱいを飲ませないとなると、ほかのもの、人工乳を与えることになってしまいますね。そうすると、授乳のリズムが途中でとぎれてしまい、母子双方によい影響を与えないのです。

最も効果があるのは、乳首の――乳房ではありません――乳頭、乳輪部を直射日光にあてて、皮膚を強くすることです。入院中だとなかなか実行できませんが……。(68頁参照)

●どうしても痛いときは薬をもらいましょう

痛みがとても強くて我慢できないと考えるのならば、助産婦さんに申し出ましょう。赤ちゃんがなめても大丈夫な薬をつけてくださると思います。

こんな場合の痛みによく効く薬にキシロカインゼリーがありますが、これを塗って、10分ぐらい経ってから軽く拭き取り、赤ちゃんに乳首を含ませます。ベタベタと薬がついている状態で飲ませることはよくありません。

また、非常に痛いときには、冷凍ガーゼ(ガーゼに水を浸してのり巻きのように丸めて製氷室で凍らせます)を作り、授乳のとき、丸めたガーゼをひらいて、乳首の先を包んで冷やします。冷えた状態だと痛みをあまり感じずにすむのです(67頁参照)。

乳首の出血を赤ちゃんが飲んで大丈夫かし

らという心配をするお母さんもいますが、全く心配はいりません。

●清浄綿はやめましょう。ヒビ割れの原因です

小さいヒビ割れができてヒリヒリするときは、清浄綿を使っていないか、まず、考えてみてください。ヒビ割れの原因となります。

また、1回の授乳時間が長すぎる場合も皮膚がふやけて、ヒビ割れができやすくなります。1回に10分ぐらいで交替します。

乳房が張ってきてしまい痛むとき

●赤ちゃんに、どんどん吸わせてください

出産後2〜3日経つと、あなたの乳房は急激にふくらみ、張ってきます。おっぱいが体の中で作られ、出てきたしるしといっていいでしょう。ところが、この乳房の張りはお母さんにとって辛いもの。パンパンに張ってしまい、肩がコチコチとなってしまうこともあります。この乳房の張りは乳腺が充血してくるために起こります。乳房を蒸しタオルで温めたりすると、かえって充血が強くなり張って痛んでくるのはそのためです。こういうことは初めての出産のときに多いようです。しかし、1人目のときはあまり張らなかったのに、2人目のときには充血して張ってきたという場合もあり、個人差があります。

この充血による張りをなくす最良の方法は赤ちゃんに充分吸わせることです。それも頻繁に吸わせることで、あなたはとても楽になるのです。

●乳管を開通させます

また、乳管が開通していないと、体の中で作られたおっぱいが出ていってくれませんから、乳房の中でたまってしまい、張りを起こします。陣痛が起こってきたら、必ず、乳管開通操作をしておかなければならないのです。

乳首のつけ根をつまんでみて、乳汁が出ているか確かめてみてください。乳管の口は15〜20あります。それらをいちいち数えることはできませんが、放射状におっぱいが飛ばないときには、つまっている可能性がありますので、乳管開通、そして乳首のつまりをとってみてください。乳頭、乳輪部のケアがとても大切で、効果があがります。

痛くないマッサージをしてくださる助産婦さんなら、やってくださるでしょう。

お母さんのおっぱいが出るまでの間、泣きやまないときには

●おっぱいはすぐにはたくさん出ないことを知ってください

あなたのおっぱいが充分に出るまでに、3〜4日はかかることは、おわかりいただけたと思います。それまでの間、できるだけ何回も赤ちゃんに、あなたの乳首を吸わせてください。吸啜《きゅうせつ》刺激《しげき》があなたのおっぱいを誘い出すのです。多分、その間、赤ちゃんは一生懸命吸ってくれていることでしょう。

しかし、赤ちゃんによっては、それだけでは満足せずに、寝かせてみると泣いてしまうこともあります。おむつもぬれていない。寒くもない、暑くもない……と、いろいろ条件を考えてみても、おっぱい以外に考えられないときはどうしたらよいでしょうか。赤ちゃんは、お弁当と水筒を体の中に持っているから待っていられるとわかっていても（36頁をみてください）、赤ちゃんが泣いたときには、やはり途方にくれてしまいます。助けてと叫びたくなるかもしれません。

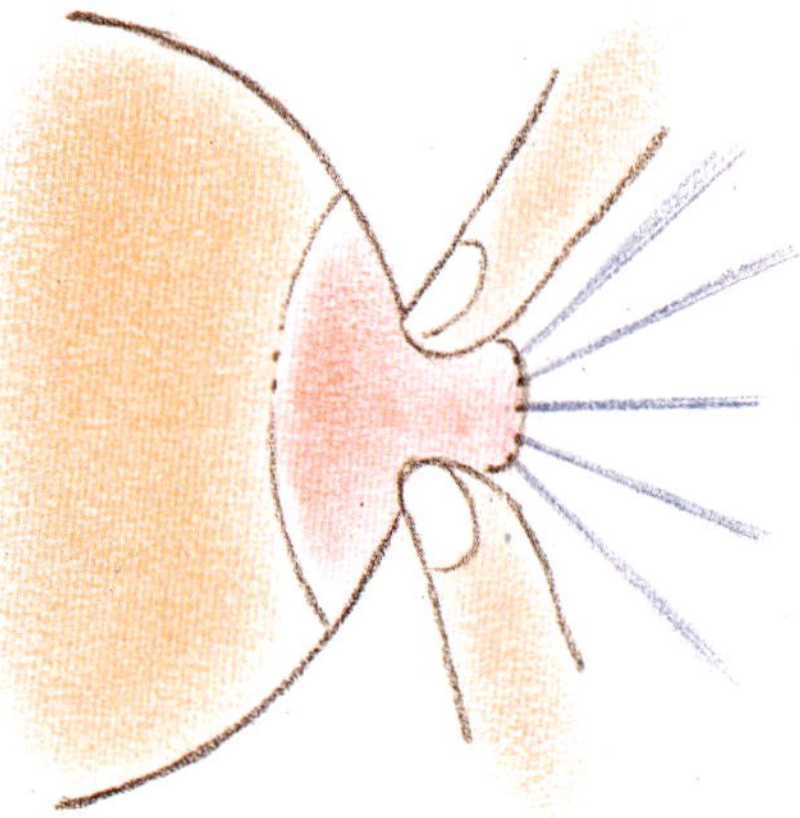

乳首のつけ根をつまむと放射状に乳汁が、15〜20本ぐらい飛びます、こうなればつまっていません

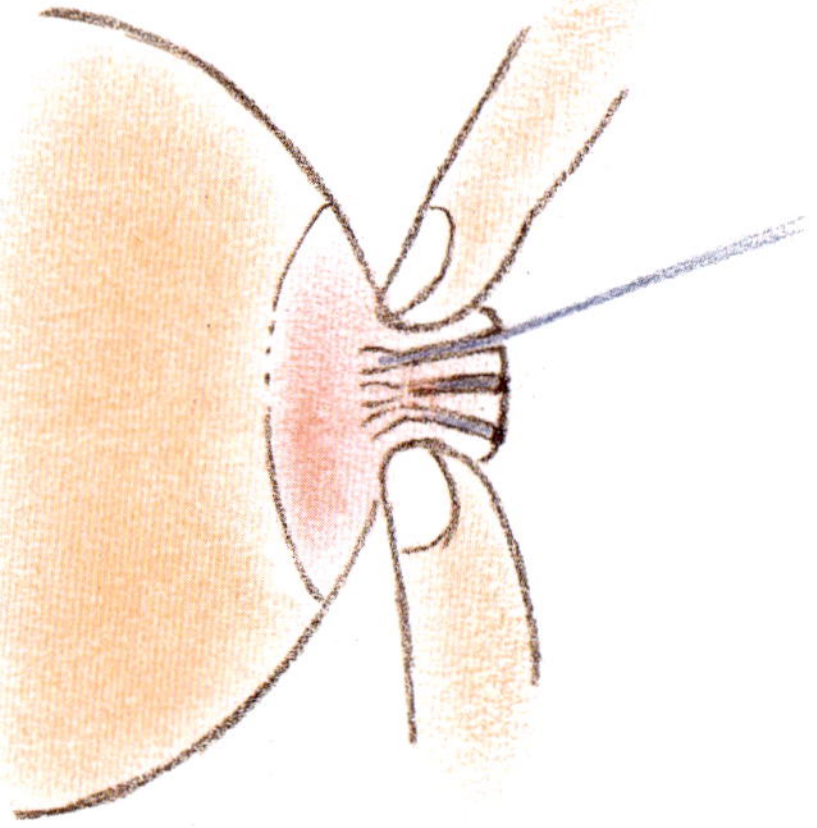

数本しか、飛ばないときには、つまっています

●赤ちゃんをお母さんの匂いのするすぐ隣に寝かせます

こんなときは、赤ちゃんをあなたの体の脇に置いて寝かせてください。不思議なことにピタリと泣きやんでしまうことが多いのです。あなたのおっぱいの出がよくなるまで、このような方法をとってください。赤ちゃんは安心して眠りますし、泣きつづけて、あなたを困らせることは少ないでしょう。

お母さんのやさしい声、匂い、ぬくもりが、赤ちゃんの心を満たします。つい2～3日前までいた子宮の中を思い起こさせるのでしょうか。

とても気持ちよさそうに眠ります。

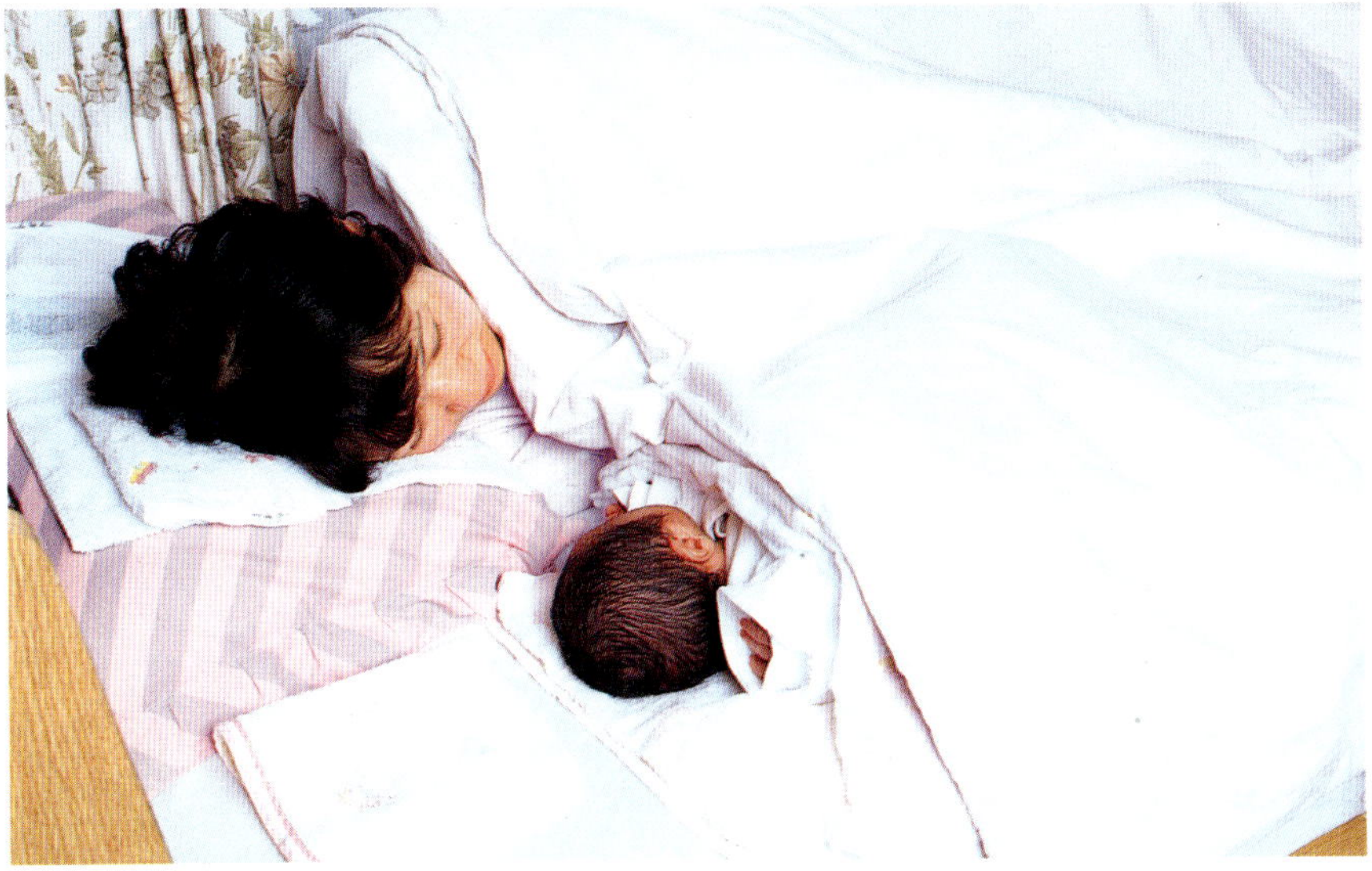

お母さんの匂いのするすぐ隣に寝かせると、泣きやんで眠ります

●泣くからとミルクを与えてはいけません

赤ちゃんが泣くと人工乳を与えている病院も多いようです。泣きやむからです。こんなことから、お腹が空いてると考えられていたのですが、お母さんの体の脇に寝かせれば、泣きやむのも事実です。泣いたときに赤ちゃんが本当に欲しているのは何だろうかと考えたくなりますね。

ずっとずっと以前から、人類はきっと赤ちゃんをお母さんの体の脇に置いてきたに違いありません。本当の子育ての知恵というのはこういうことです。

●赤ちゃんを押しつぶすことはありません。安心して同じ布団に

お母さんと同じ布団で、すぐ隣に寝かせたりしたら、赤ちゃんを押しつぶしたり、窒息させてしまうのではないかと、不安になるかもしれませんが、心配ありません。赤ちゃんを産んだお母さんの動きというのはとても不思議。決して、わが子を押しつぶしたり、ベッドから落としたりといった動きはしません。

命を育み、産み、育てる本能がしっかりと働くのです。

出産直後の母子の医学や母子相互作用の研究がすすみ、危険とされてきた添い寝、添い乳は、危険どころか、母子双方によいということがわかってきたのです。

泣いて、困ったら、あなたの腕の中に入れてあげてくださいね。

赤ちゃんはお母さんのおっぱいが出てくるようになるまで〝待てる〟体なのだということを思い起こしてください。

●〝おっぱいを待つ〟ことが子育ての土台

この出産後の〝待つ〟ということは、これから子育てをしていく上でとても大切なことで、いわば、土台といってもいいかもしれません。赤ちゃんの成長のスピードは速いのですが、毎日、赤ちゃんの世話をしているお母さんの目にはとてもゆったりとしているようにうつります。

赤ちゃんの速度に合わせるということは、おとなは待つということです。生まれたときから〝待つことの大切さ〟をおっぱいを通して赤ちゃんとあなたの体が教えてくれているのです。

ですから、あわてて、おっぱい以外のものを与えなくて大丈夫なのです。ましてや、人工乳など全く必要ありません。

●添い寝を助産婦さんにお願いしましょう

しかし、病院によっては〝いっしょに寝かせるなんて、とんでもない〟といわれるかもしれません（残念ながら、母と子の生理がよく理解されていないからでしょう）。もし、お願いして、できるなら頑張ってみましょう。

しかし、病院との板ばさみになって、悩んでしまい、かえってよくない結果になること

もあります。一番よい方法をとることができれば、おっぱいはスムーズにいきますが、もし、ベストの方法がとれないとしても、すべてダメになるということではありません。「病院が協力的でなかったら、できなかったので、仕方ない」と考えるのではなく、今の状態でできる範囲でやってみてください。

母乳以外のものを飲ませてよいかわからない

普通、病院では、お母さんのおっぱいが出てくるまでのつなぎとして、糖水（5％のブドウ糖液）かほかのお母さんのもらい乳という方法をとることが多いようです。

●糖水はやめてほしいもの

お母さんの乳首を吸うことが、おっぱい育児の準備であるということ。そして、赤ちゃんがゴムの乳首に慣れてしまうこと。これらの点から考えますと、〝出ないから糖水〟というのは賛成できません。おっぱいが出るまでと、頻繁に糖水を与えていますと、よく嘔吐することがあります。これを糖水嘔吐といいます。

●もらい乳もやむを得ない場合に

では、ほかのお母さんからのもらい乳についてはどうでしょうか。

母と子は一対のようなもので、その赤ちゃんに合ったおっぱいが、母体から分泌されます。例えば、未熟児を出産した場合には、未熟児に最適な高たんぱく質のおっぱいが出るといった具合です。

さらに出産後の日数によっておっぱいの成分が変わりますから、生まれて2日目の赤ちゃんに、退院間近（出産後5～7日ごろ）のお母さんから出たおっぱいでは、合わないのです。

また、滅多にないことですが、感染の問題があります。

しかし、それでも、人工乳を足してしまうよりは、はるかにベターです。最善のことではないけれども、赤ちゃんが泣いて、お母さんが困ったときには、一時的にとる方法として考えてもよいでしょう。

●おっぱい以外のものを与えると赤ちゃんの空腹はいやされますが、乳首への刺激の回数が減ります

こんなお母さんがいました。

赤ちゃんの吸う力が強くて、2日目なのにおっぱいを頻繁に欲しがる様子です。4人部屋の母子同室でしたから、ほかのお母さんがおっぱいを提供しましょうかといってくださいました。このとき、このお母さんの頭には

〝吸わせることが、私のおっぱいの出をよくすること。もらい乳は、赤ちゃんのお腹はいっぱいになって泣かなくなるけれども、私の乳首を吸う回数が少なくなる〟ということが浮かび、何とか頑張ってみますとていねいに断りました。その日、次の日は、ほぼ1時間～1時間半おきのおっぱいで眠る間もなかったような気がしたといいます。それが、4日目の終わりごろからどんどん出るようになって、5日目には、1日に110gも体重が増えたとのこと。病院の先生も、やはり3日目、4日目まで、吸わせれば出るのだなあと感心していらっしゃったということです。

このお母さんのように〝吸わせれば出る〟ということを知っていれば、もらい乳もせずにすむかもしれません。

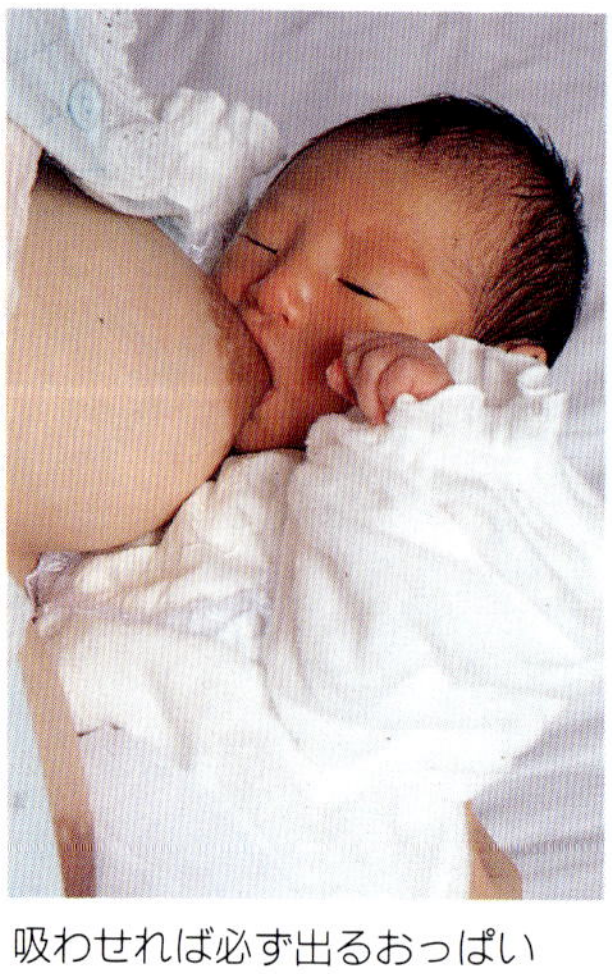

吸わせれば必ず出るおっぱい

母子同室ではないときには、どうしたらよいでしょうか

●おっぱいをあきらめないで

おっぱいだけで育てる最良の方法は、生まれてから、赤ちゃんといっしょにいて泣いたら、飲ませるという方法をとることです。

助産院やごく一部の病産院ではこのような母子同室制がとられていますが、残念ながら、今の日本の病院では母子同室制は少ないのが現状です。母と赤ちゃんの心や体のことを本当に考えた上での病室とはなっていないのです。

残念なことばかり嘆いていても、母乳の問題は解決しません。あなたが選んだ病院が母

子同室でなかったときには、どのようにしたらよいか、考えていってみましょう。

　母子同室が最良であることは確かですが、そうでないからといって、母乳育児ができないということではありません。ちょっと努力が必要だということ。あきらめないことです。

　人間の体というのは、繊細にできてはいますが、そんなにもろいものではありません。

　あなたの心に〝母乳で育てたい〟という気持ちがあれば、大丈夫です。

●おっぱいお願いカードを活用して

　まず「おっぱいお願いカード」を作って渡しましょう（16・157頁を参考にしてください）。

　母子別室の場合、授乳時間が決められています。新生児室の隣にある授乳室へ、お母さんが足を運んでいって授乳する場合と、お母さんのお部屋に赤ちゃんを連れてきて授乳する場合の、二とおりの方法がとられています。

●おっぱいのリズムは同じではありません

　どちらにしても、ほとんど授乳時間が約3時間おきとなっています。このこと自体、出産後の母と子の生理を無視したものですが……。

　母と子のリズムはすべてのカップルが同じにはなりません。個々のカップルで違うのが当たり前と考えてください。1時間おきに欲しがる赤ちゃんもいるでしょう。ある時は2時間だったりということもあります。お母さんのおっぱいの出も最初から機械のように3時間おきになれるはずもありません。

おっぱいの出るしくみ

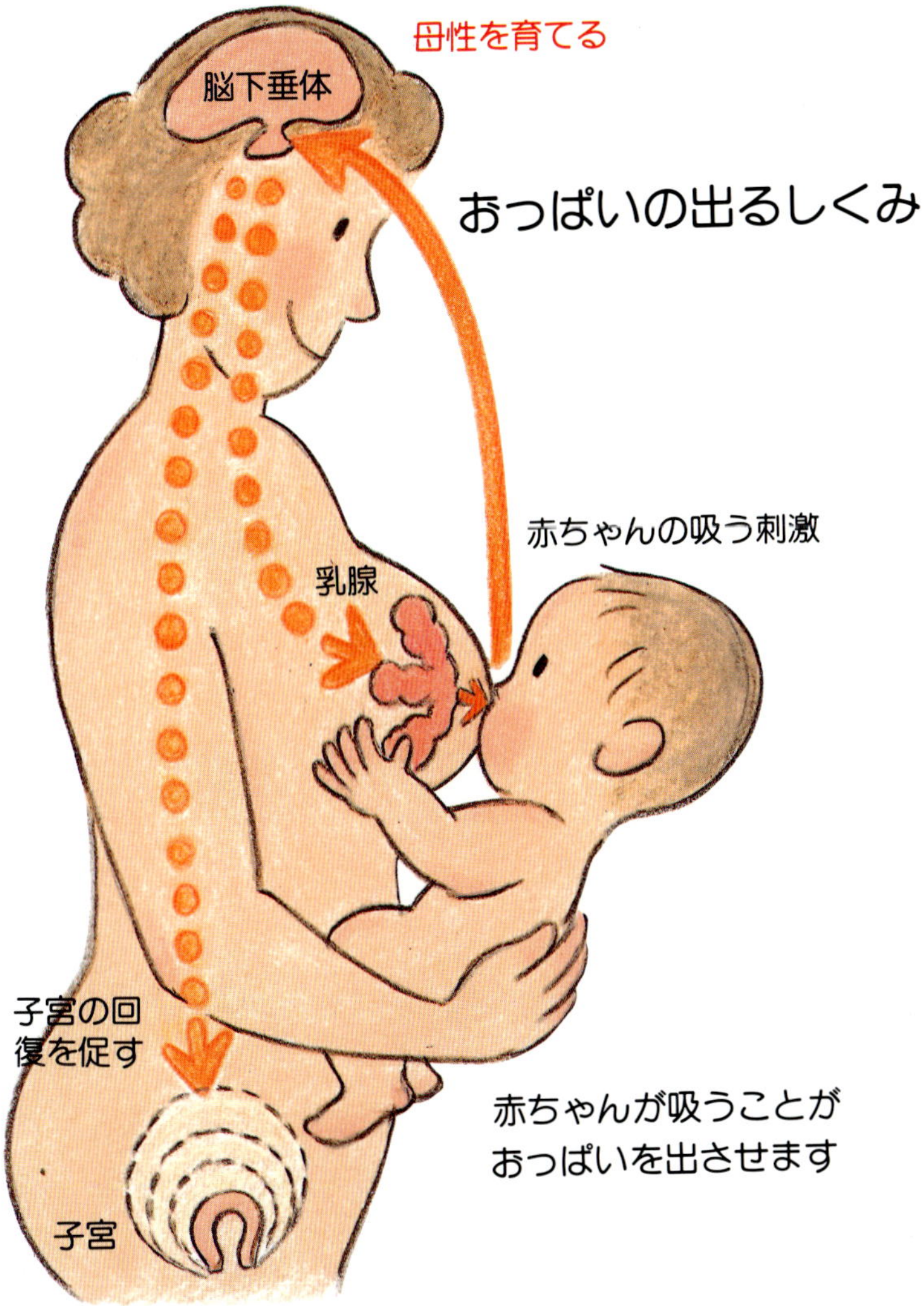

赤ちゃんがお母さんの乳首を吸うと、お母さんの脳の中の下垂体からプロラクチンと、オキシトシンというホルモンが分泌されます。
　プロラクチンはおっぱいの出をよくし、〝母性〟を育てます。
　オキシトシンは子宮収縮を促し、乳腺組織を取り囲む筋肉を収縮させて、乳汁を送り出します

●おっぱいが張ってきたら助産婦さんに頼みましょう

　こんな制約があるのですが、お母さんのおっぱいが張ってきてしまったら、遠慮しないで、助産婦さんを呼んで、飲ませるようにお願いしてください。

　理解のない助産婦さんですと、「少しぐらい我慢しなさいよ」などと、お母さんの体の状態を無視するような言葉をかけられるかもしれません。産後のお母さんの心はデリケートですから、動揺することもあるかもしれませんが、「赤ちゃんにおっぱいを飲ませてください」とお願いしましょう。

　もし、あなた自身がいいにくいなというときには、ご主人から話していただくとよいかもしれません。

　赤ちゃんにおっぱいをやりたくないというのならともかく、赤ちゃんにおっぱいを飲ませたいという、当たり前で、そして母と子双方に必要なことをお願いするわけですから、よほどのことがない限り、助産婦さん、看護婦さんも手助けをしてくださることでしょう。

　赤ちゃんのため、母乳のための熱意は必ずや伝わるものです。

退院してから1カ月ごろまで

飲ませることでできる授乳のリズム

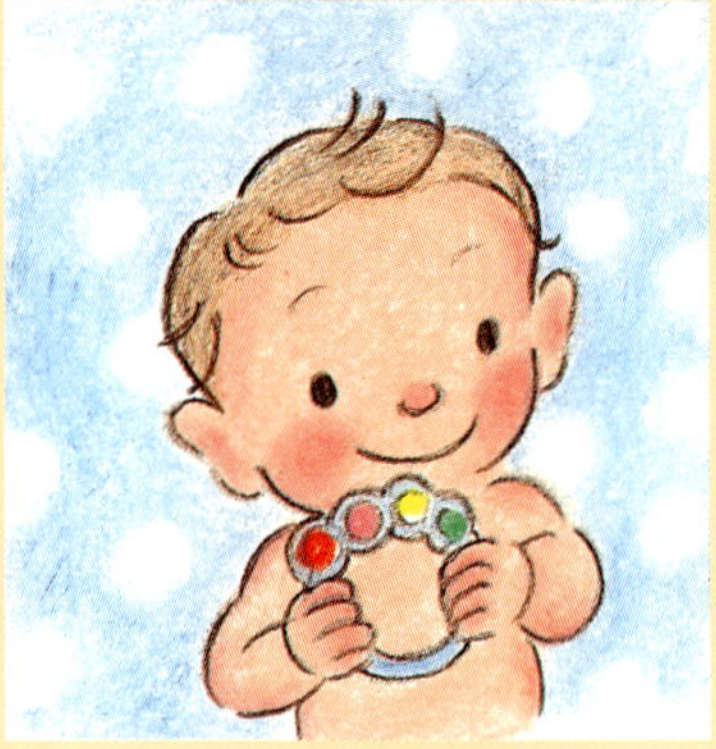

●退院してからは、おっぱいを飲ませることに専念しましょう。でも、リラックスを忘れないでくださいね。
●〝母乳が足りないかな〟と感じたらどうしたらよいのでしょうか。人工乳を足さずに、頻繁に飲ませることがコツです。
●赤ちゃんがグーンと成長するときはこの時期でも1時間おきに飲むこともあります。

この時期のお母さんの心と体

出産前の体に戻るのに約6週間 心はどんどん母親に

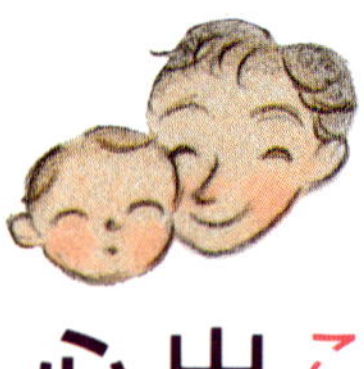

無理をしないで、ゆったりとした生活がおっぱいによいのです

退院してホッとする気持ちとこれから大変だわという気持ちが入り混じっていることと思います。

現在は早期離床といって、子宮の回復を促すために分娩後早めに立たせます。しかし、早めに立つということを時々、勘違いして、すぐに妊娠前の普通の生活に戻ることと思っていらっしゃる方がいます。初めての赤ちゃんですから、すべてのことにとまどいを覚えるかもしれませんね。こんなときに無理はいけません。退院して1カ月までは母乳確立を最優先に考えた生活にしましょう。

約280日間、お腹の中で赤ちゃんを育んできたのですから、出産が終わってから、一気に元の体に戻ると考えるほうが不自然です。

退院直後は子宮はまだ完全に戻っていません。3週間ぐらいかかって徐々に戻ります。それを促すのは赤ちゃんに乳首を吸ってもらうこと。つまり、おっぱいを飲ませることです。（母体の回復を促すおっぱい 119頁）

おっぱいを飲ませるのは、赤ちゃんのためにもちろん大切なことですが、お母さん自身の体を回復させるためにも授乳が大切です。子宮回復のために、子宮収縮剤がありますが、赤ちゃんが吸ってくれるほうがはるかに効果があります。自然が与えてくれた子宮収縮剤を赤ちゃんが引き出してくれるなんて、考えただけでも、素敵なことですね。

目が疲れやすくなりますのでテレビや読書はほどほどに

また、出産後は目が疲れやすくなります。昔から針仕事など目を使うことを産後はいましめられました。細かい字の本を読んだりするとやはり疲れるようです。わが子の育児日記をつける程度に（この本も産後のお母さんの目をいたわるために、少し大きめの活字を使っています）。

テレビも長時間は疲れますので、ほどほどに。

床上げは3週間目といわれますが、その間ずっと寝ているということではなく、赤ちゃんのお世話（おっぱい、おむつかえ、抱っこなど）に集中して、そのほかの時間は体をやすめるということです。というのも、母乳はお母さんが眠って起きたときによく出ますから、赤ちゃんの世話以外は横になっていると

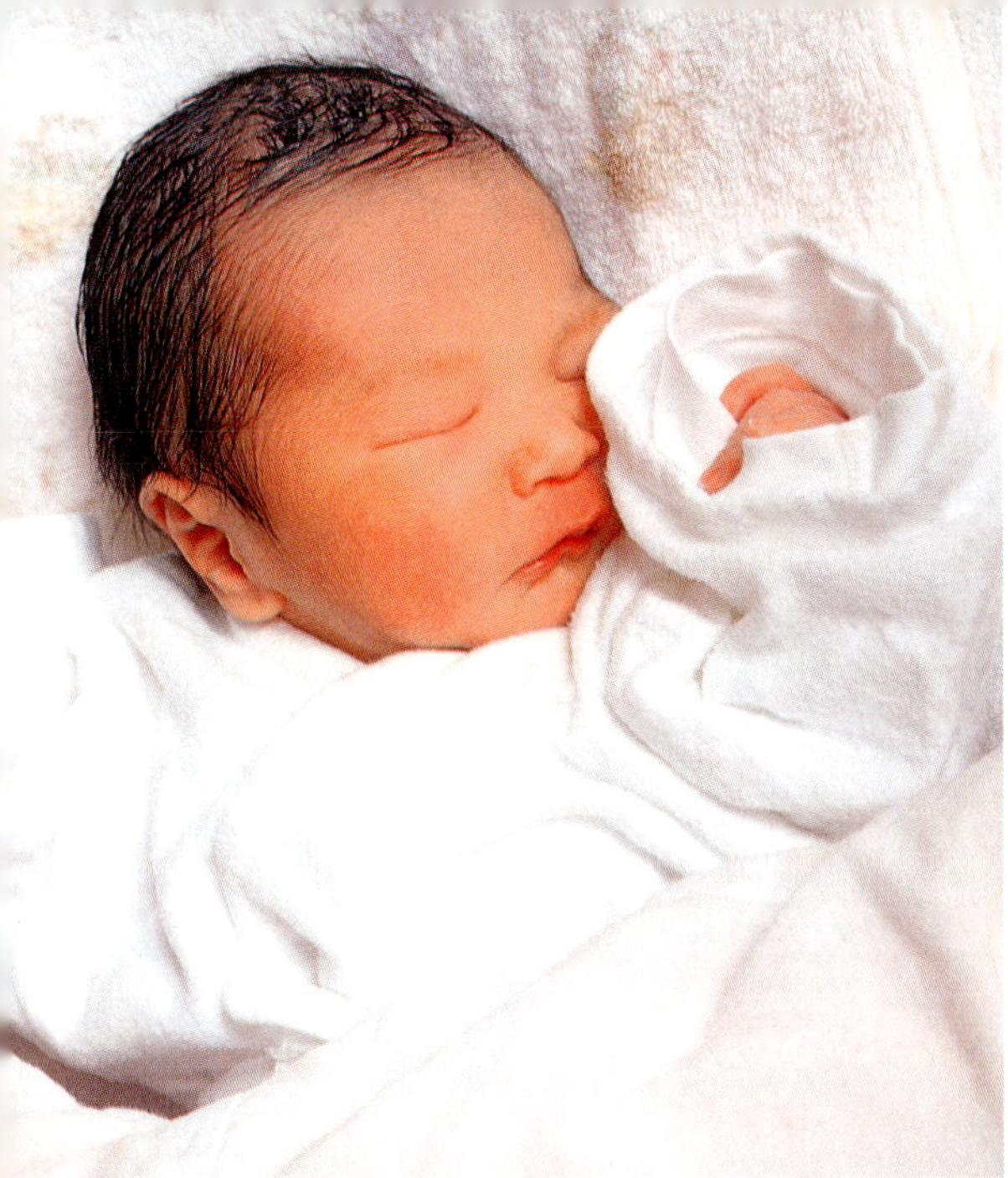

おっぱいのリズムができるまで、もう少しです

よいでしょう。

悪露《おろ》も褐色から黄色っぽい色へと変化していきます。まだ、少しずつ続いていきますので、引きつづき清潔に保ちましょう。

自分は子育てはダメと思わないで、だれでもとまどうもの

さて、お母さんの心はどんな状態でしょうか。この時期、まだまだ、おっぱいを上手に飲ませられるお母さんは少ないのですから、私はダメかしらと思わないこと。実家のお母さんなりがお手伝いしてくださることが多いと思いますが、赤ちゃんの世話以外は、全部おまかせして、心をリラックスさせてください。

初めての赤ちゃんでとまどうことばかりでしょうが、だれもが初めはうまくいかないことを知っていれば、あせる気持ちにはなりませんね。少しずつうまくなるのです。

産褥《さんじょく》期間というのは、お母さんの体が一応出産前の状態に戻るまでの間で、約6週間です。出産前の状態に戻るといっても体重から体型からすべてが同じになるのではありませんから、間違えないようにしてくださいね。

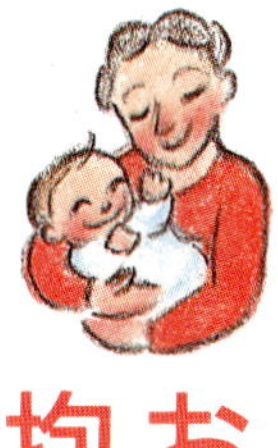

このころの赤ちゃんのようす

おっぱいを頻繁に飲み抱っこされるのが大好きです

しばらくぐずることがあるかもしれません

病産院から帰って、2～3日は赤ちゃんも何となく落ちつきません。お母さんの温かいお腹から、病院のベッド、病産院での忙しい日課、そして自宅へと、わずか5～7日間ぐらいの間に、何度も環境が変わるのですから当たり前でしょう。

少しぐずったりすることもあるかもしれません。また、ときには不安感を何とかしようと、おっぱいにしがみつくこともあります。これをおっぱいの不足と思ってしまうこともあります。こんなこともあるのだと考えて、抱っこしたり、おっぱいを飲ませたりしてあげてください。

さて、この時期の赤ちゃんはどんな様子でしょうか。

赤ちゃんはおっぱいだけで育つ時期です。お腹が空いた、お尻が気持ちが悪い、暑い寒い、痛い……など、赤ちゃんの体が不快と感ずるときには泣きます。「こうしてほしい、ああしてほしい」と言葉で訴えられない赤ちゃんは〝泣く〟ということで要求を伝えるのです。

不快なことが取り除かれ、お腹がいっぱいになると眠っています。この時期の赤ちゃんの成長の糧《かて》はお母さんの〝おっぱい〟と〝睡眠〟と〝快〟といえるでしょう。

泣き方はいろいろおっぱいのリズムができるまでもう少し

赤ちゃんの泣き方は個性的。よく泣く赤ちゃん、あまり泣かない赤ちゃん、泣き声の大きい赤ちゃん、早く早くとばかりに泣き声がだんだん高くなっていく赤ちゃん、かなりお腹が空かないと泣き出さない赤ちゃん……などいろいろです。

多くのお母さんが「育児書には生まれたばかりの赤ちゃんは、おっぱいを飲むとき以外はほとんど寝ていますと書いてあるのに、どうして、私の赤ちゃんは泣いてばかりいるのかしら?」と思います。

家に帰って、母と子のおっぱいのリズムが

できあがるまで、途方にくれるお母さんもいることでしょう。

どうしてうちの子だけ、という思いにとらわれてしまうお母さんもいることでしょう。

別な見方をすれば〝赤ちゃんは泣くもの〟です。まず、泣いたら、声をかけて抱っこしてください。そしてその後で、おむつを取りかえたり、おっぱいにしましょう。抱きぐせは全く心配ありません(64頁参照)。そして添い寝をしたりしてみましょう。

また、おっぱいの後、ベッドに寝かせてもネンネしないで、物をみつめることもあり、少しずつ、目を覚ましている時間も長くなってきます。

ときには1人にされると泣くこともあります。泣く理由にこんなこともあることを知ってくださいね。

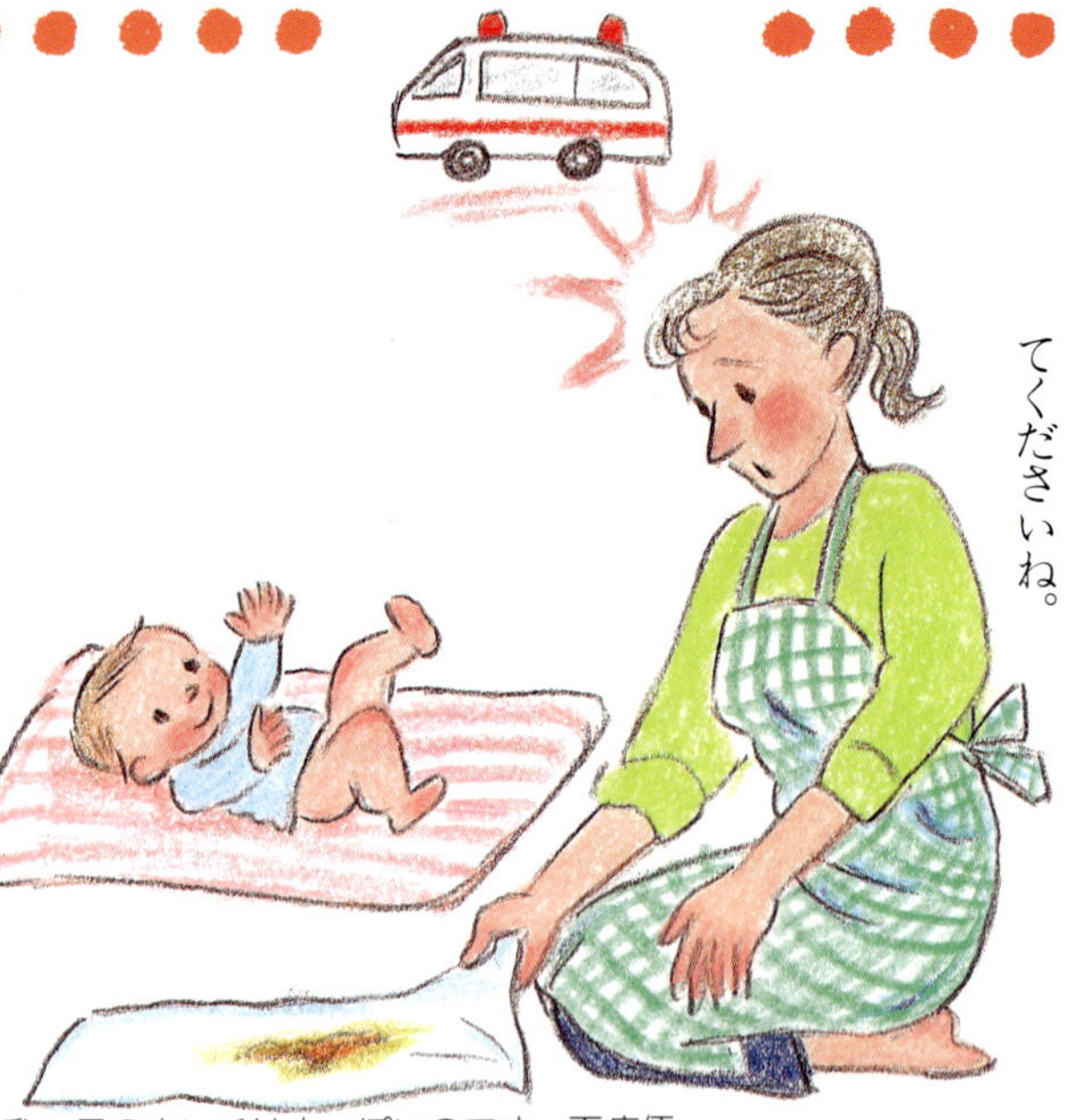

母乳っ子のウンチは水っぽいのです。下痢便と間違えて、大さわぎしないでくださいね

甘ずっぱいにおいで黄金色をしている母乳のウンチ

生まれて3日目ごろから、胎便の黒さがうすれて、茶色となり、母乳だけの赤ちゃんなら、退院して家に帰るころには黄色い、水っぽい便となってきます。一口に黄色といっても、いろいろとありますが、黄金色ともいえるようです。甘ずっぱいにおいでおとなの便のような嫌な臭さはありません。ときどき、赤ちゃんのウンチを〝うわー、きたない……〟なんていうお母さんがいますが、とんでもない。あなたのおっぱいが、かわいい赤ちゃんの体の中を通って、ウンチになって出てくるわけですから、きたないはずはありません。

赤ちゃんのウンチ、それも母乳の赤ちゃんのウンチは、きたなくはないのですよ。甘ずっぱいにおいは、腸の中のビフィズス菌が活発に働き始め、母乳の中の乳糖と呼ばれる糖を分解し発酵して、乳酸や有機酸を作るためです。

酸の作用で、赤ちゃんの腸粘膜を刺激しますので、ウンチは水っぽくなります。

母乳の赤ちゃんのウンチは水っぽいのが正常です

母乳の赤ちゃんは、このように水っぽく、黄色く、甘ずっぱいにおいの便を1日に何回もします。おっぱいを飲むたびに、少しずつする赤ちゃんもいます。1日に十数回もおむつを取りかえるほどです。水っぽいウンチにびっくりして、下痢便だと大さわぎしないでください。母乳の赤ちゃんのウンチの特徴がわかっていれば、あわてることもないでしょう。

母乳の赤ちゃんは1日に多いときは10回もウンチを出すことさえありますが、出ないときは、ときには1週間でも出ないときがあります。おとなであれば便秘して、カチカチにかたくなって出すのに苦労するものですが、母乳栄養の赤ちゃんに限ってそういうことはありません。

母乳だけなら3〜4日、出なくても便秘ではありません

母乳の場合、ウンチのパターンはさまざまです。

ウンチが軟らかすぎると、下痢だ、そして3日間ぐらい出ないと便秘だ……と心配になるのでしょうが、母乳だけで育っている赤ちゃん、特にこの時期には、一般的な下痢、便秘という考え方は、全く当てはまりません。

いずれも、元気で機嫌がよく、よくおっぱいを飲んでいれば、心配のない母乳のウンチなのです。

3〜4日に1回といいますと、さぞかし、カチカチのウンチかと思うでしょうが、母乳だけで育っている場合には、母乳の成分が違うのでカチカチウンチにはなりません。

2〜3日、ウンチが出ないと心配となるようですが、便秘はウンチをするのに、困難や

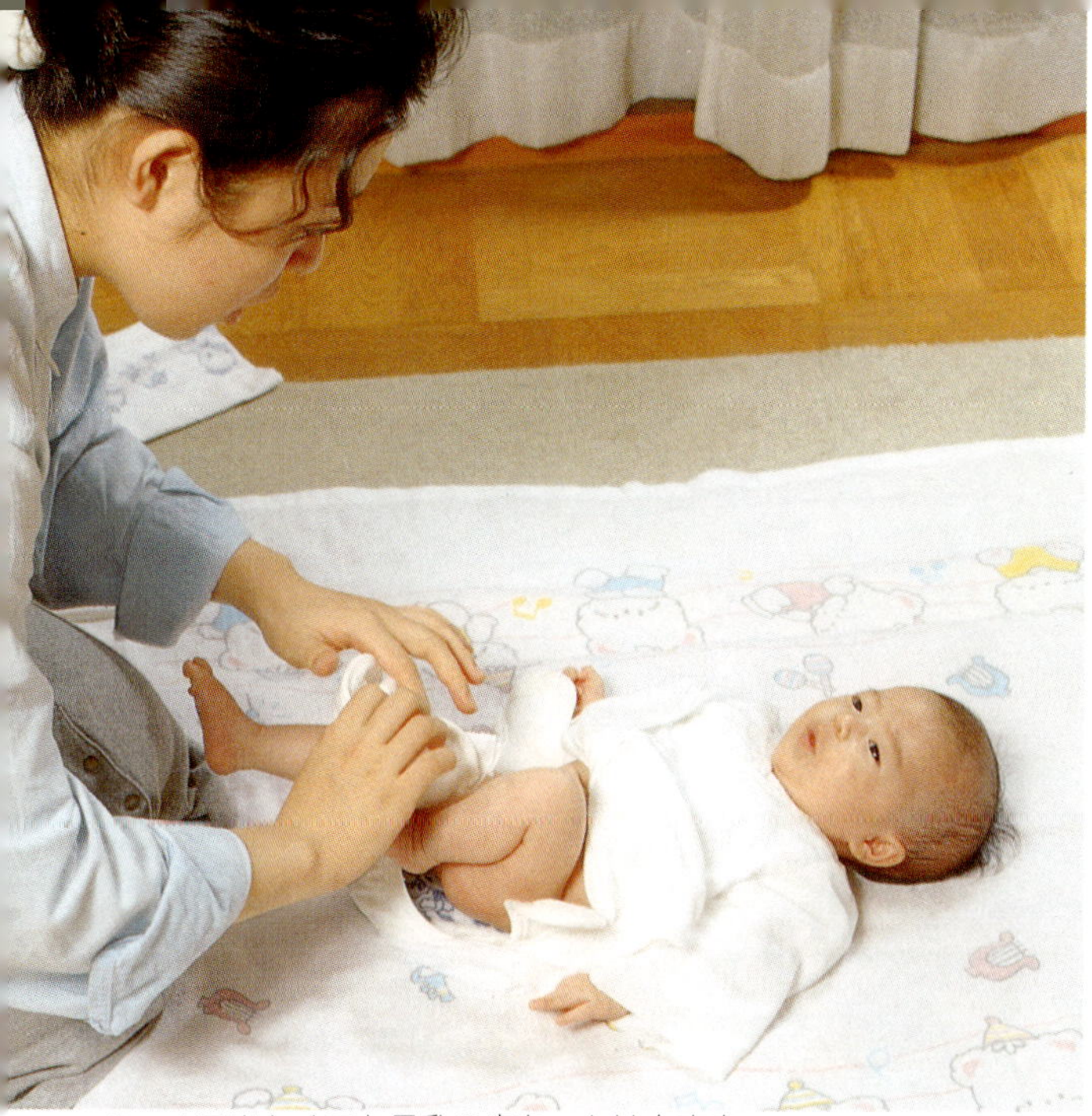

3〜4日出なくても母乳の赤ちゃんは大丈夫

苦痛が伴う状態をいうのです。母乳の赤ちゃんは水分が不足するということがないのですから、そんな状態にはなりません。

2〜3日おきでも、4〜5日おきでも、ニョロリと出てくるウンチなら大丈夫。

肛門を布おむつの上からマッサージすると排便します

ただし、直腸の機能の発達がまだ不充分な場合は、直腸にウンチがたまっても排便しないという赤ちゃんもいます。お腹を触ってみてもウンチがたまっているのはわかりません。

心配なときには、布おむつ1枚の上から、肛門をマッサージしてあげます。紙おむつですと刺激がよく伝わりませんから、布おむつでしてください。

ちょうど、犬や猫のお母さんが、子どもの肛門をなめてあげるのと同じです。また、綿棒の先をほんの少し、肛門の中に入れて、刺激すると、ニョロと出てくることもあります。

そのうちに、直腸の機能も発達してきますので、上手に排便できるようになります。

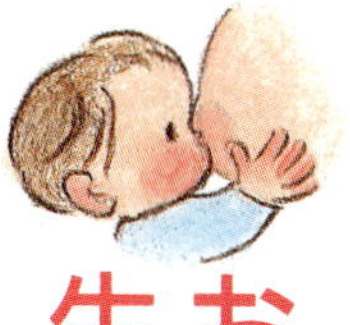

おっぱいを飲ませることを生活の中心に

おっぱいのリズムを作るために、この時期心がけてほしいこと

生まれてから5〜7日間、病産院ですごす間に、お母さんと赤ちゃんのおっぱいリズムがうまくいっているカップルはどのくらいいると思いますか。

あなたは、うまくいっていないと悩んでいるタイプですか。でも心配しないでください。退院時に授乳のリズムができあがっているカップルのほうが少ないのです。

退院してから1カ月間ぐらいかけて、ようやくおっぱいのリズムが安定する母子だってたくさんいます。ときには2カ月ぐらいかかることだってありますよ。

退院してから1カ月間上手にのり切ることができれば、あとはとてもうまくいくことでしょう。

家に帰ってから、いくつか心がけてほしいこと、注意してほしいことがありますので、お話ししてみましょう。

①おっぱいだけで育てようという気持ち、また育てられると思いましょう。

②泣いて欲しがったら飲ませましょう。時間にこだわらず飲ませるのです。これはおっぱいが出つづけるためのコツです。

③〝おっぱいが足りていないのではないか〟という母乳不足感は誰でも感じること。でも、実際には、母乳不足は少ないのです。

④あなたの体は出産前とは違うこと——子育てができる体、睡眠は短く深くなるなど——を知ってください。

⑤困ったことをひとりで悩まないで、相談しましょう。

⑥周りの言葉——「出ないおっぱいにしがみつかせないで、ミルクにしたら……」「かわいそう」——などに、グラリとこないで。

⑦いつも、乳管が開通しているかどうか、気にかけて。

⑧リラックスしましょう。

おっぱいの出はあなたの気持ちに、とても左右されます。心配ごとがあると、充分に出なくなってしまいます。あなたなりのリラックスの仕方を工夫してください（16頁参照）。

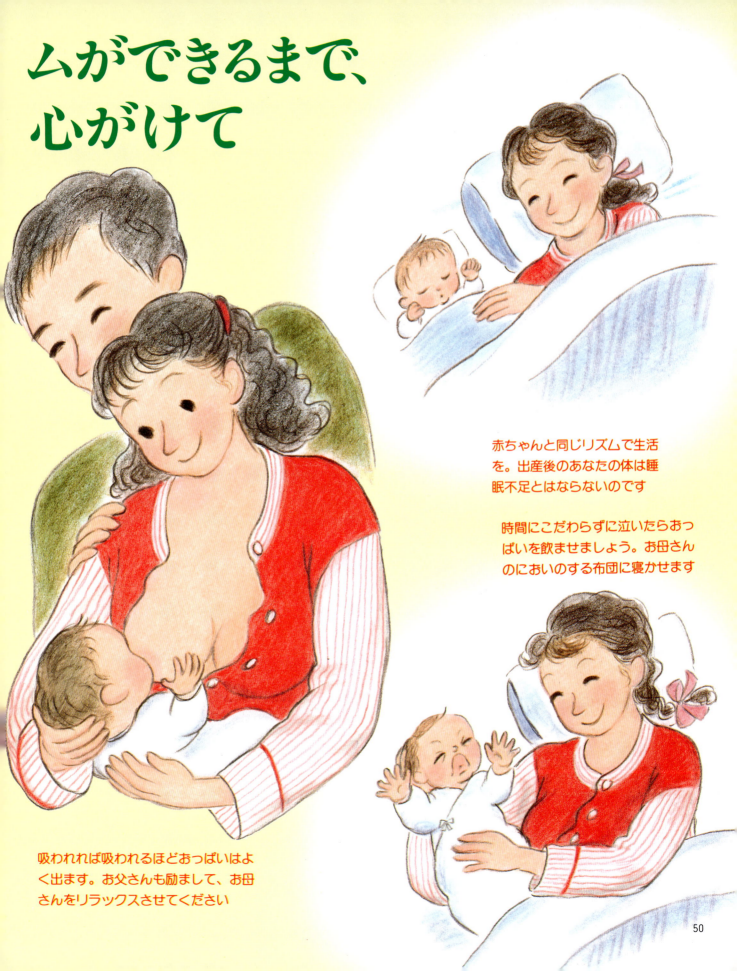

ムができるまで、
心がけて

吸われれば吸われるほどおっぱいはよく出ます。お父さんも励まして、お母さんをリラックスさせてください

赤ちゃんと同じリズムで生活を。出産後のあなたの体は睡眠不足とはならないのです

時間にこだわらずに泣いたらおっぱいを飲ませましょう。お母さんのにおいのする布団に寝かせます

おっぱいのリズ
こんなことを

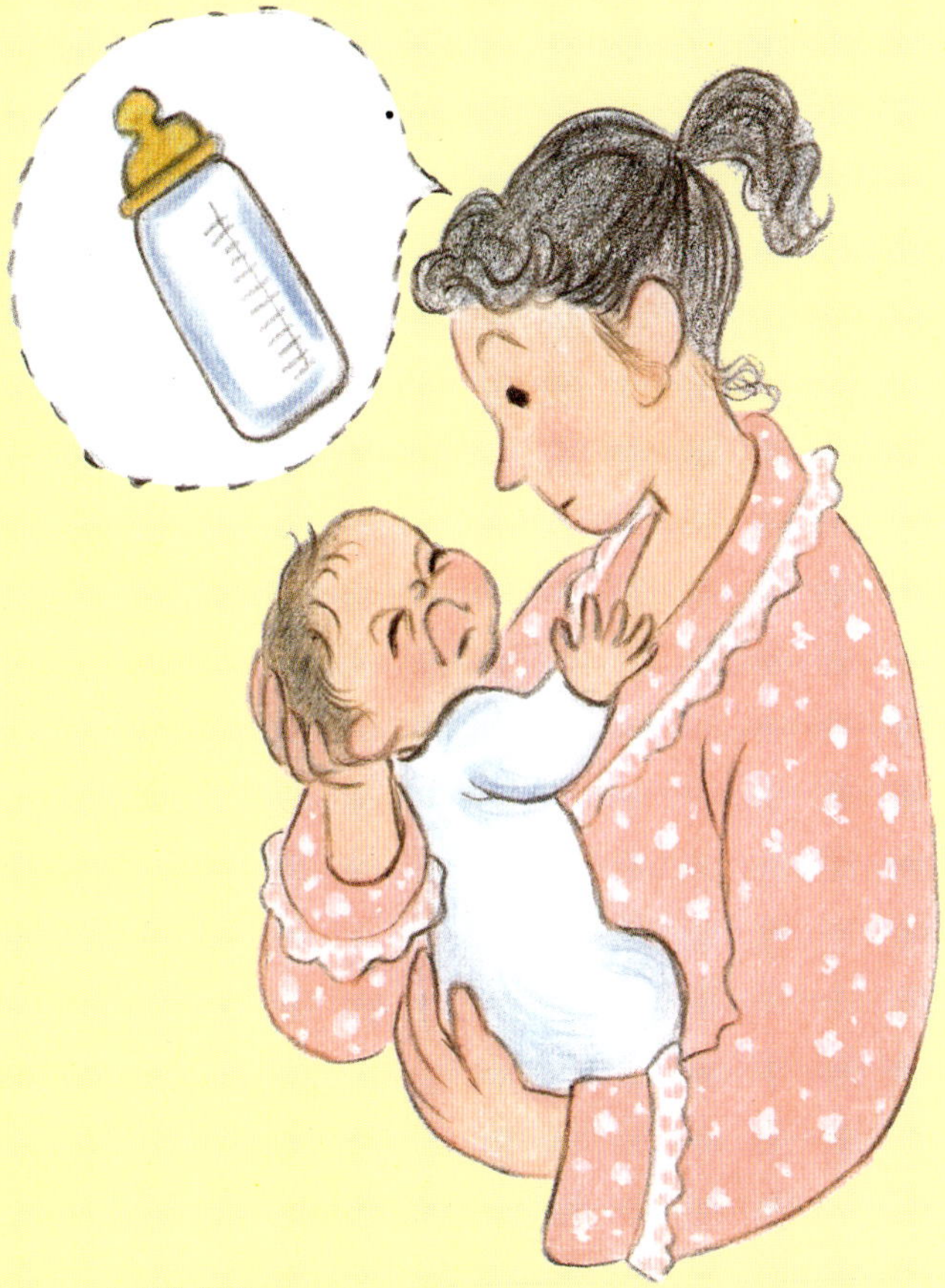

「おっぱいが足りないのではないか」という不安感が多いのです。「母乳不足」と間違えないでください

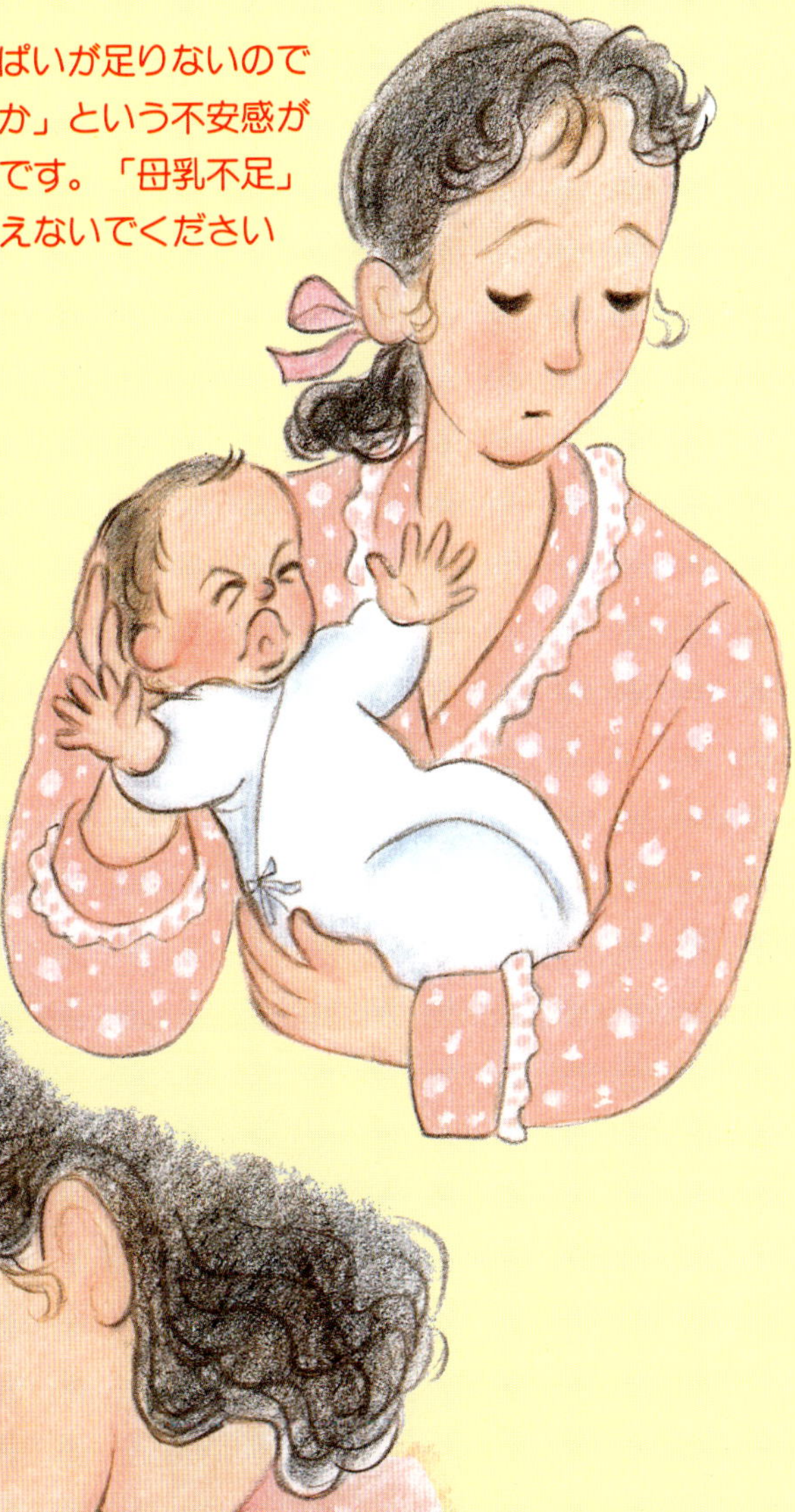

ミルクにしてしまおうかと考えないで、出ないからミルクではなく、出ないから、おっぱいを飲ませます

赤ちゃんに「さあ、おっぱいですよ」と話しかけて。おっぱいを飲ませているときも、「おいしいでしょ」と話してくださいね

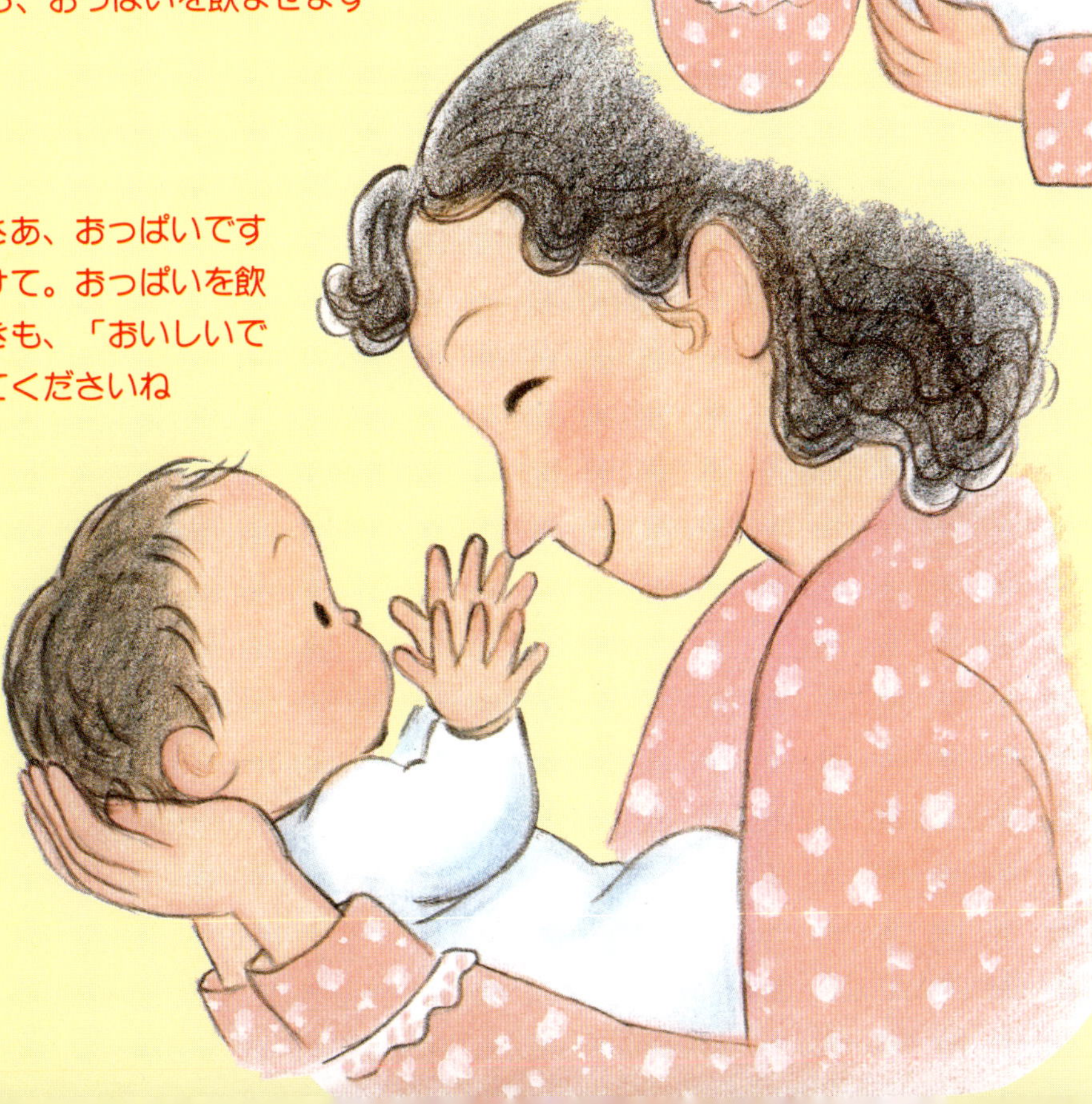

赤ちゃんといっしょに眠り、いっしょに起きましょう

おっぱいのことを最優先にした生活にしましょう。

できれば赤ちゃんはベビーベッドよりお母さんの隣にネンネさせるスタイルがよいと思います。泣いたらすぐにおっぱいを飲ませられるからです。ベッドでも、お母さんのすぐ隣にしてくださいね。

この時期はお母さんの体も出産から回復しつつあるときですから、どんどんおっぱいを飲ませ、母子双方が密着した状態ですごすことが、よい結果をもたらすのです。

あなたは赤ちゃんのお世話をする以外は休んでいましょう。赤ちゃんが泣いておっぱいを欲しがったら飲ませ、赤ちゃんが寝たら、あなたも眠る→泣いて起きたら飲ませる→また母子双方眠る……このようなリズムがおっぱいをよく出す生活リズムです。あなたの心の中に、もしかしたら〝昼間はよく眠れないわ〟という気持ちがあるかもしれませんが、出産したお母さんの体は実にうまくできていて、母と子と同じリズムの睡眠パターンになります（56頁を読んでください）。

というのも、おっぱいの出に関係のあるプロラクチンは寝て起きたときにたくさん出ますから、母子いっしょに眠ることがよいのですね。

赤ちゃんが眠ってしまうと、この間に何かしてしまおうと考えがちですが、それはもう少しあとになってから。この時期、一番大切なことは赤ちゃんといっしょの生活ということを忘れないでください。

飲ませる時間にこだわらず、泣いたら飲ませましょう

赤ちゃんの飲む量が少ない、また、お母さんのおっぱいの出がよくない、また、頻繁に飲みたがるなどという場合は1時間おき、ときには30～40分おきということがあるかもしれません。こんな場合は赤ちゃんもあなたの体のほうも、頻繁の授乳が必要となっている状態といえます。

どういうことかといいますと、お母さんのおっぱいの出があまりよくないと、当然ながら赤ちゃんはお腹が空きますね。お腹が空けば泣いて欲しがりますから、お母さんは吸わせます。

乳首を吸われるほどよく出る仕組みになっているわけですから、すぐに吸わせることは、出をよくすることにつながるわけです。出てくるおっぱいの量が少しずつ増えてくれば、赤ちゃんのお腹ももつ時間が長くなり、眠る時間も増えて、やがては3時間おきぐらいになります。

そして、お母さんのおっぱいも体の中で約3時間おきぐらいに、作られるようになるのです。

この時期は、赤ちゃんの欲求に充分応じてあげること。赤ちゃん自身のスケジュールでおっぱいをあげてください。

出ないからとミルクを飲ませてしまうのは逆効果です

赤ちゃんが眠っている間に何かをしようとつい、起きていることが多くなりますが、今、大切なのは、赤ちゃんとあなたのおっぱいのリズムを作りあげること。家事はほかの人にまかせて、休養タイムを作ってください。赤ちゃんが眠っている間は、あなたも休養タイム。決して怠け者でも何でもありませんよ。

一番大切なことは、この時期に出ないから、足りないからとミルクを足さないこと。赤ちゃんに、もしお腹がいっぱいでもミルクをやると、グッスリ3時間ぐらい眠ってしまいます（まだ赤ちゃんは自分で飲む量をコントロールできませんから、ミルクの場合なら、胃

この時期は、また泣いたら飲ませていいのです
飲ませる時間にこだわらないでくださいね

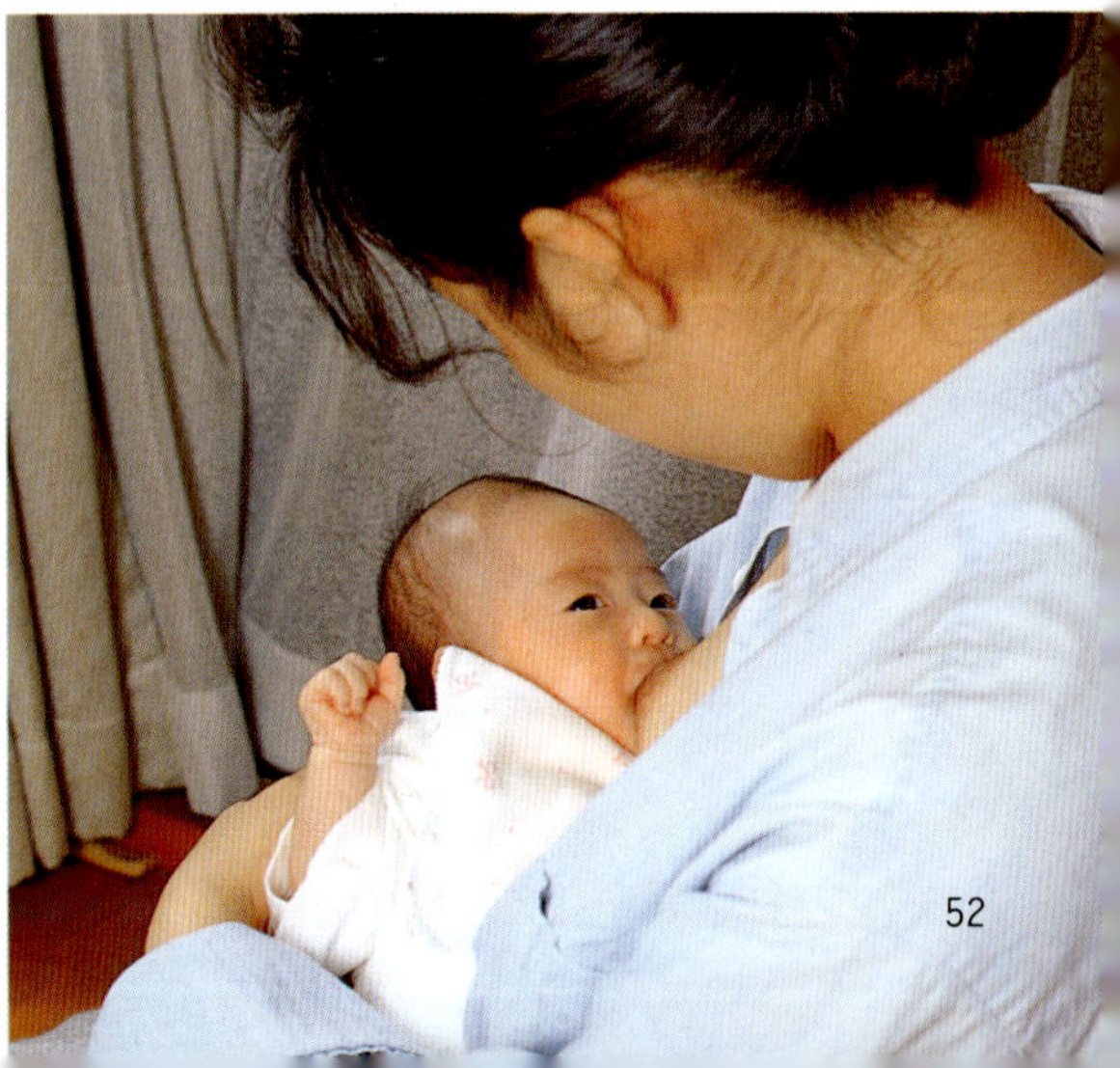

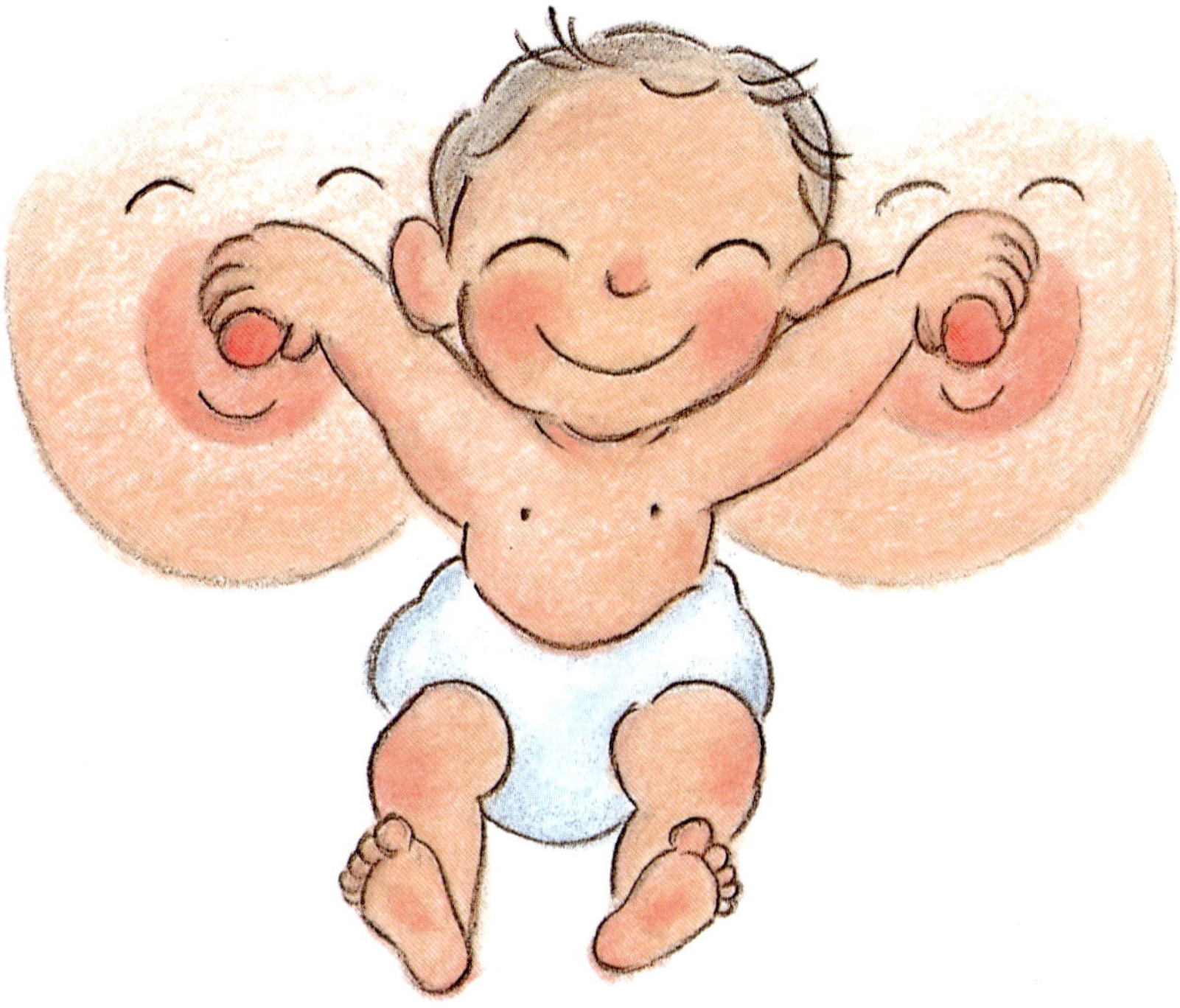
赤ちゃんはおっぱいが大好きです

がいっぱいになるまで飲んでしまうのです）。そうすると、その間、お母さんのおっぱいは吸われることがありません。それだけ刺激が少なくなりますから、おっぱいが出るチャンスをどんどん少なくしてしまうのです。

37頁でお話ししましたように、母乳の赤ちゃんは、出生後の体重減少のあと、かなりの勢いで増えていくことが多いので、おっぱいを吸う回数も多くなります。これを足りないと勘違いをして、ミルクを足してしまうこともありますから、注意してくださいね。

動物性脂肪は控えてバランスよく食べましょう

●あなたが食べたいものを食べましょう

「おっぱいの出を、よくする食べものがあれば食べてみたい」というのは、どんなお母さんでも持っている気持ちだと思います。子どもを思う母親の気持ちの表れでもあるのですね。

食べものが充分になかった時代には、授乳のための食べものというのが各地で伝承されてきました。しかし、今は、食べものが豊富な時代ですから、とりたてて、これがいいと言わなくても充分におっぱいが出るようになったのです。

あなたの体が要求するものを、バランスよく食べることが大切なこと。

人間どんな人にも好き嫌いはあるものです。長い目でみていると、結構バランスよく食べているものです。体が要求するような食べ方をしているのですね。

体の要求というと、好き勝手に食べることのように思われがちですが、〞自然にまかせる〞という意味ですから、間違えないようにしてくださいね。ケーキが好きだからとケーキばかり食べていいということではありません。好きでもない牛乳を、おっぱいの出によいからと毎日4～5本飲んでいたお母さんがいましたが、赤ちゃんに牛乳アレルギーの症状が出てしまったといいます。

また、赤ちゃんがおっぱいをグングン飲んだ日や翌日は天ぷらが食べたくなったというお母さんもいます。お母さんの体がカロリーの高い食事を要求していたのですね。

授乳中はとてものどがかわきますが、ジュースや清涼飲料水ばかり飲んではいけません。番茶や麦茶を用意しておきましょう。

●バターや乳製品など動物性脂肪の多いものはおっぱいをつまりやすくします

食事で注意してほしいことが1つあります。それは動物性脂肪の多い食品は、あまり多くとらないでほしいということです。その理由は14頁でもお話ししましたが、乳腺に脂肪分をつまりやすくするからです。

牛乳、バターなどの乳製品、牛脂や豚脂を含む肉類などの脂肪分が問題です。これらのかわりに小魚や魚類、そして植物性油などを食べるようにしたらよいでしょう。

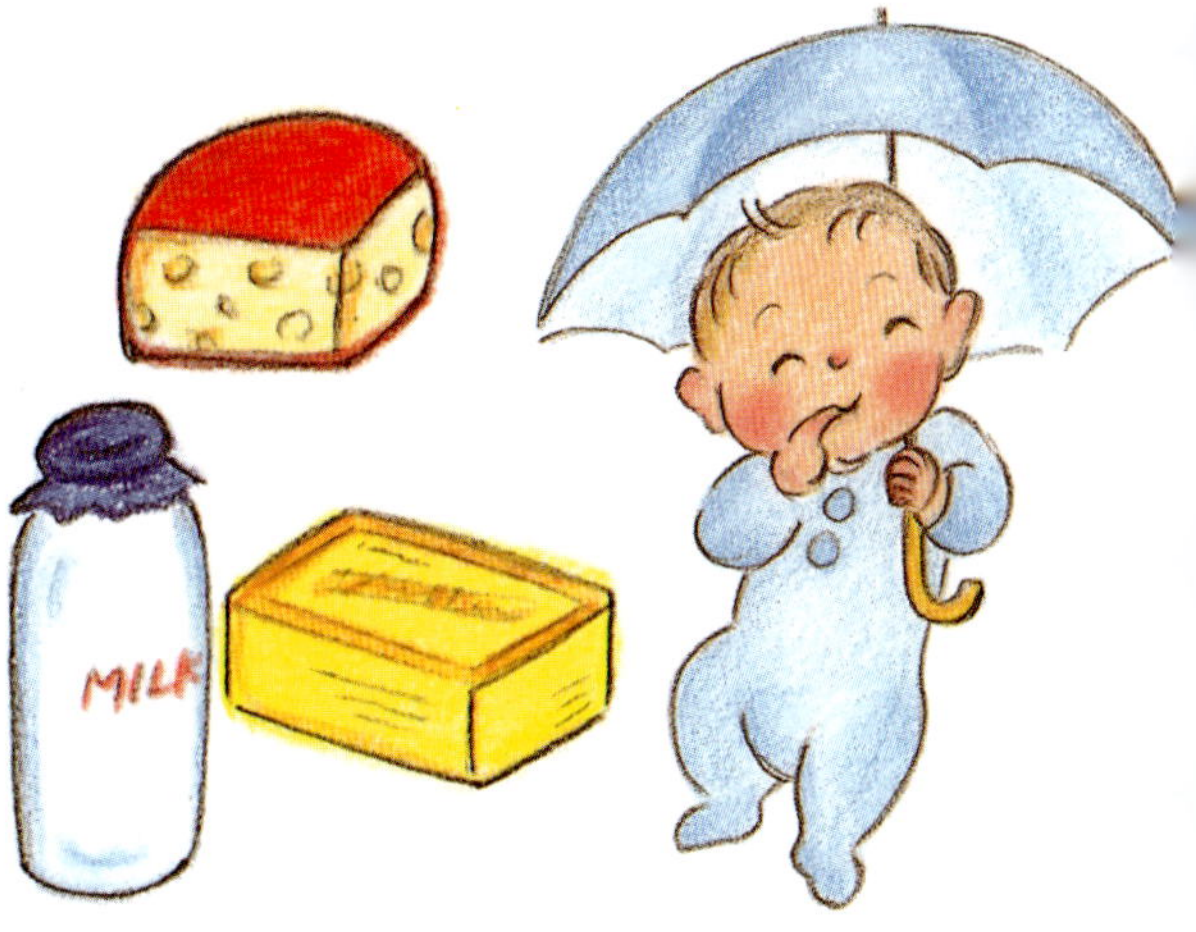

牛乳、バターなど動物性食品は控えて

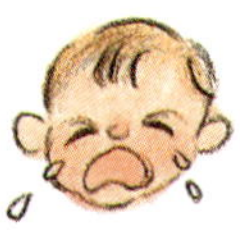

「母乳不足感」は多くのお母さんが感じること 本当に足りないことは少ないのです

本当の「母乳不足」と「母乳が足りないのではないか」という“不安感”といっしょにしないで

「おっぱいが足りないのではないか」……これは多くのお母さんが、退院して直面する心配ごとです。

おっぱいが足りないと思うのはどんなときでしょうか。すぐに泣く、目を覚ましている時間が長い、おっぱいを吸っている時間が長い、30分もしないうちにおっぱいを飲む……などのときですね。

おっぱいを飲ませた後、2～3時間眠るようならおっぱいは足りています。では、30分もしないうちに起きて泣くという場合はどうなのでしょうか。いろいろなことが考えられますが、即、おっぱい不足と結びつけないでくださいね。

30分ぐらいで起きて泣いてしまうとき―① 寝かせるのが早すぎませんか

おっぱいを飲んでそのままお母さんの胸の中で眠ってしまい、ヤレヤレと思って、お布団に寝かせると、泣いて起きてしまう。やっぱりおっぱいが足りなかったのかしら? こんなことがありませんか。寒いときなら、

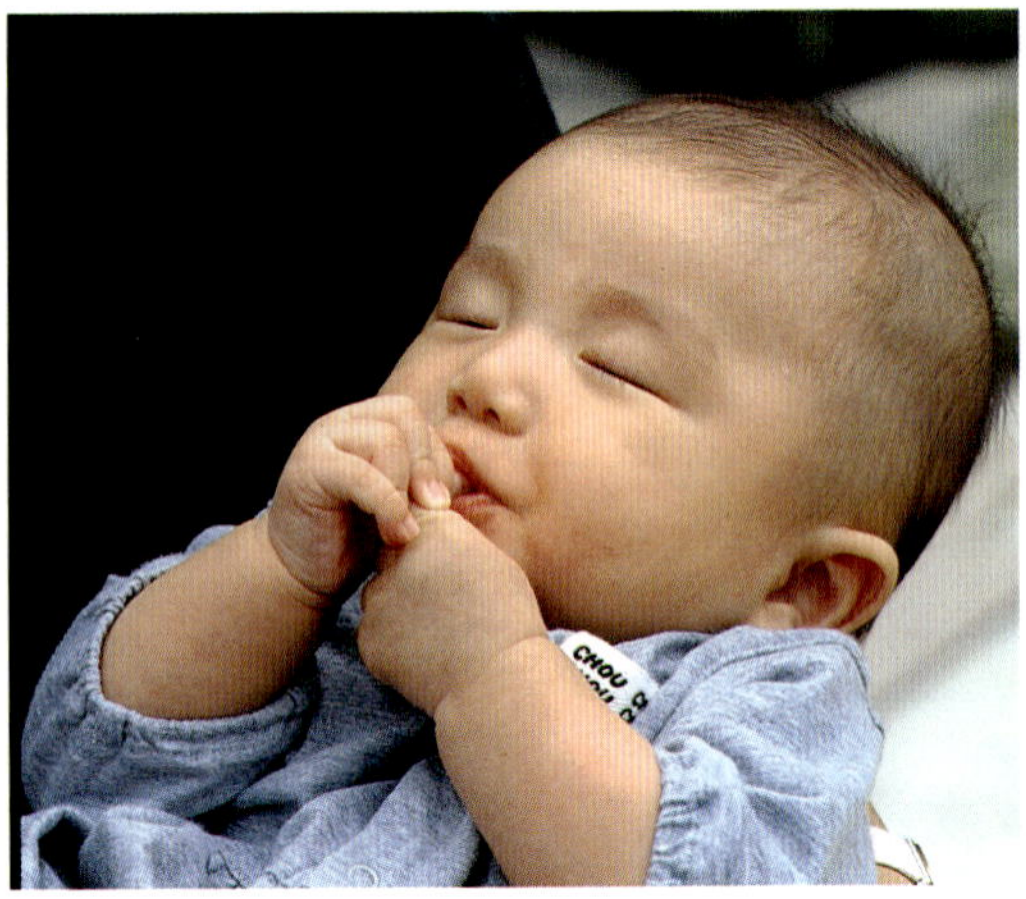

おっぱいを飲んでとても満足です

もしかしたら、赤ちゃんのお布団が、ちょっと寒いのかもしれません。温かいお母さんのぬくもりから、何となくヒヤッとするお布団に移され一瞬にして目が覚めてしまったのかもしれませんね。おっぱいを飲ませるときに、赤ちゃんのかけ布団を開けたままにしておかないようにしてみましょう。

また、お母さんの腕からおろすのがちょっと早いのかもしれませんね。寝入りばなに起こされるとおとなだって不機嫌になってしまいます。赤ちゃんが眠ったな……と思って、何となく重くなった……と感じたときに寝かせてみてください。

30分ぐらいで起きて泣いてしまうとき―② 赤ちゃんの体の要求が激しいとき

おっぱいが足りないというより、赤ちゃんが急激に大きくなるときで、頻繁にお母さんのおっぱいを吸うことで、おっぱいの出をよくしようとしているのではないでしょうか。

例えば、比較的小さく生まれた赤ちゃんの中には、ある時期に、30分ぐらいおきに吸っていて、おっぱいが足りないのかしらと思って4～5日経って量ってみたら、1日、50～60gも増えていたということもあります。

どんどん飲ませてください。

こんな場合はおっぱいが足りないというより、要求の頻度が多いと考えましょう。

おっぱいが足りなくて、すぐに起きてしまう場合は、何となくグズグズした泣き方でご機嫌もよくありません。お母さんが困ってしまうのはこんなときではないでしょうか。

いつまでもお母さんの乳首をくわえていて、離すと泣くこともあるでしょう。こんなときは確かにおっぱいが足りないときかもしれません。でも、すぐに、ミルクを足してみようかしらと思うのは早すぎます。

お母さんの状態をちょっと考えてみましょう。

お母さんがイライラしていませんか

退院して、やはり、何かと神経を使ったの

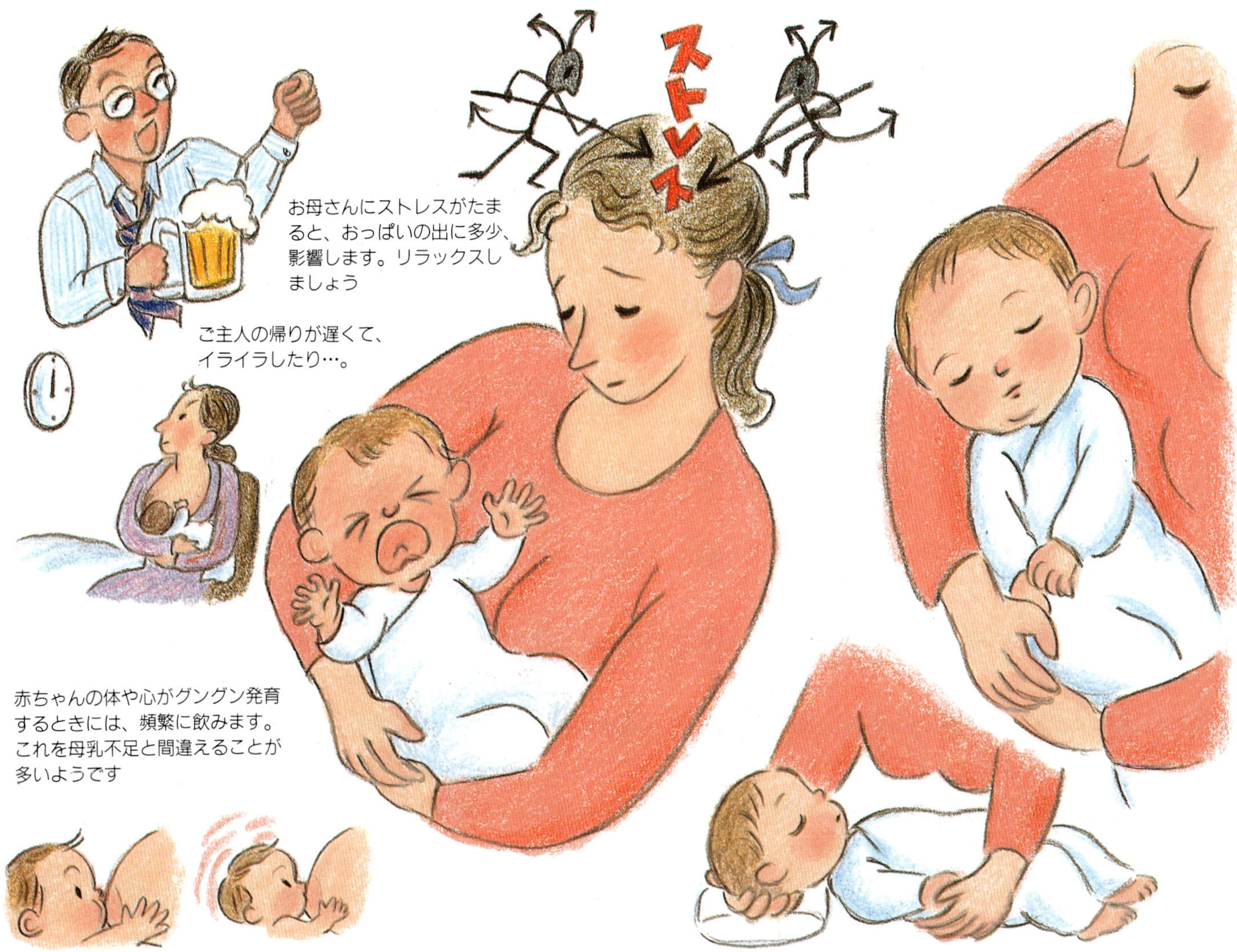

お母さんにストレスがたまると、おっぱいの出に多少、影響します。リラックスしましょう

ご主人の帰りが遅くて、イライラしたり…。

赤ちゃんの体や心がグングン発育するときには、頻繁に飲みます。これを母乳不足と間違えることが多いようです

赤ちゃんがグッスリと眠ったら、布団に寝かせます

ではないですか。

どなたかお手伝いをしてくださる方、実母なり姑さんなりいらっしゃると思いますが、ちょっと意見が食い違ったり、お客様が多かったり、ということがありませんでしたか。

また、ご主人の帰りが遅かったりすると、赤ちゃんが生まれて、私はこんなに苦労しているのに、何してるのかしら……と腹を立ててみたりしていませんか。

今まであまり気にならなかったご主人の帰宅時間も赤ちゃんが生まれると、お母さんとしては赤ちゃん中心の生活にしてほしいという願いから、不満も出てきます。

おっぱいの分泌というのは不思議なもので心の持ち方に影響されることが多いのです。出産すれば誰でも出る仕組みにはなっているのですが、ストレスが多いと分泌が低下することもあるのですね。赤ちゃんを育てている間はできるだけ心を安定して育ててほしいという自然からのサインなのではないでしょうか。

お母さんの心がイライラしていると赤ちゃんもグズります。本当に母子は1つなのです。こんなことが思いあたれば、赤ちゃんといっしょの布団に寝て、添い乳を。お母さんの気持ちも安定しますし、赤ちゃんもそのまま眠ります。

もう一度、今、あなたにとって大切なことは何なのか考えてみましょう。そう、〝かわいい赤ちゃんにおっぱいを飲ませること〟です。

足りないという不安や思い込みのほうが多いのです

本当の母乳不足というお母さんは少ないのです。おっぱいが足りないのではないかという不安な気持ちを〝母乳不足〟と思ってしまうことのほうが多いようです。

この1カ月はまだまだリズムを作るときと考えて、おっぱい中心の生活にしてくださいね。必ずやおっぱいだけでうまくいくようになります。

〝母乳不足で…〟とミルクを足してしまったというお母さん方に、そのときの状態を聞いてみますと、本当に残念でしかたありません。お母さんが足りないと思い込んでしまったり、いつも、おっぱいの出ばかり心配していたところに、周りからの不用意な言葉で「あら、やっぱり」と思ってしまうこともあります。

こんなときに、逆に周りの方が励ましてくれたり、今までお話ししました正確な知識を教えてあげれば、おっぱいだけで育てられたのです。何度も申しあげますが、おっぱいは吸わせれば、必ず出るのです。

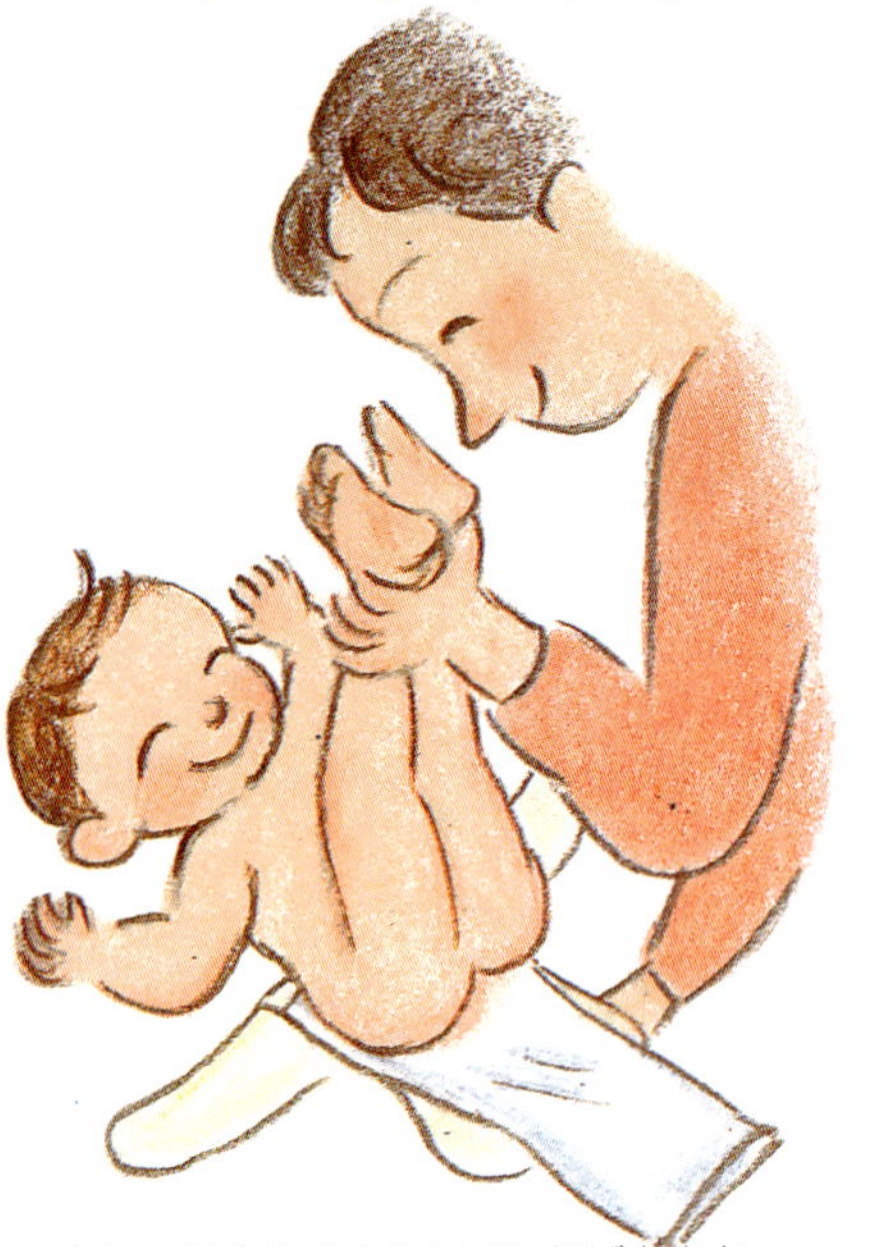

おしっこをたくさんしていれば大丈夫

おっぱいが足りているかどうかは、おしっこの回数でわかります

実際に足りているのに不足ではないかと、思い悩むお母さんの目安は飲んでいる時間が長い、すぐに泣くというのが多いようです。これらはいろいろな調査で〝母乳不足〟という項目に入れられてしまうので、お母さん方も医療関係者も〝母乳不足〟と思い込まされている様子です。実はそれは〝母乳不足感〟なのです。

おっぱいが足りているかどうか、一番よくわかり、簡単な方法は、ぬれたおむつの枚数を数えることです。

母乳っ子は、あなたのおっぱいの成分のほとんどを体の中に吸収してしまいますので、出るのは水分のみ。

つまり、おしっこがたくさんの回数出ていれば、おっぱいは足りているという証拠です。その回数は1日に6〜7枚、ぬれていれば大丈夫です。安心してください。

母乳っ子は布おむつにしてください

今、生まれてすぐから紙おむつを使う方が多くなりました。手軽で便利、洗濯の手間がいらない……という理由ですが、母乳で育てたいと思うときには、布おむつがベターです。

もうその理由はおわかりですね。紙おむつですと、1日に何回おしっこをしたかよくわかりませんし、また、どうしてもあまり取りかえることが少なくなります。赤ちゃんのおしっこの観察ができないからです。この時期は布おむつにしてくださいね。

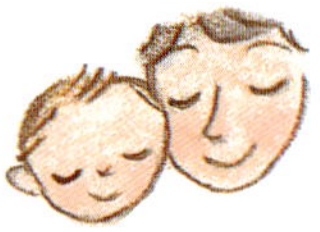

お母さんを不安にさせる睡眠不足感

赤ちゃんを産むと変わる母体の睡眠パターンと深さ

睡眠不足と思うのは出産を経た女性の体の変化を知らないため

母乳育児を続けたお母さんに、辛かったことは何ですかと聞きますと、〝睡眠不足〟〝夜中の授乳〟と答える方が多いのですが、実際はどうなのでしょうか。私はどうも、それは何かが違うのではないかと思います。「先生は経験したことがないから、そんなことをいうのです。夜、眠らなくてはいけないのに、おっぱいで起こされて睡眠不足です。とぎれ、とぎれにしか眠れないので、体がまいっちゃう

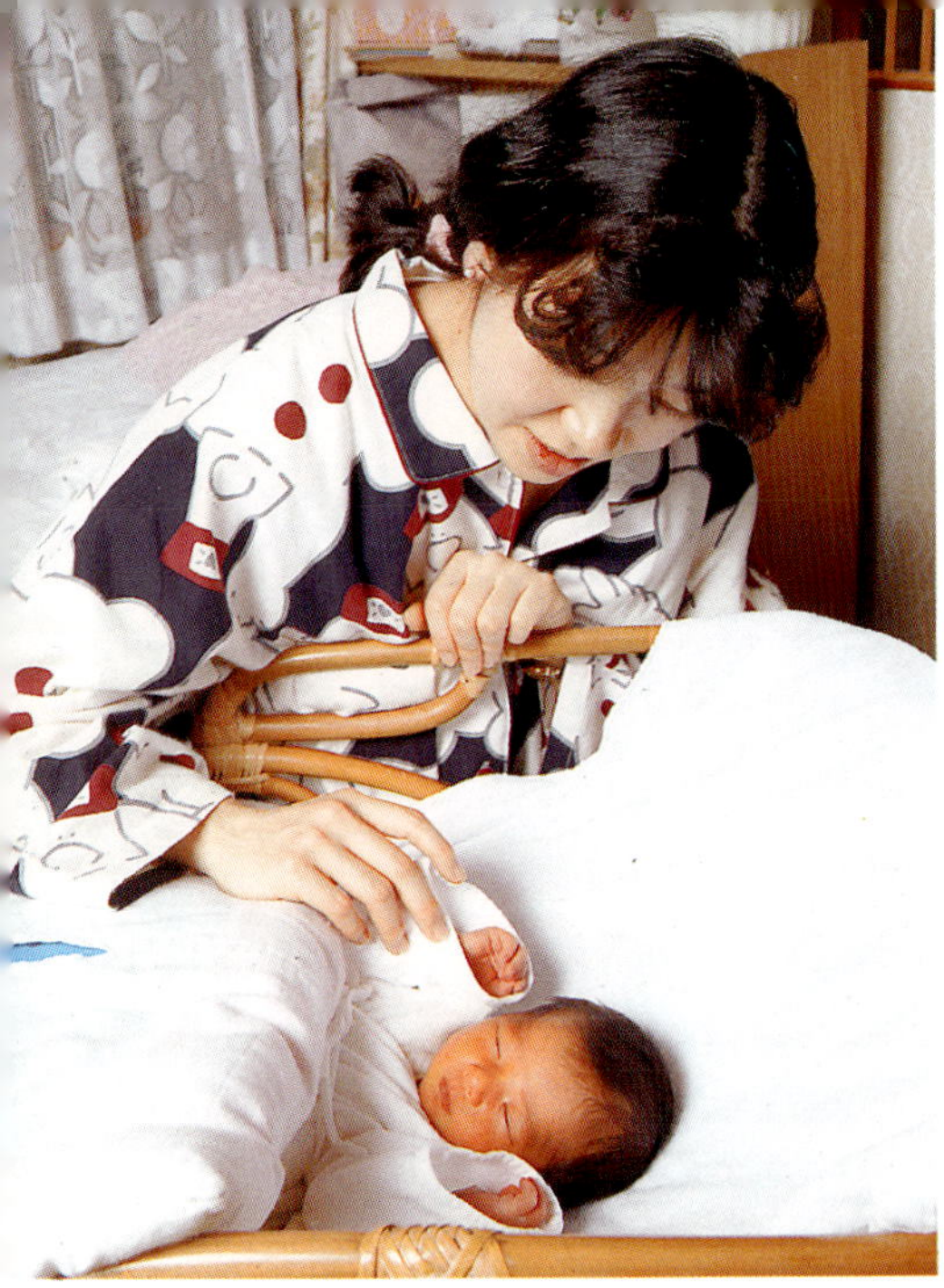

出産すると睡眠パターンが変わります

のではないかと思う……」などと訴えます。

多くの育児書にも、授乳中の睡眠不足についての記事があり、〝辛いけれど頑張って〟という表現が多いのです。授乳中の睡眠不足、果たしてどうなのでしょうか。よく考えてみますと、人類が誕生してから、ずっと母乳で育てていますが、その間、ずっと授乳中のお母さんというのは睡眠不足だったのでしょうか。

古い時代の文献にも、授乳中、睡眠不足でお母さんが倒れたなどという話はありません。

1日に何回もおっぱいを飲ませられるような睡眠のパターンに体が変わります

1つ、大きなことが忘れられているのです。それは、出産して母乳を飲ませているお母さんの体は赤ちゃんの要求に合うように変化していくという事実です。睡眠も同じです。

おっぱいを飲ませていると、それに合った睡眠パターンにお母さんも変わっていくのです。

赤ちゃんの生活のほとんどは2～3時間おきの睡眠↓おっぱいの繰り返しです。もし、あなたが赤ちゃんのお隣に寝ていれば、おっぱいを欲しがる泣き声で目が覚めることでしょう。

あなたは、そのときに、睡眠が中断されたと感じるかもしれませんが、そうではありません。赤ちゃんの泣き声があなたの耳から脳へ伝わり、おっぱいに関係のあるプロラクチンというホルモンを分泌させ、体の中から、目覚めさせるのです。その証拠にわが子以外の赤ちゃんの泣き声のときは、聞こえても、目覚めないのです。不思議ですね。

出産前と出産後では体が違うことを知ってください

出産前と出産後では睡眠の質が違ってくるわけで、短時間に深い眠りを1日に何回もとる体に変化したわけです。

この点は病院でもあまり教えてくださらないこと、お母さん方の頭の中では、「夜は7～8時間眠らないといけない」とか「2～3時間で睡眠を中断されたら体に悪い」という出産前の睡眠への考え方や思い込みにとらわれているようです。

まとめて眠らなくても体には何の支障も起こりません。かえって、おっぱいが張って乳腺炎の原因となったりして、体にはよくないのです。

赤ちゃんには夜も昼もありません。一定時間ごとにおっぱいを飲むことが生活ですから、それに応えられる体となっていなければ子育てができないわけです。自然の神様は本当に不思議で素晴らしい体の仕組みをプレゼントしてくれているのですね。

ですから、おっぱいを求める泣き声でお母さんの体は目覚めるのですから、飲ませることも、本来は苦痛ではないはず。赤ちゃんが吸ってくれることで、お母さんの体を楽にしてくれるのです。

「わずか2～3時間」から「2～3時間はぐっすり」と変化

また、「わずか2～3時間の睡眠では寝不足になってしまう」という不安もあるでしょう。これも心配ありません。わずか1時間でも2～3時間でも、その間は深い眠りです。わずかな物音では起きませんし、寝入りも急速です。しかし、自分の赤ちゃんの泣き声のときには敏感に反応しますから、不思議ですね。

わずか2～3時間……というのは、出産前の睡眠への考え方、「わずか2～3時間」から、「2～3時間はぐっすり」となることを知ってくださいね。この体の生理がわかれば、それに従って生活すればいいのです。

昼間、テレビばかりみたり好きなことばかりしていれば体はつらくなります

「でも、私は寝不足でつらい……」とか、全く疲れきってしまっているお母さんもいます。

そんな方はどんな状態でしょうか。

昼間、赤ちゃんと同じリズムで生活していないお母さんです。昼間、みたいテレビ番組があるからとか、ビデオがみたいから、また、本を読みたいなどのお母さんの欲求を、赤ちゃんが眠っている間に……などということになれば、寝不足にはなることでしょう。そして、夜はぐっすり眠りたいという気持ちになり、おっぱいを飲ませることも辛くなるかもしれませんし、おっぱいの出も悪くなるかもしれません。また、体の変化を知らないで、昼間起きて家事などしていても同じことです。

「えーっ、テレビもみられないし、何もできないじゃない」と思いますか。「そんなにまでしておっぱいをやらなきゃいけないの」と考えますか。

それとも「今は赤ちゃんにおっぱいを飲ませることが大事だから、赤ちゃんが眠ったら、私も寝よう」と思いますか。

この状態はつづきません お母さんの体も なれてきます

今の状態がずっと続くと考えると、あなたもイヤになるかもしれません。しかし、赤ちゃんは日々、成長して、1カ月後、2カ月後は、今とは全く違います。必ず、あなたに素晴らしい時をプレゼントしてくれるのです。

退院してから2～3週間、赤ちゃんと同じリズムで生活してみてください。

あなたのおっぱいだけでそのようになるのではないでしょうか。これは何ものにもかえがたいことですから、ではないでしょうか。

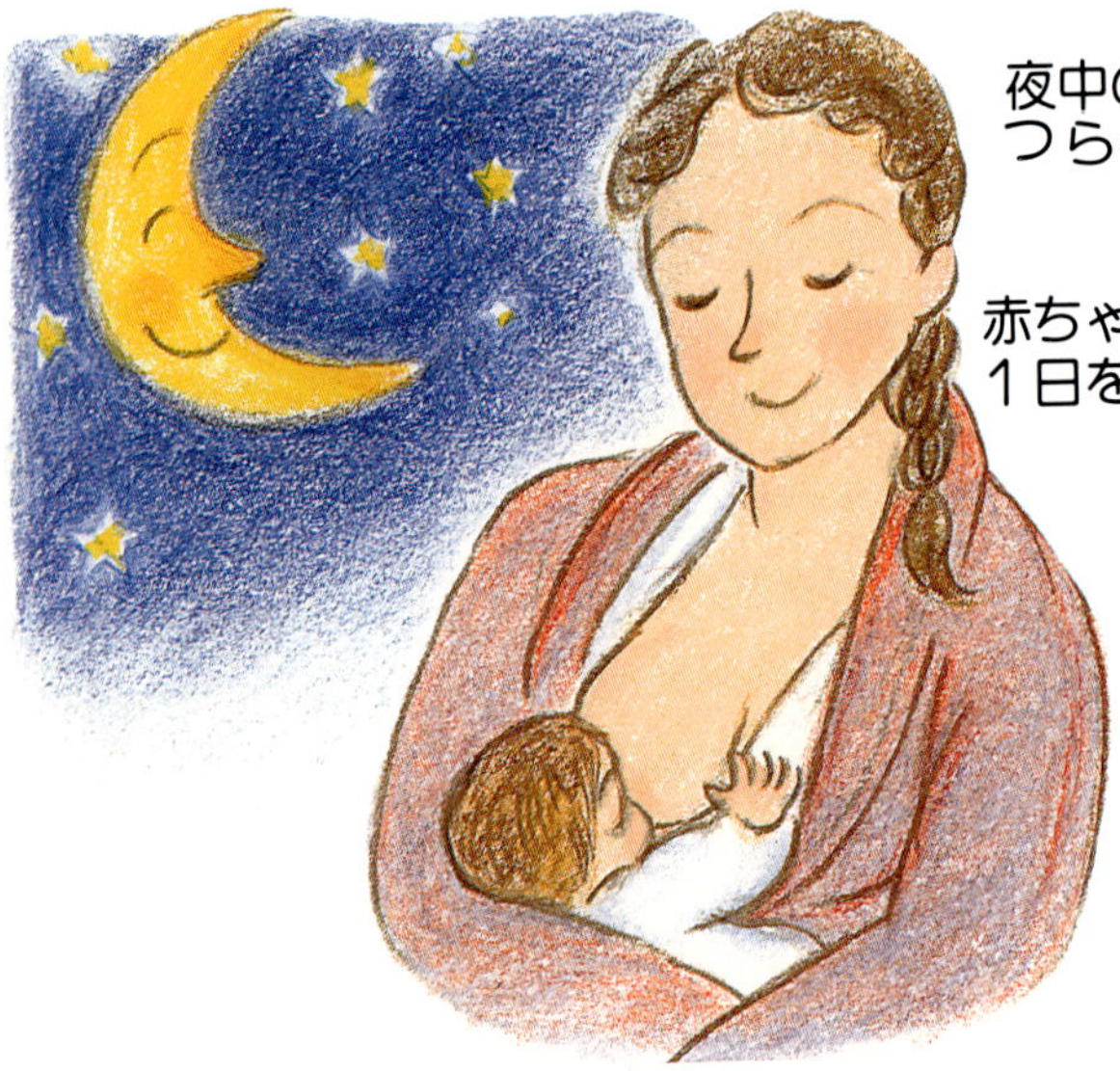
夜中のおっぱいも、
つらくなくなります
赤ちゃんに合わせて、
1日を過ごします

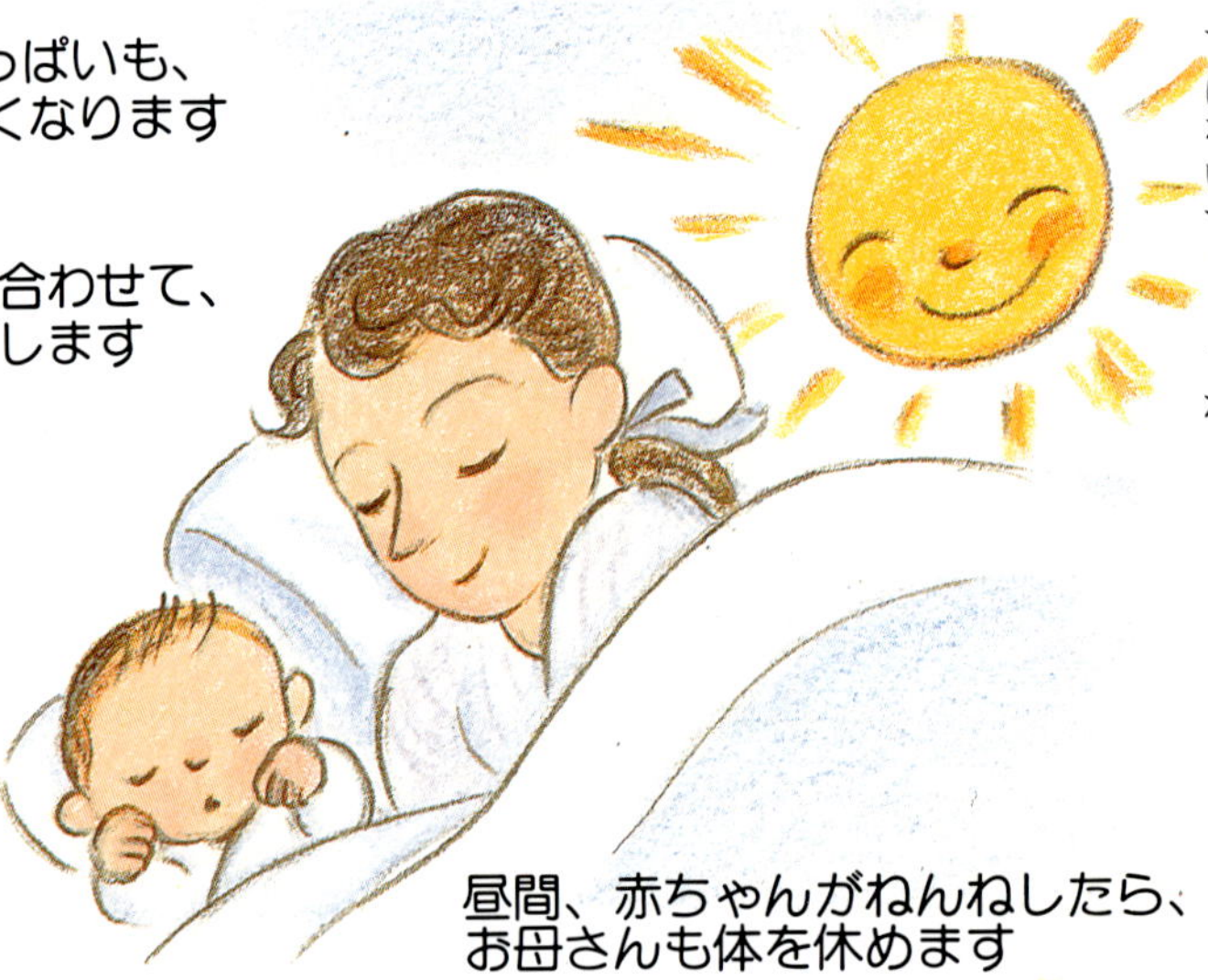
昼間、赤ちゃんがねんねしたら、
お母さんも体を休めます

お母さんの睡眠不足の意識と 実際の体の変化は 違います

こんな方がいました。

夜、ぐっすりと眠れなくて、このままでは私は睡眠不足で倒れてしまうのではないかというのです。この方は夜は長い時間、眠らなければならないと思い込んでいるのです。赤ちゃんが生まれると、女性の体は変化して、眠りの質も変わってくることをお話ししましたが、「昼間も寝ていません。横になっているだけで寝不足です」と訴えるのです。

お休みの日に様子をご主人に伺ったところ、短い睡眠だが、グーグーいびきをかいていたということです。その旨、話してもらって、睡眠不足ではないことをお話ししました。

そのときは、先生は、私の気持ちをわかってくれないとばかりの口振りでしたが、数日後、「何も、夜は眠らなくたっていいんですね。赤ちゃんには夜も昼もないんだし……。そうわかったら、寝不足の不安なんかなくなりました」と元気な声で話してました。

この方は意識が変わっただけで元気になり、おっぱいの出もよくなりました。意識が変わるというより、出産した体がどのように変わったのかがわかってきたのです。

多分、あなたも同じなのです。確かに〝子育て中は眠い〟と多くのお母さんが訴えます。しかし、決して睡眠不足とはなりませんから安心してください。

おっぱいの出がよくないと思われるときに調べてほしいこと

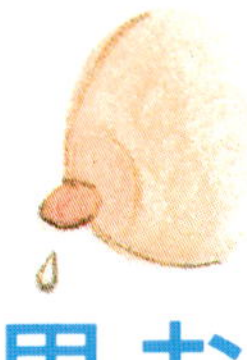

意外に気がつかないおっぱいの出口がつまっている状態

退院してから、うまくいかない原因の1つに、乳腺のつまりがあります。病産院で乳管の開通をきちんとしていただければ、その後は比較的スムーズにいくと思います。

乳管の開通というのは乳腺の出口に脂肪の小さなかたまりのようなものがつまっているので、それを取り除くことです。ほとんどは赤ちゃんが吸うことによって、取れていくのですが、赤ちゃんの飲み方が上手でない場合や、乳首がかたい場合には、乳管の全部の栓が開かないことがあります。

おっぱいの出口が開いていないのですから、赤ちゃんの口の中におっぱいは入っていきませんね。最初に開通して、おっぱいが出ていても、時々つまることもあります。

水道の蛇口がつまっているようなものですから、わかりますね。

乳腺炎の原因の1つとなりますし、ときには乳腺が怠けて、その腺だけ出なくなることもあります。

この乳腺の出口のつまり、意外と気がつかないことです。赤ちゃんが順調に飲んでいると思われるのに、どうもいつもグズる、体重が増えない……などというときに、このつまりがあって、充分に飲んでいないときもあります。赤ちゃんは一生懸命、あなたの乳首を吸っているのに、充分出てこないのですから疲れてしまいますね。疲れて眠ってしまうのです。

こんな乳首のときは乳管がつまっています

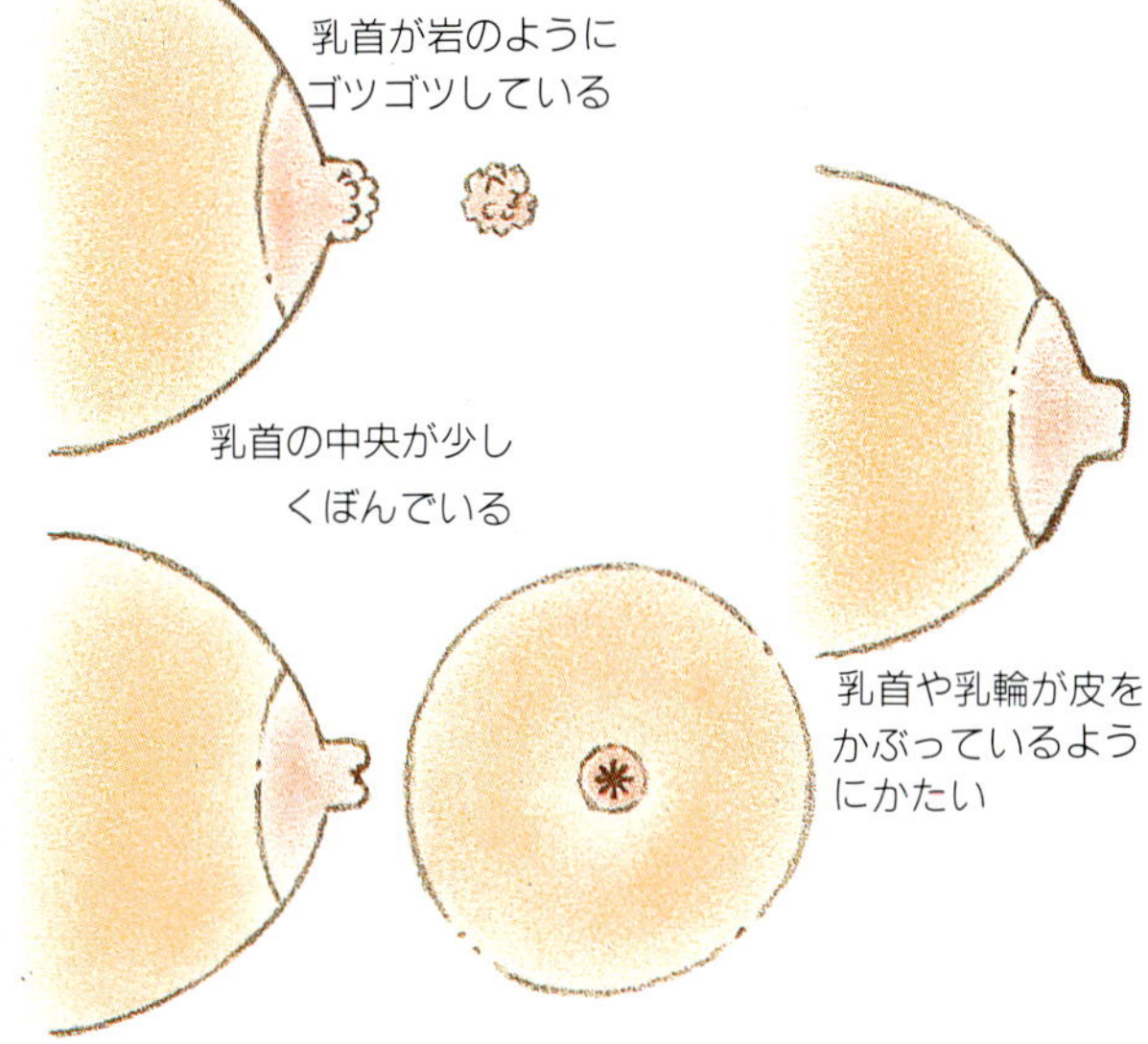
乳首が岩のように
ゴツゴツしている
乳首の中央が少し
くぼんでいる
乳首や乳輪が皮を
かぶっているよう
にかたい

おっぱいの出がよくないと思われるときは、
乳管がつまっていないか調べます

おっぱいをしぼってみて、乳腺のつまりを、調べてみましょう

乳腺の開口部は15～20の穴が開いており、乳管が全部開いていれば、おっぱいが放射状に飛びます。つまんでみて、数本しか飛ばないときにはつまっていることが多いので、指で乳首をつまんだり、ひねったりしてみてください。

白い小さな脂肪のかたまりが出てくるでしょう。一度ではとれないことも多いので、何回もやってみてください。

おっぱいは飲み始めは脂肪分が薄く、だんだんと脂肪分の濃いおっぱいへと変化していくわけですから、飲み残しがあると、さらにつまりやすいという結果になってしまうのですね。

もちろん、ふつうはつまっていても、赤ちゃんが吸うたびに取れてしまうのですが、こんな事情が重なると、頑固につまってしまうこともあるのです。

もし、あなたの乳腺がつまりやすいようでしたら、ちょっと食事の内容を振り返ってみて、動物性脂肪が多いようなら、植物性のものに切りかえてみましょう。(53頁参照)

お母さん自身がなかなか気がつかない乳首のトラブル

陥没《かんぼつ》乳頭、扁平《へんぺい》乳頭（乳首が出ていない、平らである……）など、誰がみても、「これでは赤ちゃんが飲めないわ」とわかります。

しかし、乳首がかたいとか、乳首の真ん中がちょっとひっこんでいる、岩のようになっている…などという場合には、病産院ではあまり指導してくれることが少なく、お母さん自身が乳首に原因があることに気づいていないことが多いようです。

最近、このような乳首のトラブルが多くみられ、これによってスムーズに飲ませられないお母さんがいます。

お母さんは飲ませているつもりであっても、おっぱいの出口が塞がっているのですから、赤ちゃんは充分に飲んでいないのです。

なぜ、乳首のトラブルが増えてきたのか、その原因は、いろいろと考えられますが、特定することはむずかしいものです。ただ、かなり早い時期から身につけるブラジャーの影響を指摘する方もおります。授乳にとってはきつくしめるブラジャーはよい影響を与えませんから、妊娠中からも注意してください。

(乳首のつまり44・59頁)

乳首がかたいのは乳管がつまっています おっぱいの出ないのは当たり前です

乳首のかたさを治すのは〝赤ちゃんが吸うこと〟と〝乳管開通マッサージ〟です。

赤ちゃんにどんどん吸ってもらいますが、乳首がかたいということは、つまり頑固だということですから、おっぱいの出も充分ではありません。出が少ないお母さんのおっぱいにしがみついているかもしれませんが、しばらくは赤ちゃんに協力してもらって、何回も吸ってもらいましょう。

おっぱいとおっぱいの間は乳管開通マッサージをしてください。(31頁を参照)

赤ちゃんが何度も何度も吸うことで、乳首のトラブルが治ることもあります

乳首が岩のようにゴツゴツしていたお母さんがいました。おっぱいは太いのが2～3本よく出ているのですが、放射状には飛びません。乳首全体がかたいのです。乳房も少しこっているような感じがするといっていました(乳管が全部開通していないのです)。

一度、吸い始めると片方のおっぱいで30分ぐらいかかります。

長く吸わせていると乳首が切れるからと思って離し、反対の乳首を含ませようとしますが、泣いてしまい全くダメ。

仕方ありませんから、片方を30分間吸わせ、一眠りしてから、反対側を30分という具合です。10分ぐらいで離して、反対側にと何度も試みたのですが、口を開けないし、泣いたスキにさっと乳首を口に押し入れると、今度は吸いません。それで1回の授乳が30分、片方だけというパターンが続きました。

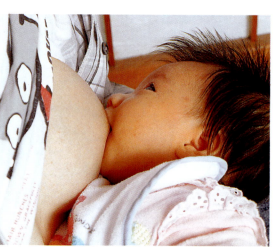

赤ちゃんが何度も吸うことで、つまりもとれます

赤ちゃんが飲み終わると、飲まなかったほうのおっぱいが張ってくるので少ししぼり、乳首のマッサージもしました。かたかった乳首も少しずつ柔らかくなってきました。

それでも乳首はまだかたく、飲みづらそうでしたが、2週間ぐらい経ったときに、赤ちゃんが15分ぐらいで離すことがありましたので、乳首をみるとすごく柔らかくなって、ペチャンコにのびるのです。そうすると反対側も飲むようになったということです。

お母さんの乳首が柔らかければ30分もくわえていたら、ふやけてしまいます。

このとき、このお母さんは次のように考えたといいます。

「赤ちゃんが長い間、おっぱいをしゃぶっていたのは、乳首を柔らかくしていてくれたのだわ。もちろん出が少ないから、ずっと吸っていたこともあるのでしょうが……」と。

お母さんの乳腺のつまりも取れ、胸のつかえもスッキリしてきたといいます。そして、「あのときにミルクを足していたら、母乳はもう飲ませられなかったに違いない」とも話していました。

お母さんの乳首のトラブルを治してくれたのは、実は赤ちゃんだったのです。

混合栄養や人工乳から再びおっぱいだけに戻すとき

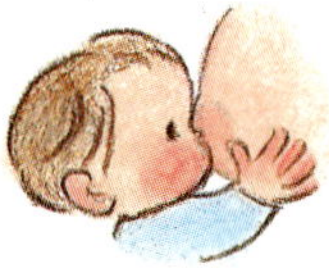

まだ、まだ、あきらめるには早すぎます。おっぱいだけで育てられます

母乳だけで育てたいと思っていたのに、退院するころには混合となってしまった、また自宅に帰ってから、ほんの数回、人工乳を足すつもりでいたら、どんどんおっぱいの回数が減ってしまった――などという場合、もう、おっぱいだけで育てることはあきらめなければならないのでしょうか。

そんなことはありません。

・赤ちゃんは何よりもおっぱいが好きなこと
・おっぱいを出すのは赤ちゃんが吸うこと

この2つを考えると、今から、再びおっぱいだけに戻すこともできます。まだ、出産してそんなに日数が経っていませんから、必ずうまくいきます。

まず、混合や人工乳になってしまったきっかけが、乳首のトラブルにあるのならば、それを治します。乳首をつまんでかたいときにはつまっています。乳管開通をしてください。

何回も何回も吸わせることがキーポイントです

そして、何よりも大事なのは、赤ちゃんに何回も何回も吸わせることです。このころになると赤ちゃんの吸う力も強く、お腹の空き方も早くなりますので、30分ぐらいでおっぱいを要求するかもしれません。

再び、おっぱいだけで大丈夫になるためには少し時間がかかるかもしれませんし、ちょっと努力が必要です。赤ちゃんが吸うことが母乳を作り出すのですから、必ず成功します。

おっぱいだけで育てられるようになるまでの間、赤ちゃんはどうすればよいのでしょうか。30分おき、1時間おきの授乳を4～5日続けた後、急に出るようになったというお母さんはたくさんいます。

「さすがにその間はくたびれました。ほとんど、赤ちゃんといっしょの24時間。手伝いに来てくれた母は〝そんなにまでしなくても〟というのですが……。でも、おっぱいが急にいっぱい出てきたときには、本当に嬉しくて」とあるお母さんの話です。

●なるべく人工乳首がやめられるように

おっぱいだけになるまで、人工乳首を使うのはやむを得ませんが、1回でも少なくと、心がけましょう。

毎回の授乳のときには、まず、お母さんの乳首を吸わせてから、どうしても満足できないときに人工乳を足します。足す量も少なめに。そうしないと、長時間、眠ってしまい、お母さんの乳首を吸う回数が少なくなります。

1回でも多く、お母さんの乳首を吸わせること＝これが、再びおっぱいだけになるために大切なことです。

混合栄養やミルクから、おっぱいだけに戻せます

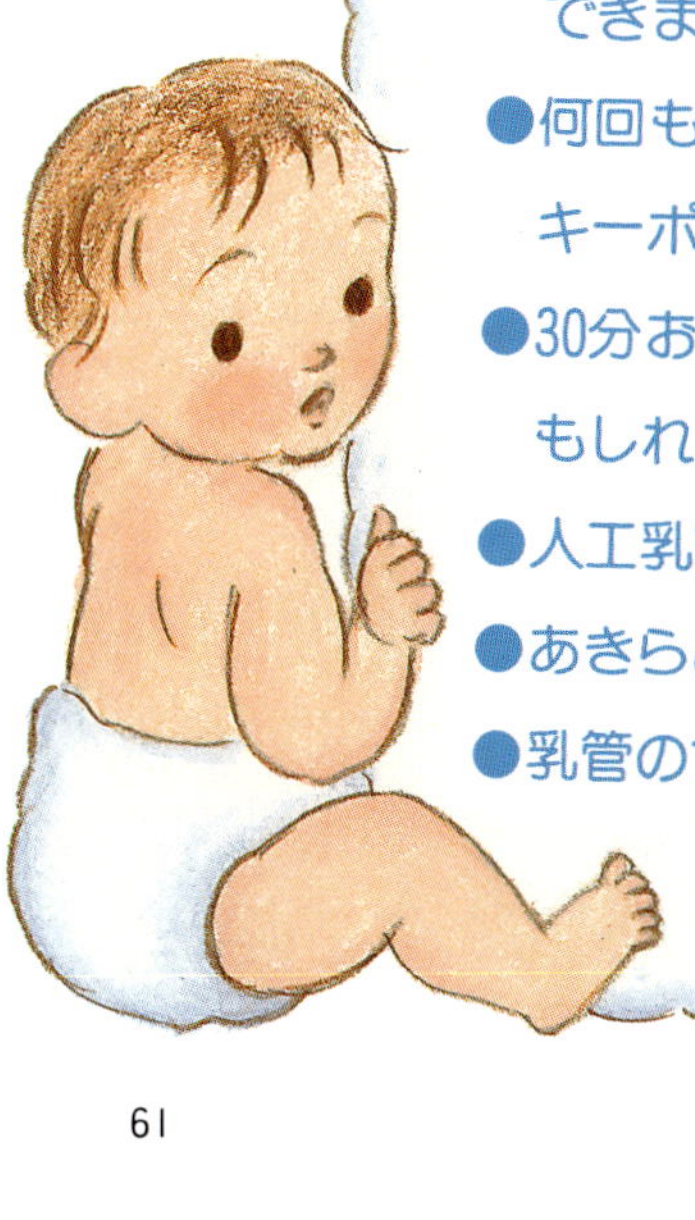

●今からでも、おっぱいだけにできます
●何回も何回も吸わせることがキーポイント
●30分おきのおっぱいが続くかもしれません
●人工乳首を使う回数を少なく
●あきらめないで、根気よく
●乳管のつまりを取ります

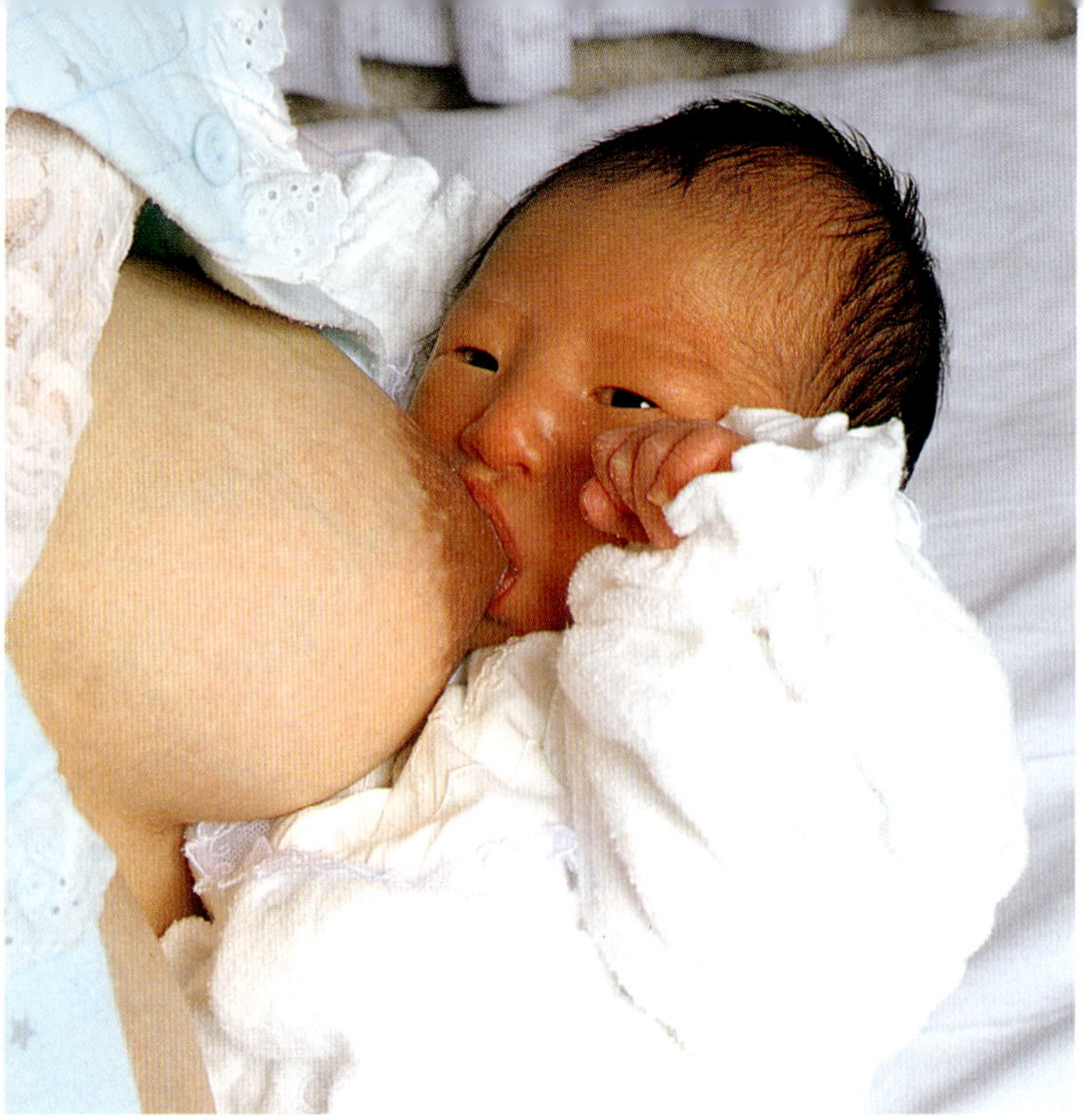
のどにゴクンゴクンと入っていきますか

養子の赤ちゃんにおっぱいを飲ませることのできたお母さん

母乳の分泌が止まってから、数週間、ときには数カ月経ってから、再び母乳育児を確立する過程を英語でリラクテーションといいます。

国際母乳連盟のメンバーの1人は赤ちゃんのアレルギー症状に悩んだ結果、母乳に再び戻す努力をしたところ、数週間後に母乳だけになったと報告しています。

その方法は赤ちゃんにただただひたすら吸わせることだけです。

そして、母乳だけになってから、悩まされていたアレルギー症状はすっかり消えてしまいました。

もっと、驚くことは、赤ちゃんを産んだことのない女性が、養子をもらい、その赤ちゃんに自分の乳首を何度も何度もあきらめることなく、吸わせたところ、母乳が出るようになったとのことです。完全な母乳育児とまではいかなくても、おっぱいで育てることができたのですから、おどろきですね。

この方々は国際母乳連盟のリラクテーションの話を聞いて始めたといいます。

赤ちゃんを産んだことのない女性でも、おっぱいを飲ませることができたのですから、赤ちゃんを産んだあなたなら、必ずや、出るはずです。

赤ちゃんとあなたのために、少し頑張ってみましょう。

この時期に心配になること、気がかりなこと

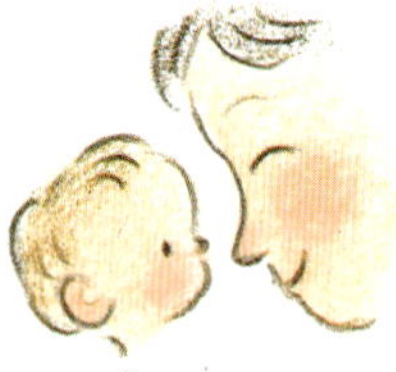

赤ちゃんが飲んでいるのかどうかよくわからない

●機嫌がよく、ぐっすり眠れば大丈夫

おっぱいが足りないのではないかという不安とも共通しますが、この心配も多くのお母さんがかかえているようです。

母乳には哺乳びんのような目盛りがありませんから、赤ちゃんがどのぐらい飲んだかはわかりません。赤ちゃんの様子、あなたがおっぱいを飲まれたときの体の感じで、満足しているか、いないかを判断しなければなりません。

飲んでいるかどうかは、一言でいえば元気で機嫌がよく、ぐっすりと2~3時間眠り、おしっこもたくさんしていれば心配ありません。リズムにのってくると、あなたの乳首をしごくようにして、ゴクンゴクンと飲んでいるのが感じられると思います。

●のどにゴクンゴクンと入っていきますか?

飲んでいるときの赤ちゃんの口とあごをみてください。飲むたびにおっぱいがのどにおし込まれていくような動きが、外からでもわかるでしょう。おいしそうに飲んでいるといった感じです。こうなればもう大丈夫。

30分ぐらいでおっぱいを欲しがるときでも、このように飲んでいればおっぱいは足りないのではありません。赤ちゃんの成長が著しくて、頻繁のおっぱいを要求している時期なのです。

●おっぱいには目盛りがありません

さて、人工乳のことを英語でフォーミュラということがあります。定量とか処方、または計測などという意味の言葉です。大変意味

深いことだと思います。哺乳びんにはいつも目盛りがついているのですから、お母さんはいつもその定量が気になると同時に数字をみて安心するのです。

でも、母乳の場合はそうではありませんね。「だから、母乳は心配なのよ……」と思っていますか。もし、あなたがこう思っていたら、今から「だから、母乳はいいのよ」と発想をかえてみてください。その理由は母乳はお母さんにとって数字が入ってくる余地がないので、赤ちゃんの体全体の様子で〝飲んでいるのかな、満足しているのかな……〟などと判断しなければならないからです。

●子育ては数字で判断できないことばかり。おっぱいが子育ての感覚を作ります

最初はちょっとわからないで不安があるかもしれません。でも、赤ちゃんを抱いたときの感じ、おっぱいを含ませたときの感じが毎日、同じではないことがわかると思います。多いときで1日に十数回。おっぱいを飲ませるために毎日毎日肌を直接、触れ合わなければなりません。

この積み重ねが、今後の子育てをしていく上でお母さんに大切なことを教えていってくれるのですね。

子育ては数字では判断できないことばかり。同じ38度の発熱でも、心配のない発熱か、治療を必要とする発熱かの判断は38度という数字では決められません。赤ちゃんの機嫌、元気、食欲など全体の様子をみてわかるのですね。同じようなことに、これからいろいろな場面でぶつかることでしょう。そのときのあなたの行動の下地、そして、いろいろと、わかっていく過程が母乳育児といってもいいかもしれません。

泣いたら、すぐに飲ませるのはよくないといわれたのですが

●要求をすべて聞き入れてあげることが大切

赤ちゃんは泣いて自分のしてほしいことを訴えます。自分1人の力で、お腹をいっぱいにすることもできず、動くこともできず、お尻がぬれても取りかえることができません。

お布団の中が暑くても、また、反対に寒くても、お布団の調節はできません。ベッドのそばのドアの開け閉めの音がうるさくても、〝ベッドを静かな所へ移動して……〟といえません。

寝ているだけの赤ちゃんだから大丈夫と、つい考えがちですが、赤ちゃんはこんなにしてほしいことを泣いて訴えているのですね。

赤ちゃんが欲しているものは赤ちゃんが生きる上で必要なこと、赤ちゃんの要求はすべて聞き入れてあげることがいいのです。

●泣いて困ったら、おっぱいを飲ませていいのです

では、どうすればいいのでしょうか。

泣いたら、おむつをみて、ぬれていなければおっぱいを含ませてください。赤ちゃんはお腹が空いていなければ、吸ったとしてもすぐ離してしまいます。

泣いたとき、すぐに抱っこしておっぱいな

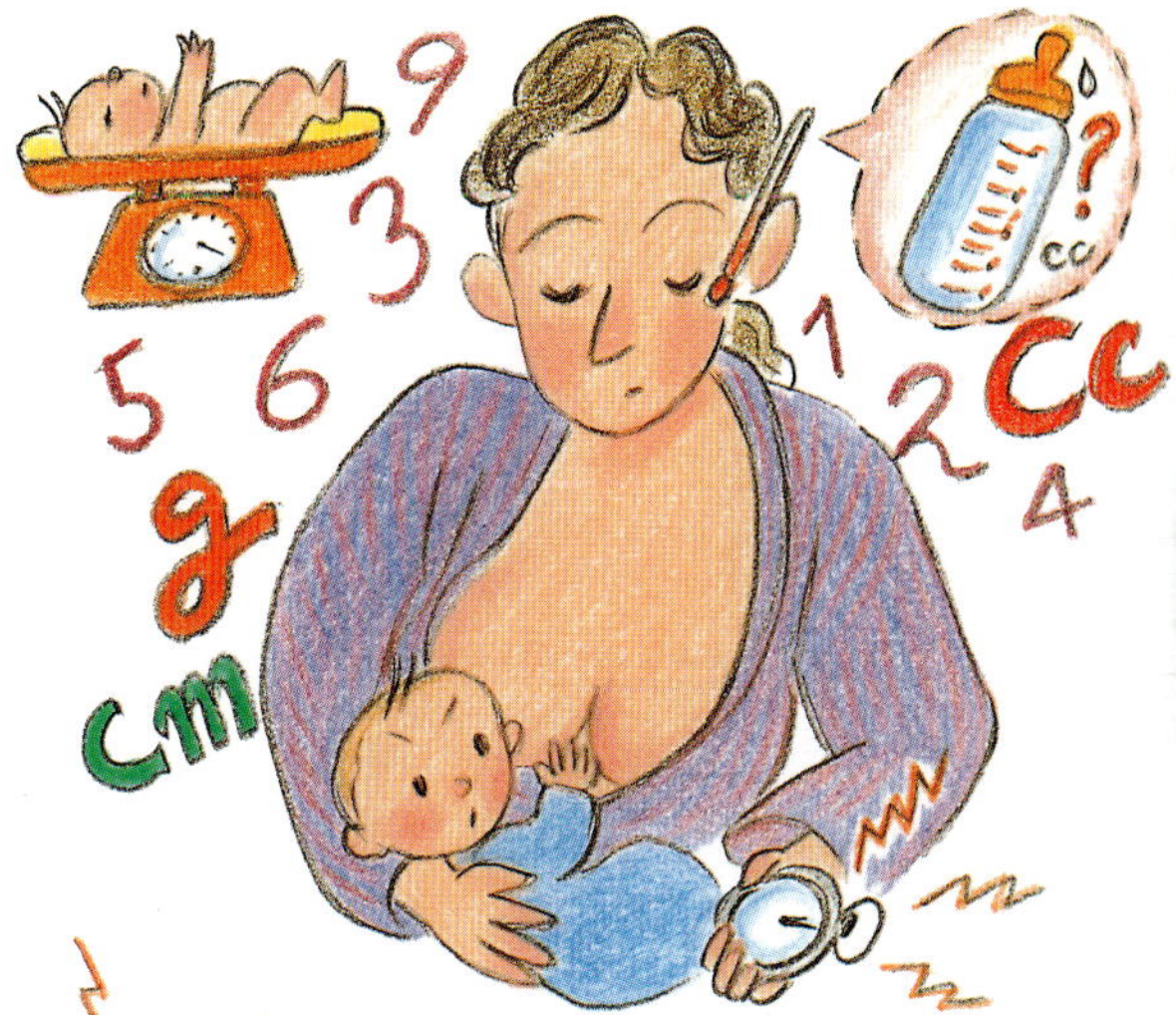

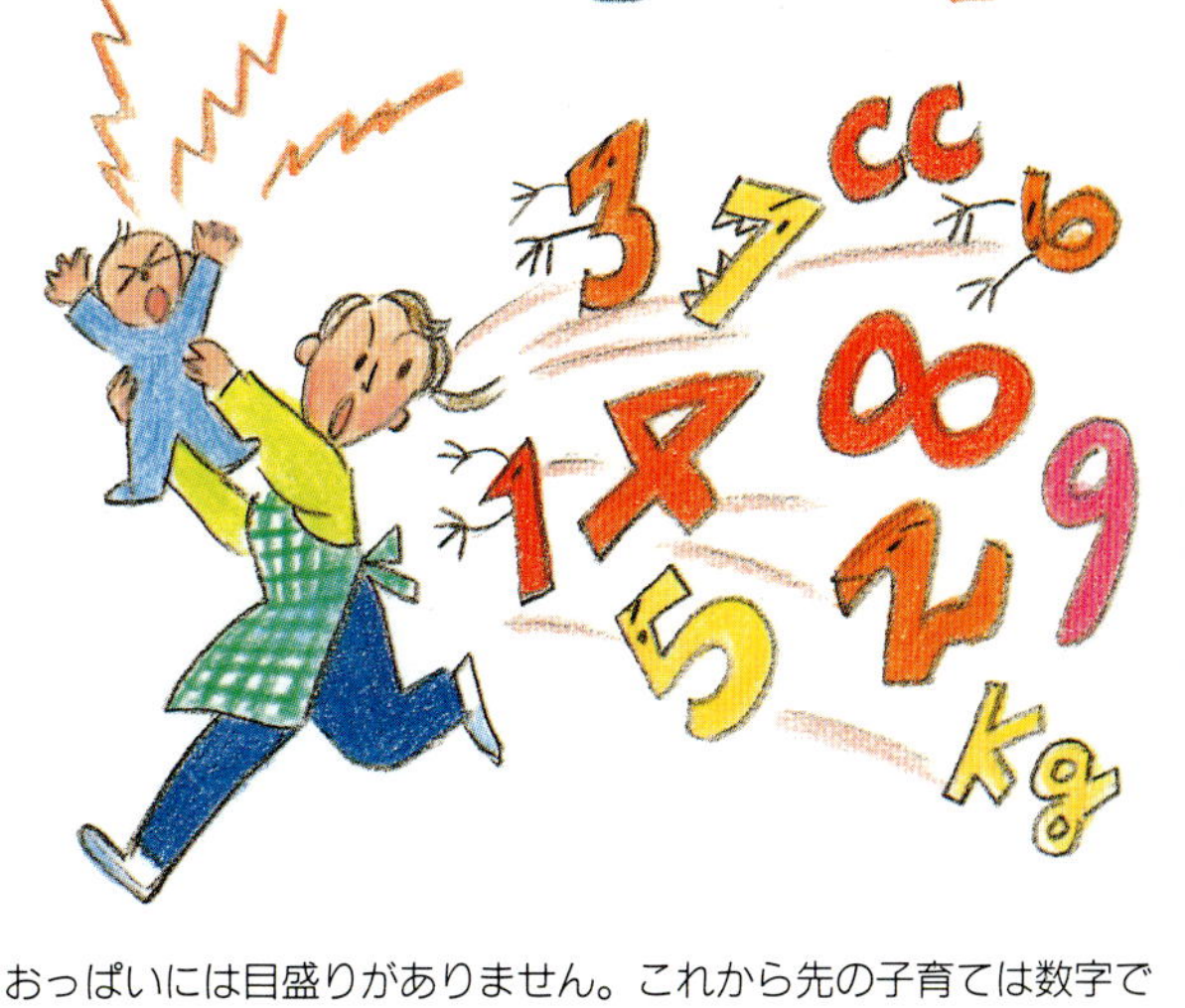

おっぱいには目盛りがありません。これから先の子育ては数字で判断できないことばかりです

どを飲ませたら、甘えぐせがつくという人がいます。泣いてもしばらくは放っておいてもよいという人もいます。

全く反対です。自分1人で何もできないときに、してほしいことがあるのに放っておかれたら、どんな気持ちでしょうか。もし、あなたがそんな立場だったらどうでしょうか。お腹が空いた、痛い、寒い、お尻を取りかえて……などという〝生きるための要求〟を放っておかれたら、あきらめ、周りの人たちへの不信、そしてそれらがつづいたら、心は固く閉ざしてしまうことになります。

赤ちゃんも同じです。困ったとき、してほしいときにいつでもそれに応えてくれるお母さんがいる。それもおいしくて、お腹をいっぱいにしてくれるおっぱいを持ったお母さんの存在だから、安心するのですね。

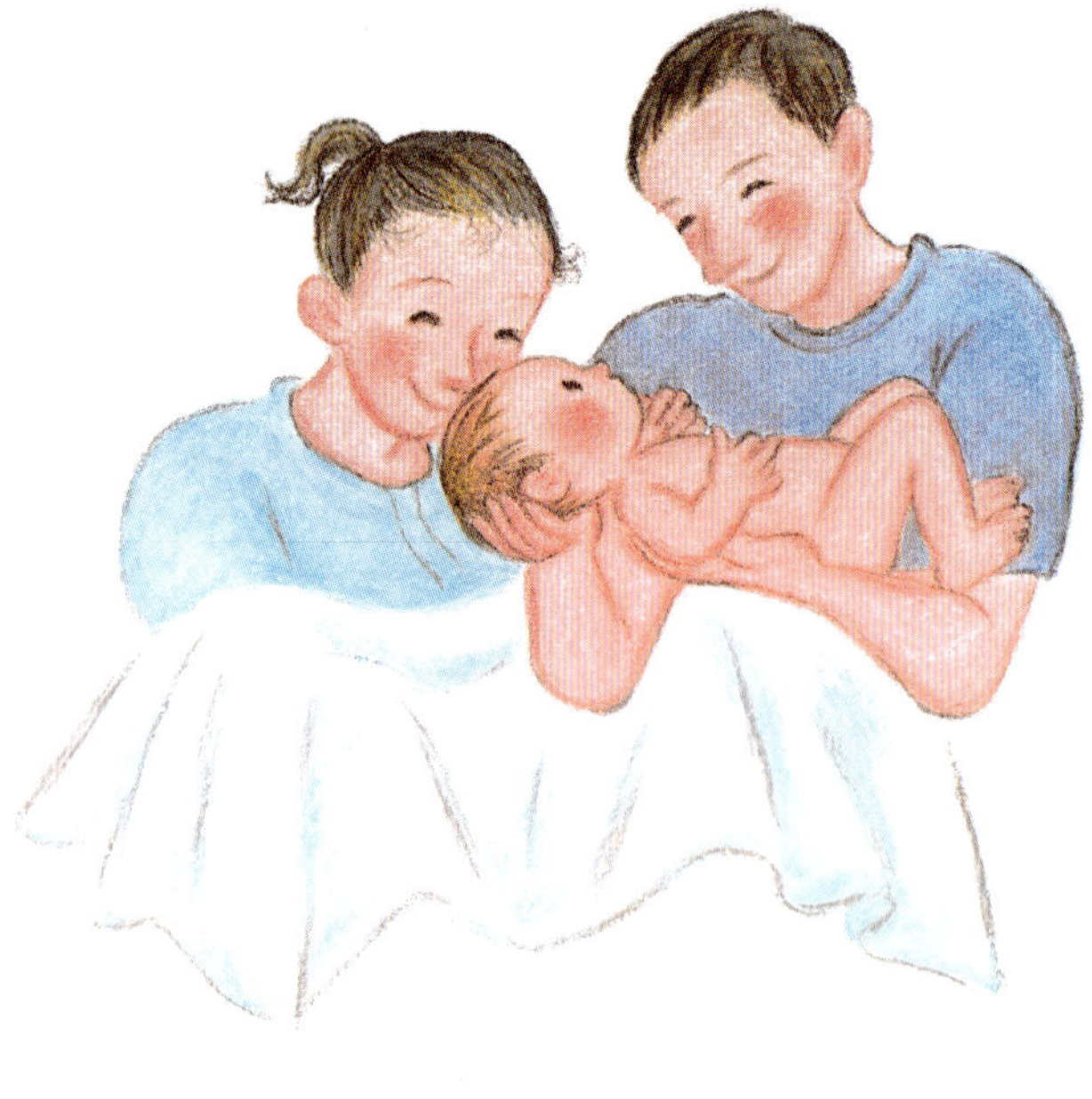

「抱っこ」はお母さんと赤ちゃんにとって必要なことですし、自然なこと。抱きぐせはないのですから、どんどん抱っこしましょう

こう、お話ししますと、「えっ？ 私、そんなに赤ちゃんのことがわかる母親になんかなれないわ」、「そんなこと、考えたら、ノイローゼになっちゃう」、「子育てってイヤだ」なんて、言葉が返ってくるかもしれません。

●おむつをみて、抱っこ。そしておっぱい

赤ちゃんが泣くたびに、じっと耳をすまして、「これは何を欲しているのかな？」なんて考えてたら、確かに疲れてしまいます。でも、安心してください。出産して、おっぱいを飲ませているあなたなら、体の中から出てくるホルモンがきちんとセンサーを作ってくれるのですから。

まず、おむつをみて、抱っこ。そして、おっぱいとすれば、あなたも赤ちゃんも心が落ちつきます。そうしてから、次のことを考えたっていいわけですから。

赤ちゃん時代は、充分に甘えさせることが人を信頼する心の基礎を作るのです。

赤ちゃんが生きていくのに〝抱っこ〟は必要なこと

●〝抱きぐせがつくからいけない〟は間違った考えだということがわかりました

〝抱きぐせがつく〟というのはいつごろからいわれ始めたのでしょうか。

戦後、欧米文化が洪水のようにわが国におしよせたとき、この国にいっしょに入ってきたようです。欧米では小さな赤ちゃんのときから母子は別室で寝ます。一定の時間がくるまでは泣いても戸を開けないと徹底している方法もあるほどでした。このようにして小さいときから独立心を養うのだということがいわれてきたので、泣いたら抱っこをするのは甘えてしまい、すぐに抱っこしてほしいとくせがつくという考えでした。

しかし、最近になってこんな考え方、やり方は間違っているということがわかってきたのです。母子関係に関する学問や心理学の発展につれて、子どもたちが自立するためにはつき放すことではなくて、逆にしっかりと抱きとめることこそ大切だということがわかってきたのです。

●泣いている赤ちゃんを放っておくことはできないもの

日本では昔から〝抱きぐせ〟などという言葉はありませんでした。というのは泣いている赤ちゃんを抱っこしてあやしたり、おんぶしたり安心させてあげることは当たり前のことだったのです。

赤ちゃんを産んだ女性の体はわが子が泣いているのを放っておくことはできない仕組みになっているのです。

本能的に抱いてあげたい、という気持ちが起こっているのですが、〝抱きぐせ〟ということが頭にちらつくと、悩んでしまうのですね（もちろん、赤ちゃんを産まない人だって泣いている赤ちゃんを放っておくことはできませんよ。この点は誤解しないでくださいね）。

●抱っこは母と子双方にとても自然なこと

赤ちゃんは抱いてもらいたい、そしてお母さんは抱っこしたい、この2人の気持ち、要求が合っているのですから、合わせてよいのです。無理におさえつけるのは不自然です。

不自然なことはどこかにひずみを生みます。今までの育児書の中には〝抱きぐせがつくから……〟と書かれているのもありますので、お母さん方が迷うのも無理からぬことですね。でも、これからはもう迷うことなく抱っこしてください。

●しっかりと抱っこされて育った赤ちゃんは心が落ちついています

泣いたら抱っこでは、私が疲れてしまう、何にもできない――これは〝抱きぐせがつくから〟という理由の1つにされますが、子育ての期間で抱っこするのはわずかな時です。おすわりができるようになれば1人で遊ぶ時間も出てきますし、お母さんが1日中抱っこしようとしても、赤ちゃんは嫌がります。

しっかりと抱っこされて育った赤ちゃんは安心感があるのか、少し大きくなっても、どこか落ちついています。そして、待つことができるような子どもへと育っていきます。

赤ちゃん時代の抱っこは、お母さんへの信頼を作りあげ、それを土台にして、人間への信頼を作りあげるのです。

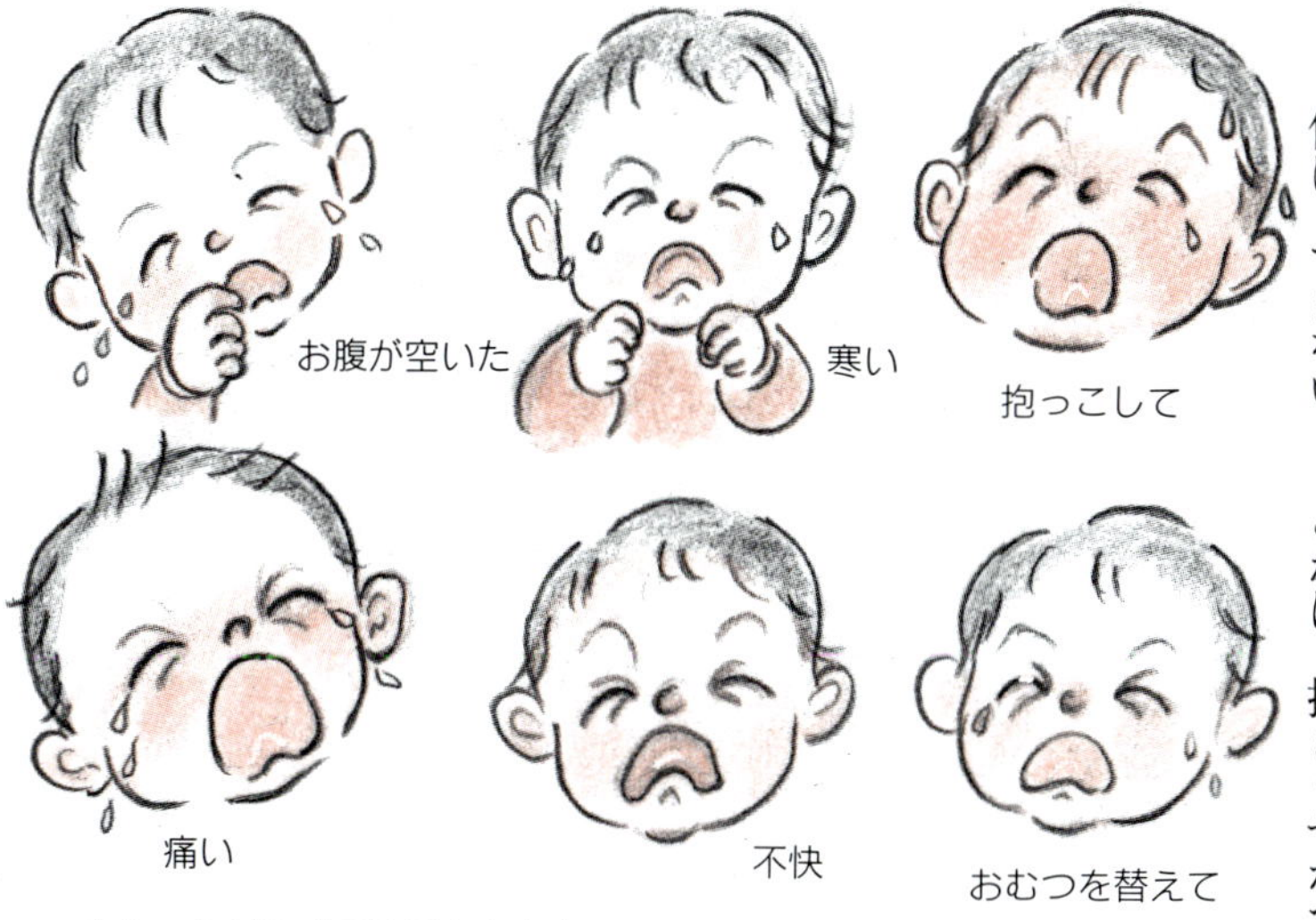

抱っこして
寒い
お腹が空いた
おむつを替えて
不快
痛い

赤ちゃんが泣くのはこんなとき

抱っこしても泣きやまなくて困ってしまうとき

●お母さんが緊張して抱くと、赤ちゃんは不安です

おむつもぬれていない、おっぱいも飲ませたばかりで、抱っこしても泣きやまないときには、お母さんは途方にくれてしまいます。

そんなとき、おばあちゃんや育児になれた人が抱くと、ピタッと泣きやむことがあります。

こんなときのお母さんの心の中は〝うまく抱けるかしら、落とさないかしら……〟という不安感でいっぱいのことが多いもの。その不安感が赤ちゃんに伝わって、赤ちゃんまで不安になって泣いてしまうのでしょうか。

また、落とさないようにと赤ちゃんをギュッと抱いてしまうので、きゅうくつになったり、苦しくて泣くことも多いようです。

〝ウソみたい、本当かしら?〟と思われるかもしれませんが、お母さんに全面的に依存して、生きていかなければならない赤ちゃんにとっては、当たり前のことかもしれません。

お母さんだって同じだと思います。ご主人に何か心配ごとがありそうな素振りが感じられたときには、あなた自身が不安になることでしょう。おとなのあなたは、その不安感を解消する手だてを持っていますから大丈夫ですが、赤ちゃんはそうはいきません。

●赤ちゃんの要求のサインが〝泣くこと〟

こんな小さな赤ちゃんだから、まだ何にもわからないはずだと思われがちです。しかし、よーく観察すればするほど、赤ちゃんて、ずいぶん、いろいろなことがわかっているのだなあと感心します。赤ちゃんの出すサインは体中からですが、私たちに一番わかりやすく欲求を伝えてくれるのはやはり〝泣き声〟です。

お腹が空いた、寒い、暑い、痛い、不快、抱っこしてほしい……と、赤ちゃんがしてほしいことを、その泣き方の違いでサインとするのです。最初から完璧にこの違いがわかるお母さんなんてほとんどいませんが、おっぱいを飲ませているうちに、何となくわかってくるから不思議です。

●だれもが始めからわかるわけではありません

「私、泣き声を聞きわけられなくて……」とか「母親失格かしら……」などと、思う必要は全くありません。お母さんが自覚ができなくても、ほかからお母さんの行動をみていると、結構、赤ちゃんの泣き声を聞きわけた行動をしているものです。

だれもが、始めから泣き声を聞きわけることができるわけではないこと。お母さんが自分で意識していなくても、赤ちゃんの要求に応えていることを知っていれば、あまり、悩むこともないと思います。

わからなかったら、まず、赤ちゃんに「さぁ、何をしてほしいの」とゆっくり話しかけてみます。そうすると、お母さんの心も落ちついてきます。

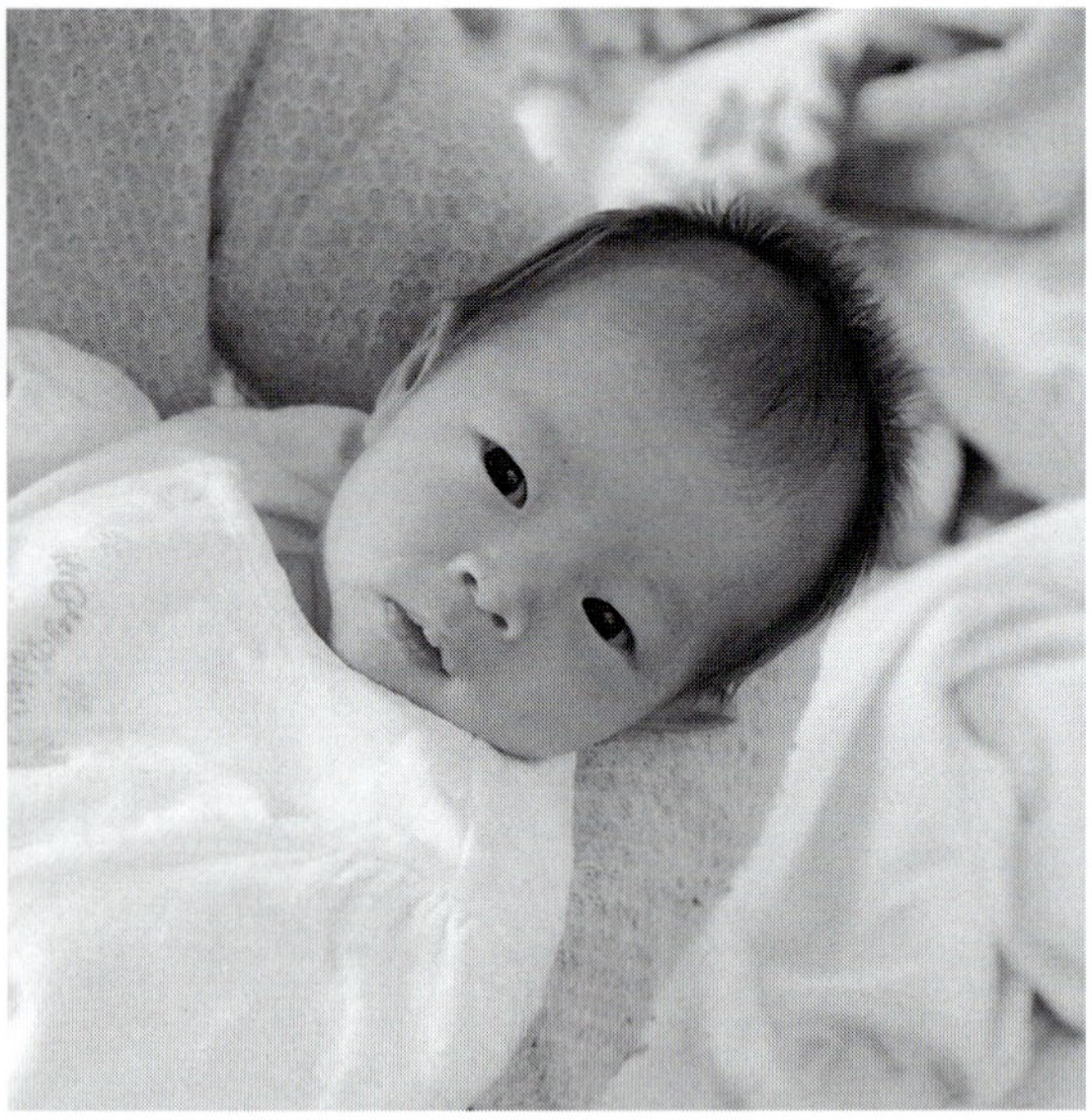
「さぁ、何をしてほしいの?」と話しかけてみましょう

2〜3時間おきの授乳なんて私にできるかしら?

●あなたの心配ごとはどんなことですか

赤ちゃんはおっぱいで育てたいけれど、2〜3時間おきに飲ませるのは疲れる、夜の授乳が疲れる……という声を聞きます。このあなたの体が疲れるという気持ち、もう少し、どんなことなのか考えていってみましょう。

今、おっぱいを飲ませているあなたが、もしこのように感じているとしたら、57頁・120頁を読んでみてください。

おっぱいを飲ませることは赤ちゃんにとってよいことはもちろんですが、あなたの心や体によい影響を与えるのです。

2〜3時間おきに、また、1時間おきということもあるかもしれません。そんなとき、あなたの心の中にはどんなことが出てきますか。

「私の時間がない」「こんなに頻繁に飲ませる」「あーあ、ほかに何にもできやしない……」という気持ちですか。「いくら母乳がよいとはいっても、こんな状態では、この先どうなるのかしら……」と思うこともあるかもしれません。

●今、あなたがやらねばならないことは"おっぱい"です

この時期はお手伝いをしてくださる方がいらっしゃると思いますので、赤ちゃんの世話以外は、実母なりお姑さんに家事をやっていただきましょう。あなたが、今、しなければならないことは、赤ちゃんの要求に応えておっぱいを飲ませることなのです。あなたの時間というのはもう少し後でいくらでもあります。

この時期の授乳がもし疲れるとしたら、授乳による疲れではありません。というのは、お母さんの生理面からみれば、健康回復に役立っているのですから。

もし、疲れるとしたら、ほかに心配ごとがあったりで、おっぱいを飲ませることに集中できないからではないでしょうか。

●母乳育児は必ずや幸せを運びます

仮につらいこと、心配なことがあっても、おっぱいを飲ませている間は、不思議と心が安らぐものです。

つらい、イヤだというところに気が向くと、そのことばかりに目がいってしまいます。まだ、リズムにのっていないときには、ちょっと大変かもしれませんが、赤ちゃんの満足した顔をみて、きっと元気に育つだろうとよいことを考えてくださいね。

人間というのは、イヤなことがずっと続くと思うと我慢はできないもの。

このおっぱい育児があなたに幸せを運んでくれると思えれば、ちょっとのつらさも飛んでしまいます。

赤ちゃんと同じリズムで寝て、生活すること、どんどん飲ませること——これが楽しい母乳育児への第一歩なのです。

乳首が痛くて飲ませられないときにはどうしたらよいのですか

●飲ませながら治します

この時期になっても、赤ちゃんの強い吸う

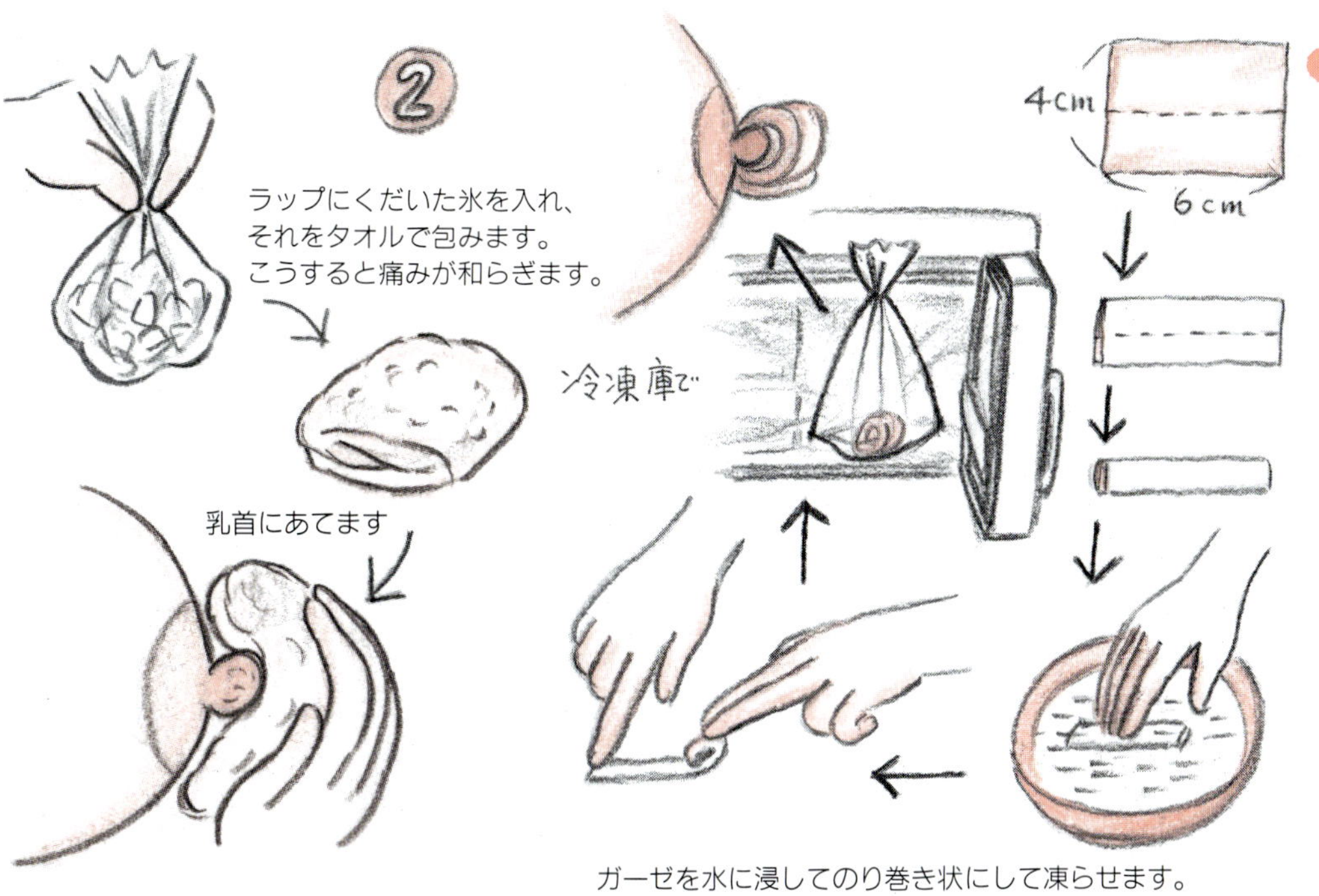

2
ラップにくだいた氷を入れ、
それをタオルで包みます。
こうすると痛みが和らぎます。
乳首にあてます
冷凍庫で
4cm
6cm

ガーゼを水に浸してのり巻き状にして凍らせます。
これを授乳のときに乳首を巻きます

力に乳首の皮膚が負けて、切れたり、水疱ができてしまうことがあります。

この乳首の切れやヒビ割れができると、とても痛くて、しばらく触れないでほしいと思うほどですが、赤ちゃんは待ったなし。2時間おき、3時間おきに吸われるのですから、治るひまもない感じです。

ヒビ割れ、切れ、水疱などの乳首のトラブルの原因は乳首がかたかったり、乳管がつまっていたり、また、急に飲む回数が増えたときに起こりやすくなります。

母乳の成分にはこの傷口を治す力もあるのですから、ちょっと痛いかもしれませんが、飲ませ続けます。だいたいは、数日で治ります。痛みがあるからと飲ませないでいても、おっぱいはどんどん作られてきます。

●少ししぼってから飲ませ、授乳時間もなるべく短く

切れたり、ひび割れたりしているときに、おっぱいが張ってくると、乳首もかたくなり、ますます痛みが増してきます。その状態で赤ちゃんに吸われると、もう大変です。

痛みが強いときには、少し手でしぼってから飲ませると、少しは楽になります。

また、1回の授乳時間はなるべく短くします。長く吸わせていると、乳首の皮膚がふやけて、また切れるということになり、治りが遅くなります。5分ぐらいできりあげて、もう片方の乳房を含ませます。飲ませていないほうの乳首は空気にさらしておきます。

左右1回ずつ飲ませても、赤ちゃんが満足しないときには、さらにまた飲ませるというように回数を増やします。このようなやり方は赤ちゃんが満足しないうちに、乳首から離してしまうわけですから、必ず、赤ちゃんに「お母さんの乳首が切れて痛いから、少しずつ飲んでね」などと話しかけてあげてくださいね。

●ガーゼを冷凍して、授乳の前に乳首を包んで冷やしてから飲ませます

非常に痛いときには、冷凍ガーゼ（ガーゼに水を浸してかたくしぼり、のり巻きのように丸めて製氷室で凍らせます）を作り、授乳のとき、ガーゼを巻き戻した状態で乳首の先を包んで冷やします。または、くだいた氷をラップに包み、その上からタオルで包み、乳首に当てます。これを授乳直前にします。すると、おっぱいを飲ませたときに痛みません。冷えた状態だと痛みをあまり感じずにすむのです。

●痛みが我慢できないときには、医師に軟膏をもらいましょう

赤ちゃんに飲ませ続けたほうがよいとわかっていても、吸われるたびの痛みはピリピリ。どうしても痛くて我慢ができないときには医師の診療を受けて、赤ちゃんに影響の少ない軟膏をつけてもよいでしょう。〝痛みがなくなるまで我慢するなんてあんまりだわ〟なんて考えていらっしゃる方もいるかもしれませんね。これはお母さんの痛みを無視したり、無理なことをいっているのではなく、母乳の中には乳首の傷を治す役目の成分が入っているからです。

ほとんどは3～4日で治ります。むやみに我慢しなさいといっているのではないことがわかれば、ほんの少しの辛抱で治ることも理解できることと思います。

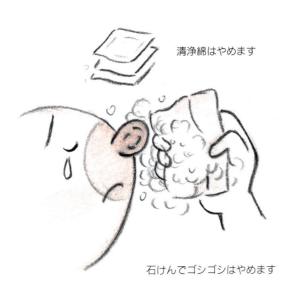

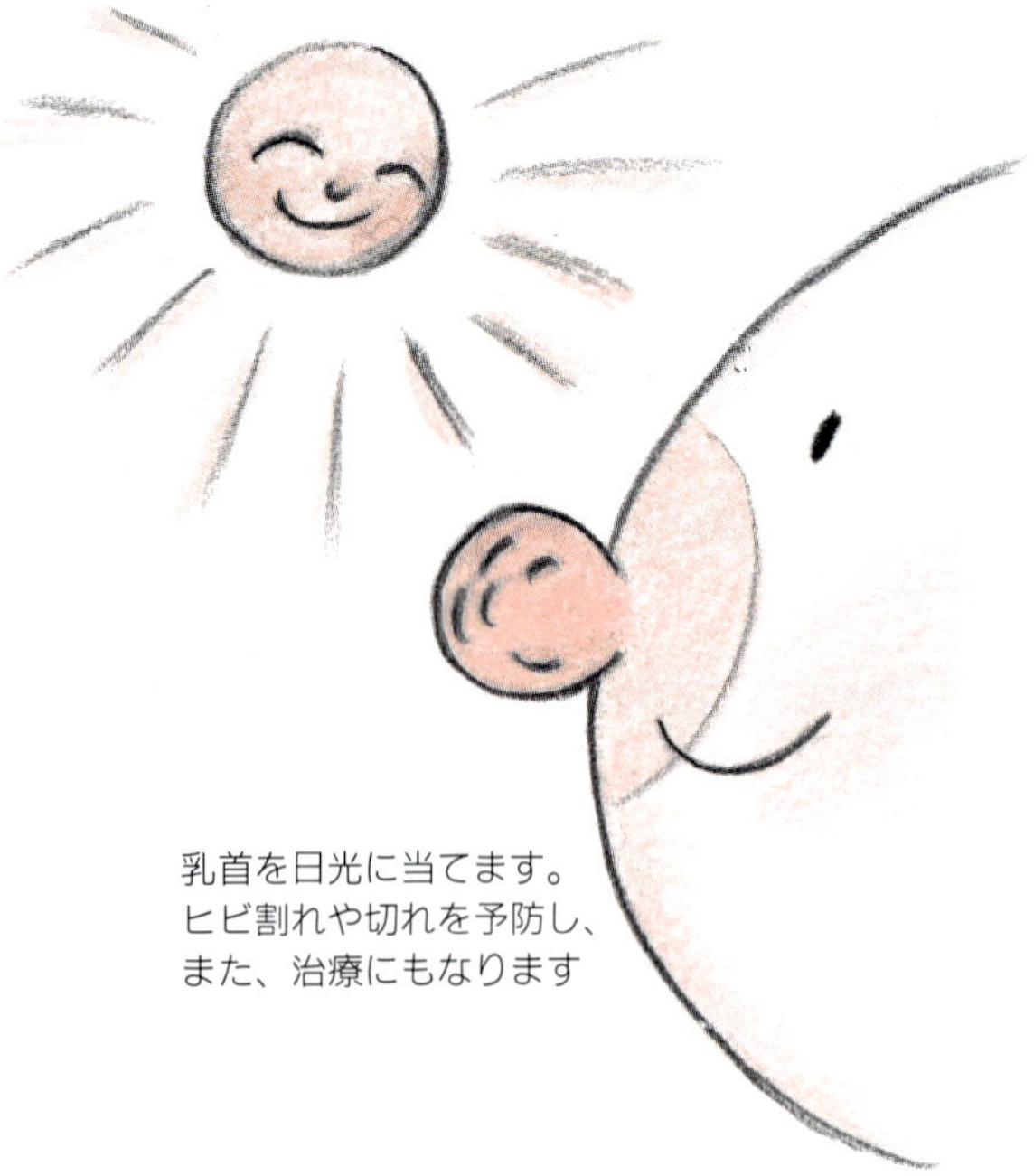

清浄綿はやめます
石けんでゴシゴシはやめます

乳首を日光に当てます。
ヒビ割れや切れを予防し、
また、治療にもなります

でも、決して、おっぱいをやめないでくださいね。

乳首が痛むとき　41頁

●乳首を日光に当ててください　予防と治療にとても効果的です

乳首が切れたときに最も効果があるのは、乳頭、乳輪部を直射日光に当てて、皮膚を強くすることです。授乳のあと、日光に当ててください。1日数回、2～3日するとよくなります。

しかも、この直射日光浴は乳頭の先が切れたりヒビが入ったりするのを予防することもできるし、また治療することもできる、非常に有効な方法です。

ときどきやってください。

小さいヒビ割れができてヒリヒリするときは、清浄綿を使っていないか、お風呂で石けんをつけてゴシゴシ乳首を洗いすぎていないか、まず、考えてみてください。こうすると乳首を保護している成分が洗い流されてしまい、皮膚が弱くなるのです。

また、ブラジャーは授乳用のものでも、どうしても、乳首がむれてしまい切れやすくなりますので、純綿で作った乳帯にするとよいと思います。

●乳帯を作りましょう

おむつ用のさらしの布で作ります。大きさは、自分の体に合わせますが、正確でなくても大丈夫。

また、薬局でも売っています。

乳帯を作りましょう

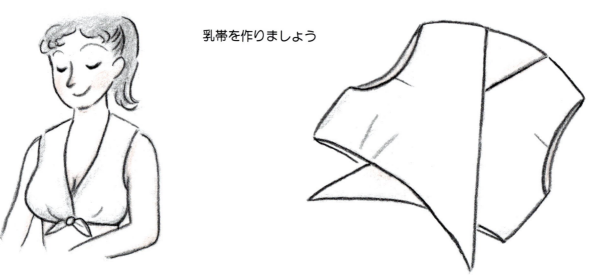

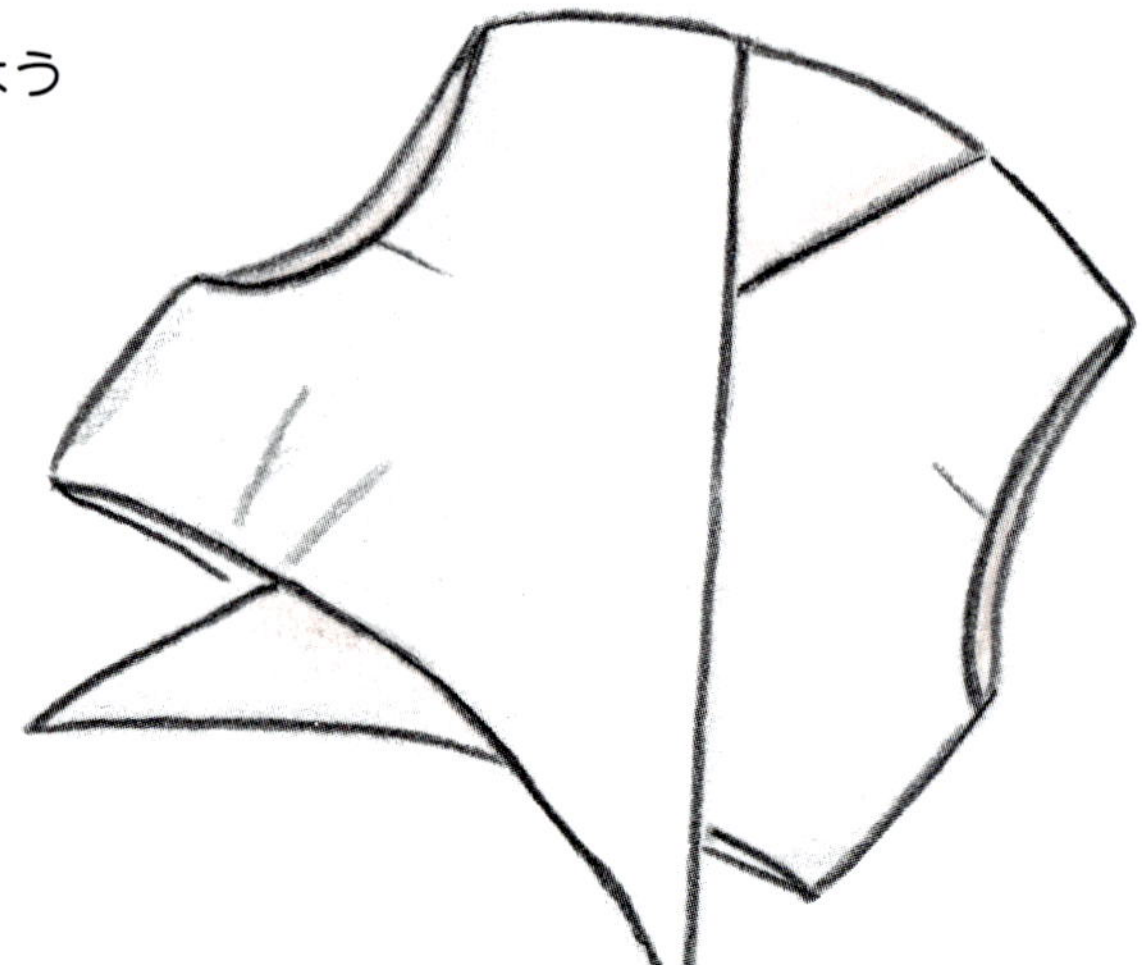

1カ月すぎて100日(3カ月)ごろまで

欲しがったら どんどん飲ませましょう

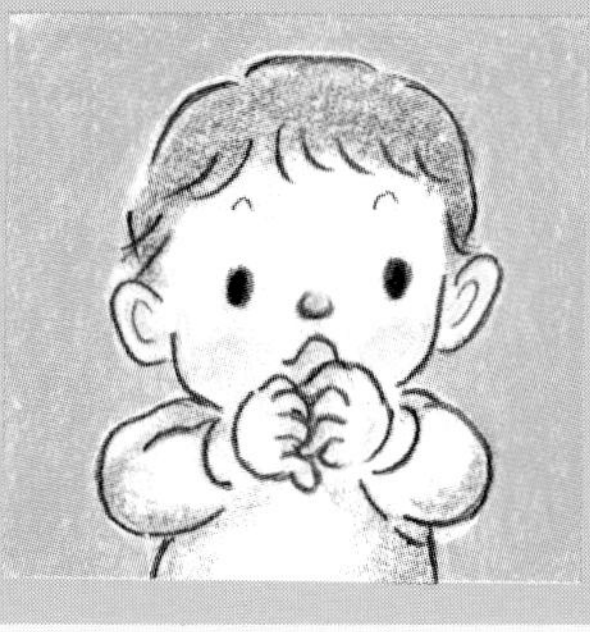

●おっぱいを飲ませていると、とても幸せな気分。こんな気持ちになってくれれば、もう心配はいりません。

●ぐっすり眠っているかと思うと、1時間おきぐらいにおっぱいを欲しがったりします。

●赤ちゃんがグーンと成長するときには、おっぱいの回数も増えます。

●母乳不足と間違えないようにしてくださいね。

このころの赤ちゃんの心と体 おっぱい大好きで、グングン成長

目をみつめながらあやすとほほえんできます

生まれてから、まだ1カ月しか経っていないのに、赤ちゃんは、あなたの家庭にずっと以前からいるような感じではないでしょうか。すっかり家族の一員です。

少しずつ目を覚ましている時間も長くなり、じっと動くものを、みつめるような仕草もしていることでしょう。あなたが抱っこして、目をみつめながら、声をかけてあげると、ニコッと笑うことがあるかもしれません。お母さんの声は赤ちゃんにはしっかりとわかるのです。お腹の中にいるときから聞いている大好きな声なのですから。

赤ちゃんは人工的な音は嫌いです。例えばビニール袋のカサカサ、掃除機のガーという音などは、眠っていても眉をしかめます。心地よい音、不快な音をもう区別しているのです。

首がすわると抱っこも楽。おっぱいを飲ませやすくなります

2カ月近くになり、うつぶせにすると、ほんの少し首を持ちあげる赤ちゃんもいるかもしれません。しかし、まだまだ首はすわっていませんが、3カ月近くなると首も少しずつすわってきて、抱きやすくなることでしょう。

昼間の目覚めの時間が多くなり、時には、寝かせられているのがイヤで、抱っこをとても喜ぶこともあります。ベッドの中から見る景色だけではあきてしまい、他のものも見たいのではないでしょうか。

お母さんやお父さんが抱っこして話しかけると、時にはアーウーなどとまるで語りかけに応えているようなこともあるかもしれませんね。

時々、赤ちゃんの睡眠時間について心配されるお母さんがおりますが、多少の時間差はあっても、赤ちゃんに睡眠不足はありません。眠ければ、どんな状態だって眠ってしまいます。機嫌もよく、体重も順調に増えていれば、睡眠不足の心配は全くありません。

指しゃぶりは成長のワンステップ、とめてはいけません

赤ちゃんはそろそろ指しゃぶりを始めます。まず、親指、そして時にはこぶしまでしゃぶっている赤ちゃんも見かけます。赤ちゃんは口でなめて、しゃぶって、感触を確かめ、形や

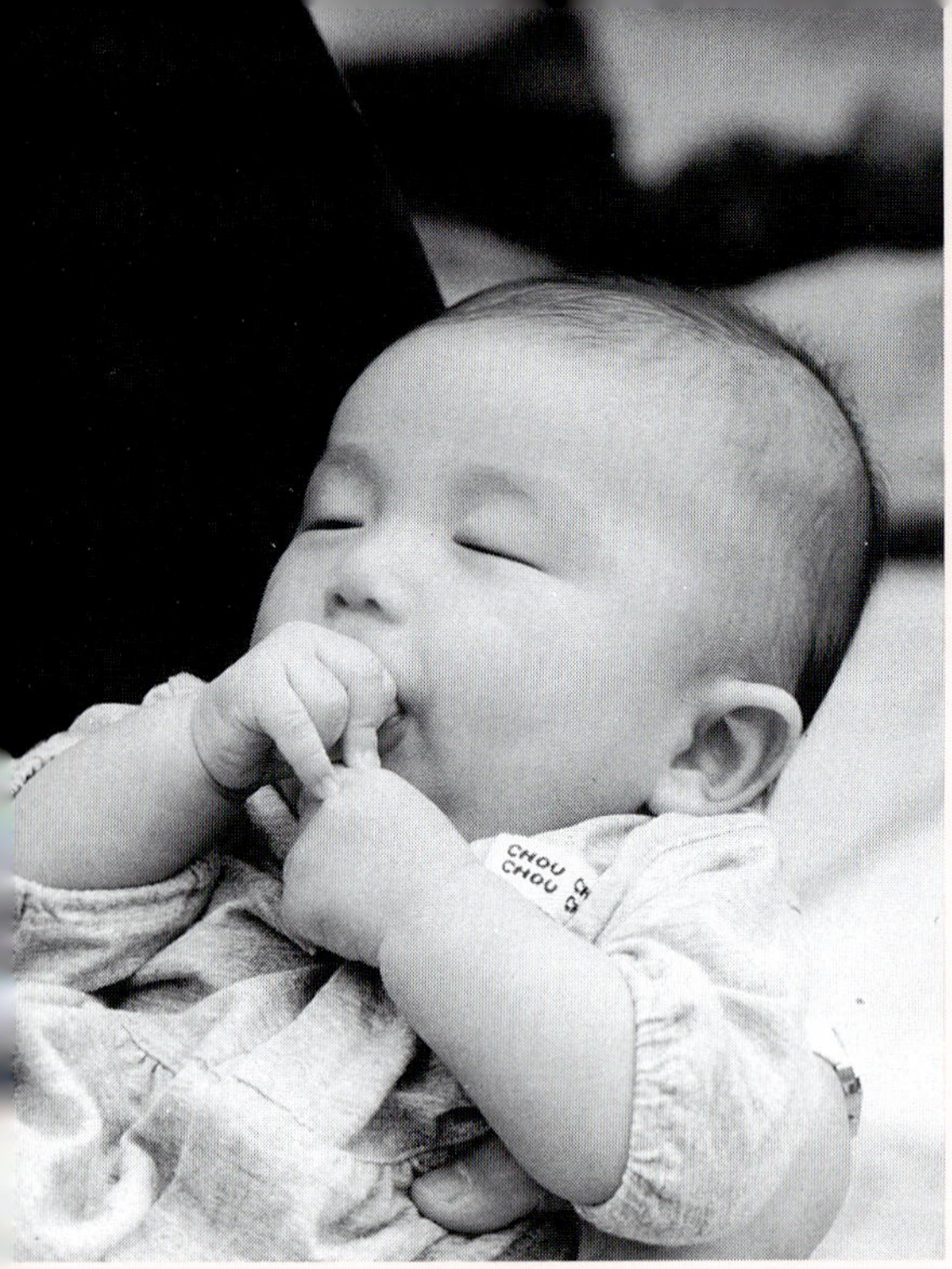

指しゃぶりは成長のワンステップ。とめないで

状態を認識していく行動をしているのです。お母さんの乳首を充分にしゃぶって、次は自分の指ということでしょうか。もっとも、お腹の中で指しゃぶりをしてる赤ちゃんもいますから、どちらが先ということではないかもしれませんが……。

お母さん方の頭の中には〝指しゃぶり＝いけないこと〟という図式があるのか、「やめてね」と口から、はずそうとします。でも、この時期の指しゃぶりは赤ちゃんの成長にとってとても大切なこと。決して禁止しないでくださいね。よだれが出てきても、いいのです。ガーゼで拭いてあげてください。

赤ちゃんが元気で、機嫌がよければ、おっぱいは順調です

赤ちゃんの体重の増えは気になるところですが、母乳育児が軌道にのると、どういうわけか、いろいろ気にならなくなります。

育児書には1カ月児、2カ月児の体重が、書かれていますが、気にしないでください。

というのも、この数字は、母乳の赤ちゃんも混合栄養の赤ちゃんも人工乳の赤ちゃんも全部いっしょにしてはじき出された平均値ですから、母乳の赤ちゃんにとってはあまりありがたくない数値です。医療関係者が目安にするもので、お母さん方がいろいろわが子の体重を照らし合わせて一喜一憂する必要はありません。

大昔の体重計のない時代から、おっぱいだけで、順調に育ててきたのですからね。

赤ちゃんの成長には区切りはありませんが、成長の節目はいくつかありますので、それらを目安に考えてください。

最初の節目は1カ月。

赤ちゃんとお母さんのおっぱいのリズムができあがり（もちろん、できあがらないカップルもいますので、私はダメなのかしらと悲観しないでください）、新生児期を無事にすごすことができれば、次の節目は3カ月です。首がすわり始めるころです。昔から100日経てば一安心といわれたのも、意味のあることです。

このころのお母さんの心と体

おっぱいがあなたを〝母親〟に

おっぱいを飲ませていると実感してくる〝母親〟意識

家に帰ってから無我夢中ですごした3週間だったと思います。泣いてはおっぱい、おっぱいを飲ませてネンネしたかなと、ホッとする間もなくおっぱい……という生活だったことでしょう。出産したことがまるで、遠い昔のことのように感じるかもしれません。

私に育てられるかしらと不安だったあなたも、おっぱいを飲ませているうちに〝ああ母親になったのだわ〟とジワーと広がってきていることと思います。母乳を飲ませていることが、このような心を作りあげているのです。

いつの間にか母親らしくなっていくあなたの心と体

さて、1カ月から100日ごろまでの間、お母さんの体や心は、赤ちゃんにおっぱいを飲ませていることによって、どんどん母らしくなってきます。心もお母さんらしくなってきています。

〝私、お母さんの姿になんかなりたくないなあ〟と心の中でチラッと思っていても、いつ

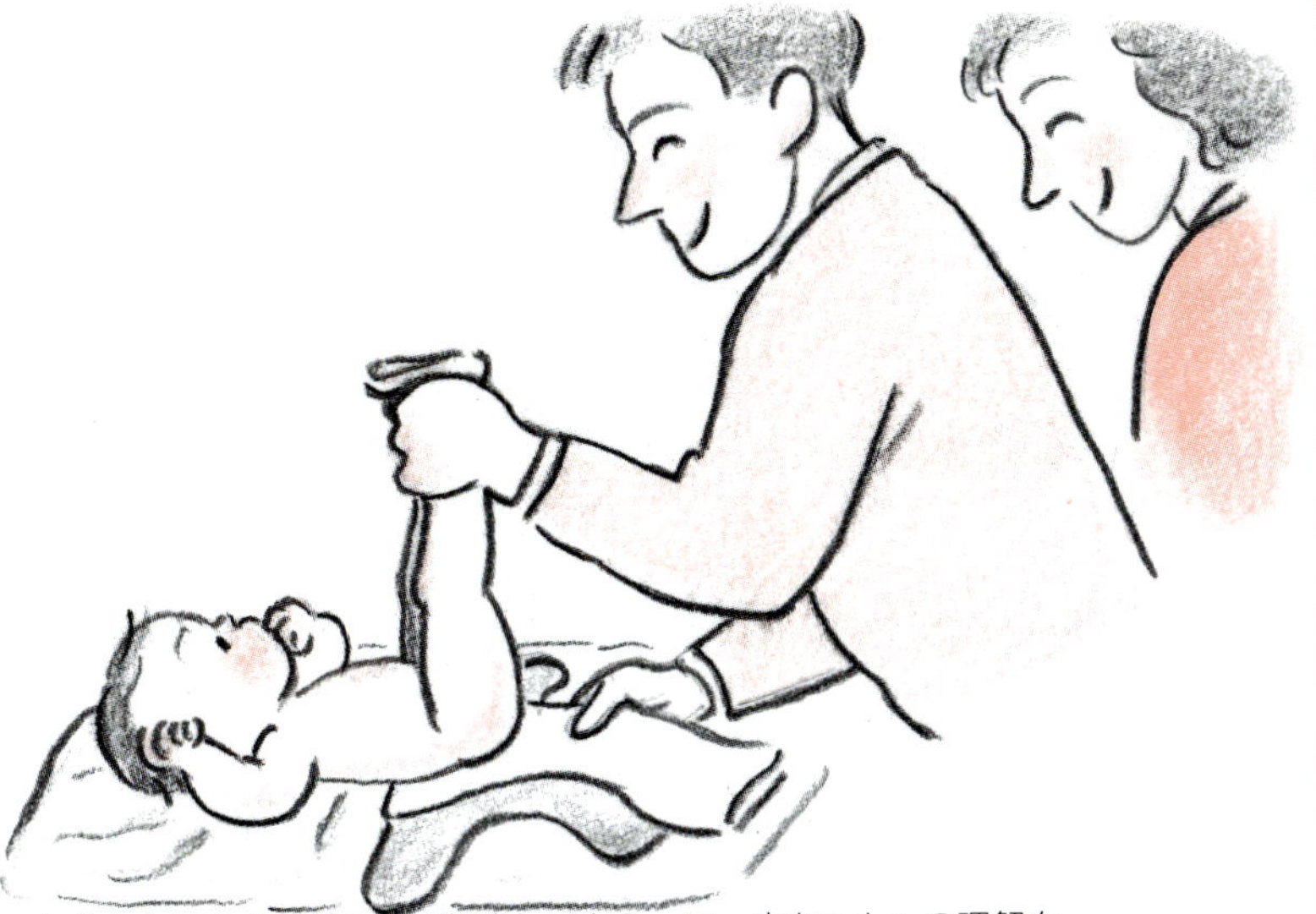

お父さんにおむつ替えなど担当してもらって、赤ちゃんへの理解を深めることが、夫婦のきずなを強めます

の間にか赤ちゃんを抱っこすることの心地よさを感じるお母さんになっているでしょう。

〝わが子に自分のおっぱいを飲ませるという人間としての自然な行動〟が力となって、あなたを心身共に母親へと変えてくれるのです。

おっぱいを飲ませていると性への関心が薄れます ご主人にいたわりの気持ちを

1カ月健診でお母さんの体に異常がなければ、安心して妊娠前の生活に戻ることができます。ご主人とのセックスも医師の許可があればよいでしょう。しかし、赤ちゃんのことが気になったりで、積極的になれない場合が多いものです。

お母さんは赤ちゃんにおっぱいを飲ませていますと、ある意味で快感があり、性のことに関心が薄くなります。

一方、ご主人は、出産前から、禁欲生活を強いられるわけですから、その差は大きくなってしまいます。出産に立ち会うことのできたご主人ですと、何とか理解できることが多いのですが、出産前から里帰りしていた場合など、どうしても実感が少ないので、産後の母体への配慮を持ちにくいこともあるようです。体の回復は何から何まで妊娠前の状態と同じになるわけではないことを、ご主人に話をすることも大切です。

母乳と性など関係ないのではと思われがちですが、そうではありません。出産後の夫婦のいさかいはおっぱいの出に影響してくるのです。このようなことは残念ながら育児書にはあまり説明してありませんね。この時期、新米お母さん、お父さんには初めての経験ばかりですから、とまどうこと、悩むことも多いと思いますが、お互いの心と体を理解するための努力をしてください。

とてものどが渇きます 清涼飲料やジュースなどはやめて、麦茶や番茶に

赤ちゃんがグングンおっぱいを飲んでいるなと感じるようになると、お母さんはのどの渇きや空腹感を覚えるようになります。特に夏場はのどが渇きやすいので、水分の補給をしましょう。ただし、ジュース類や清涼飲料を多くとるのはよくありません。麦茶を作って冷蔵庫に入れておいてください。

また、授乳中の空腹感は、ときには、かなり激しいこともあります。あるお母さんは「赤ちゃんが、私の体から何かをむしりとっている感じで、すごくお腹が空きました。つい甘いものを食べたくなるので、小さなおにぎりやサンドイッチを作っておきました」と語っていました。

赤ちゃんが頻繁に飲むとき、お腹が空きます

赤ちゃんが頻繁におっぱいを吸うとき、また飲み方がグングンとなったときなどは、やはりかなりのお母さんが空腹感を味わいます。このような状態は赤ちゃんが急成長するときですから、お母さんもお腹が空くことでしょう。

でも、お腹が空いたからと、スナック菓子や甘いものばかり食べていてはよくありませんし、逆に太りたくないからと、空腹をじっと我慢することはよいことではありません。

授乳をしていることがダイエットにつながっているのですから(124頁参照)、空腹を我慢しなくても大丈夫。

赤ちゃんはあなたのおっぱいだけで育っているのですから、栄養のバランスのとれた、しっかりとした食生活をするようにしてくださいね。

つけて欲しいこと
だけで大丈夫！

こんなことを
母乳不足と
思っては
いませんか

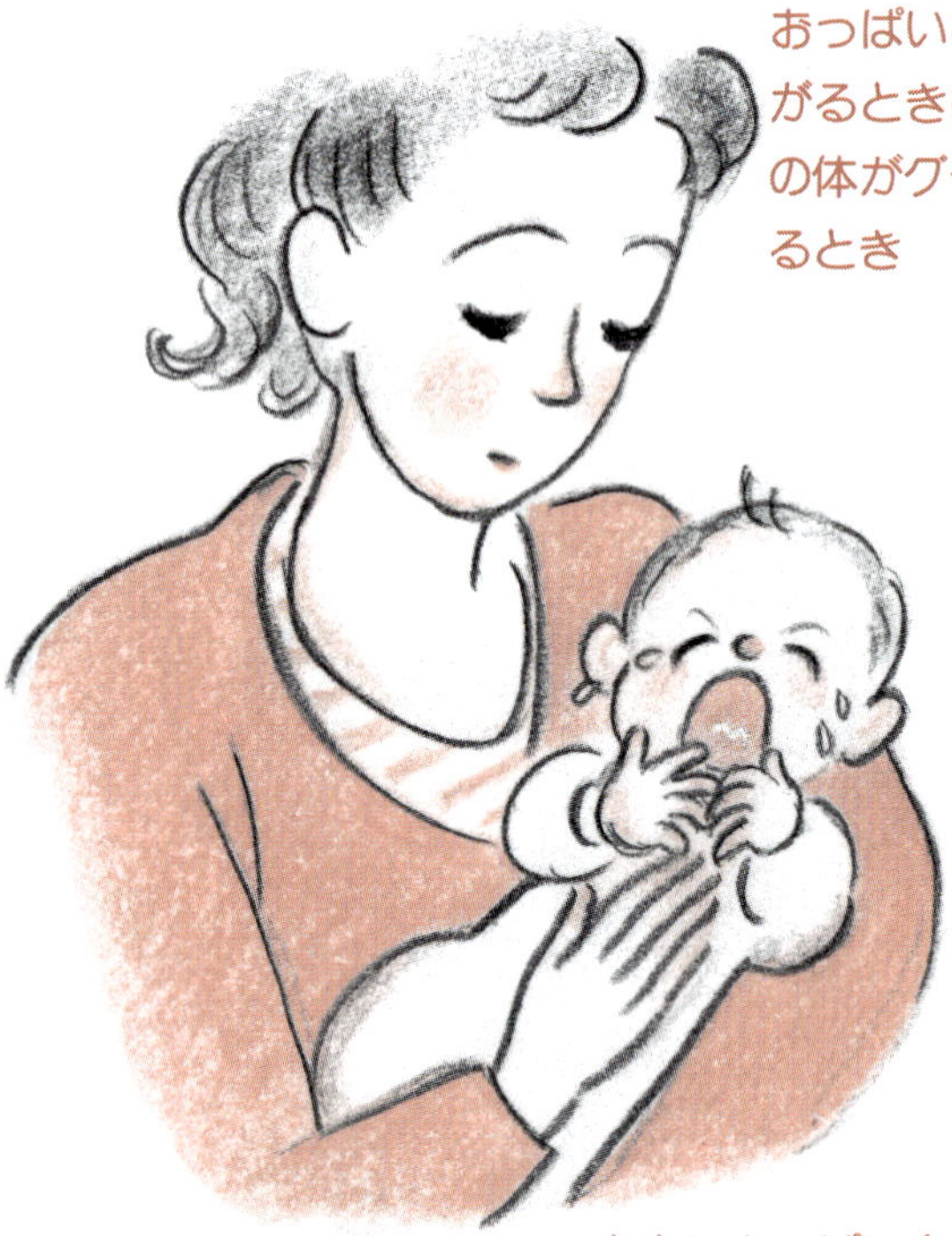

おっぱいを頻繁に欲しがるときは、赤ちゃんの体がグーンと成長するとき

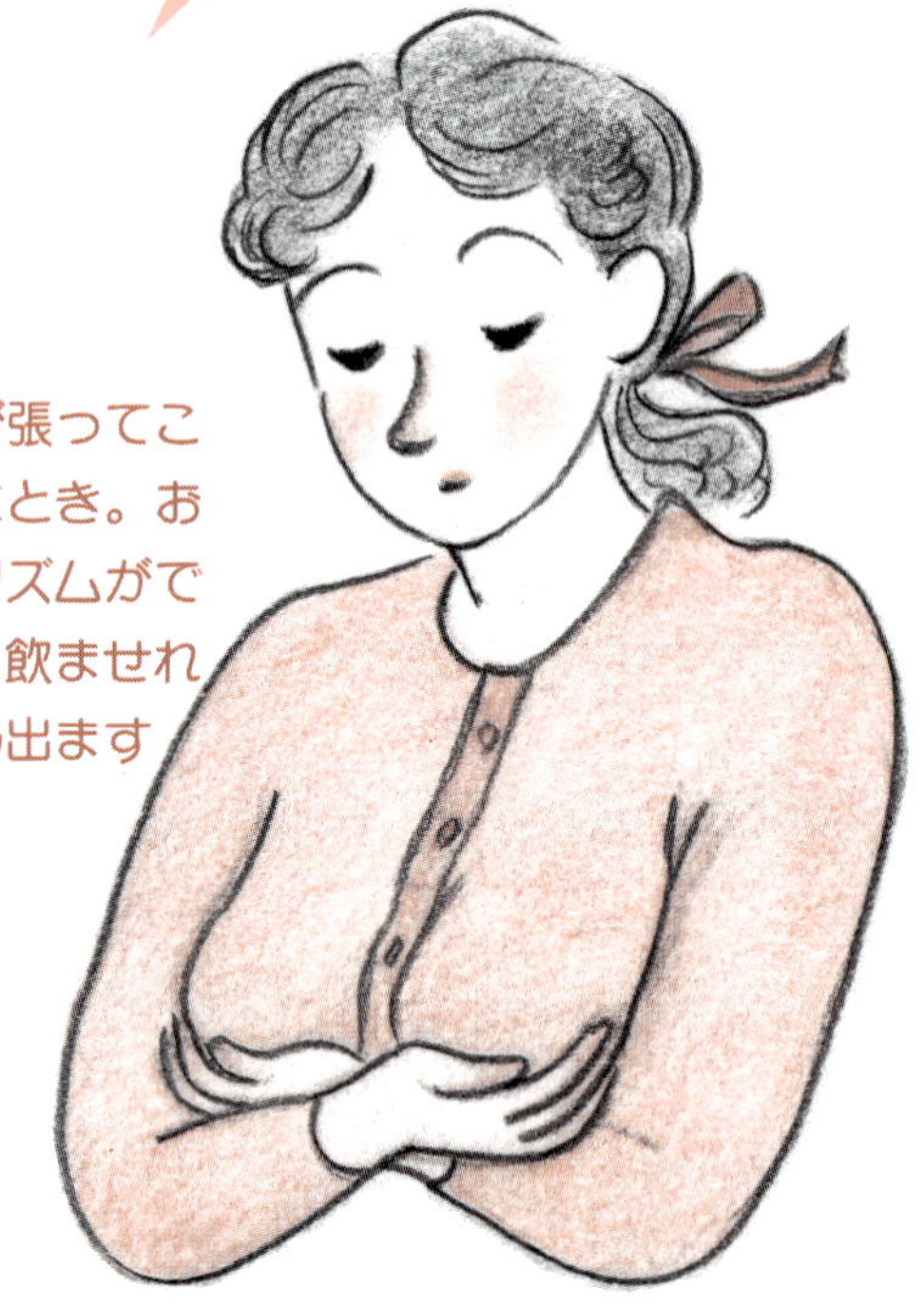

おっぱいが張ってこなくなったとき。おっぱいのリズムができたこと。飲ませればどんどん出ます

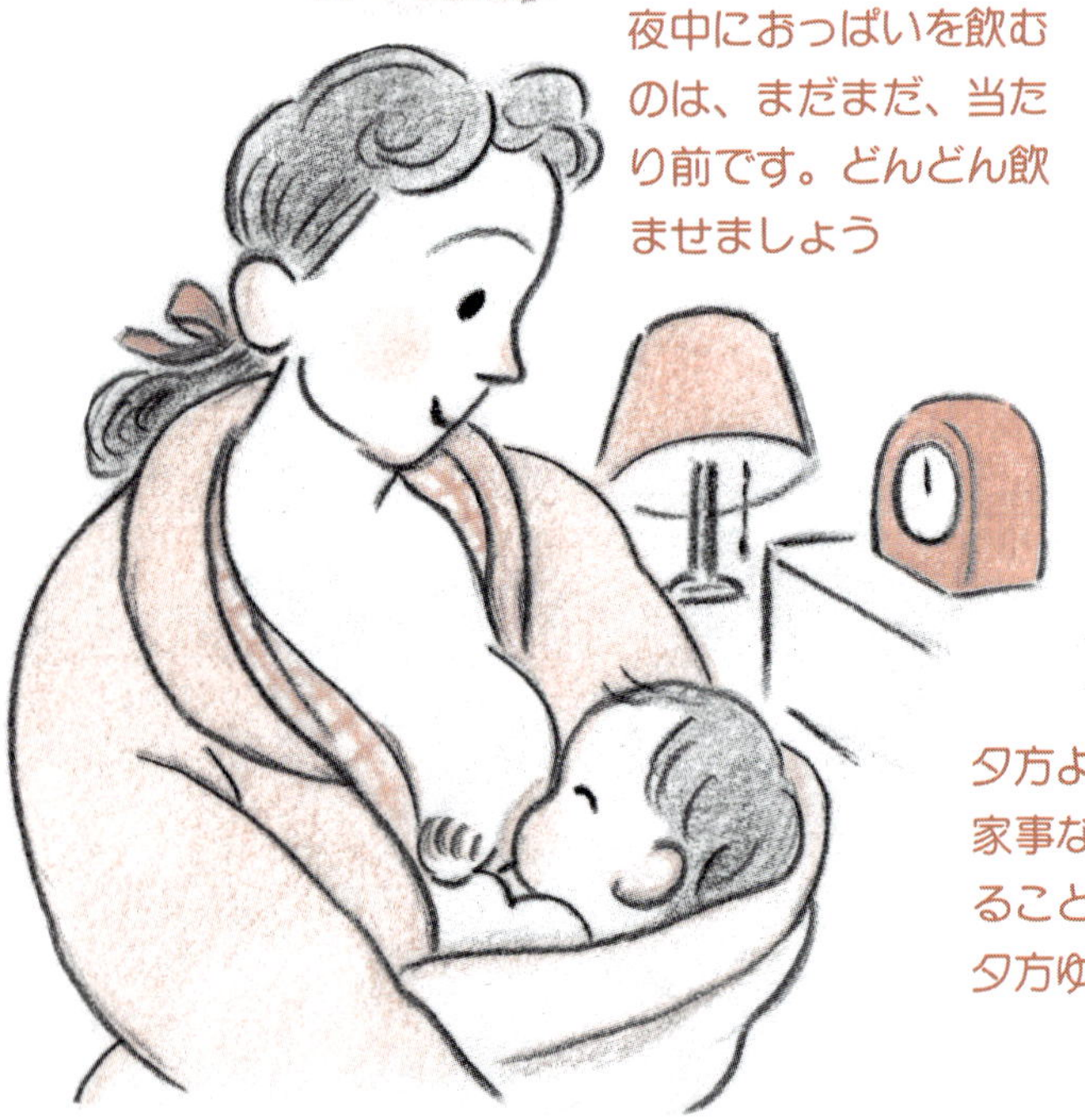

夜中におっぱいを飲むのは、まだまだ、当たり前です。どんどん飲ませましょう

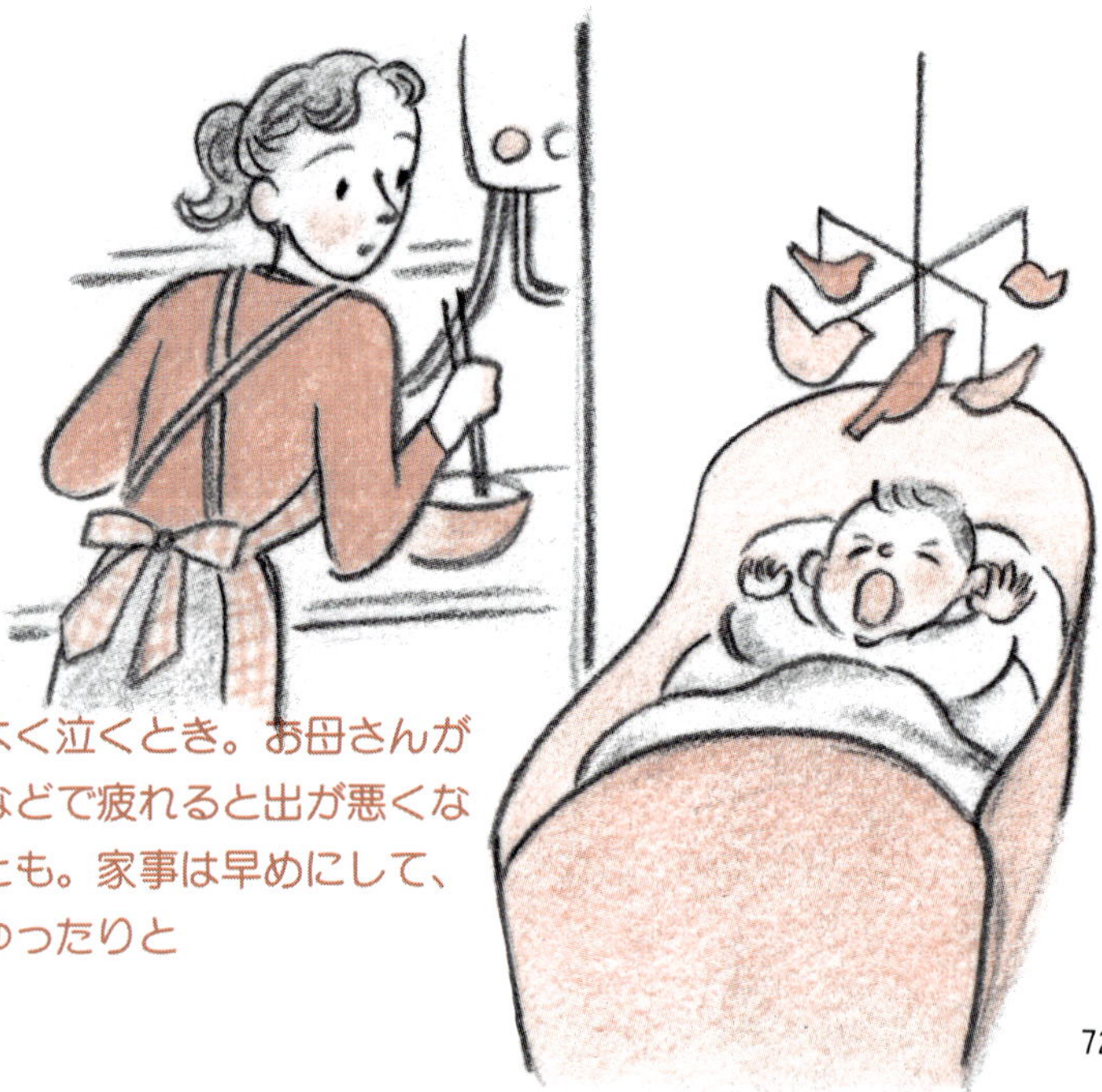

夕方よく泣くとき。お母さんが家事などで疲れると出が悪くなることも。家事は早めにして、夕方ゆったりと

このころに気を
だれでも、おっぱい

体重の増えが、よく
ないと思われるとき、
こんなことを
点検して！

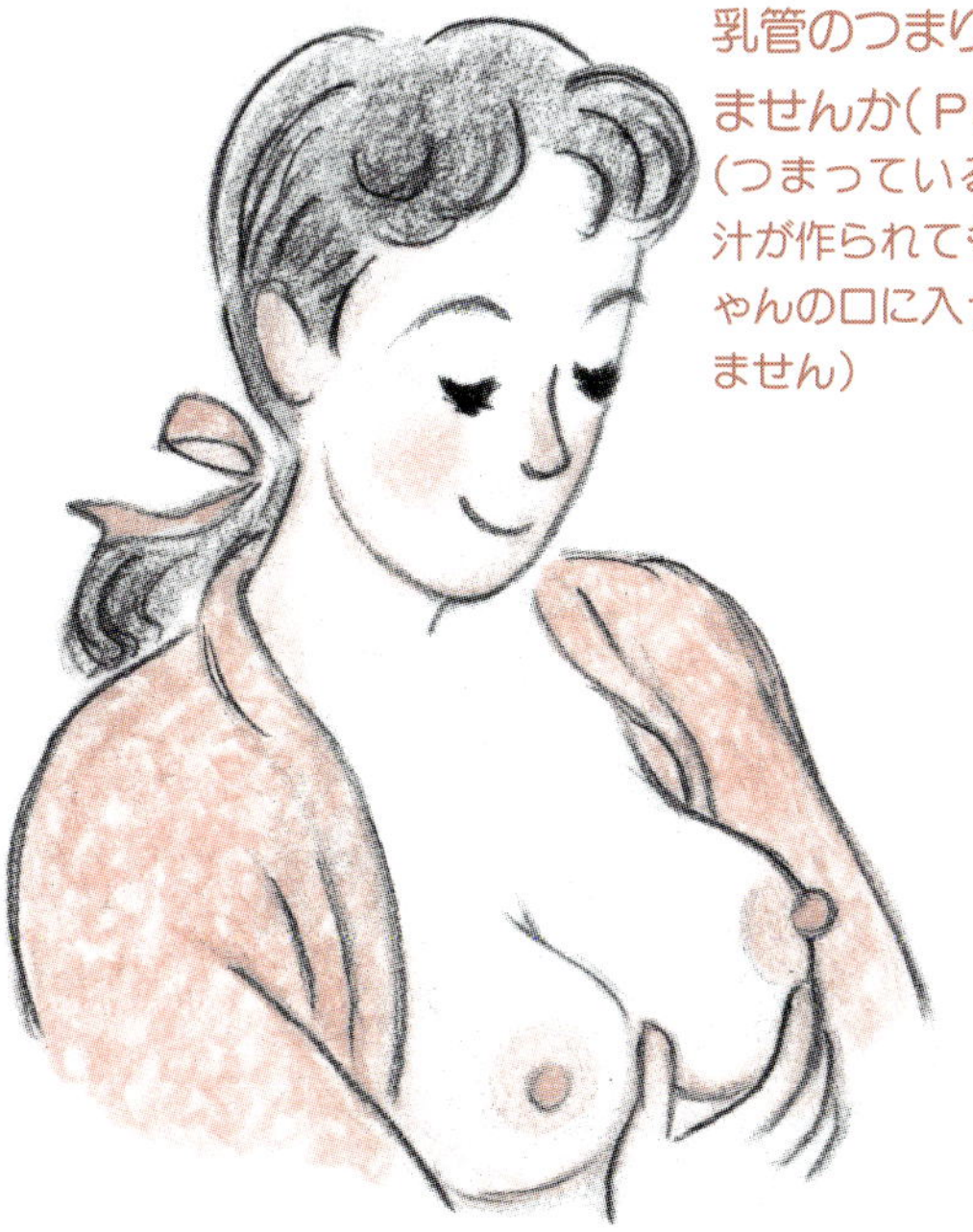

乳管のつまりはあり
ませんか（Ｐ28、59）
（つまっていると、乳
汁が作られても、赤ち
ゃんの口に入っていき
ません）

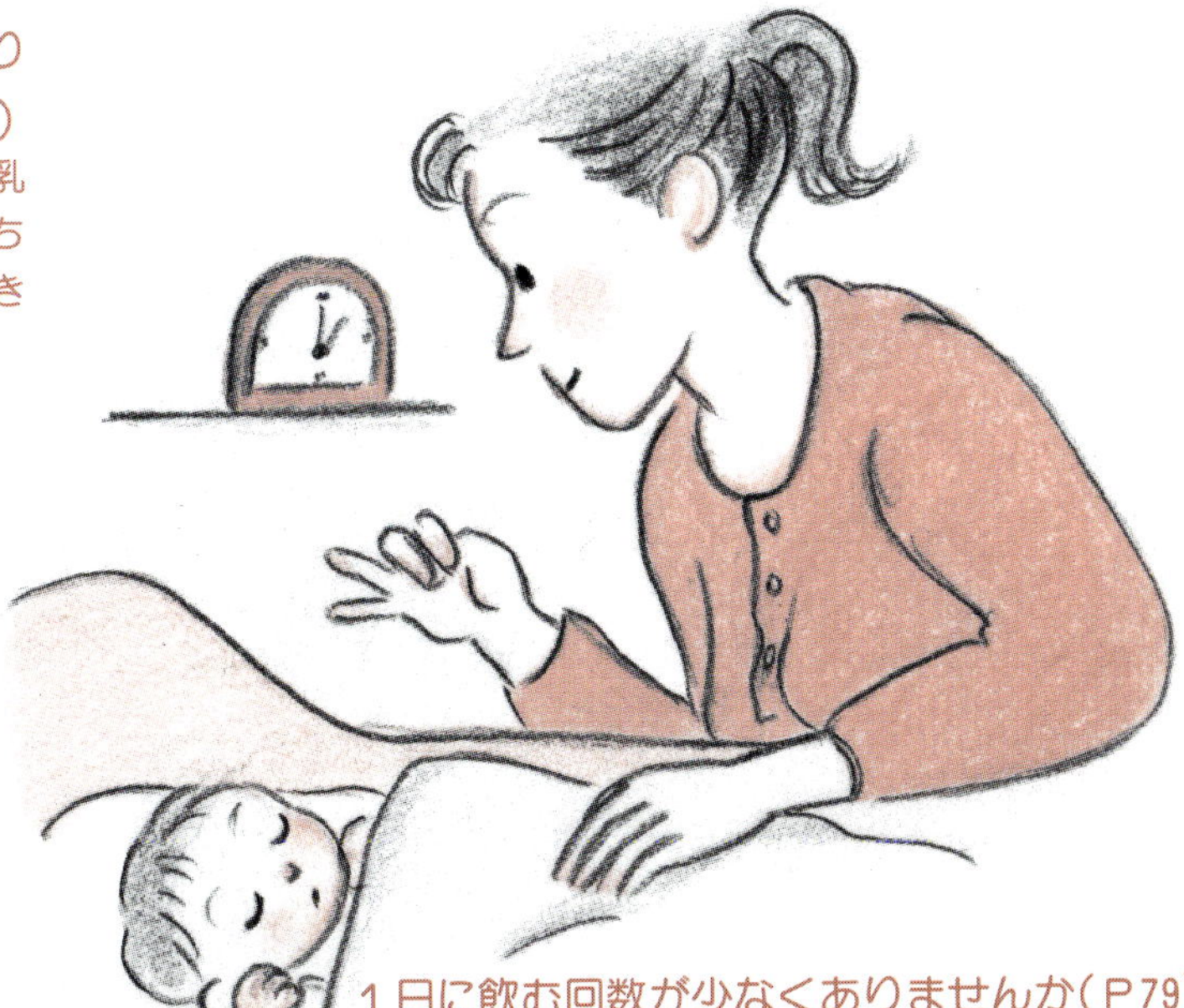

１日に飲む回数が少なくありませんか（Ｐ79）
（眠っていたら、起こして飲ませてもかまいません）

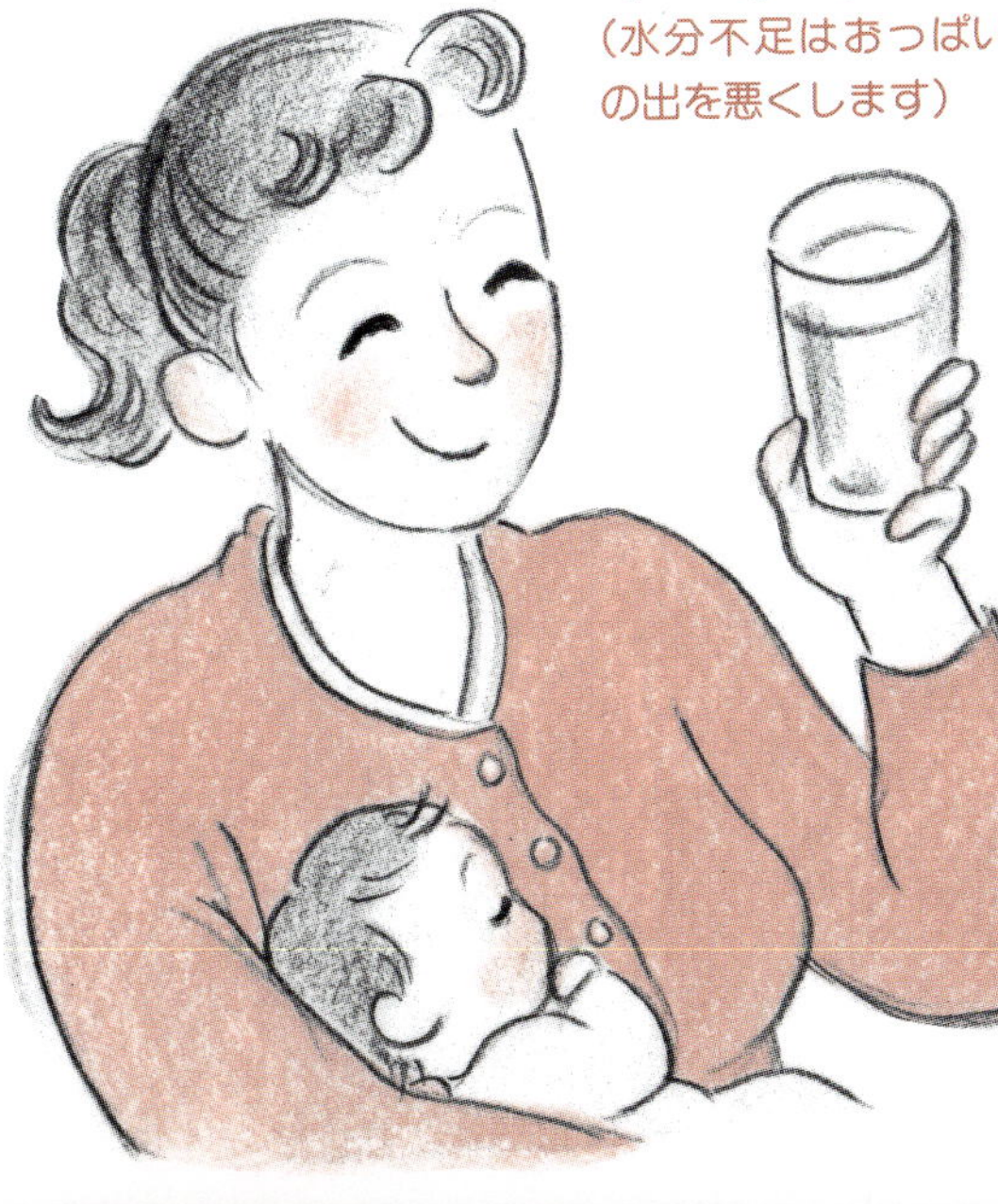

水分をたくさん飲ん
でいますか（Ｐ71）
（水分不足はおっぱい
の出を悪くします）

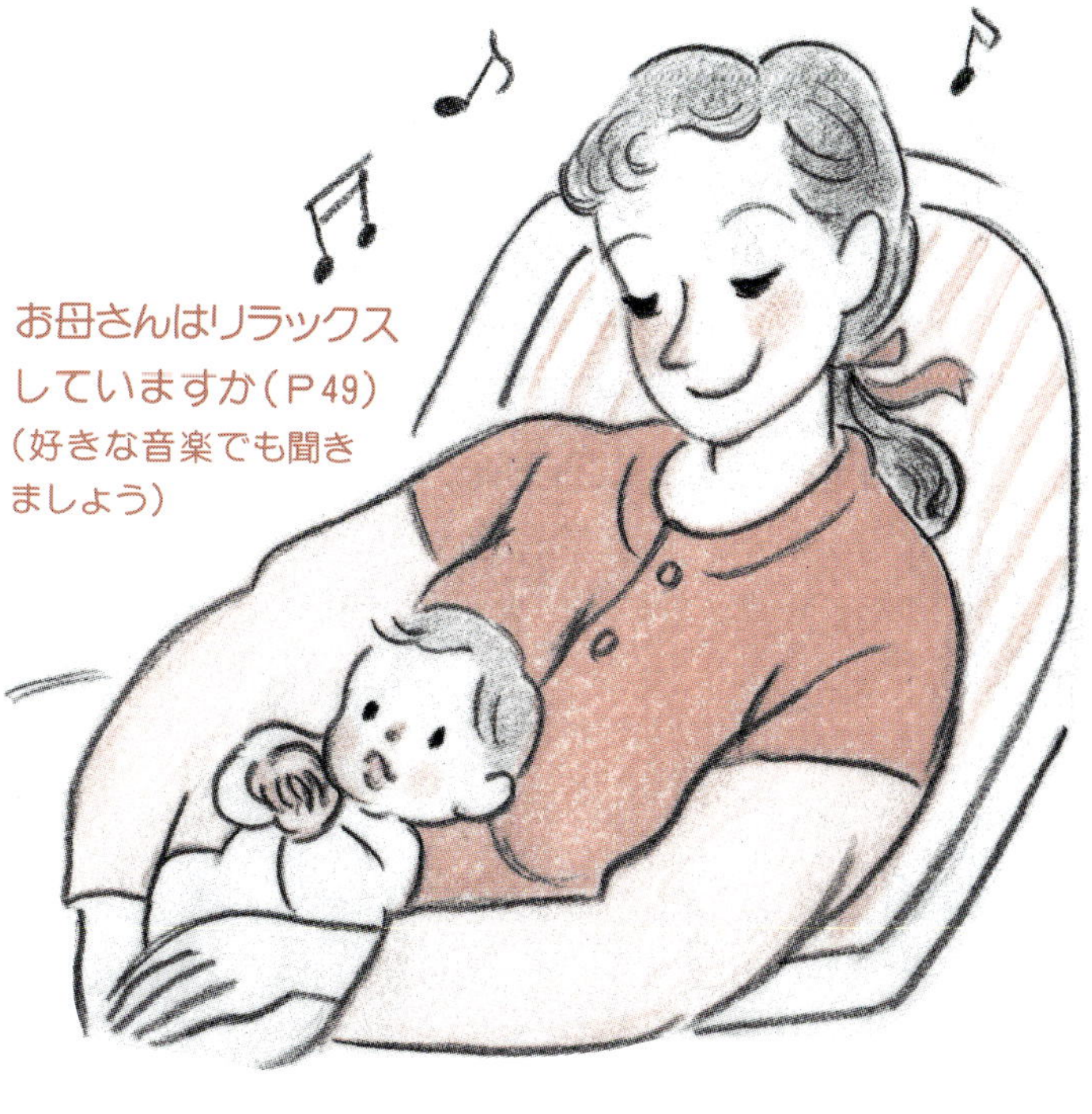

お母さんはリラックス
していますか（Ｐ49）
（好きな音楽でも聞き
ましょう）

このころの気がかりなこと①

母乳不足という誤解をときましょう

「母乳不足」という言葉は不用意に使わないでほしいもの

"母乳不足"――この言葉ほど、お母さん方をドキッとさせるものはありません。この言葉を言われたとき、"何を根拠に判断しているのかな"とお母さん方が考える心の余裕もありませんね。

多分、このときは体重をみて、いわゆる標準より小さめというので"母乳不足"と判断したのかもしれません。

"標準体重より少ない"と言われるのも嫌なものですが、お母さん方には"母乳不足"と言われると、より、ショックを受けやすいのですね。医療関係者はくれぐれも言葉を慎重に選んでほしいのですが、残念です。

さて、こんなとき、お母さん方はどうしたらよいでしょうか。

この時期になっていれば、そんなにあせらずにいられるでしょうから、赤ちゃんの様子をじっくりと観察してくださいね。

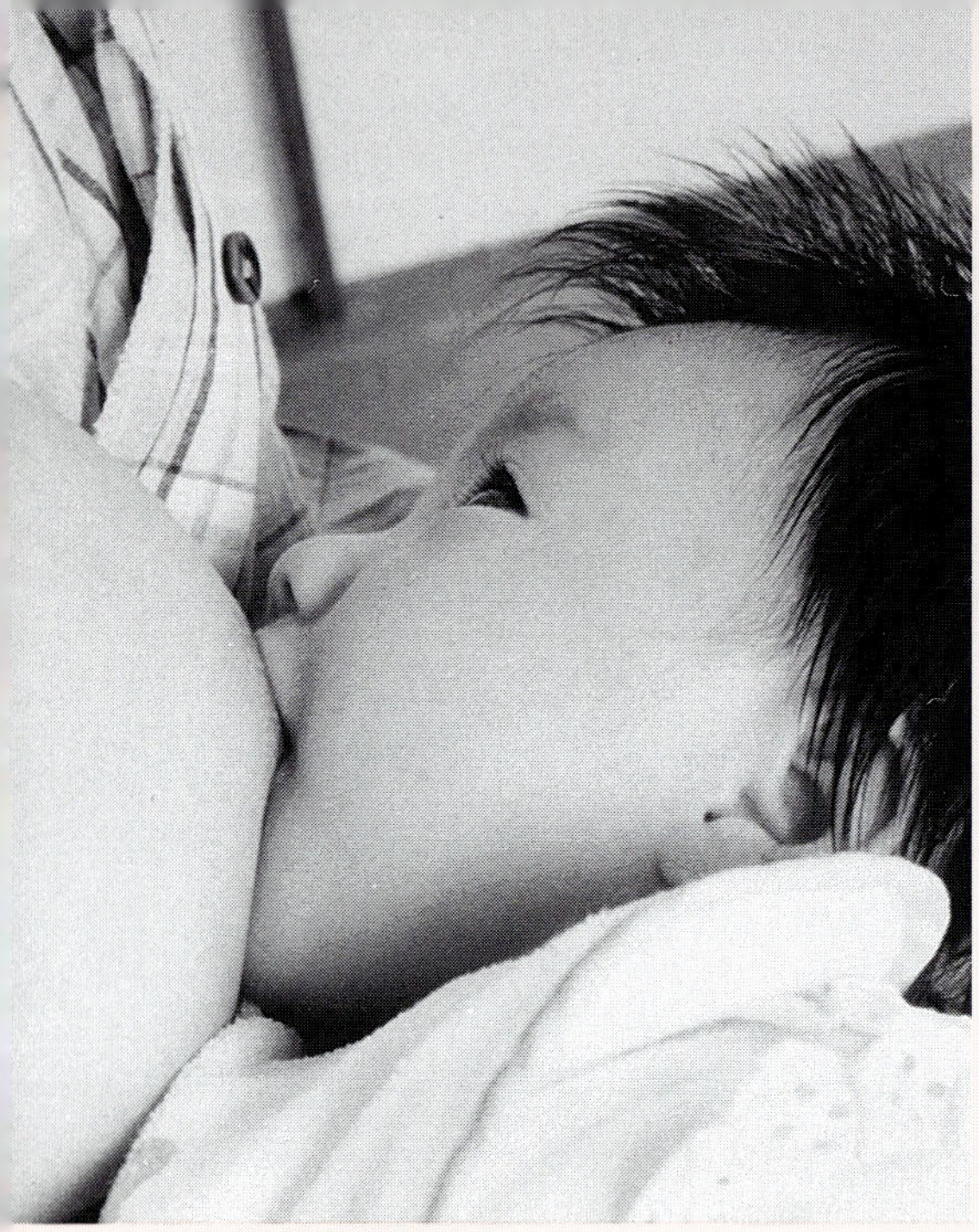

おっぱいを何回も欲しがるときは、急激に発育するときかもしれません

おっぱいを頻繁に欲しがる寝かせて1時間ぐらいで泣いてしまう

●おっぱいだけで、何もかも発達させます

おっぱいのリズムができあがり、ようやくお母さんの方にも余裕が出てきたなとホッとしたかと思うと、またまたおっぱいを頻繁に欲しがるようになることがあります。

「2時間もたないわ。私のおっぱいが足りないのかしら」とちょっぴり不安になるかもしれませんね。

このように授乳回数が増えるのはどうしてでしょうか。お母さんの母乳不足でしょうか。それともグズる赤ちゃんに問題があるのでしょうか。

こんな状態のときの多くは、赤ちゃんが急激に発育するときです。赤ちゃんの体重の増加を調べてみますと、ほぼ直線のように伸びていきます。しかし、発育というのは体重だけで判断されるものではありませんね。質的なものは残念ながら、体重のように計測できないものです。

体重と共に、赤ちゃんの体の中では脳を始めとして、さまざまな部分がめまぐるしい勢いで、おっぱいだけを栄養素として成長発達しています。

●急激に発育するとき、たくさんのおっぱいを欲求します

「今まで、ほぼ3時間おきだったのに、急におっぱいを欲しがる回数が増えました。おっぱいを飲んでいるというより、私の体から吸い取るという感じで飲んでいました。初めは私のおっぱいの出が悪いのかなと思っていたのですが、飲んでいる口の様子をみると、ゴクン、ゴクンと音を立てているようですし、5～6分飲んで、満足した顔をして眠ってしまいますから、足りない様子ではありません。頻繁の授乳が4～5日続いたと思ったら、また、3時間おきぐらいになりました。

あとから考えてみますと、ちょうど、首がしっかりとすわる時期のようでした。2カ月半ごろでした。その後も何回か頻繁に吸うことがありましたが、その後、声を立てて笑うとか、手にガラガラをしっかりと持てるなどのことができる前だったのですね。おっぱいの飲み方と赤ちゃんの体の発育の関係がわかったような気がします」

●欲しがるだけ、時間にこだわらず飲ませてください

これはおっぱいを飲ませているからこそ、わかることですね。こうやって赤ちゃんの発達をも肌で感じていくことが大切です。

「え、私、感じられないわ」と思う方もいらっしゃるかもしれませんね。細かいところまでわからなくてもいいのです。おっぱいを頻繁に吸われたときに、足りないと思うのではなく「赤ちゃんの体の中からの要求」と思うことができるようになればいいのですね。

●「母乳不足」ではないのです

赤ちゃんが頻繁に欲しがるときは急成長のときと考え、赤ちゃんの欲しがるだけ時間にこだわらず飲ませてください。お母さんのおっぱいも、何回も吸わせることで、赤ちゃんに必要なだけ出てくるのです。そうしているうちに、また元のパターンに戻ります。

このとき、「おっぱいが足りないから、ミルクを足そう」などと考えないでくださいね。お母さんのおっぱいは赤ちゃんの要求に応じて、出てくるようになるのですから。

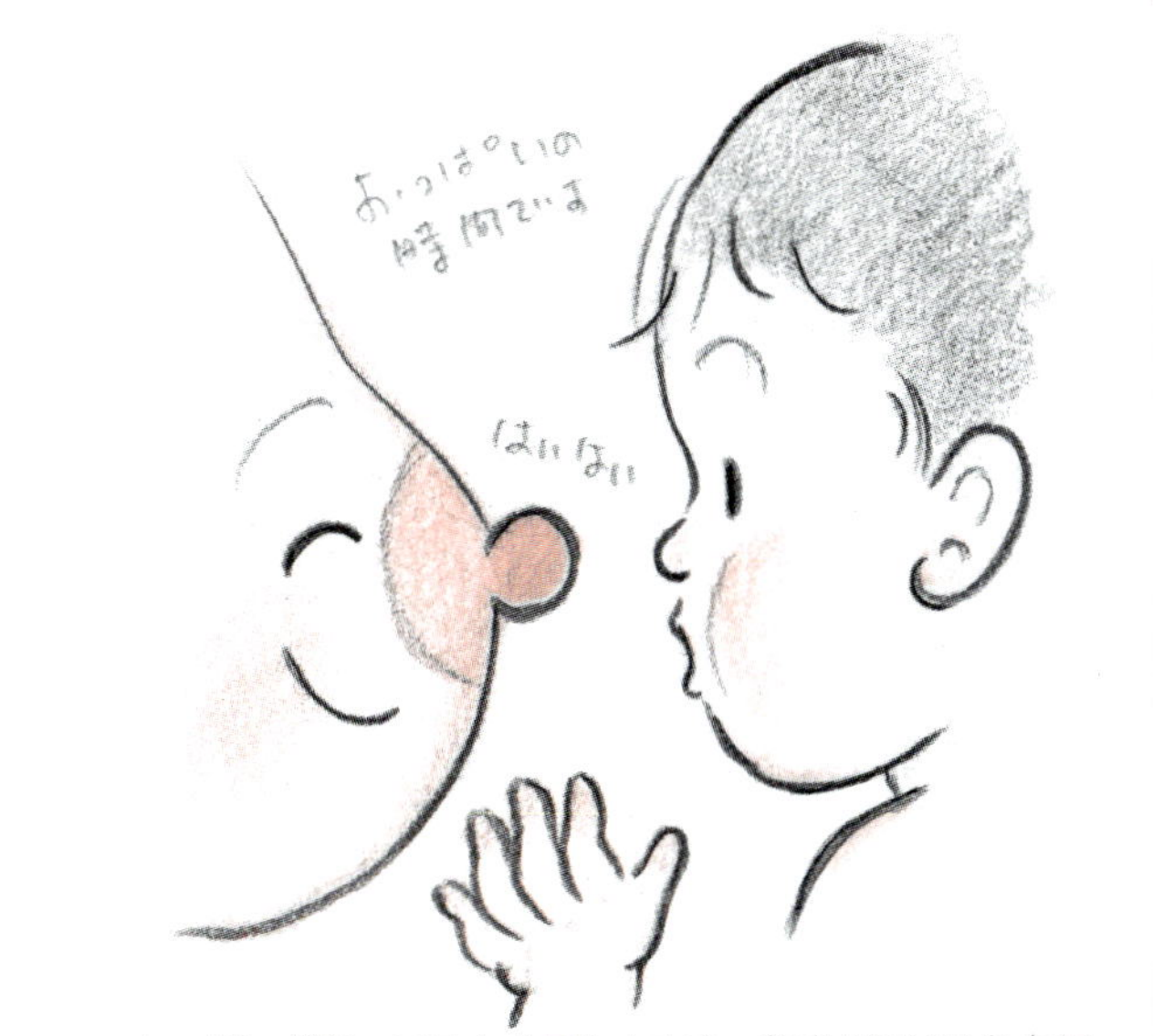

おっぱいが張ってこなくても大丈夫。飲ませているうちに出てくるのです

●おっぱいをたくさん飲まれると、お母さんはお腹が空きます

赤ちゃんが、何回も何回も吸った日は、お母さんは、お腹が空くかもしれません。赤ちゃんがいつも以上に飲むのですから、お腹が空くのは当たり前。しっかり食べてください。授乳中でも太りたくないからとあまり食べないお母さんがいますが、こんなことは感心できません。

お母さんの体力がなくなってしまいます。お母さんが疲れてしまったら、子育ても楽しくなくなってしまいますね。

しっかりと食べてください。

このように頻繁におっぱいを要求することは、お誕生日を迎えるまでに何回かあると思います。あわてないでくださいね。

おっぱいが張ってこなくなってしまったという心配

●おっぱいのリズムができあがったのです

「大変です。おっぱいが張らなくなって、出なくなってしまいました」と電話してきたお母さんがいました。よーく聞いてみますと、出産後約4週ぐらいで、おっぱいの時間の間隔が2時間半ぐらいになってきたとのこと。

今までは乳房がジーンと張ってきたので、赤ちゃんの泣く前に、おっぱいだとわかったのに、急に張ってこなくなったので、もう出なくなったのではないかと不安になったと言います。

このお母さんのような訴えはこの時期、たくさんありますが、異常どころか、全く心配ありません。おっぱいのリズムができあがってくると張ってこないのです。

ではどうしておっぱいを飲ませるのかですって？　おっぱいは赤ちゃんが吸うことによって、まさに体の中からわいてくるのです。乳房が張っていれば、おっぱいが乳腺の中にあることはわかりますから、お母さんは安心しますが、張らなくても安心してくださいね。

出産後のうっ血、張っていた状態が解消され、スムーズに母乳が体の中で作り出されるパターンができあがったしるしです。

「おっぱいが張らないといけない」という間違った思い込みは、お母さんたちだけではなく、医療関係者の中にもあるようです。

●飲ませているうちに、胸の奥がツーンと出てくる感じがします

1カ月健診で「あなたのおっぱいは張ってこないからダメね。足りないかもしれないからミルクを用意してね」と言われ、すっかり気落ちしてしまったお母さんがいました。

帰ってから、母乳で育てたお友達に聞いてみたところ、〝張ってこないのは、赤ちゃんとお母さんの授乳のリズムができたこと。飲ませれば、体の奥から出てくる感じがするわよ。大丈夫よ。おっぱいだけで〟と励まされてから、また、母乳だけで育てようと自信が出てきたとのこと。

　このお母さんの赤ちゃん、機嫌がよくて元気でとてもイキイキしているのですから、全く心配ないのです。

　赤ちゃんが飲んでいると反対の乳房の奥から出てくる感じ――ツーンという感覚――があれば作られ、出ている証拠。

　飲み始め、飲み終わりと成分が変化する母乳ですから、乳房の中でたまって張ったおっぱいよりも、出てくるおっぱいのほうがその理にかなっているではありませんか。

夜中も2〜3時間おきに飲みます 足りないのですか

●夜もどんどん飲ませてください

　夜の授乳について、情報がとても混乱しています。夜間授乳はすべきだ、否、夜眠ってしまったら、起こすのはよくない。夜の授乳は母親を寝不足にする……など、お母さん方は、何が本当なのかしら……と悩んでしまいますね。

　結論からいいますと夜間授乳はしてくださいということでしょうか。

　生まれて2〜3カ月ごろまでは夜も昼もなく赤ちゃんはおっぱいを求めます。この間の赤ちゃんの成長はすごいスピードですから、おっぱいをたくさん要求します。また、赤ちゃんの胃は3時間ぐらいしかもたないような構造となっているのですから、夜も昼もなくおっぱいを求めるのです。赤ちゃんの体が夜間もおっぱいを必要としているわけです。

まだまだ夜中もおっぱいを飲みます

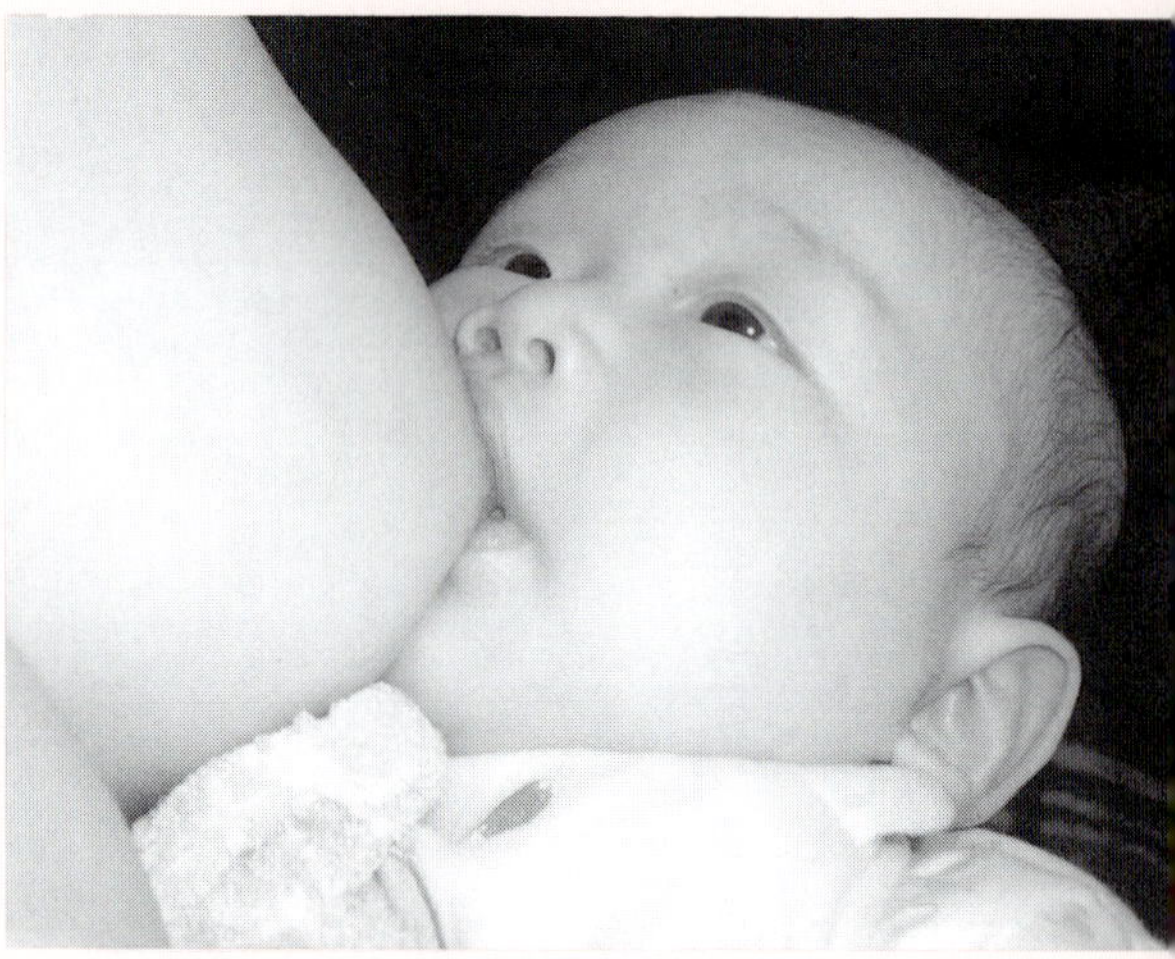

●出産後の睡眠の質の変化を知ってください

　あなたの睡眠のパターンは、56頁でお話ししましたように、出産前とはまるで違ったものになってきます。寝入ってからも、赤ちゃんのおっぱいが欲しいという泣き声で、目覚める体に変化しているのです。短い睡眠時間でぐっすりです。

　睡眠を中断されて嫌だ、寝不足になると思い込むと、赤ちゃんの泣き声にイライラがつのり、赤ちゃんを自分の睡眠パターンに合わせようとします。しかし、赤ちゃんにはそんなことはできませんから、ますますイライラとなってしまいますね。

　反対に〝私の体はおっぱいを飲ませるようになってきたのだわ〟という体の変化を認めようとする気持ちがあれば、夜中に起きても苦痛ではありません。こうお話ししますと、気持ちの持ち方に左右されるなんて、私の辛さがわからないのではと不服かもしれませんが、そうではありません。体の自然な要求に素直になってみましょうということです。

●体の中でおっぱいがたまってしまうと、あなたの体によくありません

　さらにあなたの体の中でも、おっぱいは3〜4時間経つと作られてきて、眠っていても張ってきて、必然的に目が覚めてしまうのです。そのときに、赤ちゃんがスースーネンネしていたら、あなたはとっても辛いですね。

　あなたも赤ちゃんも眠ったまま次の朝、目覚めると、おっぱいを飲ませるときに乳房が張り、乳首もかたくなり、赤ちゃんが飲みにくくなってしまいます。こう考えますと、夜中の授乳は赤ちゃんとあなたの体の双方にとって必要なことということができます。

夕方、よく泣きます。おっぱいの出が悪いような気がするのです

●お母さんも少々疲れて、出が少しばかり悪くなります

　1カ月近く経つと、おっぱいのリズムができあがったかなと一安心。でも、まだまだトラブルがあります。

　その一つが〝夕方の出が悪い〟というより、夕方、よく泣くということにぶつかります。

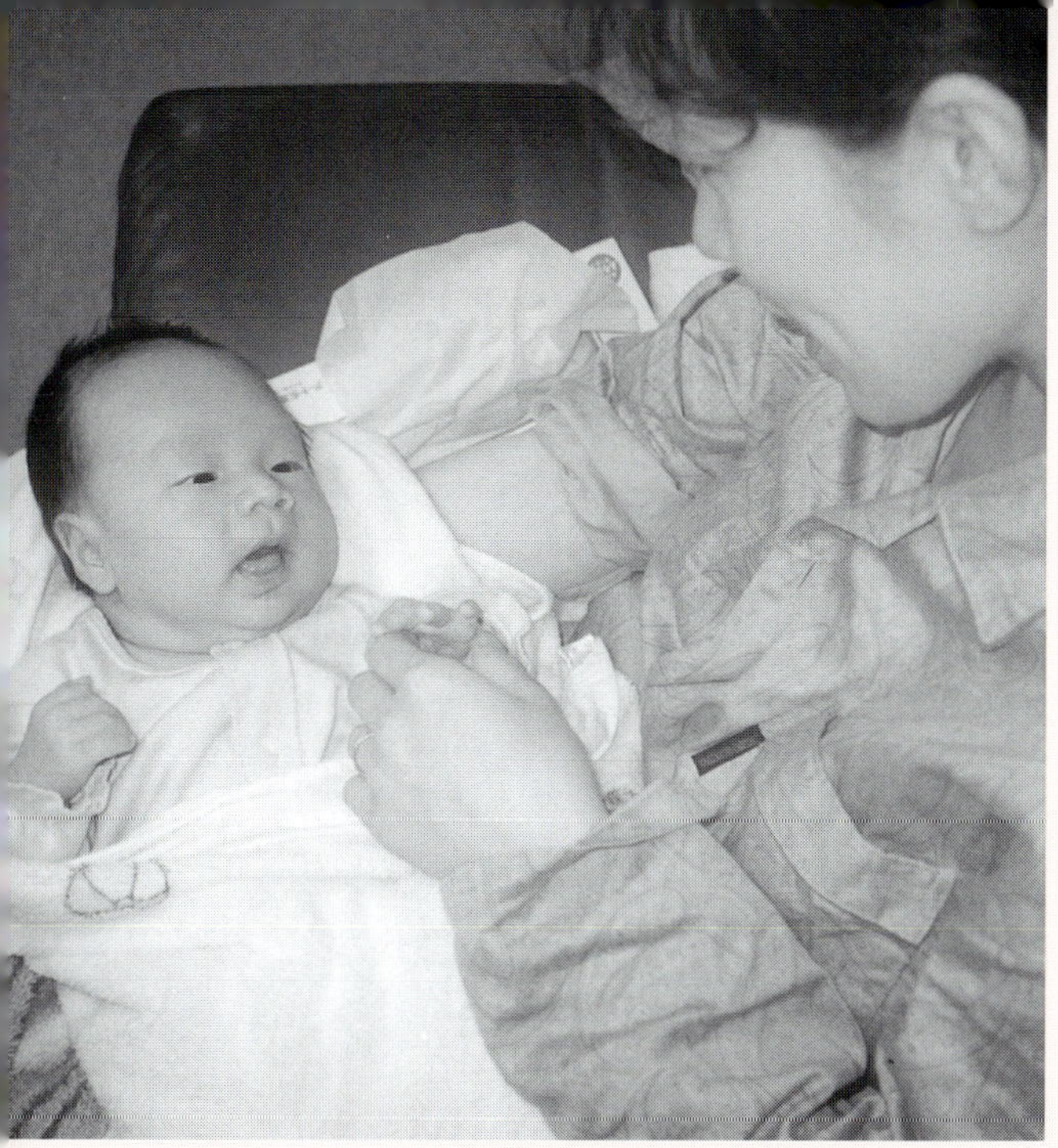

まだまだ、赤ちゃん中心の生活が必要です

そして、これを母乳不足と思ってしまうのです。

赤ちゃんが夕方になると泣くことを〝日暮れ泣き〟などと呼ぶくらいですから、多くの赤ちゃんが通る道なのかもしれません。

病気が原因ということではないので、心配ないのですが、やはり毎日泣かれるとお母さんだって不安になってしまいます。

●お母さんが疲れ気味ではありませんか

出産後、3週間から1カ月近く経つと、あなたも、昼間、起きている時間が多くなります。今までお手伝いをしてくださった方ももういらっしゃらないかもしれません。そうなると、夕食の支度をしなくては……、洗濯物を入れなくては……と何となく気ぜわしくなりますね。そんなときはあなたの気持ちもおっぱいから離れてしまっているのでしょうか。やはり、夕方の出がよくないお母さんも出てくるのです。

赤ちゃんのおっぱいの要求は待ったなし。〝お母さんの忙しい夕方はちょっと待っていまーす〟というわけにはいきません。

●夕方ゆっくりできるように、夕食の用意は早めに

さて、こんなときはどうしたらよいのでしょうか。夕方だけミルクにしたらよいのでしょうか。全くそんな必要はありません。

ちょっとしたあなたの生活の工夫でのり切れます。まず、夕食の用意は早めにしてしまい、夕方赤ちゃんのお相手ができるようにゆとりを持ってください。

洗濯物は取り込むだけにして、たたむのは夜にする、夕方はテレビをつけないようにして、音楽を流してみる……などしてみたらどうでしょうか。こうすると、あなたの気持ちにゆとりが出てくるのか、赤ちゃんは不思議と泣きやみます。そして、おっぱいもまた出てくるようになります。

まだまだ、赤ちゃん中心の生活が必要なのですね。

赤ちゃんの体重や体の大きさばかりが気になってしまう

●母乳っ子は固太りで、小さくみえることがあります

赤ちゃんの発育状態を判断する手がかりの一つは体重の増え具合です。赤ちゃんコンクールなどに代表されるように、体重が多ければよしとされた時代もありました。その時代の名残がまだまだ根強く残っています。体重が減っていくのは問題ですが、増えればいいわけではありません。

母乳の赤ちゃんは固太りでしまっており、時にはとても小柄にみえることもありますが、決して発育が悪いのではありません。

1カ月健診や3カ月健診のときに他の子どもと比べて小さいと、相談されるお母さんがいますが、外見の大きさだけにとらわれないでくださいね。

あなたの実母やお姑さんの子育てをしたころは母乳率がグーンと下がったときですから、母乳の赤ちゃんの特徴をよく理解していないことが多く、母乳で育てようとしている若いお母さんに不用意な言葉かけをしてしまうことがあります。

●体重だけが健康の目安ではありません

おっぱいは充分に足りているのに「ミルクを足したら、もう少し大きくなるんじゃないの」などと言ってお母さん方を不安がらせます。

そんなとき、私は、「お母さん、ブタの子を育てているわけではないんですよ。体重さえ多ければいいという考えはやめましょうね」とお話しします。

（こう話をすると、必ずや「では、ミルクの子はブタ扱いか」という質問です。そうではありません。医学的にどうしても母乳が飲ませられない理由がないのに、母乳をやめてしまうことに対する警告としてお話ししているのですから、誤解しないでくださいね）

母乳だけで育った赤ちゃんは固太りです。見かけは大きくなくても、中身はしっかりですから、体重だけを気にして、育てないでくださいね。

1カ月健診で母乳不足と言われてしまいました

赤ちゃんが生まれて1カ月後に赤ちゃんの発育状況と産後のお母さんの体の回復具合をチェックします。出産した病産院での健診が多いと思います。

家に帰ってから無我夢中ですごしたことでしょう。首はまだすわらないでしょうがグーンと重くなった赤ちゃんです。

1カ月健診で「このまま続けてください」と言われれば一安心です。あなたも自信を持って母乳育児を続けることができるでしょう。問題なのは「体重の増えが悪いですよ」とか「母乳不足ですからミルクを足しなさい」と言われたときです。

体重の増えが悪いと言われたときに、その目安となるのは平均体重と、1日の増え具合です。平均体重は母乳の赤ちゃんも人工乳の赤ちゃんも混合の赤ちゃんもすべていっしょにして統計を取ったものですから、母乳の赤ちゃんは体重だけみればどうしても不利です。

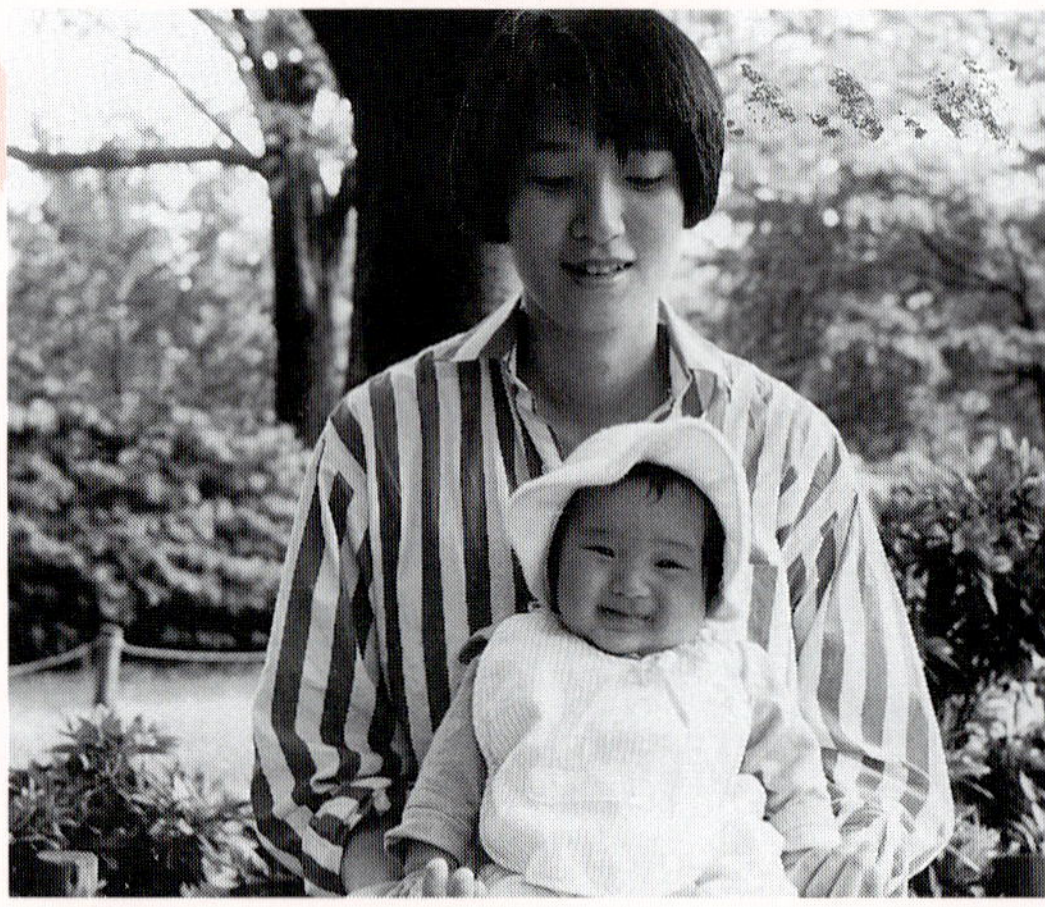
おっぱいだけで元気な赤ちゃんです

生理的体重減少を忘れた計算の仕方をしていませんか

さらにこんな場合、現在の体重から、生まれたときの体重を引いて、日数(30～31日)で割って、1日の増え具合をみていることが多いのですが、赤ちゃんが生まれてから体重が減ることを考えれば、この計算ではおかしくなってしまいます。

出生体重に戻ったとき、または一番減ったときを元にして、その後の日数で割らなければなりません。

例えば生まれたときに3000gの赤ちゃんが1カ月後に3600gになったとします。生理的体重減少が3日目で2700g。10日後に出生体重に戻った赤ちゃんの場合を考えてみましょう。1カ月に600g増えていると単純に30で割れば1日20gの増加量です。ところが出生体重に戻った10日後ですから、20で割れば1日30gです。このように単純な計算間違いで、増え方が足りないからと、人工乳を指導されてしまうこともあります。

母乳不足でも何でもないのに、それどころか正常なのに、人工乳を足されてしまうなんて何ということでしょうか。

もし、増え方が足りないということで、混合にするようにと、言われたときには、このことを考えてください。

また、〝母乳不足よ〟と言われたときに、あなたの乳首を診《み》、そして、赤ちゃんの飲み方を診てくださるなら、すぐに人工乳を足すようにとは言わないはずです。

体重の増えがよくない場合お母さんと赤ちゃんの双方のことを考えて

赤ちゃんがグズってばかりいて、体重の増えがよくないときには、お母さんと赤ちゃんの両方を考えてください。

●乳首の状態はいかがですか。（乳首のしこり56頁、つまり80頁参照）

●赤ちゃんが飲むときに、乳輪まで含んで飲んでいますか。もし口先だけで飲んでいるなら、充分に飲めません。お母さんが手伝ってしっかりと口の中まで入れてください。

●赤ちゃんはよく眠っていませんか。よく飲み、よく眠る赤ちゃんもいますから睡眠時間だけで判断しないでくださいね。

●1日の飲む回数が少なくありませんか。

赤ちゃんによっては欲求が少ないというこ

ともあります。こんなときは、できるだけ多くの刺激を与えて赤ちゃんを目覚めさせます。あなたのおっぱいが張ってきたら、ほおをつついて飲ませる、抱っこしておっぱいの匂いをかがせる。また、おむつを取り替えるたびに飲ませるなどしてみます。

●吸う力が弱いときもあります。このときは片方のおっぱいだけで、寝てしまうことがあるので、1～2分飲ませて、反対側というのを繰り返し、たくさんの刺激を与えます。

●お母さんはリラックスしていますか。

●お母さんは水分をたくさん取っていますか。

体重の増えが悪いから、人工乳というのではなく、お母さんのこと、赤ちゃんのこと、授乳回数が少なくないかなどをよく考えてください。

何度も繰り返しますが〝吸わせること〟がおっぱいの出をよくし、体重を増やすことにつながります。

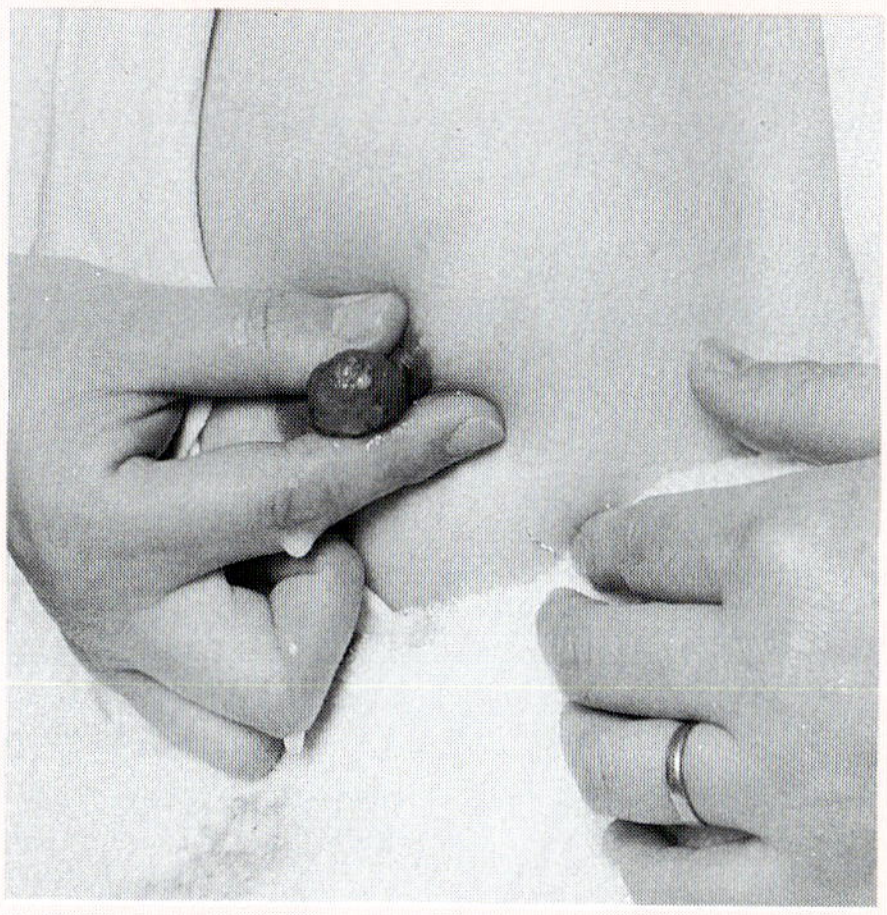

乳管のつまりを取って、何度も何度も〝吸わせること〟が大切です

このころの気がかりなこと②

周りの言葉にまどわされないで

母乳ノイローゼと言われてしまいました

●おっぱいはとても大切です。でも、ほかのことにも目を向けて

お母さんの性格によっては、おっぱいで育てたいあまりに、赤ちゃんの体全体の様子をみることを忘れて、おっぱいばかりに目がいってしまうことがあります。うまくいかないときに、生活全般を振り返ったり、あなたの乳首の点検を忘れてしまいます。そして、「おっぱいが出ない。どうしよう」と、このことのみに心がとらわれて、ほかのことを考える余裕がなくなってしまうのです。

母乳の出は吸わせることによるのが第一ですが、お母さんの体を休ませることをしなかったり、おっぱいが大事だからとご主人のことを全く放ったらかしたりして、夫婦の間がギクシャクしたりすることもあります。これらのことがおっぱいの出に影響することを忘れてしまうのですね。

お母さんのおっぱいの出がよくなく、赤ちゃんの体重も増えず、いつも不機嫌という場合には、こんなことも考えてみましょう。

こんなとき、周りの方から、「あなたは母乳ノイローゼよ」などと言われると悩んでしまいます。お母さんがリラックスしないと、おっぱいの出も悪くなります。そうすると赤ちゃんは不機嫌となり、悪い方へ、悪い方へといってしまいます。

●励ましてくれる方がいれば大丈夫

自分で悩んでますます落ち込むタイプでしたら、母乳に理解のある方に相談をして、赤ちゃんの様子がどんなものか、お母さんのおっぱいの状態などをみてもらうことも大切なことです。

近くに母乳外来などがあれば受診してアドバイスを受けましょう。励ましと、どこであなたが悩んでいるのかわかってくだされば、落ち込みはすぐに解消します。

でも、多くの方は、この本を読んでくだされば母乳育児がつづけられると思います。

夜間の授乳は添い寝でもよいのでしょうか

●赤ちゃんを押しつぶすようなことはありません

夜間の授乳の対策はどうしたらよいでしょうか。赤ちゃんにもよいし、あなたにも、夫にもよい方法ってどんなことでしょうか。

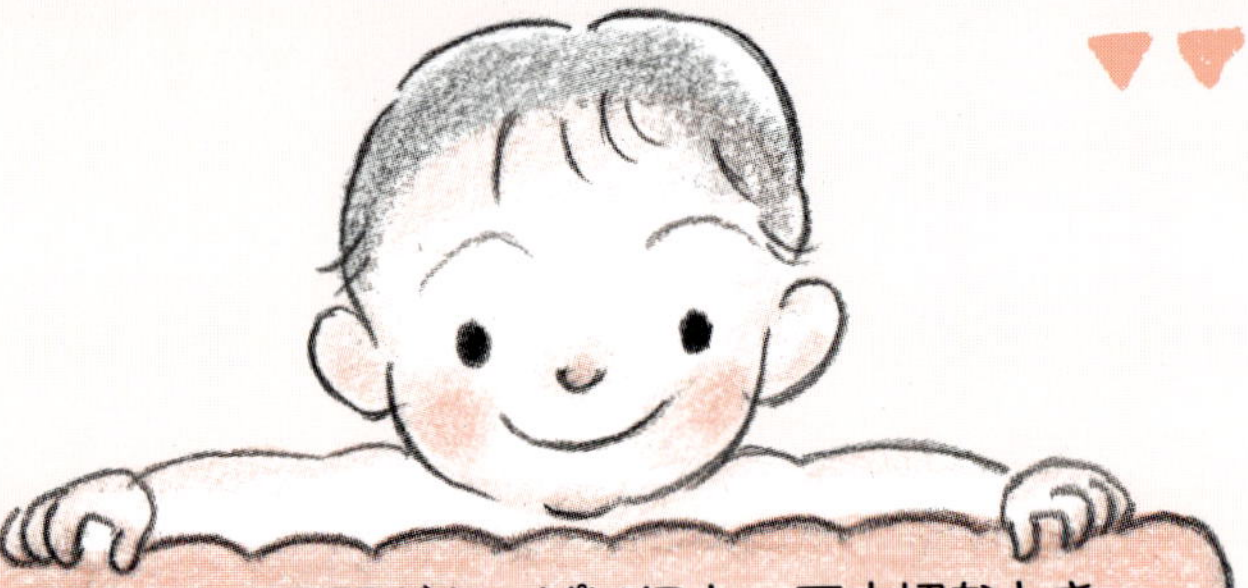

- ●この１カ月間がおっぱいにとって大切なとき
- ●すぐに、母乳不足と考えないでください
- ●周りに励ましてくださる方を
- ●お父さんにも協力してもらって、おっぱいに恵念しましょう
- ●夜もどんどん飲ませてください
- ●赤ちゃんは毎日毎日、同じではありません
- ●吸われているうちに母親らしくなります

それは添い寝です。以前は、添い寝をしながらの授乳は赤ちゃんを窒息させてしまうことがあるのでいけないと言われてきました。しかし、生まれてからの母と子の行動が詳しくわかるようになったところ、お母さんはわが子を守るように動き、子どもは本能的に身の危険を避けるようにたくみに動くことがわかりました。生まれたばかりのときには、そんな母と子の動きは、まるでペアダンスを踊っているようだといわれます。

これらがわかってきてから、赤ちゃんをお母さんのすぐ側《そば》に持ってきて飲ませても全く心配する必要がなくなりました。

アメリカでは夫婦のベッドに赤ちゃんを寝かせるなんて、ひと昔前は考えられなかったことですが、ラ・レーチェ・リーグ（国際母乳連盟）の運動によって、添い寝のよさが認められているのです。

●赤ちゃんにも、お母さんにも心地よい方法です

赤ちゃんはお母さんの匂いや肌の感触、何より、赤ちゃん全体を包み込んでくれるような暖かさが大好きです。側にいれば、大きな声で泣くことなく、あなたを目覚めさせます。隣に寝ている夫を起こさなくてもすみますね。

おっぱいを飲ませた後でも、そのまま、寝入ることもできるでしょう。また、おっぱいが欲しいときでなくても、何となくグズるときには、お母さんのベッドやお布団に寝かせるだけでご機嫌がよくなることもあります。

もちろんお母さんが起き上がってすわり、赤ちゃんを抱っこして飲ませることができるならば、それはそれでかまいません。そのときには、赤ちゃんの体が冷えないようにしてくださいね。夜中は真夏以外は意外と冷えますので注意してください。

夜中に起きない赤ちゃん起こして飲ませたほうがよいのですか

●お母さんの乳房が張ってきたら飲ませましょう

夜中の授乳が大切だと言いますと、今度はおっぱいだけなのに、夜中に起きない場合、心配になってきます。本当にお母さんの心配というのはつきません。これも子を思うあなたの心がそうさせるのでしょう。

さて、夜中に起きない場合、無理して起こすべきか、そのまま寝かせたままにしておくべきか迷ってしまいますね。

できれば、夜中も飲ませてほしいのですが、赤ちゃんもあなたもぐっすりなどのときは3時間以上も時間があくかもしれません。でもほとんどは、お母さんは乳房の張りで、目が覚めてしまうことでしょう。

こんなときは赤ちゃんのおむつをみてからおっぱいを飲ませます。おむつがぬれているようなら目を覚ますかもしれません。目を覚まさないときに、抱っこをして、あなたの乳首を赤ちゃんの口に触れさせて、軽くほおをつついてみましょう。赤ちゃんもお腹が空いているはずですから、おっぱいの匂いに刺激されて、口を開け、飲み始めます。

「さあ、起きて。おいしいおっぱい飲もうね」などと声をかけてあげるとよいでしょう。

でも、いくらやっても、ネンネのまま、というときもありますので、そのまま寝かせてください。あなたの乳房は少ししぼっておくといいでしょう。

●赤ちゃんがいつも同じではありません

赤ちゃんの睡眠のパターンはいろいろですが、やはり、おっぱいが必要な期間は夜も要求することが多いようです。睡眠のパターンは一度決まったら同じということではなく、夜中に1〜2日飲んでいたかと思うと、その後しばらくは夜も起きずにネンネし、また、夜中に求めるようになるという赤ちゃんもい

ます。

　赤ちゃんの要求に応えることを基本において、おっぱいの張り具合やお母さんの生活を考えて、夜中の授乳に対処したらよいでしょう。

　体重の増えが悪いときに、ときとして夜中に起きない赤ちゃんの場合があります。このときには、なるべく夜中も起こして飲ませるようにしましょう。

　赤ちゃんが飲むようになって、欲求が強くなってくると、夜中も求めるようになります。こうなれば体重も増えていきます。

〝赤ちゃんがかわいそう〟という言葉にグラリとしないで

●〝出ないおっぱいに……〟と傷つけられる言葉

　お母さん方がおっぱいで育てようとしているときに、その心をグラッとさせるのは、周りの方の何気ない言葉です。お母さんの性格によって、受けとめ方はさまざまでしょうが、その代表的なものは、「赤ちゃんがかわいそう」という言葉です。

「出ないおっぱいにしがみついていたら、赤ちゃんがかわいそう」

「泣いているんだから、おっぱいにこだわらなくてもいいんじゃない」

　もう、これを聞くとお母さんの心は暗ーくなって、どうしたらよいかわからなくなってしまいます。

●悪意を持って言うわけではないので、余計に困ります

〝出ないおっぱいにしがみついていたら、赤ちゃんがかわいそうじゃないか〟と言う方も悪意を持って言っているわけではないのですね。でも逆にいうと悪意でないから困るのです。悪意があれば、お母さん方も何となくわかりますから、対処の仕方もあるはずですね。〝出ない…〟と言われる方はどこでどう判断しているのでしょうか。

　そして〝今のミルクはいいのだから、母乳にこだわらなくても……〟と言われると〝そうかな〟とグラリとします。何が〝かわいそう〟なのかは赤ちゃんとお母さんの体をどう考えるかによって違ってきますね。

●おっぱいは吸えば吸うほど、よく出てくることを胸に刻みましょう

　この本をしっかりと読んで、あなたと赤ちゃんにとって、母乳がいかに大切か、そしてそれらが自然なことであるかの理解を深めてほしいと思います。

　そうすれば、周りの人から「かわいそうにミルクをあげたら……」と言われたときに、「大丈夫です。吸えば出てきますから、おっぱいで育てますから」と自信を持って言えるでしょう。そして、「今、私があきらめてしまうほうが、赤ちゃんの将来のために、もっとかわいそうなんだ」と思ってくださいね。

　赤ちゃんがあなたの乳首を吸うことがおっぱいの出をよくするということ、おっぱいを飲ませることがあなたを健康にすること、これを忘れないで、周りの言葉は聞き流すようにしましょう。

　もう一つ、お母さん方を心配させる言葉に「出ないおっぱいにしがみついていたら、頭に栄養がいかなくなり、脳が発育しなくなる」という言葉です。全くのまやかしとデマです。脳に栄養がいかなくなった赤ちゃんなんて、先天性の病気以外にはみたこともありません。

　安心してください。

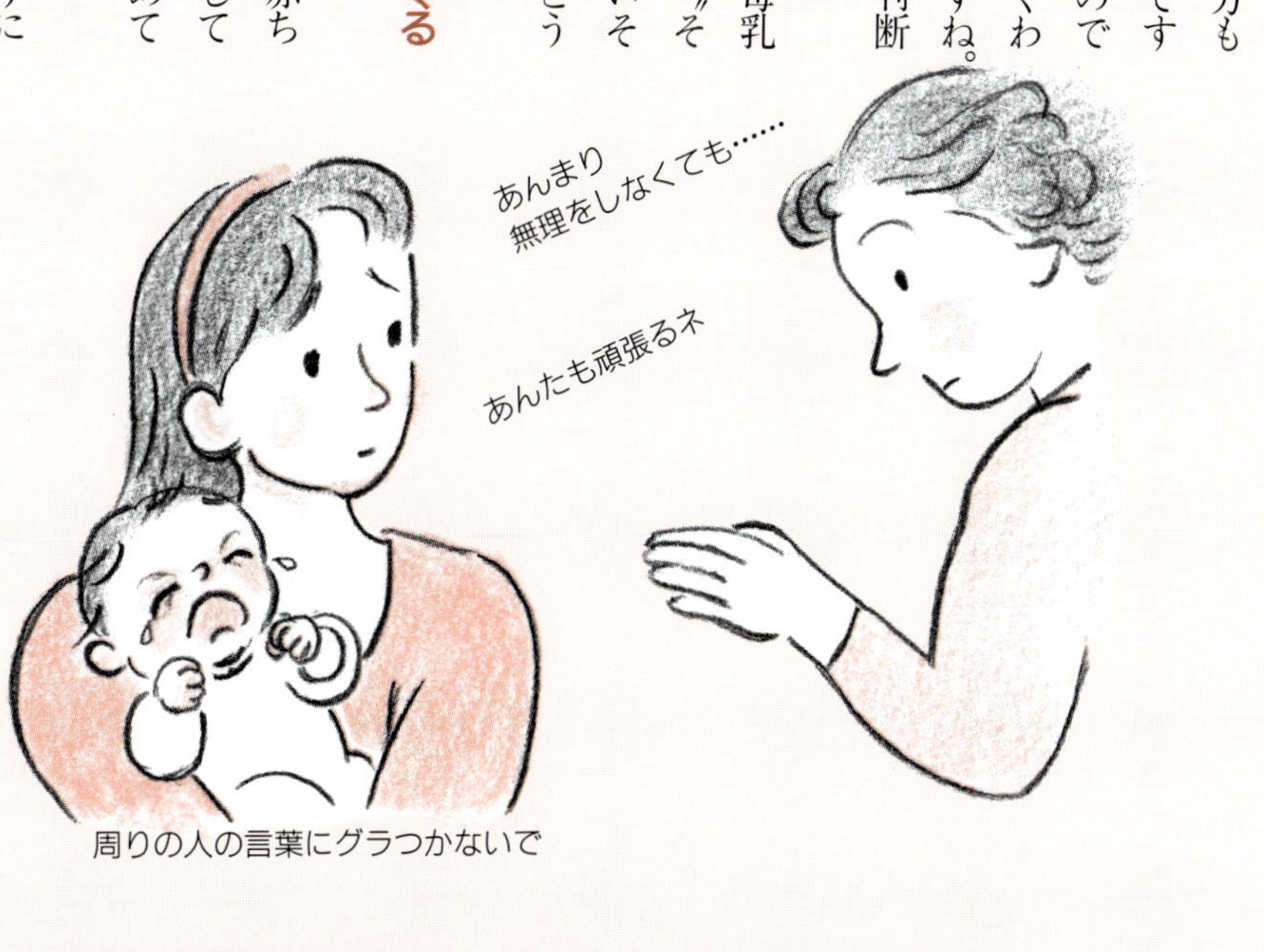

あんまり
無理をしなくても……
あんたも頑張るネ

周りの人の言葉にグラつかないで

おっぱいがしこってきたら
乳腺炎になりかけたら

乳腺炎のために母乳をやめるのはとても残念です

母乳育児を続けられなくなってしまった原因の一つに〝乳腺炎〟をあげる方が多いようです。これはお母さんの手当一つで予防し、治すことができますので、すぐにあきらめないでほしいと思います。

乳腺炎となりますと、初めは乳腺のしこった部分が熱を持ち、肩が張ったり不快感があります。そのまま放っておくと、しこった部分は化膿してきてしまい、全身的に高熱を出すようになります。こうなると化膿した部分を切開し、うみを出さなければならなくなるときもあります。

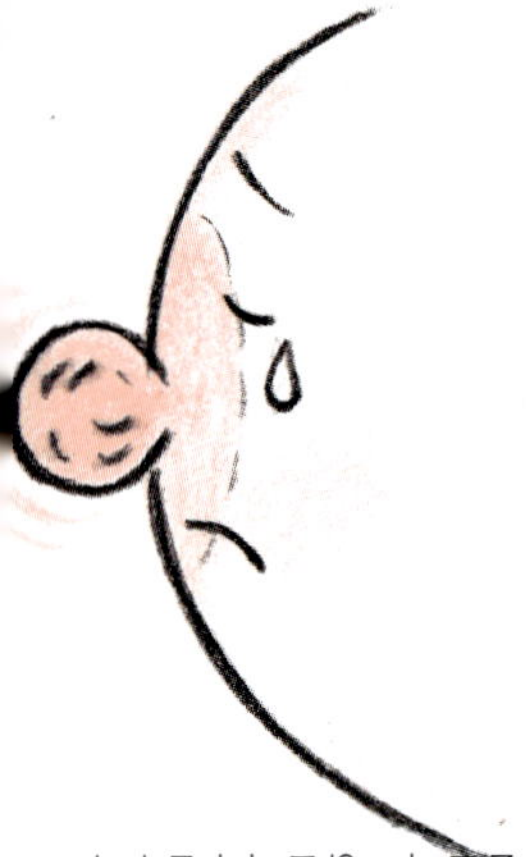

乳腺炎の原因に
たまるとしこり、しこると化膿します

乳腺炎と一口にいっても、その程度はさまざまですが、化膿するまでいかないうちに、何とか治してしまいたいものです。切開するようになっても、母乳は続けられるのですが、医師によっては、母乳をやめてしまったり、また、やめないまでも、抗生物質を飲まなければならないと、母乳の出も悪くなり、母乳をやめてしまうということになりかねません。

乳腺炎の主な原因はおっぱいがたまるため

乳房の一部がしこってきたり、熱くなってきたら、乳腺炎への赤ランプです。すぐに、手当をしましょう。乳腺炎は単純に言いますと出口（お乳の出ていく乳首の穴）がつまっていて、おっぱいが体の中からどんどん湧き出ていくのに、出ていけないから、乳房の中の乳腺にたまってしまい、そこにバイ菌がつく現象です。こう考えれば、手当は簡単。乳首の穴のつまりをとって、おっぱいを出してあげればよいわけです。

しこってしまう原因には乳首の穴のつまりのほかに、

十数本ある乳管のうちで、細い部分があって流れにくく、そこがしこってしまう

赤ちゃんの飲む量よりも、おっぱいが作られる量のほうが多くどんどんたまってしまう

③赤ちゃんとの授乳のタイミングが合わず、おっぱいがたまってしまう

赤ちゃんがよく眠る時期で、母乳がたまってしまう、夜間に授乳をしないで、母乳がたまってしまう

④赤ちゃんが引っぱり飲みをする

赤ちゃんが引っぱり飲みをしますと、引っぱり飲みをされている乳管が細くなってその乳管につながる乳腺におっぱいのうっ滞がおこって、そこにバイ菌がつく、また、乳管に異常があって、そこが細くなっているためにカルシウムの石（乳管結石）がたまって、これが原因となって乳腺炎を起こす。

などが考えられます。

しこりに気がついたらどんどんしぼります

しこりに気がついたら、おっぱいをしぼります。しこりの部分が熱を持ったような状態でも、しぼりきることによって治ります。

すぐにしこりやすいお母さんの話です。二カ月のとき、右の乳房の外側がしこってきて、熱を持ってきました。赤ちゃんの飲みもどうもよくないようで、飲み終わってもスッキリしません。そして、30分もすると、パンパンに張ってきてしまいます。友人が、同じような状態で病院へ行ったところ、おっぱいをやめるようにと言われたという話を聞いていましたので、病院へ行くのはやめて、しぼりました。

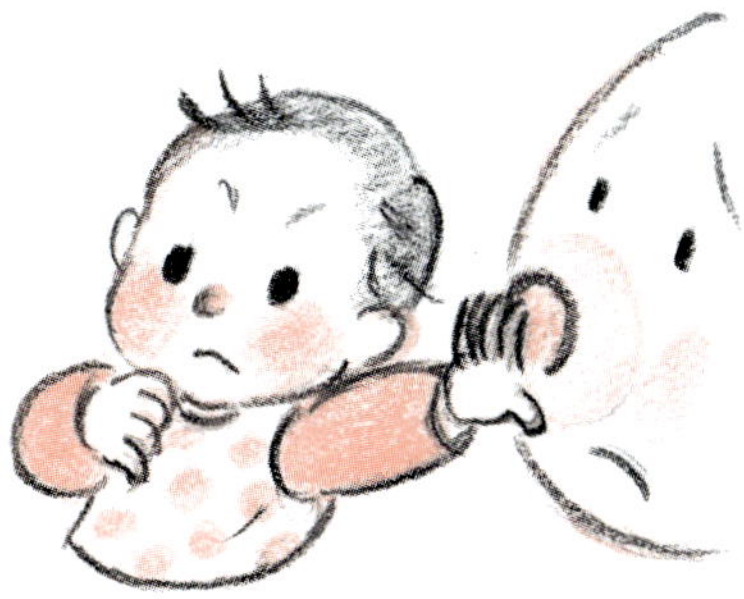

たまるとおっぱいはおいしくないのかもしれません。飲みたがりません

すると、また、たまってしまい、つまりができて、乳腺炎の原因となりやすいのです

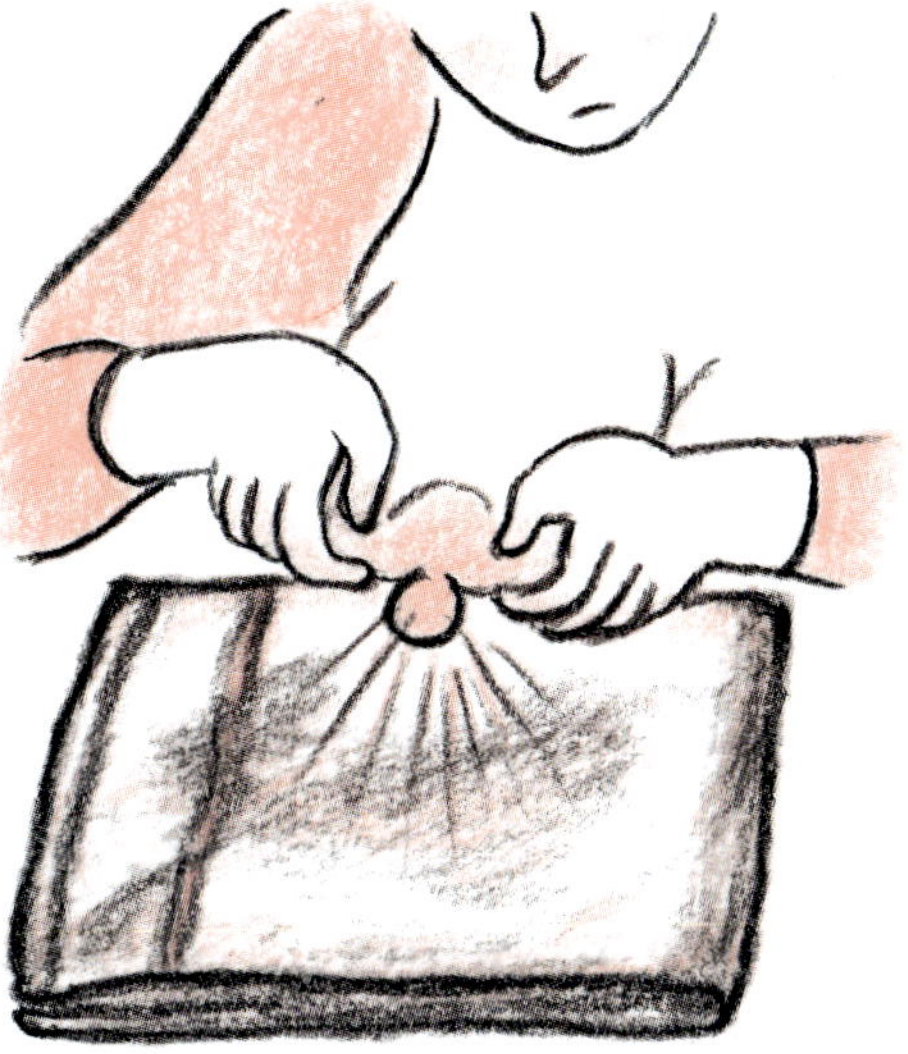

おっぱいはとにかくしぼりましょう
（しぼり方は30頁参照）

テーブルの上に大きなタオルをしいて、その上に洗面器をのせてしぼっていたのですが、洗面器などかえって邪魔という感じでした。テーブルの上にビニール、新聞、タオルをしき、そのうえに直接おっぱいをのせてしぼりました。タオルがびっしょりになるほどしぼりました。一時間ぐらいしぼって、赤ちゃんに飲ませ、しばらくしてまたしぼると、ほぼ、一日この繰り返しだったと思います。本当におっぱいってよく出るものだなあと感心するほどよく出ました。

乳汁も最初は黄色っぽかったのがだんだん黄色みがうすれてきました。あまり、飲まなかった赤ちゃんも、そのうち、グングン飲むようになりました。

多分、たまっていたおっぱいは飲みたくなかったのですね。この経験から、ちょっとしこったかなと思ったときには、おっぱいをしぼっておくことにしました。

赤ちゃんが飲みたがらないときには乳腺炎にも注意しましょう

赤ちゃんが飲みたがらなくなったと思っているうちに乳腺炎になってしまったという場合もあります。

こんなときは、たまっていたおっぱいを飲まない→さらにたまってしこる→また、飲まない……といった悪循環となって、ついには乳腺炎ということなのです。

飲みが悪くなったときには、おっぱいのしこりのほうもみてくださいね。

しこりといってもどんな状態かよくわからないかもしれません。乳房の上をさわると固くなっていたり、腕がつっぱるようになっているので乳房を触ってみたら、ちょっと固いというような状態です。この状態のときに手当をすれば乳腺炎になることはありません。

化膿してしまい、高熱が出ても飲ませつづけて

このようになったら医師の診療を受けますが、ひどく化膿した場合には、切開してうみを出します。この場合でも母乳をやめる必要は全くありません。

母乳のことを理解している医師ですと、おっぱいを飲ませながら治療をします。もし、やめろと言われたら、残念ながら、その医師は母乳には理解がないと思い、他を受診してください。薬物で乳汁をストップさせることは、局所的な乳腺炎は治りますが、母体に与える影響、そして赤ちゃんの心身に与える影響ははかりしれません。

どうか、飲ませながら、しぼって治すようにしてください。

このようになる前にぜひ、しぼって手当をしてください。

乳腺炎になってもおっぱいを飲ませても大丈夫です

乳腺炎にかかったおっぱいを飲ませても大丈夫かどうか気になるところですが、片方の乳房のすべての乳腺がしこるわけではありませんし、そのおっぱいを飲ませても大丈夫です。多少、下痢気味（いつものウンチよりもっと軟らかいウンチ）になる赤ちゃんもいますが、それによって発熱したりと病気になることはありません。

しかし、やはり、あまり飲みたがりませんから、おいしくないのだと思います。だからといって、おっぱいをやめて、人工乳にしてしまうというのは間違いです。

3カ月(100日)ごろから離乳食を始めるころまで

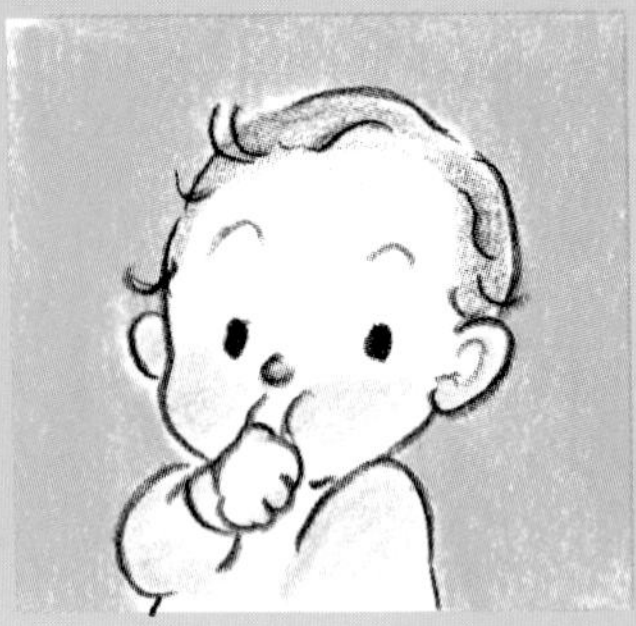

●おっぱいを飲んでいる赤ちゃんって本当にかわいらしい。そして、それを見つめているお母さんもいつの間にかやさしさが身についています。
●赤ちゃんがあなたの体から〝母性〟を引き出してくれたのです。
●夜だって、おっぱいを欲しいのが赤ちゃんです。添い寝で飲ませましょう。
●まだまだ、おっぱいだけで。離乳食はもう少し待って。

このころの赤ちゃんの心と体

おっぱいだけで、グングン成長する赤ちゃん

首はしっかりとして知恵づきも目ざましくなります

首もしっかりとすわって、大分、抱っこしやすくなりました。ほっぺもふっくら、丸々とした赤ちゃんという表現がピッタリです。

春から夏にかけて、この時期を迎える赤ちゃんなら、5、6カ月で寝返りも打てるでしょう。そして6カ月近くになると、支えていれば、ちょっとの間はおすわりができるかもしれません。

腹ばいにすると首を持ちあげるようにもなってきますね。おっぱいだけでこんなに大きくなるのですから、本当に不思議です。

心の動きもこまやかです。気にいらないことには大声で泣き、楽しいことには声をたてて笑い、本当に赤ちゃんてかわいいなと実感するような表情をしてくるでしょう。

首がしっかりとしてくると自分であちこち見回し、いろいろなものが見えるので知恵づきも目覚ましくなります。

ベッドの中に放っておかれると、抱っこしてとばかりに泣くことでしょう。寝かされているのが嫌なのです。抱っこされれば、いろいろなものも見ることができ、刺激を受けて成長をします。抱きぐせなんて心配しないことにしましょう。まだ、自分で体の移動のできない赤ちゃんですから、抱っこしてあげてくださいね。

指しゃぶりは、なめて物の形や質を覚えていくこと

1カ月ごろから始まった指しゃぶりもまだ続いているかもしれません。指しゃぶりを悪いクセのように決めつけるからですが、2～3歳すぎの指しゃぶりとは根本的に違います。

首がすわり、おすわりができるなどと同じような発達の一段階です。また、手に触れたものは何でもなめてしまいます。この時期の赤ちゃんの指しゃぶりや物をしゃぶるのは、むずかしい言葉でいえば、認識行動です。

つまり、物の形、質などをなめて感じているのです。

指しゃぶりを充分にさせてあげることが大切なこと

赤ちゃんが指をしゃぶったり、物をなめているときに、あなたはどんなことを考えますか。まず、指しゃぶりがずっと続くのではないか。きたない……ということでしょうか。安心してください。この時期の指しゃぶりを

充分にさせてあげてください。

えっ？　と思われるかもしれませんが、赤ちゃんがその時期に必要としていることを充分に満足するまでやれば、そこで終わります。「イケナイ」と禁止すれば、やりたいことも不充分です。赤ちゃんの成長に必要なことが不充分だったら、よくありませんね。こう考えるとあなたもイライラとしないのではないでしょうか。また、きたないという感じですが、これも全く心配無用。まだ動けない赤ちゃんの手はきれいですし、ハイハイし始めるようになったら、手に入るものは何でも、なめるようになります。赤ちゃんは雑菌の中で生きていくのですから、心配無用。

おとなの食事をみて食べたそうにしていますか

体重もグンと増え、知恵もつき、運動量も増えてきました。6カ月近くになるとそろそろおっぱいだけでは赤ちゃんの成長を維持するためには不充分となってきましたね。おとなの食事風景をみて食べたそうにしていたり、ダラーとよだれを流したりなどの様子があれば、もう、離乳食はOKです。6カ月ごろでしょうか。

離乳食を始めることはおっぱいをやめることではありません。乳児期とは、おっぱいだけで育つ時代から、おっぱい＋補食で育つ離乳食の時代と考えてください。

このころのお母さんの心と体

赤ちゃんとの生活になれ、すっかり〝お母さん〟

おっぱいの出も安定してきて、母乳育児がスムーズに

赤ちゃんが100日を迎えるころには、あなたは赤ちゃんといっしょの生活にすっかりとなれてきたと思います。新米お父さんも以前より、帰宅が早くなったりと、赤ちゃん中心の生活に歯車が回り始めたかもしれません。

おっぱいの出も安定し、母乳育児が一番、楽しいときではないでしょうか。赤ちゃんの笑顔やグングン成長する様子は、あなたに何ともいえぬ幸せと希望を運んできます。おっぱいを飲ませるだけで、こんなに大きくなるなんて、何と不思議！　という感じをもっていることでしょう。

周りからみていると、あなたは自分で意識しなくても、赤ちゃんを抱っこしている姿は〝お母さんらしさ〟を感じさせます。毎日おっぱいの積み重ねが、母親らしいあなたを創りあげてきたのです。

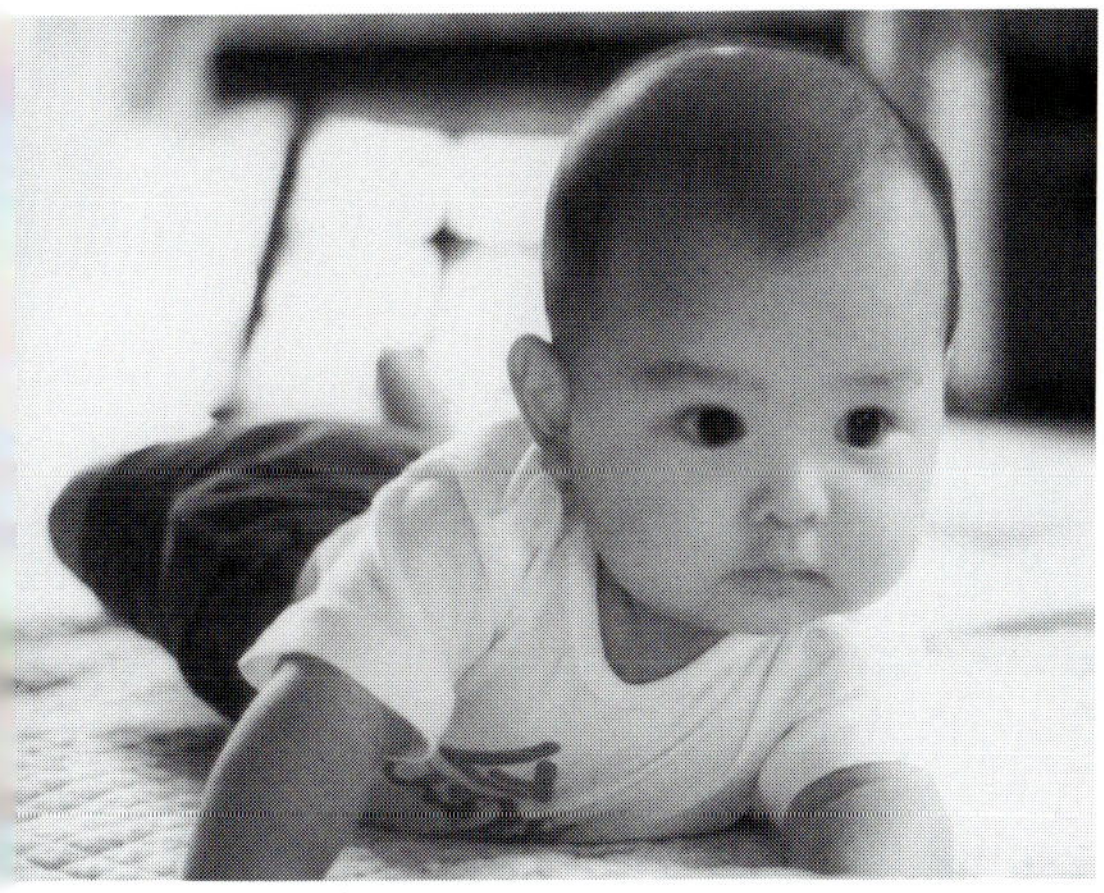

おっぱいだけでこんなに大きくなるなんて、何て不思議！

母乳育児がとても楽しくなってきました

おっぱいだけで育てている今、子育てが楽しいという気持ちではないですか。離乳食もなく、今が一番、おっぱいに専念できるときです。

昼間は、赤ちゃんと散歩をしたりとゆったりとすごしましょう。

赤ちゃんが生まれた直後は帰りも早かったご主人も、あなたが育児に慣れてくると、帰りが遅くなることもあるでしょう。ご主人につきあって夜ふかしをしていると、寝不足気味ですから、昼間は赤ちゃんのお昼寝におつきあいをしましょう。

ここまで続けられた母乳育児ですから、赤ちゃんが自然卒業するまで、スムーズにいきたいですね。

このころの気がかりなこと

赤ちゃんが急に飲まなくなったとき

周りをキョロキョロと見回したりするのは知恵がついた証拠

赤ちゃんはあなたからみると気まぐれです。おっぱいのリズムができあがって、赤ちゃんが本当にかわいいなと思い始めたのに、あなたを困らせることもしばしば。その一つが急に飲まなくなったというときでしょう。

おっぱいを夢中になってゴクンゴクンと飲んでいた赤ちゃんが飲まなくなったら、やはり心配となるでしょう。

赤ちゃん側とお母さん側との双方から、どんな状態になっているのかみてみましょう。

初めは勢いよく飲んでいたのに、急にキョロキョロ周りを見回したり、小さな手で乳房を押してみたり、さわってみたりと、おっぱいを飲まずに遊んでいることがあります。

「私のおっぱい、どんどん出てくるのだから飲んで……」とお願いしたくなるほどです。

これは赤ちゃんの知恵づきが豊かになった証拠です。今までは、おっぱいに夢中で、お腹がいっぱいになって、ネンネの生活でしたが、おっぱいの栄養で脳もグングン発育して、周りのことに興味を持ち始めたのですね。

また、こんなときは赤ちゃんはお腹がいっぱいのときが多いもの。もう切りあげてしまってもかまいません。でも、おっぱいを離そうとすると「これは大変……」とばかりに、乳首をしっかりと、くわえ直して、また吸い出すこともあります。

赤ちゃんが乳首を離した後、おっぱいが張っているようならば、軽くしぼっておきます。

この時期になると、果汁を飲ませますと育児書にはありますが、その必要は全くありません。果汁を飲ませると、おっぱいを飲む回数も少なくなってきます。まだまだ、おっぱいだけで充分なのです。

体調をくずして飲みたくないときもあります

赤ちゃんが具合が悪いときはやはりあまり飲まなくなります。この時期はお母さんからもらった免疫は、まだまだ赤ちゃんの体の中に残っていますから、おっぱいで育てていれば、あまり病気はしないものです。

それでも、来客が多かったり、赤ちゃんを連れてデパートなどに外出したりすると、赤ちゃんが病気をもらうこともあります。

急に飲まなくなったとき こんなことを考えて！

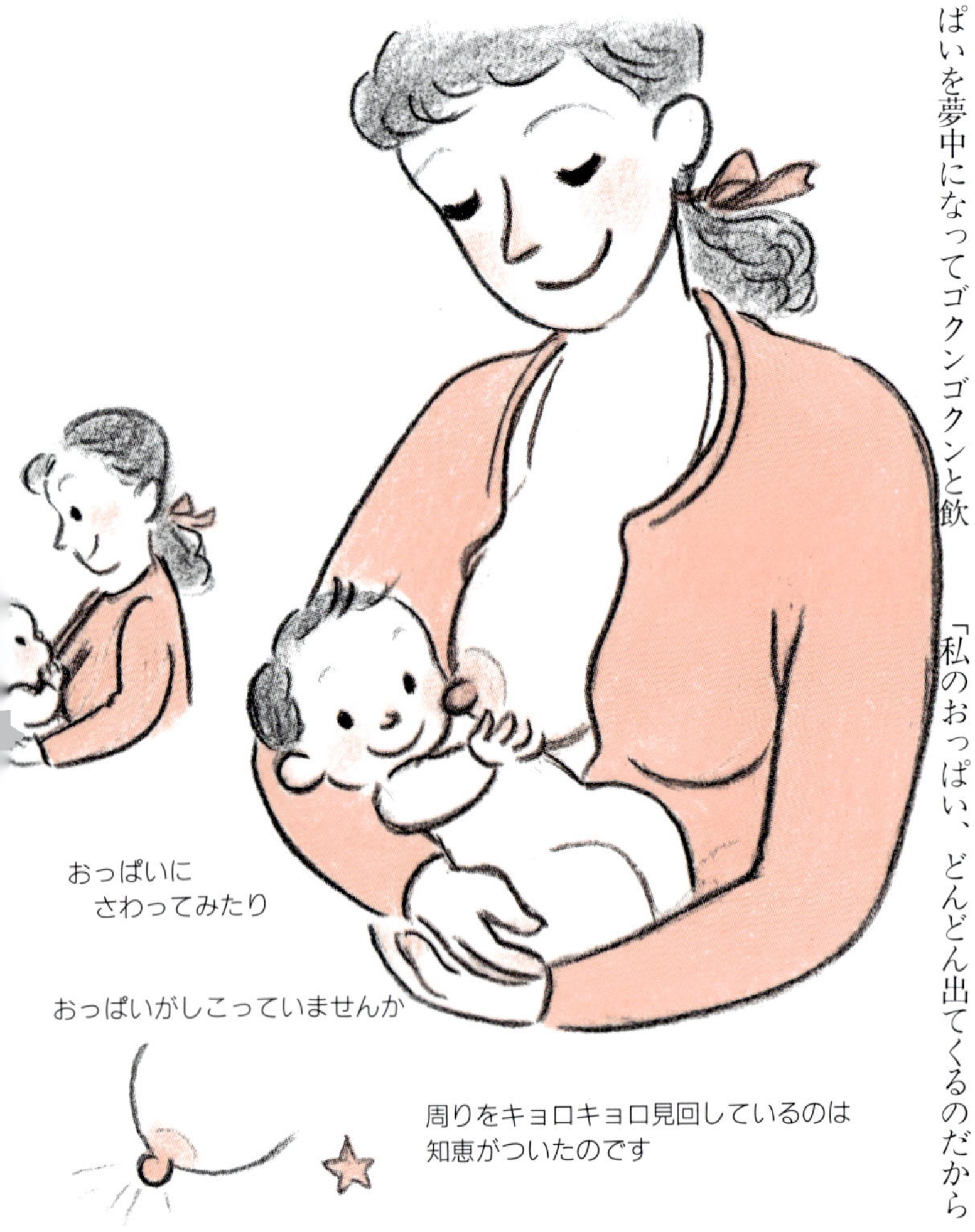
おっぱいに
さわってみたり
おっぱいがしこっていませんか
周りをキョロキョロ見回しているのは
知恵がついたのです

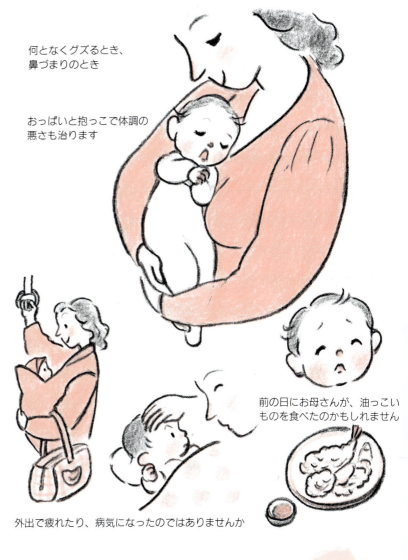

何となくグズるとき、
鼻づまりのとき

おっぱいと抱っこで体調の
悪さも治ります

何となくグズっておっぱいもあまり飲まないこともあるかもしれません。

赤ちゃんはグズるし、おっぱいは飲まないしで、あなたはどうしたらよいかわからないというところでしょうか。赤ちゃんの生活を振り返ってみてください。どこかにムリがあったはずです。

おっぱいと抱っこで体調の悪さが治ります

かぜを引く前触れとしてグズることもありますから注意してくださいね。

こういうときこそ、おっぱいと抱っこが大活躍。飲まなくてもお母さんの温かい胸に抱かれ、お母さんの匂いをかいでいるだけで、赤ちゃんの心は安心します。赤ちゃんが話をすることができたら、何と言うでしょうか。

「ああ、きのうは、おとなとのおつき合いで疲れたよ。おっぱい飲む元気もないな。でもお母さんに抱っこされて、乳首をくわえているだけで元気が出てきそうだ。お母さん。もう少し待ってね。グングンおっぱい飲むから」

赤ちゃんのちょっとした体調のくずれなら、おっぱいだけで元気になりますから、安心して、続けてください。こんなときにはお薬は必要ありませんよ。

前の日にお母さんが、油っこい
ものを食べたのかもしれません

外出で疲れたり、病気になったのではありませんか

鼻づまりのときはおっぱいをしぼって鼻の穴に入れます

赤ちゃんがおっぱいを飲まなくなる理由に鼻づまりがあります。お母さんも鼻がつまっていると不快な気持ちでしょう。赤ちゃんは口いっぱいにお母さんの乳首を含み、鼻で息をしますから、鼻づまりのときには苦しくて飲めません。

このときはおっぱいを赤ちゃんの鼻の穴にチュッとしぼって入れてあげます。「えっ、おっぱいを鼻の穴に入れるの？」なんて、おどろかないでください。おっぱいは赤ちゃんに悪さをするようなことは全くありません。それどころか、鼻づまりを治す役割があるのです。おっぱいってすごいですね。

また、大きな鼻くそがつまっていることもあり、なかなか取れないときも、おっぱいを注ぐと柔らかくなり、すっと取れるようになるのです。

おっぱいがしこってくると味が変化し飲まなくなることもあります

急に飲まなくなるのは赤ちゃんの側のことだけではなく、お母さん側にその理由があることもあります。

乳腺炎になりかけの場合、また、乳腺炎とまでいかなくても、つまってしこりを作っている乳房のおっぱいは飲まないことがあります。

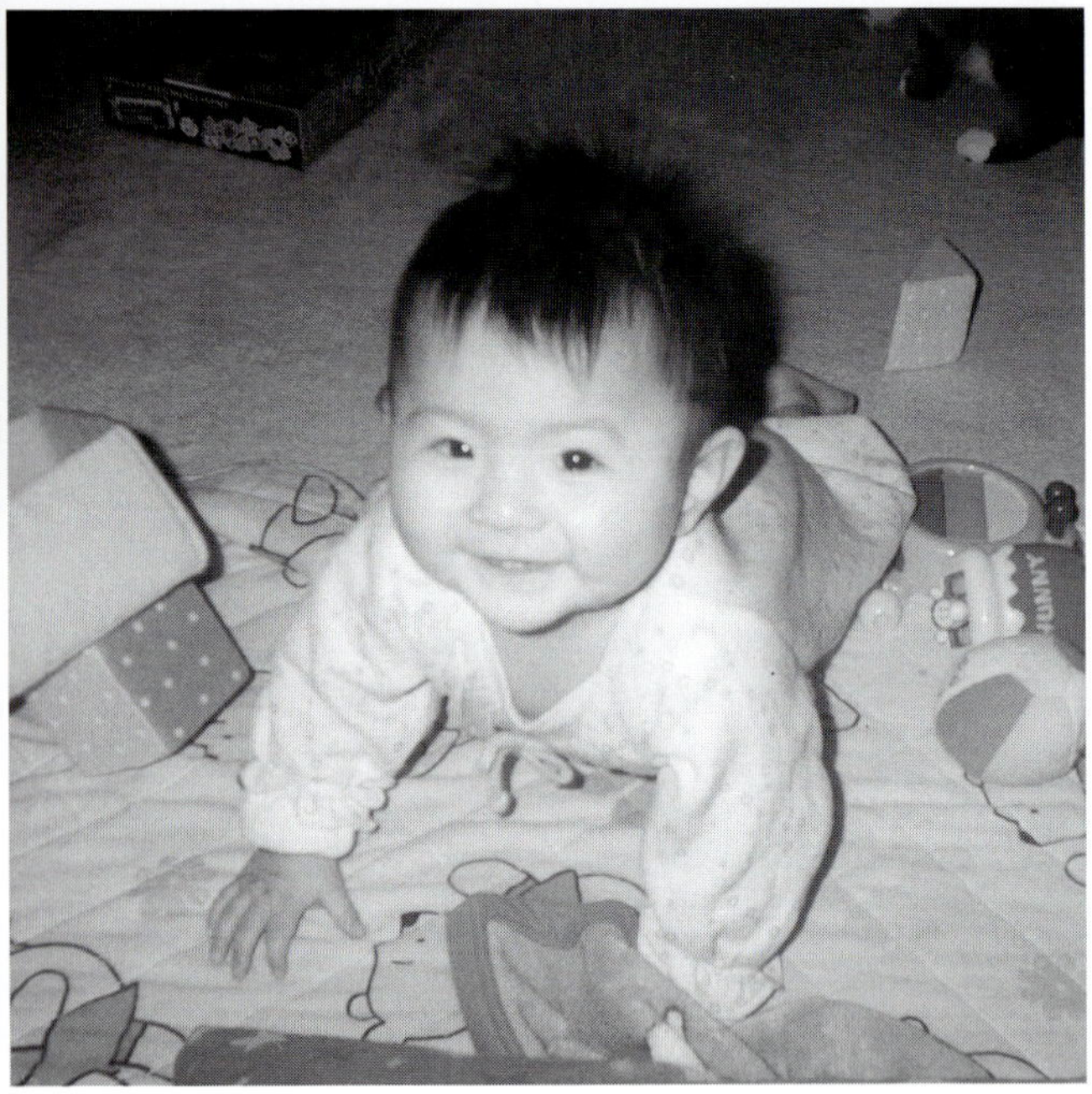

体重だけで判断しないでください。おっぱいを飲む様子もみて

乳腺炎になったお母さん、乳腺炎にはならないけれどその一歩手前というお母さん方の多くは「そういえば、赤ちゃんが急に飲まなくなったんです。そして数日経ってしこりができ、炎症となりました」と話しています。

赤ちゃんは味にとても敏感です。乳腺にたまっていたおっぱいは飲みたがらないようで、プイと飲まない赤ちゃんもいます。おっぱいをしぼってみると、たくさん出ることもあるのですから、必ずしもつまっているわけではないようです。どんなおっぱいの味が赤ちゃんによいのか、厳密にはわかりませんが、赤ちゃんは確実に味を見分けています。

（おっぱいがしこってきたとき　82頁）
（乳腺炎になりかけのとき　82頁）

前の日に油っこいものを食べませんでしたか

あまり飲まない→乳腺がつまり気味→さらに飲まない→つまってしまう……と悪循環になってしまいます。

乳腺のつまりが先か、赤ちゃんが飲まないのが先かはいろいろでしょうが、こんな点も考えてくださいね。そして、前の日に油っこいもの、とりわけ動物性のものを多く食べなかったかどうかなどを振り返ってみてくださいね。

赤ちゃんの舌の感覚がデリケートなのは、自分の体に最良のものを本能的に自ら選んでいるからでしょう。これが赤ちゃんにとっては自然なことなのです。

3カ月健診で体重が少ないといわれたときに

●体重だけで判断しがちです

3カ月健診を受けます。出産した産・病院で受けられる方もいますが、保健所で受けられる方が多いことと思います。

この保健所の3カ月健診ですが、残念なことに、母乳育児のお母さんには、時としてあまりありがたくない言葉をいただくようです。

体重を重視した健診が多いからでしょうか、おっぱいでしっかりと育っている赤ちゃんをみても「母乳が足りないから、ミルクを足すように……」といわれることもあります。

せっかく、おっぱいがうまくいきかけたのに、このような言葉でグラついてしまうケースが多いのです。

●標準体重より小さめ
●ミルクを足さないと脳の発育に悪い
●母乳不足なのにしがみつかせている
●このままでは大きくなれない

などと、お母さんを不安にしがちです。

赤ちゃんが元気で、機嫌がよく、おっぱいをよく飲んでいれば心配ありません。体重が減っているのでなく少しずつ増えているのなら心配ありません。母乳が本当に不足しているかどうかの目安は78頁を読んでくださいね。

●標準体重の数字は母乳だけの赤ちゃんの平均値ではありません

標準体重という数字ですが、これは母乳の赤ちゃんも、混合栄養の赤ちゃんも、人工栄養の赤ちゃんも皆、いっしょにして統計をとったものです。赤ちゃんは3カ月ごろまでは食欲をコントロールできませんから、人工栄養の場合は胃の中に入るだけ飲んでしまい体重が増えがちです。

母乳の場合は飲み始めと飲み終わりでその成分が違うように、乳汁成分の変化によって赤ちゃんの食欲をコントロールしてくれるわけです。

ですから、人工栄養の赤ちゃんはこの時期ごろまでは体重は多めです。

もし、母乳の赤ちゃんだけの統計ならば、数字も違ってくるはずです。こう考えてみますと、安心すると思います。

もちろん、保健所の方でも、母乳育児に熱心な方もいます。

母乳不足の判断を、あなたの乳房や乳首の状態、そして、赤ちゃんがおっぱいを飲む様子までをみてくださるようなら、とても理解ある方と思います。

健診のたびに体重が少ない、とミルクを足すように言われたお母さんがいます。小さく生まれたのだからと、おっぱいだけで育てました。今、5歳ですが、小学生と間違われるほど大きくなったのです。

こんな体験をしたお母さんはたくさんいます。もし、ミルクを足しなさいといわれたときには、ちょっと考えてみてくださいね。

まだまだ、夜もおっぱいを欲しがるのは当たり前です おっぱいだけで成長するのです

●1歳まで、夜、飲んでいたっていいのです

夜中の授乳について、いろいろと言われますが、赤ちゃんが欲しがるのなら、全くやめる必要はありません。

育児書の多くには、やはり「夜中のおっぱいはなくなります……」と記してあるかもしれません。そうしますと、この本の内容と反対になってしまい、悩んでしまいますね。

夜中、起きないでぐっすりと眠る赤ちゃんもいるでしょうし、夜中、11時、2時、5時としっかり3時間おきに、また、4時間おきにと飲んでいる赤ちゃんもいます。

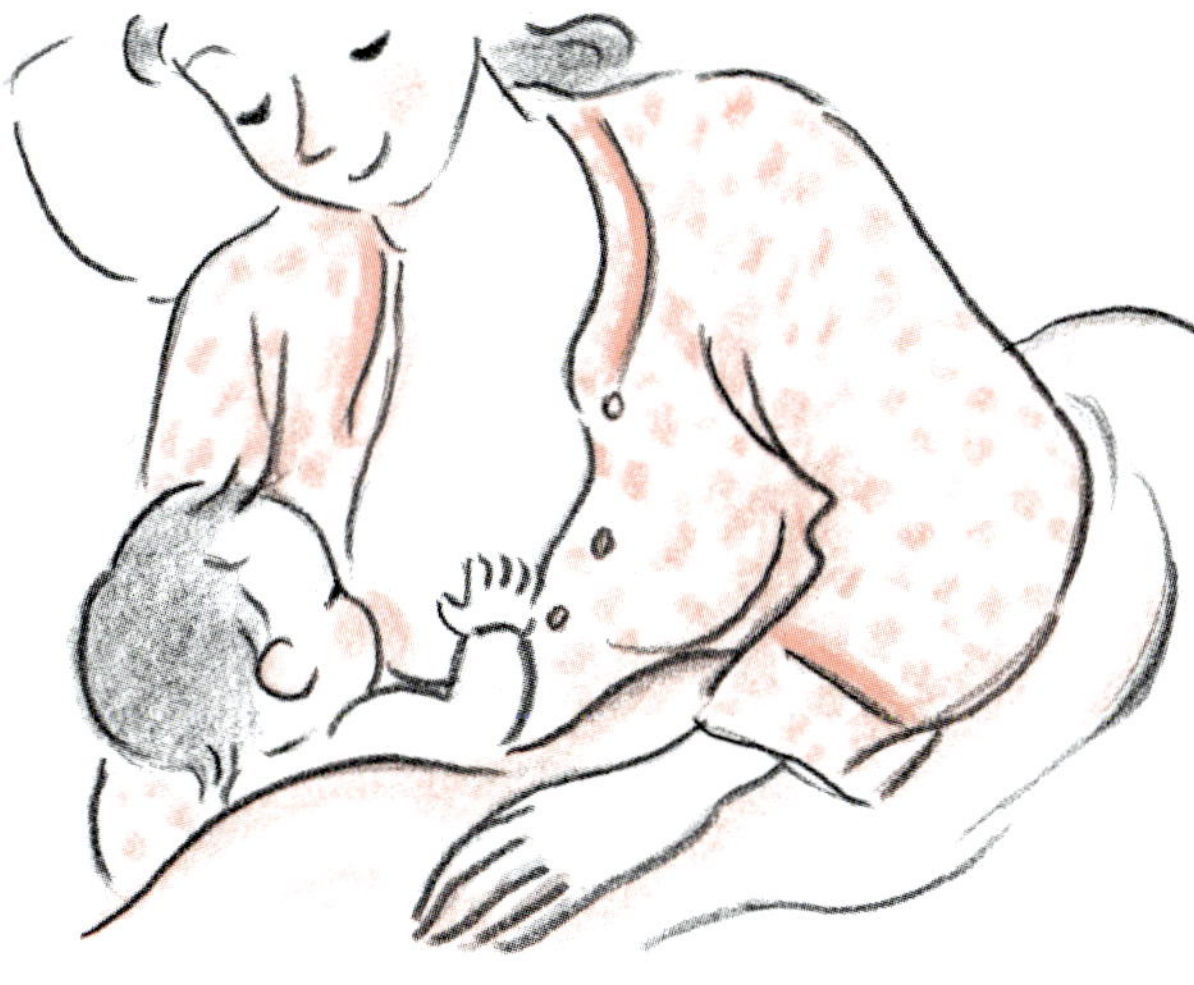

この時期だって、夜もまだまだおっぱいは飲んで当たり前です

56頁でもお話ししましたが、赤ちゃんを出産したお母さんの体は短時間でぐっすりと眠れるように変化しているのです。夜、長い時間眠りたいという気持ちは理解できますが……。

まだまだ、赤ちゃんはお母さんにべったりのとき、夜中に起きるのは当たり前と考えてくださいね。

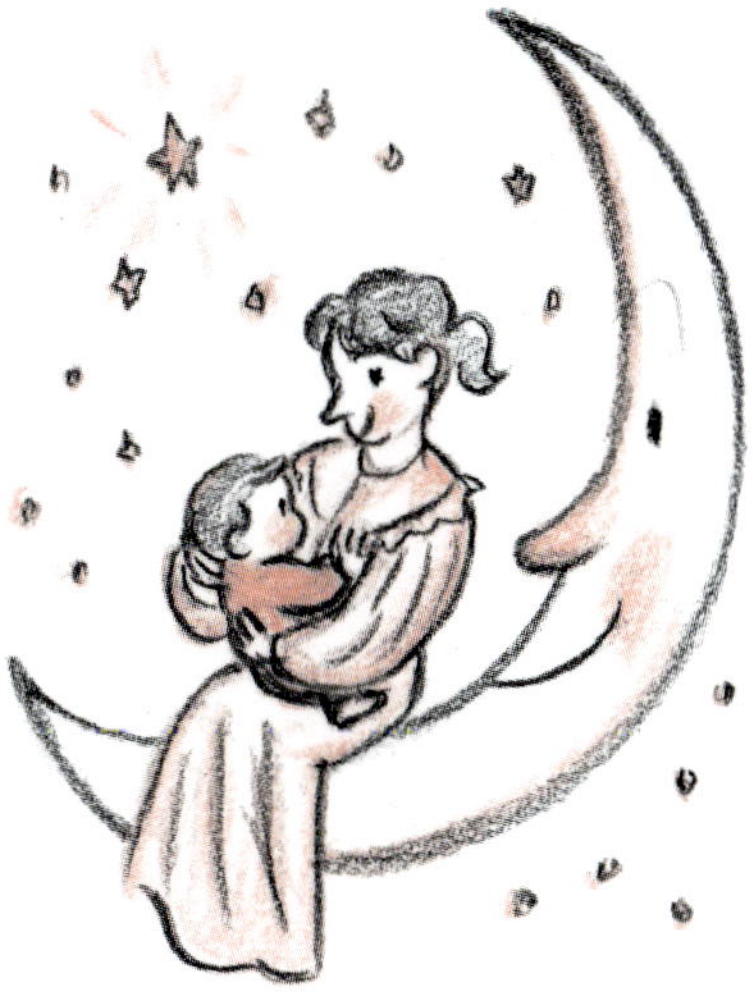

夜中はおっぱいの作られるとき

●赤ちゃんはおっぱいだけで育つ時期です

夜、いつまでも飲んでいるのがおかしいと考えているお母さんや、夜中のおっぱいはどうかなと考えているお母さんに、私はいつもこうお話しします。

「お母さん、歴史は夜、作られるのだよ。一人の赤ちゃんが成長して、立派なおとなになる。これは大変な歴史を、作っているのだから、夜のおっぱいはどんどん飲ませてください。気にすることはありません」と。

この時期は赤ちゃんはおっぱいだけで成長するのですから、夜中に飲んでも当たり前。

また、夜中はおっぱいがどんどん作られるときです。おっぱいが作られるときなのですから、お母さんの体は眠ってはいられません。自然が母体をこのように作りあげているのは何か意味があります。お母さんのおっぱいを調べてみると、おいしいおっぱいが夜中に出ているのがよくわかります。

1歳すぎまでの間、ほとんど夜2回ずつ飲んでいたという赤ちゃんはたくさんいます。

1歳といっても、やっとヨチヨチ歩きができるようになったばかり。まだまだ夜のおっぱいがあったっておかしくはありません。

もし、あなたが、夜中の授乳がつらいと思うならば、添い寝で飲ませてください。この時期になれば添い寝もとても楽ですね。夜中におっぱいを飲みながら寝てしまうこともあるかもしれませんが、大丈夫ですから、安心してください。

6カ月ごろ（離乳食の始まり）からおっぱいを卒業するまで

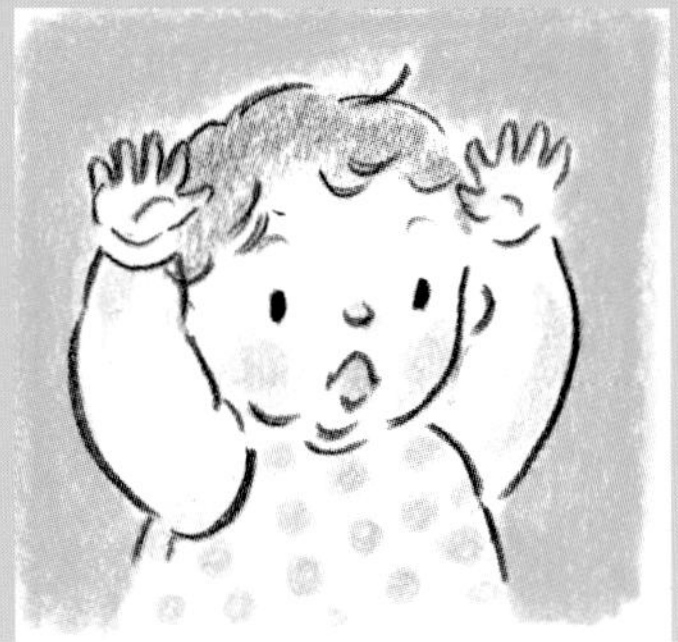

- 離乳食を始めても、おっぱいはつづけましょう。
- おっぱいは栄養素だけではありません。赤ちゃんがさびしいとき、悲しいとき、グズるときに心を落ちつかせてくれるのがおっぱいです。
- 赤ちゃんがかぜを引いたとき、下痢をしたときなどはおっぱいだけが〝薬〟です。安心してください。
- おっぱいを飲ませて、離乳食を。

このころの赤ちゃんの心と体
おっぱい＋《プラス》離乳食となります

おっぱいのほかに食べものを必要とするほど成長してきます

おっぱいだけで育ってきた赤ちゃんですが、いつまでもおっぱいだけというわけにはいきません。もう、このころになると、おとなの食事をみて、欲しがる様子をしたり、ヨダレがツーと出たりしていることがあれば、離乳食を始めましょう。おっぱいだけでは、これからの発育に必要なものが足りなくなってきます。

というのは、6カ月ごろからの発育、発達は今までのそれとは大分、様子が違います。しっかりとしたおすわり、ハイハイ、つかまり立ち、ひとり立ち、手指の運動のこまやかさ、そして、知恵づきも豊かになってきます。1人で遊ぶ時間も増え、言葉も出てくることでしょう。そしてそれまでよりもうんとアクティブになってきます。そのため乳汁のような液状食では、都合が悪くなり固形食を必要としてくるのでしょう。

おっぱいの成分が変化したわけではありません

〝おっぱいだけで足りなくなる〟といいますと、おっぱいの成分が変化したように受けとめる方がいますが、そうではありません。

1歳近くになっていると、時々「もうおっぱいには栄養がないのだから、やめなさい……」という方がいますが、間違っています。成分自体は変わらないけれども、赤ちゃんの体や心がグングン大きくなるので、赤ちゃん自身がおっぱい＋食物を要求しているということですから、誤解をしないでくださいね。

おっぱいだけで育った、この6カ月の成長もすごいスピードですが、これから1歳になるまでは、もっともっと飛躍的に成長のステップをあがっていきます。

おっぱいだけでは足りなくなるのです。

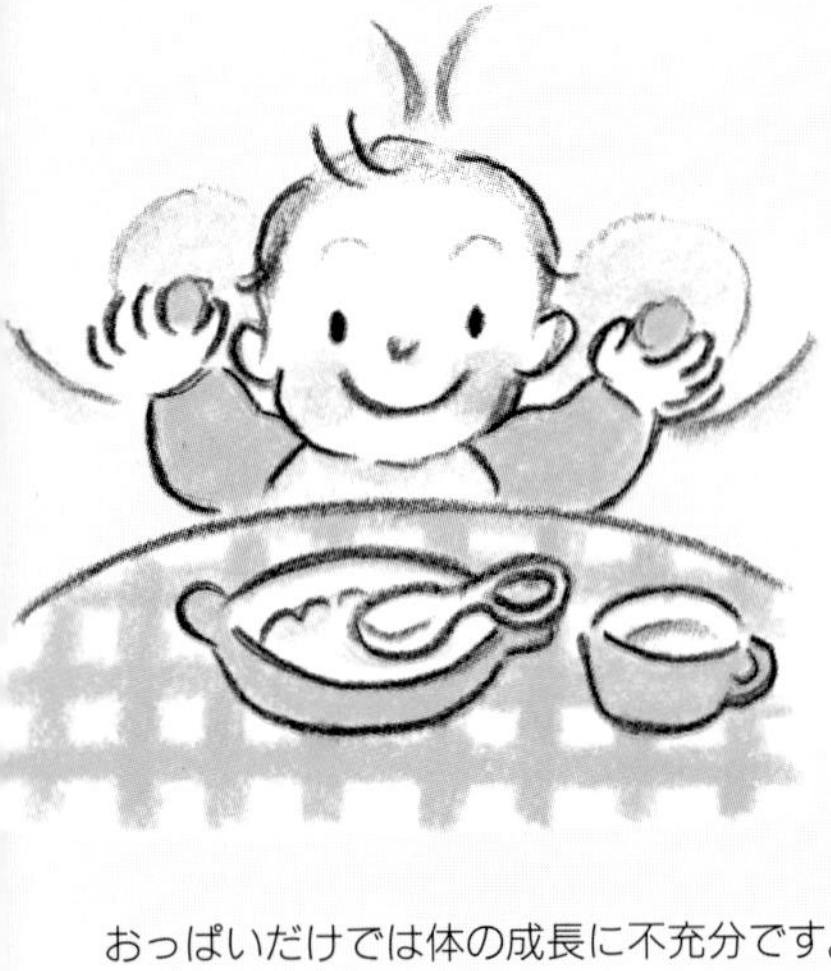

おっぱいだけでは体の成長に不充分です。
食べたそうにしていたら離乳食をどうぞ

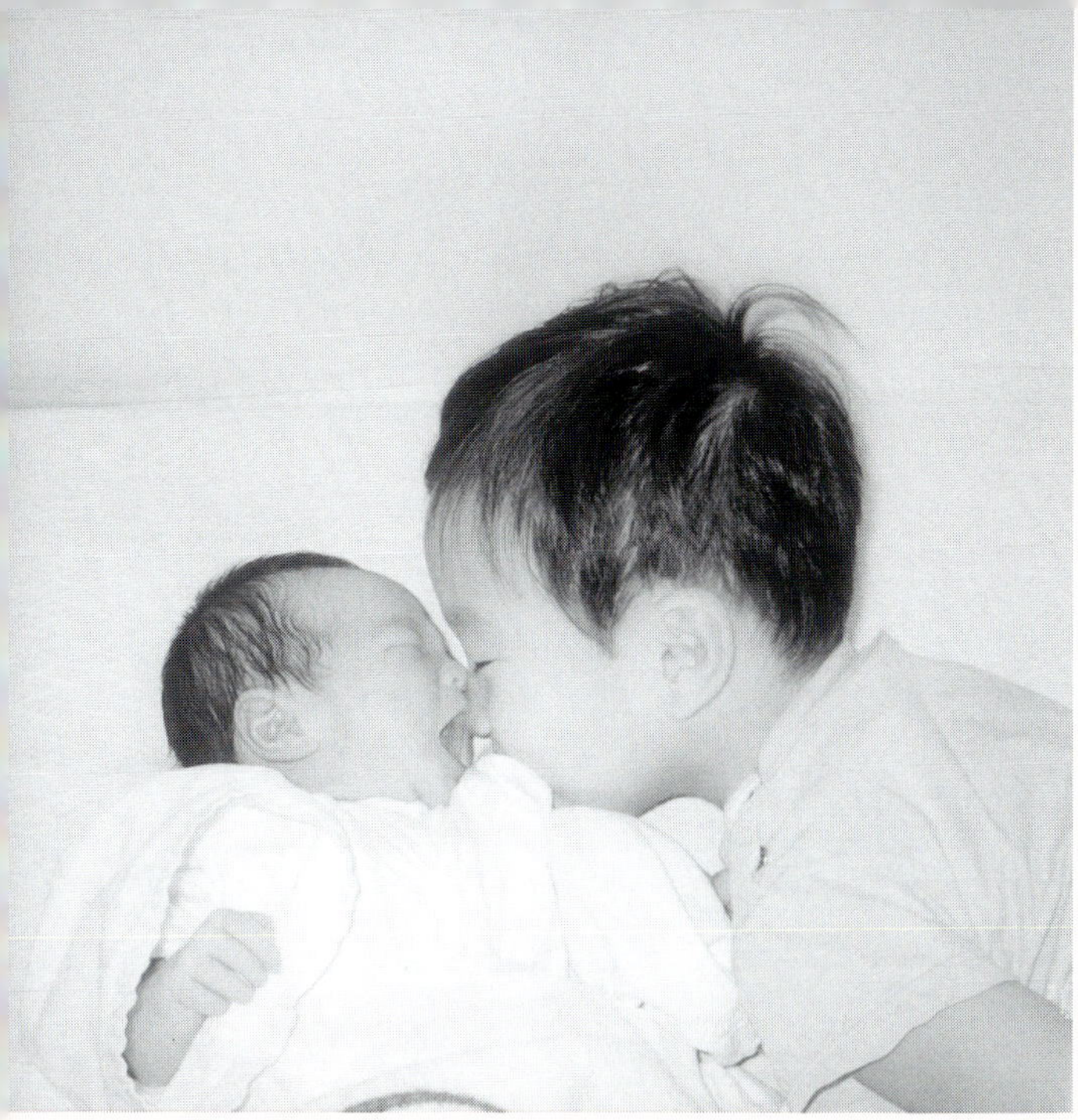

赤ちゃんは病気をしながら成長し、そして、体力をつけていきます

発熱したりかぜを引いたり 病気をしながら 大きくなっていく赤ちゃん

6カ月をすぎると、お母さんからもらった免疫物資（病気から体を守る働きをする物質）が少なくなります。

しっかりとお母さんに守られてきた赤ちゃんも、離乳食を始めたり、さまざまな体験をつんで、生活の範囲を広げていきます。

成長すると同時に、病気もしていきます。

元気で病気もせずに育ってほしいというのは、だれでも持つ願いですが、おとなになるまでに、一度も熱を出さず、病気もせずに成長する赤ちゃんはいません。赤ちゃんは病気をしながら抵抗力をつけていくといってもいいほどです。

このころのお母さんの心と体 子育ての充実期。心身共に健康

育児にホッと一息 でも、毎日が 赤ちゃんの世話に追われます

赤ちゃんも順調に発育し、あなたの産後の体もすっかり回復して、育児も一段落というところでしょうか。離乳食はスムーズにいっていますか。

もう、あなたの姿はすっかりお母さんの姿です。しっかりと6カ月ごろまでおっぱいを飲ませてきたならば、赤ちゃんへの理解も大分深まっているのではないでしょうか。動きの激しくなった赤ちゃんのお相手や毎日の散歩などで、あなたも大分体を動かしているはずで、あなた自身もあまり病気もせずにいるのではないでしょうか。

母乳育児はお母さんにも健康をプレゼントしてくれるのです。

赤ちゃんが あなたを必要とするのは ほんの一時期

赤ちゃんがお昼寝の間、好きなことをしたいと思っていても、家事に追われ、あっという間に1日が経ってしまいます。

ときとして、「私、子育てだけでいいのかしら？」とか、「ああ、もう少し私だけの時間が欲しい」「子どもをおいて、遊びに行きたい」などという気持ちが出てくるかもしれません。でも、ちょっと考えてみましょうね。

今、あなたにとって一番大切なのは何でしょうか。

そう、子育てですね。あなたのやりたいことを我慢するとか、遊びたいのを我慢するということではなく、今、この時期にしかできないこと、という意味です。

赤ちゃんにとってはなくてはならない存在があなた、お母さんだということを忘れないでくださいね。お母さんがしっかりと赤ちゃんについていなければならない時期というのはあなたの人生からみればほんの一時期です。母乳育児の期間はあっという間にすぎてしまいます。

このだれにも邪魔されない母と子の素敵なときを楽しんでください。後悔することは決してないでしょう。

おっぱいを 飲ませているうちに感じる 赤ちゃんの状態

あなたは今まで、1日に何回となく、おっぱいを含ませていたことでしょう。肌の触れ合い、それも密着度の強い触れ合いです。乳

首を吸われることによって出てくるホルモンがお母さんとしての力をつけてくれると同時に、肌の触れ合いが赤ちゃんの様子の理解を深めてくれるのです。知らず知らずのうちに赤ちゃんの状態を感じる力を養ってくれているのですね。

発熱しても、ほかに症状もなく元気ならば、ちょっと様子をみようかしらなどと赤ちゃんを観察する余裕を持てるということでしょうか。

だれでも初めての発熱にはオロオロしますが、赤ちゃんの生命力を信じて

それでも初めての発熱には多くのお母さん、お父さんがオロオロしてしまいます。

〝このまま熱が下がらなくなってしまうのではないか〟〝熱で脳がおかされてしまうのではないか〟と不安になるのは無理からぬことです。

しかし、一度、赤ちゃんの発熱を経験してその経過を見守ることができれば、その後はそんなにあわてなくてもすむと思います。

このように赤ちゃんのことを心配し、〝ああ大丈夫だ、でも、もしものことがあったら〟とお母さんの心の中はおだやかではありません。

しかし、このようなことを経験しながら〝母〟となっていくのではないでしょうか。大丈夫です。母乳でここまで育てたあなたなら、それを乗り越えることができるのです。

もちろん、発熱のほかの症状（急にぐったりする、嘔吐など）がある場合には、診察を受けてください。

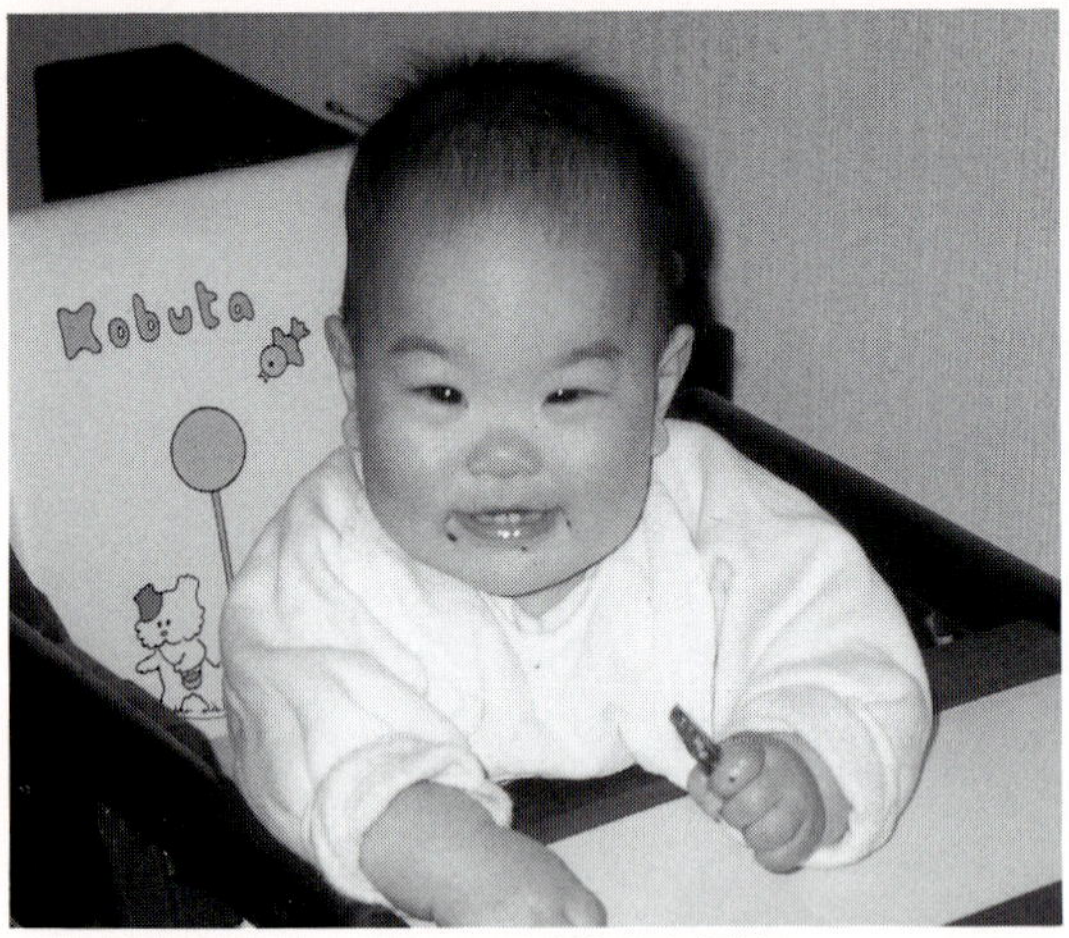
おっぱいで育った赤ちゃんの生命力を信じて

まず、おっぱいを飲ませてから離乳食を食べさせます

赤ちゃんは味覚が育っています。大人の食事を取り分けて、

離乳食を始める時期となりました。でも、あまり、堅苦しく考えなくていいのです。赤ちゃんが食べたそうにしたら、食べさせてみましょう。お母さんのお箸の先で、味噌汁をちょっとつけて、赤ちゃんになめさせます。喜んでなめるようなら、大丈夫。

お母さん、お父さんたちとの食卓にいっしょに座らせると、赤ちゃんがほしがる様子がわかります。どうしても赤ちゃんがいると落ち着いて食べられないというときには、離乳食を別に始めてもいいでしょう。でも、お母さんが赤ちゃんと向かい合って食べさせると、つい強制になってしまいます。お母さんのひざの上で抱っこして食べさせてあげましょう。

おっぱいはお母さんの食べたものによって味が少しずつ変わりますから、おっぱいで育った赤ちゃんは味覚が育っています。おっぱいの赤ちゃんには準備食が必要がないのです。

離乳食は薄味と言われますが、薄いと食べないことが多いので、最初から大人の食事を取り分けて、味を薄める程度で大丈夫ですよ。

赤ちゃんに「おいしいご飯を食べようね」と話しかけておきましょう

離乳食を始める前に、赤ちゃんにも心の準備をさせてあげましょう。

赤ちゃんを育てるうえで大切な言葉かけですが、離乳食などのように赤ちゃんにとって初めての経験の場合はなおのこと大切です。

お母さんだってそうではないでしょうか。突然、新しい食べものを出されたとき、やはり、何かしら警戒するのではないでしょうか。

これは何ですかと一応内容を聞いてみたり、

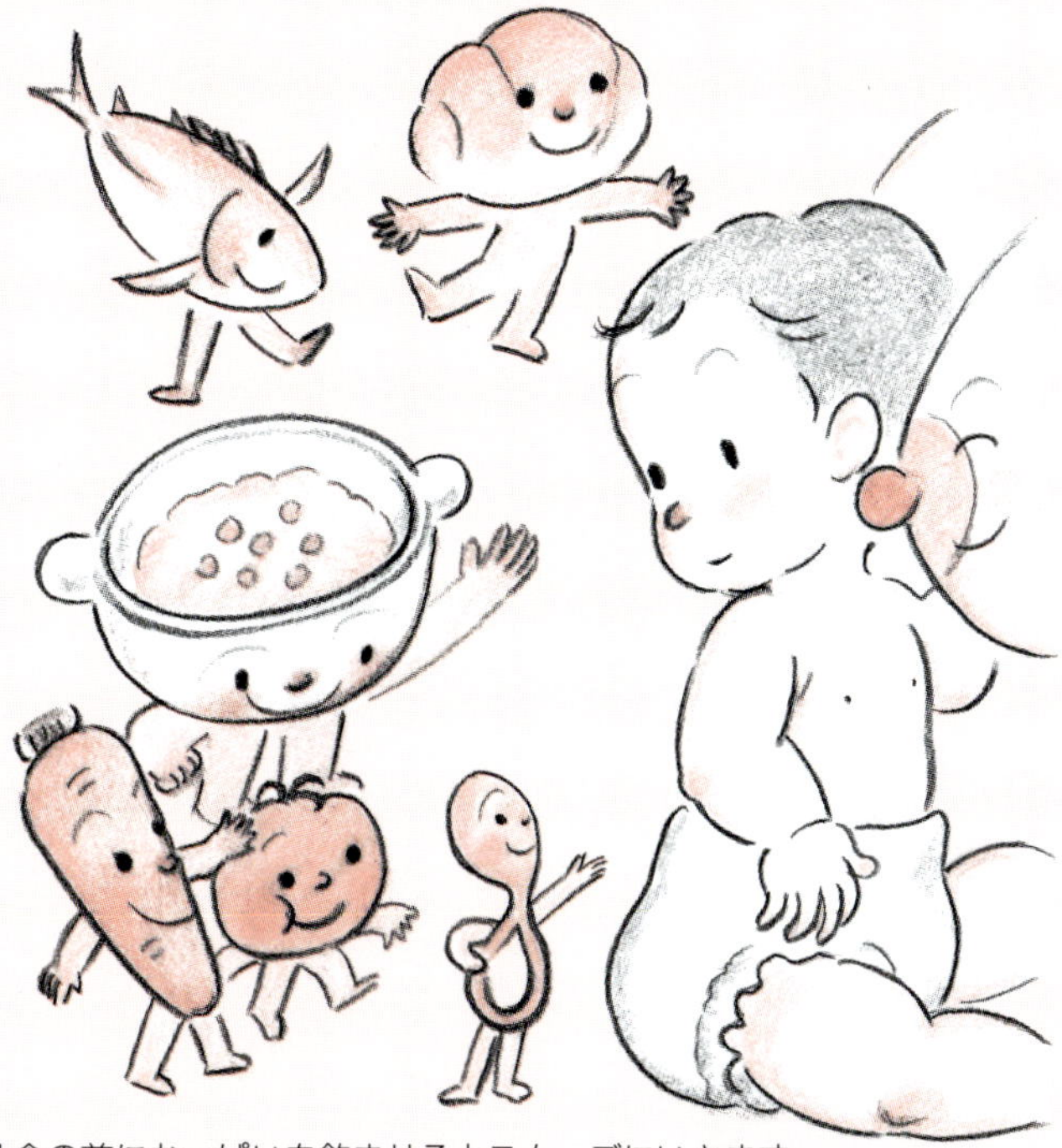

離乳食の前におっぱいを飲ませるとスムーズにいきます

また、出された方を信用してとか、何らかの判断をしてから食べることでしょう。それを前々から知らせておいていただければ、目の前に新しいお料理が出てきたときに、「ああ、これがそうか……」と納得することでしょう。

赤ちゃんだって同じこと。細かい言葉の意味はわからなくても、お母さんの態度や表情で学び取っていくものです。

離乳食を始める前から、さりげなく赤ちゃんに、その旨、話しかけましょう。

「○○ちゃんもずいぶん大きくなったわね。おっぱいといっしょに、そろそろ離乳食ね」

「大きく、元気な子どもになろうね。お母さんのおっぱいといっしょに、おいしいご飯も食べようね」

などと、折に触れて、お話ししましょう。

早く離乳食をすすめたいとか、おっぱいを離したいとの思いではよくありません。

赤ちゃんに心の準備をさせるための話しかけであることを忘れないでくださいね。

離乳食の前に おっぱいを飲ませたほうが スムーズにいきます

多くの育児書には、離乳食を与えてからおっぱいを飲ませましょうと書かれています。どうも、これは赤ちゃんの立場から考えると、反対のようです。

離乳食の前におっぱいを飲ませて、赤ちゃんが心を満たされた状態が、新しい経験を受け入れる素地となります。おっぱいを飲んでしまうと、離乳食を食べてくれないのではないかと思われがちですが、そうではありません。量をたくさん食べさせなければならないのなら別ですが、最初は、おっぱい以外の味にならせることが目的ですから、まず新しい経験によるストレスをいかに少なくするかが、その後の離乳食をスムーズに受け入れるカギとなりますね。

そんな意味で、まず、おっぱいを飲んで、赤ちゃんの気持ちが満たされてから与えてください。

そのときは、しっかりと左右を飲ませなくても大丈夫です。ちょっと含ませて、「さあ、次はおいしいご飯ですよ」などと、話しかけながら、おっぱいを離しましょう。

1回食から2回食にすすむとき 喜んで食べるようになったら 食後におっぱいを

1回食から2回食となるときも基本は同じです。赤ちゃんが喜んで食べるようになったら、離乳食のあとにおっぱいを与えます。

順調にすすんで、中期に入れば、おっぱいの時間をおっぱいと離乳食に振りわけなくても、離乳食だけで大丈夫ですね。8～9カ月ごろは赤ちゃんの運動量も増えてきて、食べる量も少しずつ増えてきます。

後期になって、おとなと同じに、朝、昼、晩と食べるようになると、おっぱいの役目は食べものの面からみると、ほとんど終わったといえます。でも、栄養素だけで考えられませんから、無理にやめる必要はありません。

朝、起きたとき、お昼寝のとき、ネンネのときはたっぷり飲ませてください。特に夜、眠るときは、まだまだ、おっぱいが必要です。

おっぱいを飲むたびにお母さんのぬくもりを感じ、匂いをかいで安心するのです。

離乳食がすすまないときは お母さんに不安感は ありませんか?

離乳食がうまくいかないときは、食べものの柔らかさ、温度、味つけなどが不適当なのかもしれません。また、あなたの心の中に〝早く、上手に食べてくれないかしら〟〝おっぱいを離したい〟などとあせりや不安感があると、

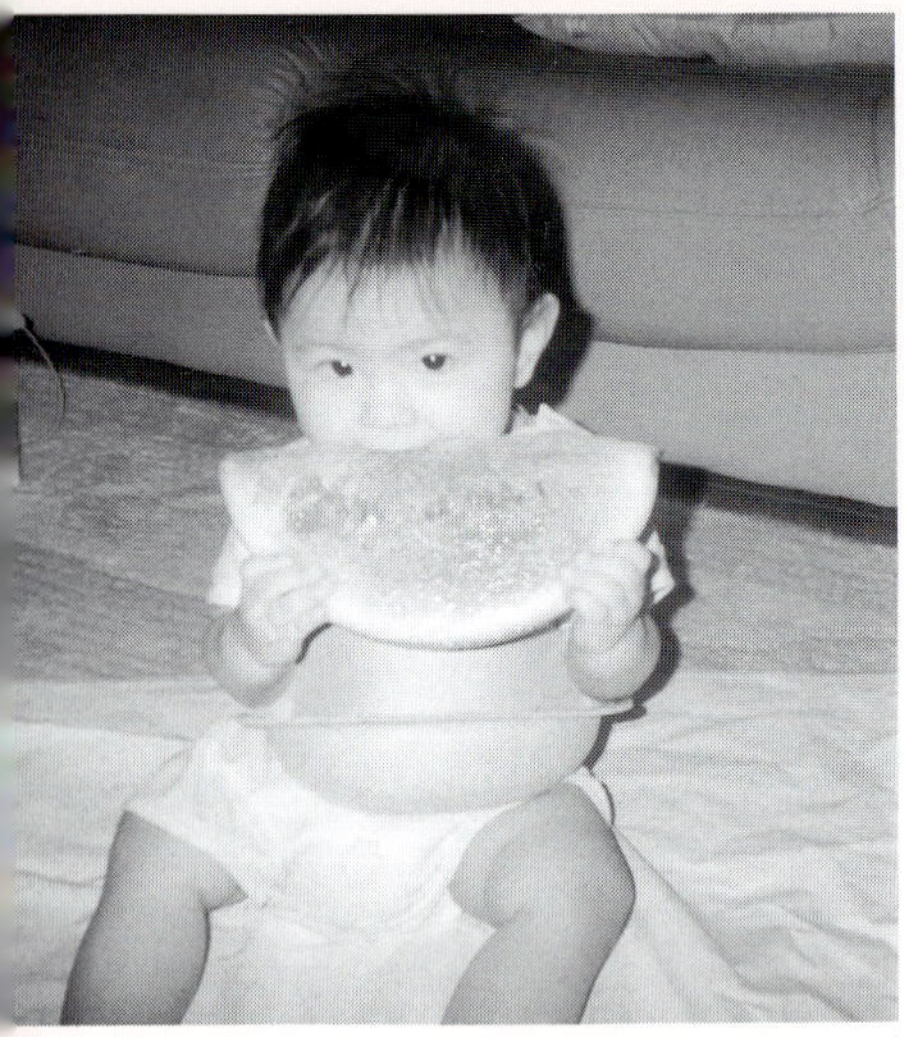

赤ちゃんはお腹が空けば、必ず食べますよ

それが赤ちゃんに伝わってしまい、赤ちゃんのほうは不安を解消するためにおっぱいにしがみつくということになる場合もあります。

赤ちゃんはお母さんの心の動きに思いのほか敏感です。赤ちゃんの動きの一つ一つにとらわれるということではなく、こんなこともあるのだということも知って、生活を振り返ってみてください。

大切なことは、赤ちゃんの体は成長したがっているということ。つまり、おっぱい以外の食べものを必要としている時期にきているのだということです。体が必要としているのですから、赤ちゃんは自然に食べるようになるのです。そして赤ちゃんはお腹がすけば必ず食べるもの。食べないと悩む前に、このことを頭に入れてくださいね。

また、意外と気がつかないのが、離乳食がパサパサして食べにくいということ。柔らかさに注意するだけでも、食べるようになることもあります。

おっぱいをやめる必要はありません

こんなとき、やはり育児書には「おっぱいはきっぱりやめて、離乳食だけに」と書かれていますが、おっぱいをやめる必要はありません。赤ちゃんが大好きなおっぱいを無理やり取りあげてはいけません。

それよりも、生活の点検や離乳食の柔らかさ、またジュースなどの甘いものを飲ませていないかを考えてみてください。おっぱいをやめなくても、離乳食を必ず食べるようになるのですから。

発熱などで離乳食がすすまないときはおっぱいだけで

離乳食をすすめているときに、発熱などで赤ちゃんが食べたがらないと、とても心配になるでしょうが、おっぱいだけで大丈夫ですから安心してください。

離乳食の遅れについての心配ですが、いくらあなたが工夫しても、赤ちゃんは食べないことでしょう。病気が早く治ってほしいという気持ちからでしょうが、無理じいしがちです。そうするとますます食べない。食べないとお母さんはますます心配となり悪循環となってしまいます。

ここは赤ちゃんの生命力を信じてください。おっぱいだけでも充分なのです。

（赤ちゃんが病気のとき102頁参照）

病気が治りかけるとたくさん食べますそれまではおっぱいだけで

病気になると、体力をつけるために食事はたっぷりという考え方がありますが、赤ちゃんをじっくりと観察していますと、そんなことはありません。

おっぱいだけで辛い時期をすごし、病気が治りかけてきたときや、元気になったときに、今までの分を取り返すかのように、たくさん食べるのです。

赤ちゃんを1～2週間単位でみてみると、食べることにはほとんど心配はいらないもの。そうはいっても、赤ちゃんの発熱は、お母さんやお父さんを不安にします。それは無理からぬことですが、おっぱいで育てているあなたと赤ちゃんを信じてくださいね。

赤ちゃんが病気のとき、発熱のとき、おっぱいってすばらしいと実感することでしょう。

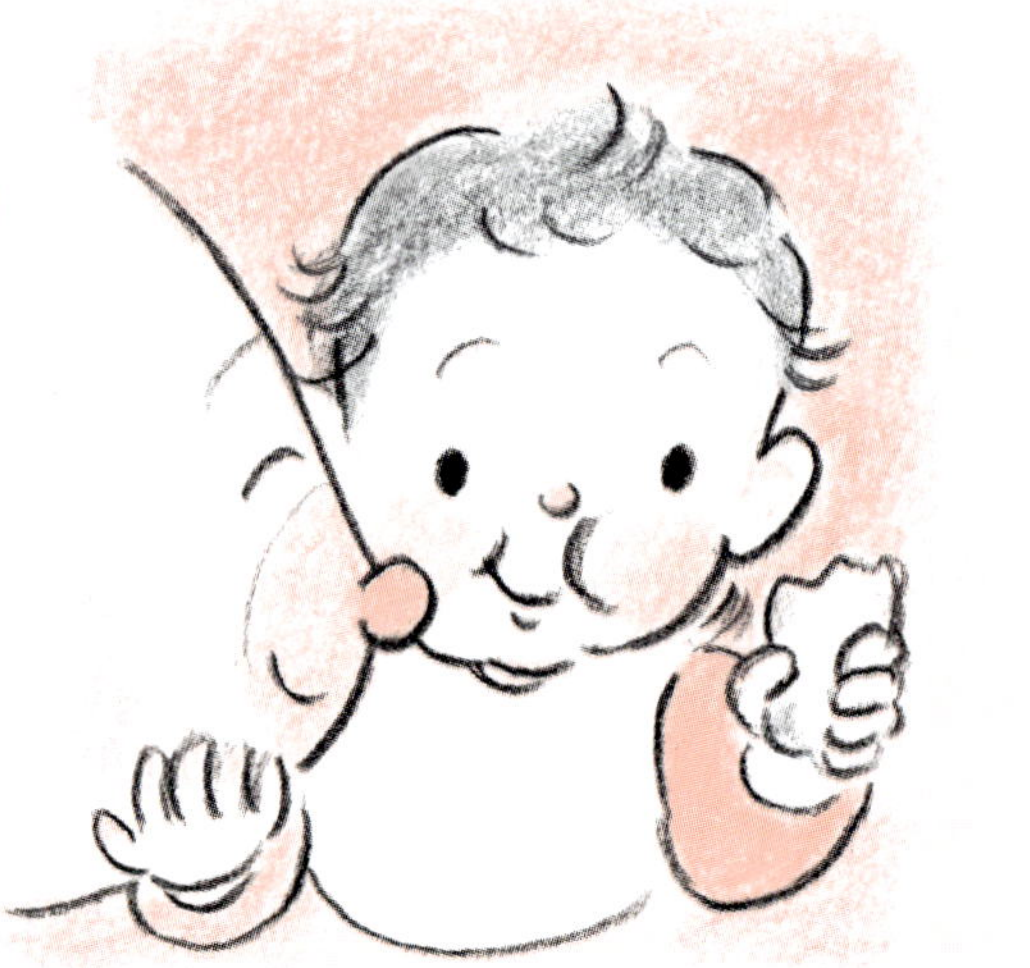

病気が治ると今までの分を取り返すように食べます

おっぱいの自然卒業
赤ちゃんに納得させてやめましょう

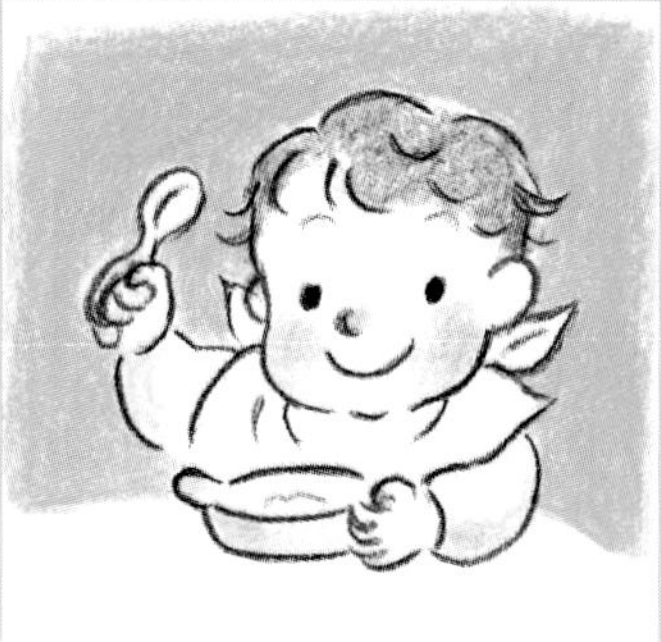

●おっぱいは無理にやめないでくださいね。赤ちゃんは充分に満たされると、自分から離れていくものです。
●おどかしても、絶対にあげないというのは不自然なこと。
●たっぷりと甘えて安心すれば、やがてはやめます。
●おっぱいを卒業してからでも、さびしいとき、甘えたいときには必要なおっぱいです。

赤ちゃんが成長し、おっぱいを必要としなくなるとき

赤ちゃんは自然におっぱいを卒業していきます

1歳のお誕生日を迎えるころになると、そろそろおっぱいをやめようかな？ とお母さん方は迷い始めます。10カ月ごろで自然に卒業してしまっている赤ちゃんもいるでしょうが、お母さん方が考えるのは、やはり、1歳のお誕生日前後ではないでしょうか。

やめる時期については、さまざまな説があり、確定した考えはありません。国際母乳連盟では〝自然卒業〟としています。私もこの考えでいいと思います。

〝自然卒業〟は、放任ということではありません。〝赤ちゃんが成長し、自立し始めれば、自然にお母さんのおっぱいから離れていきますよ〟という意味です。

さて、この時期のおっぱいの持っている役割を赤ちゃん側、お母さん側からみてみましょう。それを理解した上で、おっぱいをどうするか決めてみたらいかがでしょうか。

おっぱいの成分は変わりません。栄養素としては赤ちゃんに不可欠ではありません

栄養としてのおっぱいの意味は、ほとんどありません。そうかといってお母さんのおっぱいの質が低下するかといいますと、成分的には変わりません。赤ちゃんの心身が成長しておっぱいからとる栄養という意味では必要なものではなくなってきているということです。

生まれてから、半年ぐらいまでは、母乳はなくてはならないものですが、1歳前後になりますと、赤ちゃんの成長に必要なものは食べものからということになるということです。

これを間違えて、おっぱいの質が低下するからとか、成分が悪くなるから、断乳しなさいと指導している場合もありますので注意しましょう。

おっぱいは赤ちゃんにとってのベースキャンプ

赤ちゃんの発育に栄養的に必要ないのなら即、やめていいのではとお考えかもしれませんが、赤ちゃんの心身の健やかな成長は、蛋白質、脂肪、ビタミンなどという食品構成上の栄養素だけによるものではありません。いつでも、心おだやかに安心していられる環境がベースとなり、栄養も充分に吸収され、よい刺激を受けながら成長していくのです。

ベースキャンプはやはりお母さんです。どんなにお父さんがやさしく世話をしても、おばあさんが立派な子育てをしても、おっぱいを飲ませてくれたあなたが、赤ちゃんにとってのベース基地なのです。

赤ちゃんにとって寂しいとき、悲しいとき、辛いときなど、赤ちゃんの気持ちを静めてくれるのはおっぱいなのですね。

このことはここまで母乳育児をしてきたあなたなら、充分感じていることと思います。

おっぱいは、素敵な精神安定剤

赤ちゃんが妙に甘ったれてくることがあったと思います。その前の赤ちゃんを観察してみますと何か不安がある様子です。もしかしたら成長の節目にぶつかっているのかもしれません。一歩一歩自立して成長することは赤ちゃんの心身にも喜びをもたらすのですが、自立することは未知の世界に踏み出すことにもなるわけです。やはり未知の世界は不安なことがいっぱい。

この気持ちはあなたもわかりますね。ましてや小さな赤ちゃんですから、何よりも安心するお母さんのおっぱいを求めるのです。ときには、ずっと抱っこをせがんでいることもあるかもしれません。

つまり、1歳すぎてのおっぱいは心の安定に大いに役立っているのですね。精神安定剤ということでしょうか。でも、決して、薬の安定剤は代わりになることはできません。

お母さんの肌のぬくもり、匂い、やさしい声をも包み込んだおっぱいの存在だからです。

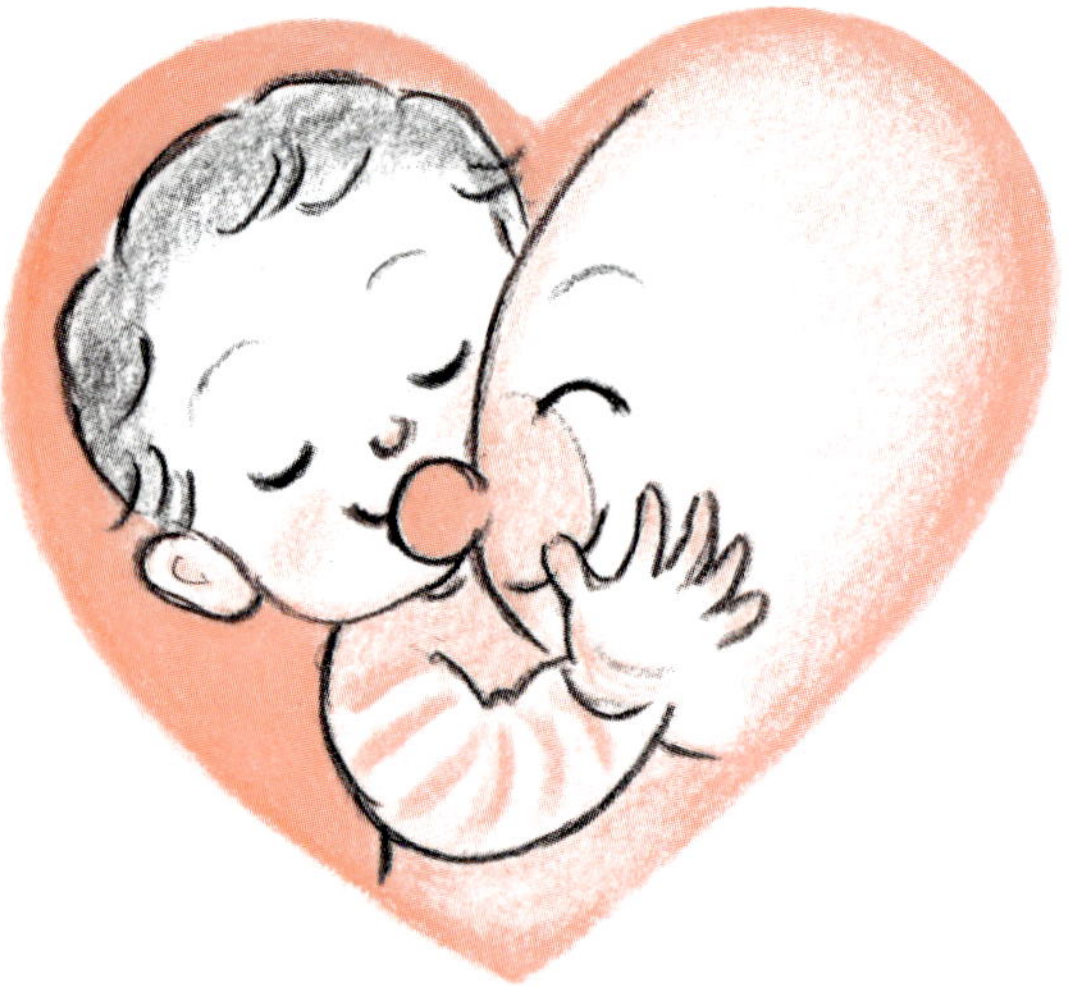

赤ちゃんが妙に甘ったれてくるときは、何か不安感が、あるのかもしれません

早く離れたいという気持ちともっと、飲ませていたいという気持ち

赤ちゃんがお誕生日をすぎるころには、お母さんの体の回復を促すような役割は授乳にはありません。そんな面からみると、もういつやめてもOKです。

でも、母乳育児を楽しんできたあなたとしては、やめてしまうのが寂しいような、惜しいような気がすることでしょう。おっぱいを吸われる感覚が何ともいえず、気分がよいのですから、当たり前の気持ちといえます。

また、今までの人生の中で、こんなに心ゆったりとすごしたときはなかったわ……と、もう少し続けていたいというお母さんもいるかもしれません。

赤ちゃんが泣いたとき、手こずったとき、おっぱいを含ませるとさっとご機嫌が直るので、これは便利とばかりに、おっぱいを活用しているかもしれません。

と同時に、おっぱいを離れれば、身軽に出かけられるという気持ちも心の隅にあり、いろんな気持ちがゆれ動いていると思います。

おっぱいを卒業するとき ちょっとお母さんがお手伝い

心を鬼にしてやめるのはよいことではありません

やめることにしたならば、赤ちゃんと対話しながらプロセスを踏んでいってほしいと思います。

「今日から断乳」とばかりに、心を鬼にしておっぱいをあげない、泣いても放っておくというやり方はよい方法ではありません。お母さんという存在は心を鬼になどできません。

赤ちゃんがおっぱいを欲しがって泣いているのを、「ここで負けてはいけない」と耳を塞ぐなんて……。仮に心は鬼にしても、おっぱいを飲ませている間のお母さんの体は赤ちゃんの泣き声に反応してしまいますから、無理なのです。いわば根負けするほうが当たり前といってもいいかもしれません。

赤ちゃんが自らやめるときが、自然卒業ということです。あなたが、まだまだ母乳育児を楽しみたいのなら、どうぞ続けてください。母子双方が必要とするならよいのではないでしょうか。もし〝おっぱいをやめたい〟と思っていても決して無理をしてはいけません。

では、どのようにしたらよいのでしょうか。

赤ちゃんと充分に話し合いを、しましょう

一番大切なことは、赤ちゃんが納得するかどうか、了解の上でやめることです。そのためには、赤ちゃんに対する話しかけをすることですね。

「えっ、こんな小さな赤ちゃんに話しかけたってわからないわ。納得なんてムチャよ」と思われるかもしれません。

しかし、1歳をすぎていれば、赤ちゃんはかなり多くのことを感じています。細かい言葉の意味はわからなくとも、情況はわかるのです。

今まで、赤ちゃんに話しかけてきたお母さんなら、このことがわかるでしょう。

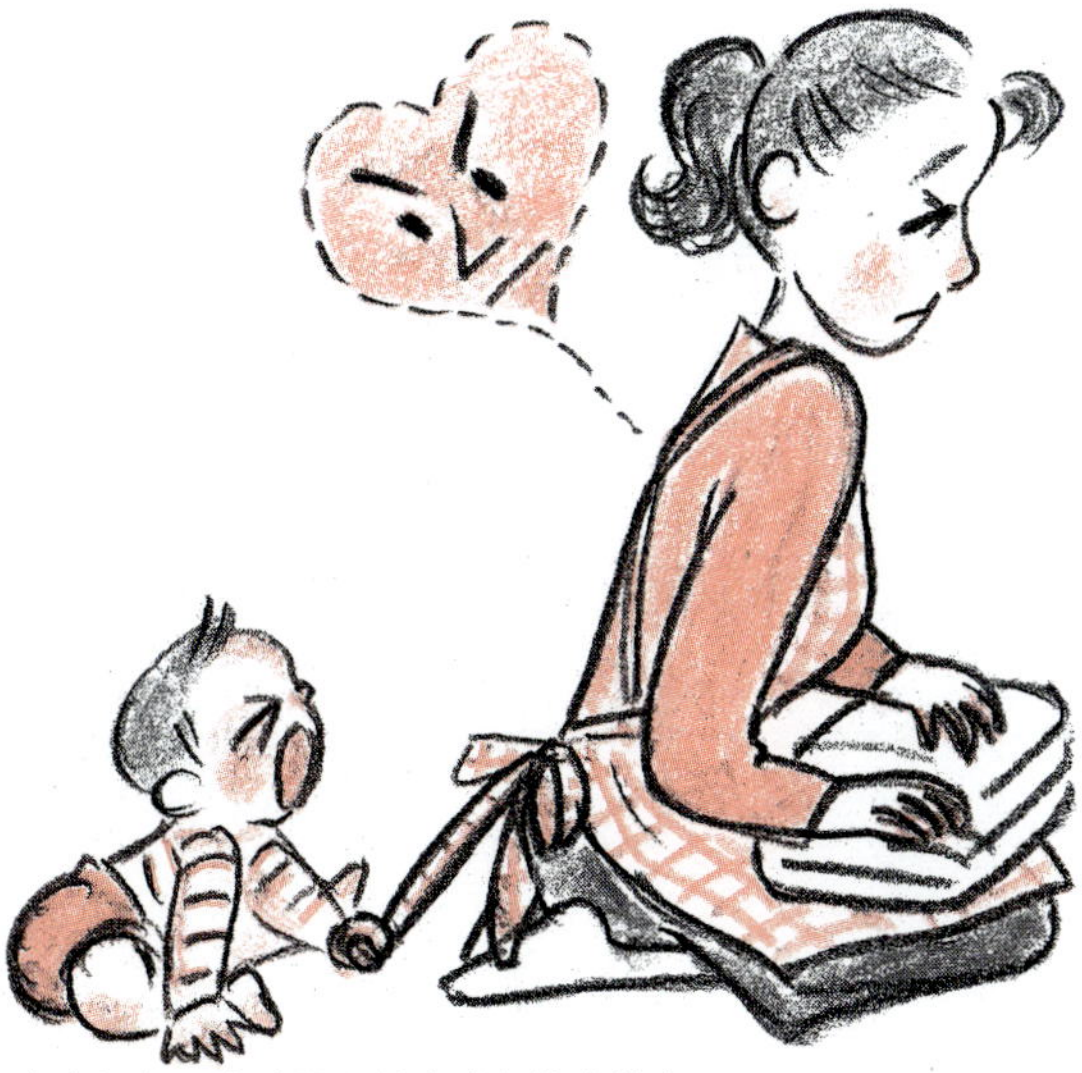

心を鬼にしてやめるのはよくありません。
話しかけて「心の準備」を

でも、おっぱいをやめる時期になって、突然、話しかけてもダメですよ。

お母さんだって同じでしょう。突然「今日から、一番大好きなものはいけません」といわれたらどうでしょうか。反発したり、憤慨したりと、スンナリ受けとめられません。

ときには、隠れて食べたりしてしまうかもしれません。

おっぱいが生活の中心の赤ちゃんなら、なおのこと。それも、目の前にないのならあきらめもつこうというものですが、毎日、毎日、目の前にあるのですから、残酷というものです。

栄養的には、もう必要ないんだからとやめるのではなく、赤ちゃんの心をちょっと考えて、やめ方を工夫しましょう。

おっぱいを飲ませた後、赤ちゃんの心が満たされているときに話を

時期がいつになるにしろ、お母さんと赤ちゃんとの会話の中で、いつかおっぱいは卒業していくこと、それはおとなになる第一歩で、おっぱいより楽しいことがあるのだということをさりげなく話しておくのです。

母と子のカップルは皆違いますので、話し方のきまりはありませんが、いくつかおさえておきたいポイントをお話ししましょう。

- ●おっぱいをやめたいと思ったら、1カ月ぐらい前から話しかけて赤ちゃんに心の準備をさせます。
- ●おっぱいを飲ませた後、満足したところでお話しします。

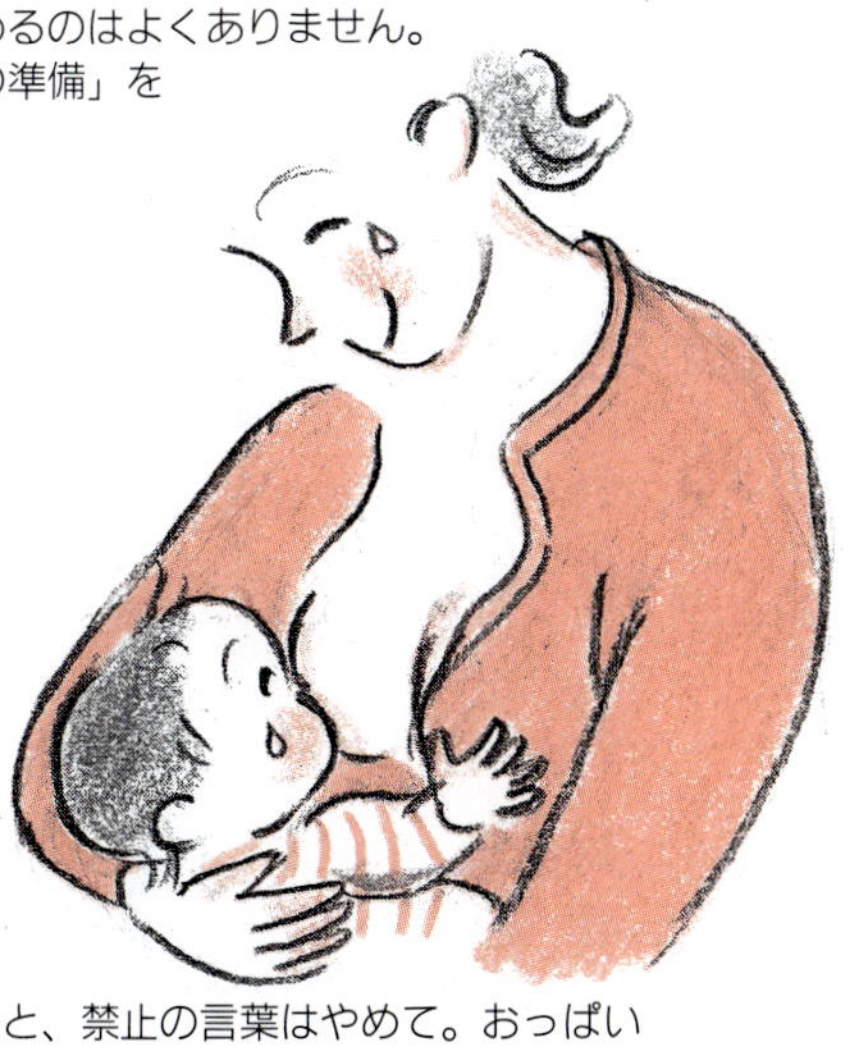

「ダメ、イケナイ」と、禁止の言葉はやめて。おっぱいとは「さようなら」するときがくることを話します

●あなたがやめることばかりに意識が集中していると赤ちゃんはますますしがみつきます。リラックスして。

●「ダメ、イケナイ、本当に赤ちゃんなんだから……」などと、禁止や否定的な言葉は使わないように。

こんないい方はどうでしょうか。

「○○ちゃん、このごろ、ごはんをモリモリ食べて、すごーくお姉ちゃん（お兄ちゃん）になったね。もうすぐおとなだね。おっぱいとさよならすると、ごはんがもっとおいしいよ」

「あんよが上手になって、ずいぶんお兄ちゃん（お姉ちゃん）になってきたね。おっぱいだけじゃ歩けないから、ごはんいっぱい食べようね。おっぱいは赤ちゃんの食べものだからね」などといったらいかがでしょうか。

「もう赤ちゃんじゃないんでしょう。おっぱいはダメよ」

「いつまでも、おっぱいを飲んでいると、赤ちゃんのままよ」

「おかしいな、いつまでもおっぱい飲んでいると、大きくなれないよ」

などのいい方は否定的だったり、赤ちゃんをおどすようなものですから、逆効果です。

必死に言い聞かせてやめさせようとするのは逆効果

1歳で保育園に入園させるために、何が何でもやめさせたいと思い、必死に赤ちゃんに言い聞かせたお母さんがいます。

「もう、1歳なんだからおっぱいはダメよ」

「保育園に入るんだから、おっぱいはやめないと叱られるよ」

「○○ちゃんがおっぱいをやめないとお母さん困るのよ」

「いつまでもおっぱい飲んでいたら、恥ずかしいよ」

「もう、赤ちゃんじゃないんだから」

……など、お母さんは、いろいろな言葉で話しかけてみたのですが、逆にますます、おっぱいにしがみついてしまったとのこと。

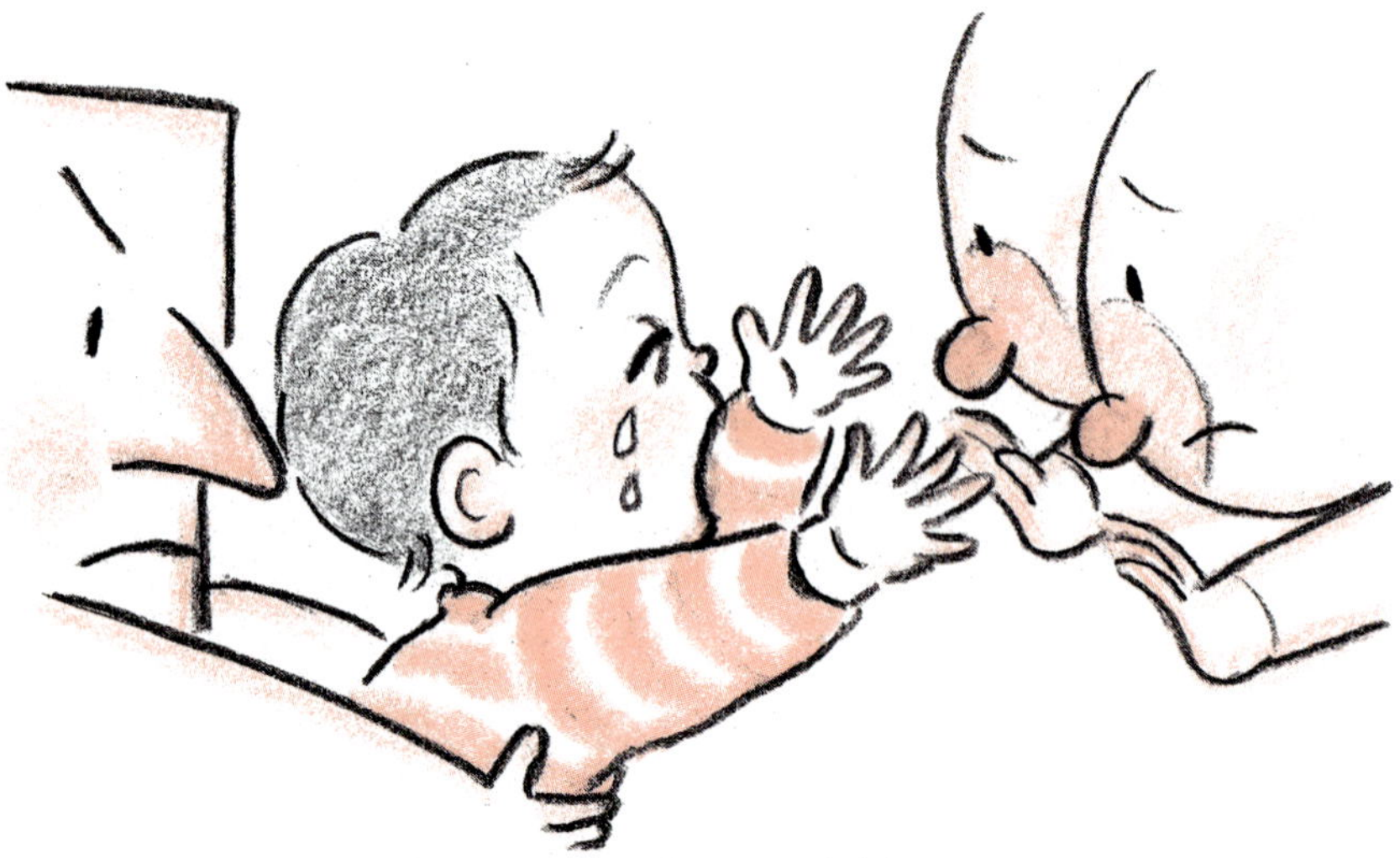

寂しいとき、悲しいとき、辛いとき、おっぱいは心の安定剤

この赤ちゃん、お母さんの語りかけの調子から「何か、大変なことが起きそうだ。やっぱりおっぱい飲んでいなきゃ、こわいよー」とでも感じたのでしょうか。お母さんの意志に反して、ますますおっぱいを要求するようになってしまったのです。このお母さんハタと気づきました。〝おっぱいをやめようと思うのは、全く私の都合だけ。考えてみれば、保育園に入るのは、子どもにとって環境がガラリとかわることだから、逆におっぱいが必要かもしれないわ〟と。このことに気づいてから、やめようという気持ちを捨て、朝起きたとき、そして、出かけるとき、保育園に迎えにいったとき、夜、眠るときにはしっかりと飲ませました。やめることにこだわらなくなったら、1歳半で夜眠るときだけになり、2歳で夜のおっぱいもなくなりました。

※　※　※

おっぱいのやめ方はいろいろあって当たり前ですが、自然な形が一番です。一気にやめないとダメというのは、母子双方に無理を強いることと思います。1歳をすぎれば、お母さんの話はわかりますから、ていねいにお話しして、赤ちゃんが自然に離れていくのを待ちましょう。

もし、うまくいかないとしたら、赤ちゃんには「おっぱいが必要なのだ」と理解して、もうしばらく母乳育児を楽しんでみたらいかがでしょうか。

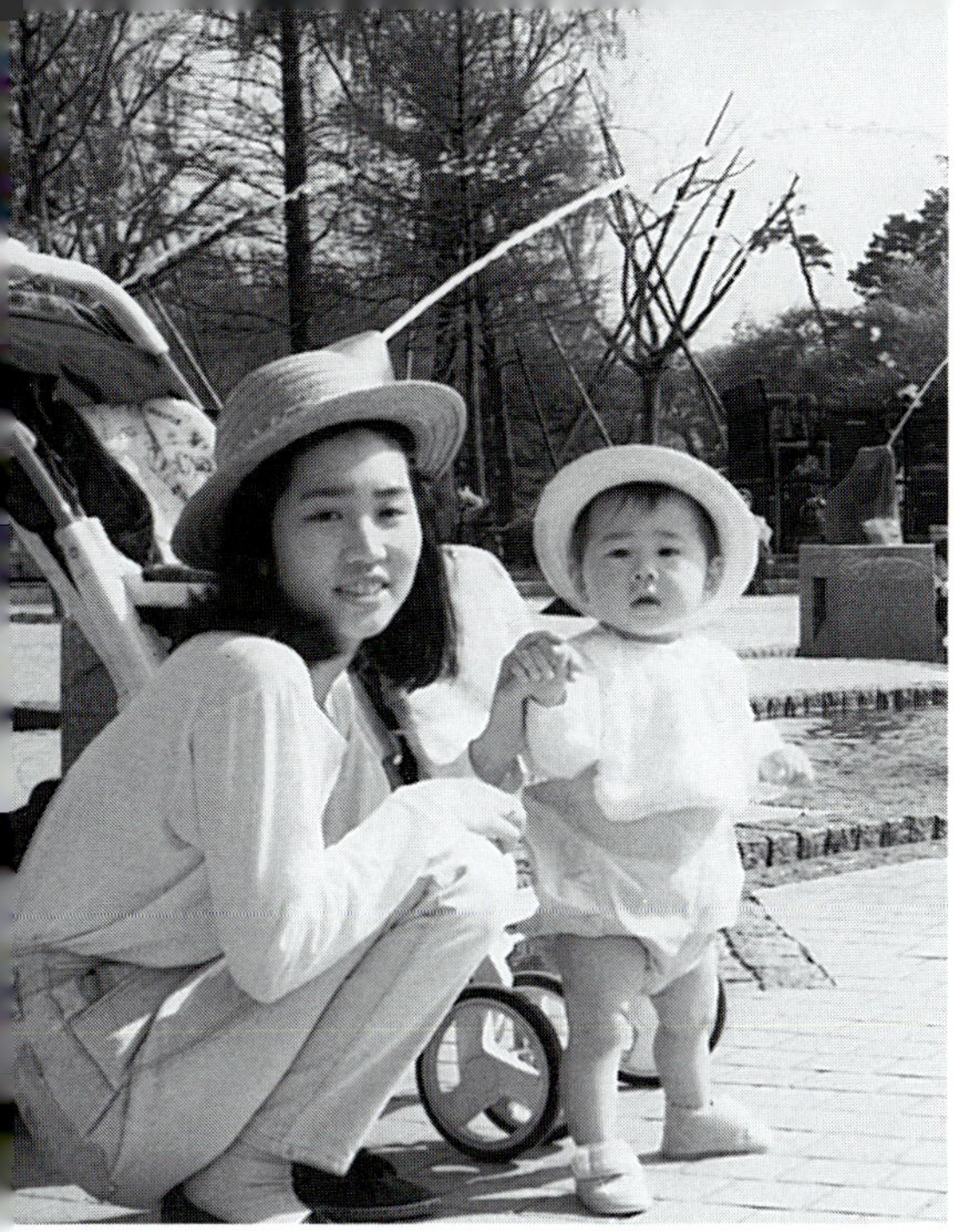

おっぱいをやめると、何となく寂しくなるお母さん

お母さんのおっぱいの手当　おっぱいが張ってきますので手でしぼっておきます

赤ちゃんと楽しんできた母乳育児を卒業してしまうと、何となく寂しくなってしまうのがお母さんです。おとななんて自分勝手です。ときには早くおっぱいを離したいと思ったり、やめてしまうと、今度は寂しくなるなんて……。でも、これが子育てというのかもしれません。

さて、あなたの乳房は飲ませないでいると、しばらくは張ってきます。そのままにしておくと、乳腺炎となることもあります。張ってきたおっぱいはしぼっておきましょう。いつまでもしぼっていたら、止まらないのではないかという心配は無用です。赤ちゃんが吸わなければ、徐々に少なくなってきます。

だいたい1週間ぐらいで楽になることでしょう。

このころ気がかりなこと　やめないといけないのでしょうか

早くやめないと、ずっと飲み続けるのではないかという心配

1歳半をすぎても、おっぱいを欲しがるわが子をみると、多くのお母さんは〝ずっと、このままいくのではないかしら?〟と不安になります。子育ての不安の一つに、〝ずっとこのままになってしまうのではないか〟という漠然としたものがあります。

おねしょにしても、言葉が遅いという心配にしても、そうですね。

子どもの成長を願う気持ちが、心配ごととなって現れるのでしょうが、一つ忘れてならないのは、赤ちゃんは生まれながらにして成長するプログラムを体の中に持っていることです。今、あなたが心配していることは、やがては成長とともに消えていくことばかりです。10歳にも15歳にもなっておっぱいを飲んでいる子どもはまずいません。7歳まで飲んでいたとしても、入学すればいつの間にかやめてしまいます。おっぱいだけしか飲まないで、全く食べないのだったら問題でしょうが、ちょこちょこと何かあったときに飲むのに何か問題がありますか。心配無用です。

また、次の子どもを妊娠すると、やめることもあります。

子どもは必ずや成長していくもの。成長のステップを上るのは子ども自身の力です。ステップを上るときに、おっぱいという手助けが必要なら、いいではないでしょうか。

逆に考えると、子どもが欲しがらないのにおっぱいを飲ませることはできません。飲んでといっても、飲んでくれないときがやってきます。このぐらいの気持ちをもっていると自然に無理なく卒業していくことでしょう。

いつまでも、おっぱいを飲んでいては、発育が悪くなるという心配

おっぱいを飲むといっても、赤ちゃん時代の飲み方とは違うはずです。しっかりとごはんを食べて、外でよく遊び、そして、夜いっしょに寝るときにおっぱいを飲むというのなら心配はありません。食事をしていれば大丈夫。

1歳すぎてもおっぱいしか飲まないときにはやはり、生活全般を考えなおしてみてください。食べないから→飲ませる→食べないという悪循環になっていませんか。外遊びをたくさんして、体を動かせば必ずやお腹が空いて食べます。空腹が最良の食欲刺激剤です。

甘えっ子になったり、自立心のない子どもになるという心配

ラ・レーチェ・リーグ・インターナショナル（国際母乳連盟）の報告によりますと、乳離れが遅いと思われる子どもを継続的に観察してみますと、3～4歳になって共通することがみつかりました。どの子どもも自立心が旺盛で、依頼心が強くなく、元気いっぱいでした。全く心配ありません。

甘えさせることがいけないという考え方は育児に〝鉄は熱いうちに打て〟という発想を持ち込んだものです。赤ちゃんというのは保護されなければ生きていけない存在ですから、しっかりと要求を聞いてあげることが何よりも大切なことなのです。それは甘えにみえるかもしれませんが、おとなの考えるような甘え（わがままということでしょうか）とは質的に違うのです。

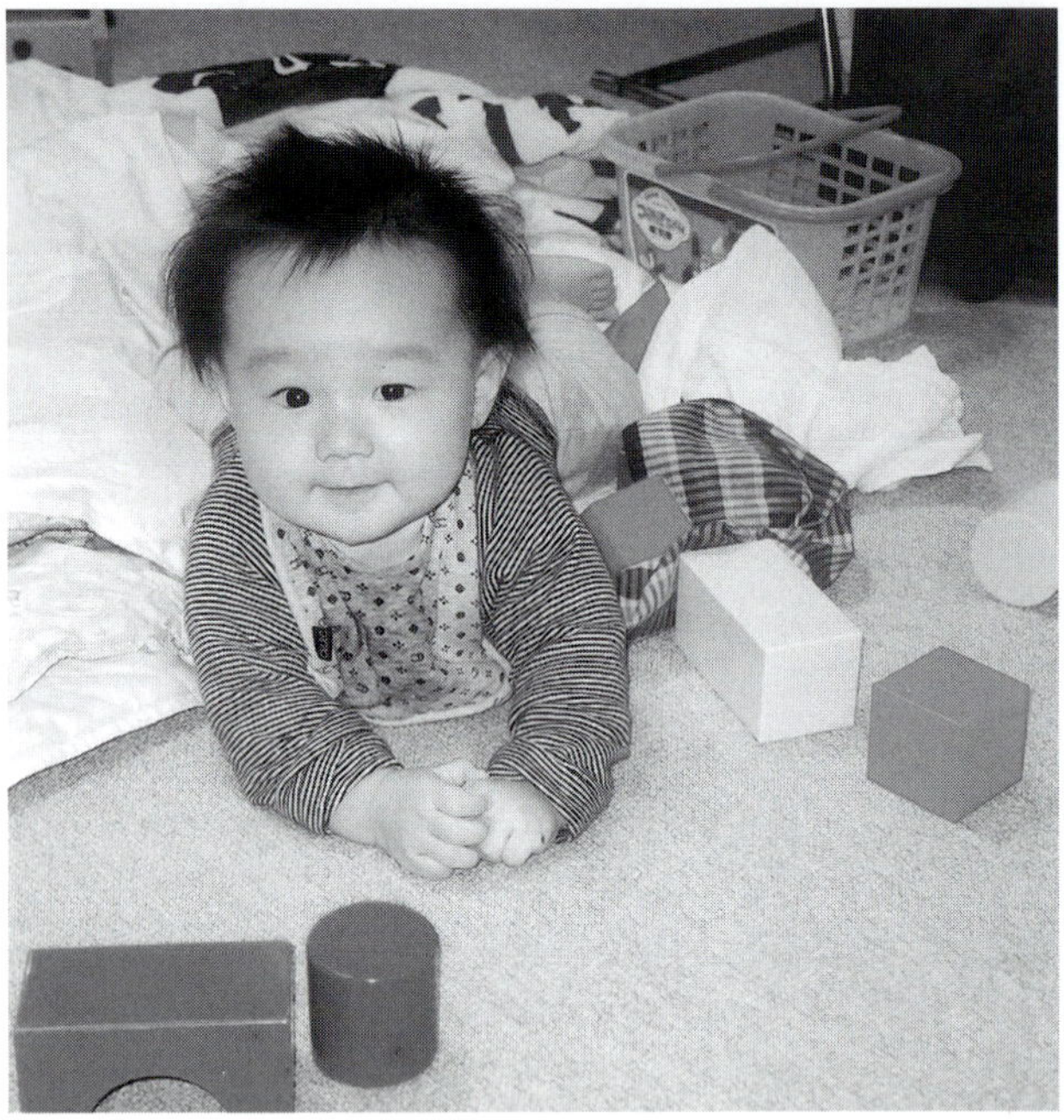

〝わがまま〟と〝甘えること〟は違います

〝赤ちゃんにとってのおっぱい〟の項（116頁）でもお話ししましたが、お母さんのおっぱいはベース基地。ベース基地があるからこそ、自立への道をしっかりと歩めるのです。

赤ちゃんがおっぱいを求めるのはどんなときでしょうか。お母さんに叱られたとき、公園で遊んでいてお友だちからいじめられたとき、あなたと夫がけんかしたとき、また、お姑さんとお母さんが仲たがいをしたとき……などではないでしょうか。

子どもの心の不安定さ、不安の心を静めてくれるのがお母さんのおっぱいなのです。お母さんに甘え、おっぱいを含むことによって不安の心が解消され、また、新しい世界へ出かけることができるのです。

もし、何か心の不安をかかえているときに「ダメ」とおっぱいをはねつけてしまったら、子どもの心は満たされないままですね。

もちろん、ヤンチャになった子どもの世話に疲れているときもあるでしょうし、何となく、うっとうしいときもあるかもしれません。つい「おっぱいなんかもうダメよ」などと、いってしまうこともあるでしょう。それはある程度、仕方のないことかもしれません。そんなあなたの態度をよしとするのではなく、赤ちゃんがおっぱいを求めるのはこんな心の状態で、それに応えてあげることで自立心のある子どもに育つのだということを覚えておいてくださればいいのです。

おっぱいを卒業したとしても ときには、おっぱいは心の安定剤

つい「おっぱいなんて」と叱りがち。でも大目にみて

おっぱいはまだまだ子どもの心の安定剤です。すっかり卒業した子どもでも、かなり大きくなるまで、お母さんのおっぱいの存在を意識するものです。

おっぱいをまさぐりにきたとき、つい「何してるの、大きくなって！」とピシャリと払いのけがちです。もう何となくわずらわしいので、なかなか受け入れがたいのですね。

でも、そんなときは、きっと子どもの心に何か変化があったときと考えてください。子どもの心の変化がそのときにわかればよいのでしょうが、なかなかわかりません。

何かあったのかなと思いめぐらすのもよいでしょうが、それよりもまず、子どもの要求（おっぱいに触りたい、ちょっと口をつけた

い……）を聞き入れてあげましょう。後で、「ああ、あのときは……」と思いあたることも出てくることでしょう。

また、何かベタベタ私にくっついている、卒業したはずのおっぱいを飲みたがるなんてどうしたんだろうと思って半日ぐらい経つと発熱したなどということもあります。病気の前触れで、体がだるかったのかもしれません。

幼児になっても〝おっぱい〟の存在は心の安定剤

4歳の女の子です。お母さんは3歳から働き始めました。昼間は保育園です。「おっぱいの卒業は1歳4カ月でした。夜は本を読んであげるうちにネンネしてしまい、とても楽でした。ところが日曜日の朝になると、私の布団に入ってきて、おっぱいを触るのです。日曜日の朝ぐらいゆっくりと眠りたいと思っているのですが……。つい、『お母さんは眠いのだからやめてよ』といってしまいます。すると子どもが『だって、お母さんお休みでしょう』というのです。〝そうか、子どもはお休みの朝は私がゆっくりしているので待っていたのだ。勤め出したら、朝は大変で子どもとゆっくりしたことがないなあ〟と思いました。そこで、毎日曜日の朝はおっぱいタイムとすることに決め、ゆっくりと布団の中ですごします。子どもは1週間分の何かを取り戻すかのようにおっぱいを触ったり、口に含んだりしています」。

●お母さんが忙しいときにおっぱいを求める赤ちゃん

また、こんなお母さんもいました。時期によってとても忙しくなります。時に残業もあります。残業のときは、お父さんが、とてもよく世話をしてくれますから、お母さんは安心して働けます。

時々、おっぱいをまさぐり、ネンネのときはおっぱいを欲しがります。おっぱいを卒業したのに……。よーく考えてみますと、お母さんの残業の後、そして、残業がなくても日中忙しかったときなのです。残業のときは思いあたるので、お母さんも納得ですが、いくら忙しくても6時には保育園に迎えにいっているので……と不思議に思っていました。

あるとき、ご主人に「君は仕事が忙しくなると、子どもに気が回らないよ。だいたいボクのいったことも上の空で聞いてるんだから……」といわれ、ハッとしました。

お母さんの頭は仕事のことでいっぱい。6時に帰ってきても、心はまだ会社。お母さんの心がほかに向いているので、赤ちゃんは「こっち向いて」とばかりにおっぱいを求めていたのです。これに気づいてからは、子どもとお話しすることにしました。お話ししていれば仕事のことは思い出しません。おっぱいを欲しがるのも少なくなりました。でも、まだまだときには必要のようです。

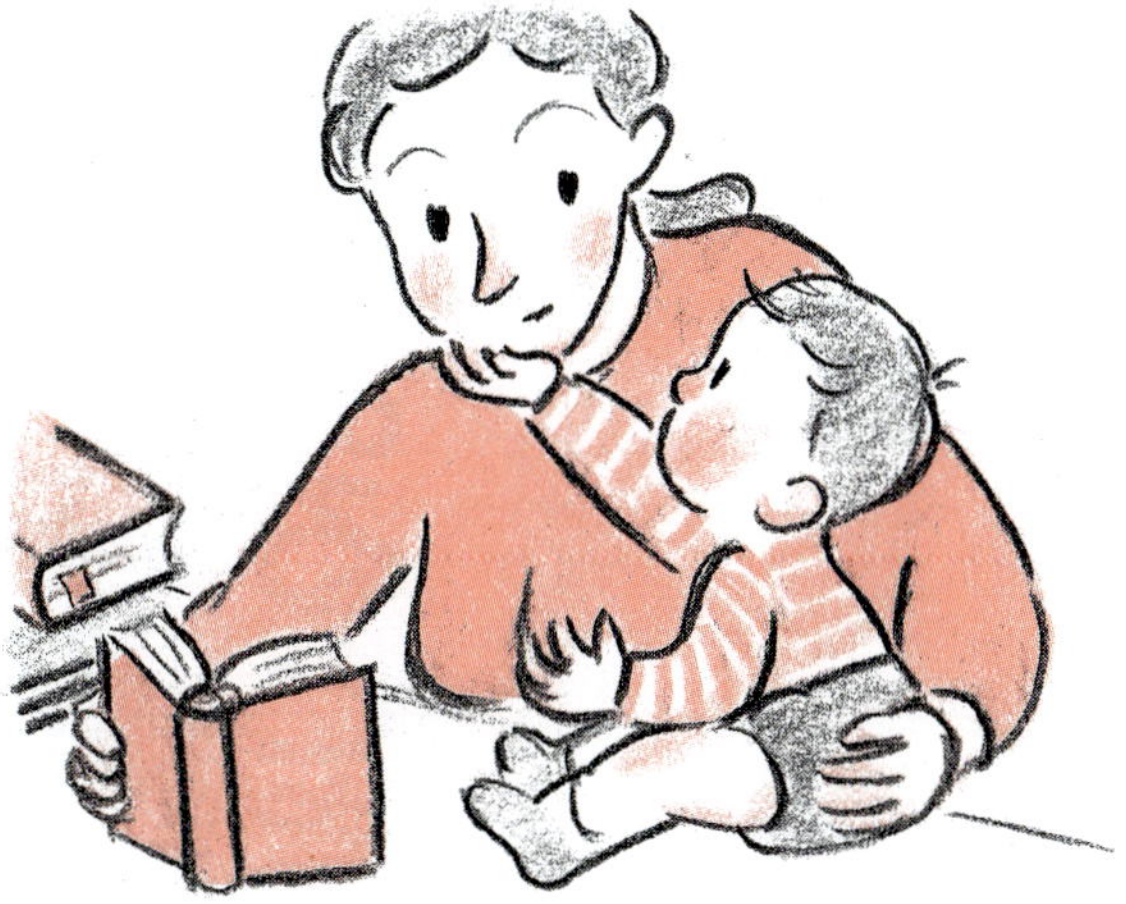

おっぱいを卒業しても、おっぱいは心のよりどころ。「もっと、こっちを向いて」というサイン

●もっと私のほうを向いてというサイン

たまたま働いているお母さんの話でしたが、思いあたることはありませんか。

〝もっと私を、かまって〟と、いうサインをおっぱいを求めるという形で表現しているのです。もちろん子どもによってその表現はいろいろです。お母さんの困ることをしてみたり、おしっこ、おしっこといってみたり……。もしかしたら、子どもの要求は別のところにあったのかもしれない……ということを考えてあげましょう。

もちろん、おっぱいを含ませたり、触らせたりさせてかまいませんから。まず、おっぱいで子どもの心に安心感を与えてから考えてみてください。

赤ちゃんが病気のとき、お母さんが病気のとき、そしてトラブルのあるとき

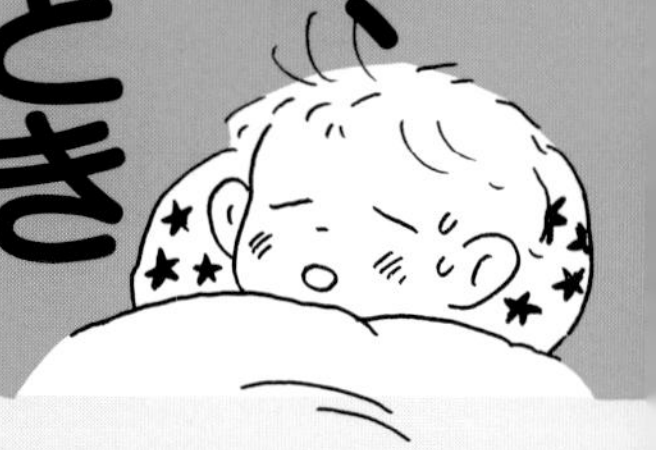

赤ちゃんが病気のときこそ、一層、母乳育児を

母乳育ちの赤ちゃんはそんなに病気をしません

母乳育児の赤ちゃんは丈夫ですが、全く病気しらずというわけにはいきません。お母さんのお腹の中にいるときに胎盤を通してもらった免疫物質は6カ月ごろになると少なくなり病気をしやすくなります。

しかし、しっかりと初乳を飲ませて、母乳だけで育ててきた赤ちゃんは生まれてからも、たくさんの免疫物質をもらっていますので、そんなに病気はしません。

もし、生まれてから、全く母乳を飲ませていないとすると、6カ月をすぎると本当に病気をしやすくなるのです。

病気になっても看護がスムーズで治りも早いもの

もちろん、母乳だけで育てていても、かぜを引いたり、発熱したりと病気はします。赤ちゃんは実は病気をしながら大きくなるといってもいいほどなのです。

「あら、それでは、〝母乳の子どもは丈夫だ〟というのはウソなのかしら」

と思われるかもしれませんが、そうではありません。子どもは病気をしながら、大きくなっていくものです。

母乳で育てていると、体力の土台を作りますから、病気も重くならないことが多く、お母さんも赤ちゃんの要求がわかりやすいので、看護しやすいのです。

そして、赤ちゃんのほうもお母さんが側にいておっぱいを飲ませてくれるということで、いつも安心感があり、病気を上手に乗りきることができるのです。病気だからと母乳を中断することは病気というストレスと同時にお母さんから引き離されるという二重のストレスとなって赤ちゃんに打撃を与えます。そしてお母さんのほうも乳房が張ってしまい、苦しくなってしまいます。

〝病気だからこそ、赤ちゃんには母乳を飲ませる〟ということをしっかりと頭に入れてくださいね。

赤ちゃんが入院しなければならないときも母子一緒に

赤ちゃんが病気で入院しなければならないときにはどうしたらよいでしょうか。

母子入院ができれば一番よいのですが、日本ではまだまだむずかしいかもしれません。

でも、

「何としてでも母乳をあげたいので、いっしょに入院させてほしい」

と頼んでみたらいかがでしょうか。赤ちゃんの病気を治すには医療の力が必要ですが、それ以上に赤ちゃんにとって必要なのはいつも側にいてくれるお母さんの存在と母乳です。

何とか母子いっしょにいられるようにお願いしてみてください。

赤ちゃんの病気のサインは?

●おっぱいを飲ませているうちに、何となく熱っぽいということで気づきます

赤ちゃんはまだまだ言葉で体の異常を訴えることができませんね。病気の始まりは、元

気がない、機嫌が悪い、食欲がない……など体全体で訴えます。抱っこしても何となくグスグスしているとか、急にお母さんに甘えたりなどと、何となくいつもと違うなという感じがします。

そして、おっぱいを飲ませているうちに、体が熱いことに気づくかもしれません。

あなたも体の変調を自覚する前は、何となく体がだるいとか、イライラするなどといった状態があるでしょう。

赤ちゃんはそれを体全体で訴えていると考えてみてください。

赤ちゃんはちょっとした変調でも全身的な症状となりますから、体も辛くなり、お母さんを求めます。

こんなとき、本当におっぱいはいいものとあなたは感じることでしょう。

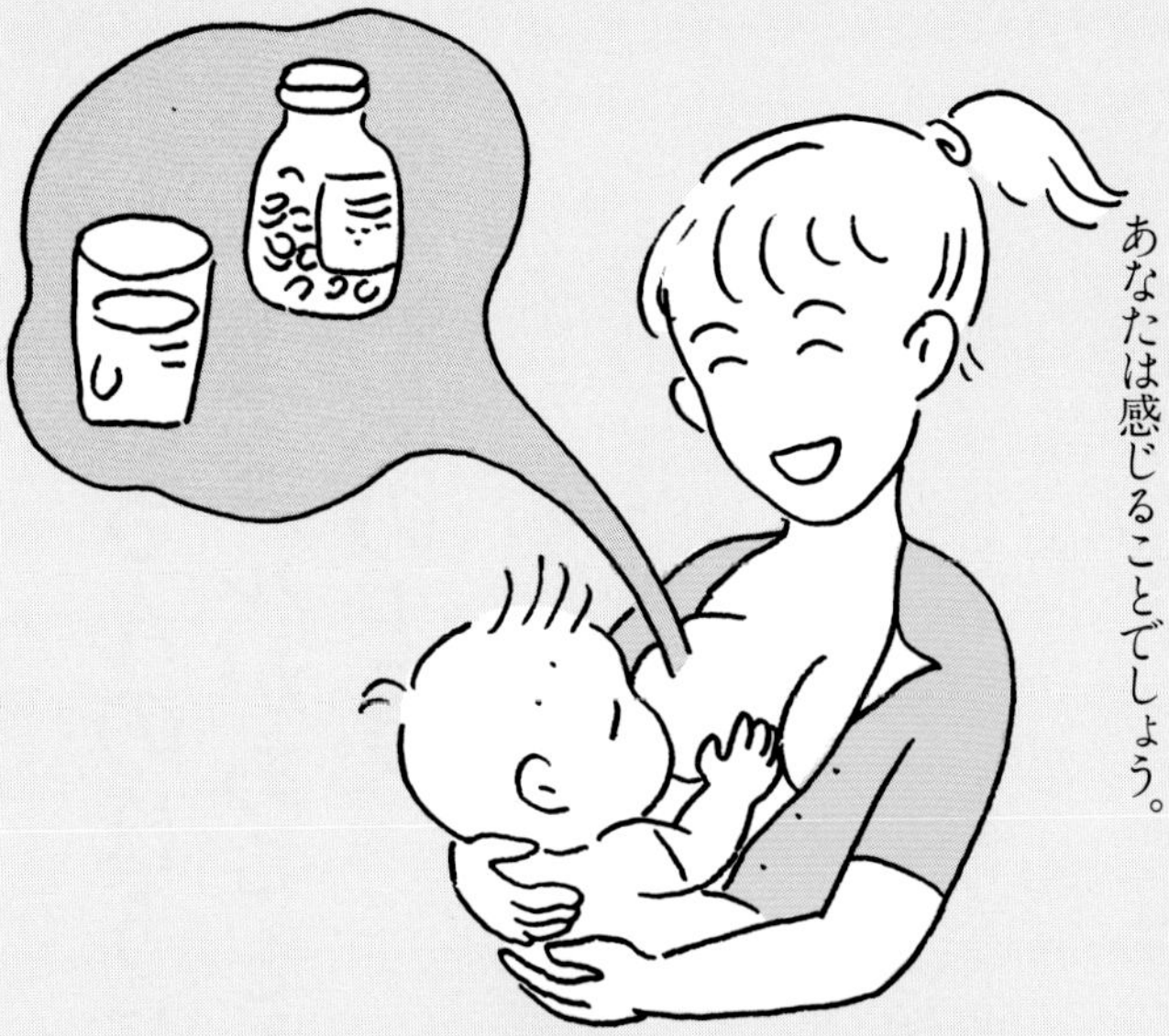

〝おっぱい〟は、赤ちゃんが病気になると、〝薬〟になるのです。
おっぱいだけでつらいときを過ごせます

泣いたとき、グズッたとき、おっぱいを含ませてあげるだけで赤ちゃんは落ちつきます。添い寝がいいですね。また、食欲の落ちた赤ちゃんでも、おっぱいだけで乗りきれるのです。

熱を出したとき

●おっぱいを欲しがるだけ飲ませましょう。添い寝で赤ちゃんに安心感を

赤ちゃんは体の不調を〝発熱〟という状態で訴えることが多いものです。熱があっても比較的機嫌もよく、ほかの症状がなければ心配はありません。しかし、初めての赤ちゃんの初めての発熱に心配を抱かないお母さんはいないと思います。

飲みたいだけ飲ませることができ、おっぱいだけで乗りきれることがほとんどです。

いくら熱だけで、ほかの症状がなければ心配はないといっても、赤ちゃんはやはりグスグスしたり、不機嫌になりますし、お母さんが側にいないと不安にかられます。ずっと抱っこをせがむこともあるでしょう。

なるべく赤ちゃんといっしょに寝て、いつでもおっぱいをあげられるようにしておくといいですね。

●おっぱいは〝薬〟と〝水分の補給〟の役割を果たします

おっぱいだけで育てているときは、発熱しても水分の補給をしなくても大丈夫です。離乳食が始まったりしていれば、やはり湯ざましなどを飲ませて、水分の補給をするとよいと思います。

しかし、離乳食を始めるようになって発熱した場合でも、おっぱいだけで、すごしても大丈夫です。発熱している間はやはり食欲も落ちます。おっぱいだけで充分なのです。赤ちゃんにとっての薬はおっぱいとお母さんが側にいるという安心感です。

下痢をしたとき

●母乳だけのウンチと間違えないでください

母乳育ちの赤ちゃんはウンチがゆるいのがふつうですが、離乳食を始めますと、だんだん、水分が少ない状態のウンチとなります。

かぜを引いたときに、かぜの症状の一つとして下痢になる場合と、離乳食を始めて、つまずいて下痢になる場合とが多いようです。

いずれにしても、おっぱいだけで育てていれば、こんなときにも赤ちゃんの下痢の薬はおっぱいがその役目を果たします。

●母乳を飲んでいれば食べなくても心配ありません

離乳食をすすめている時期に、下痢になったときは、おっぱいだけで乗りきれます。また、嘔吐があるときでも、おっぱいを欲しがれば飲ませてください。

いずれにしても、赤ちゃんの具合が悪いときこそ、おっぱいです。離乳食を食べなくたって大丈夫。栄養失調なんかになりませんから、安心してください。

お母さんのほうにトラブルがあるとき病気のとき

お母さんのほうに問題があって、母乳が与えられないときは、結核、分裂病、うつ病などで精神障害の薬を飲んでいる場合などです。トラブルや持病がある場合はその解決方法は1人1人違いますので、むずかしいと思いますが、〝母乳で育てる〟ことを何よりも大切にして、医師と話し合ってください。

母乳で育てられないときは非常にまれなことだということ、一時的にしても中断してしまうのは、母乳の中止という結果につながってしまうことを知って、少しばかり努力が必要ですが、頑張ってほしいと思います。このときの努力は、決してムダにはなりません。

授乳中のお母さんは元気です。かぜを引いても飲ませられます

母乳育児は赤ちゃんを丈夫にすると同時にお母さんにも健康をもたらします。母乳で育てている間は、お母さんの方も不思議と病気をすることが少ないようです。

子育て中にお母さんが倒れてしまったら、赤ちゃんにとっては一大事ですから、やはり自然の神様が〝授乳中はしっかりしてよ〟といってくれているのではないでしょうか。

●お母さんの体調が悪いとき おっぱいはとても助かります

それでも、全くいつでも快調とばかりではないでしょう。かぜを引いたり、体調が思わしくないときもあると思います。ときには思わぬ病気にかかることもあることでしょう。

おっぱいを飲ませることが、ちょっと辛いかもしれませんが、赤ちゃんがおっぱいを欲しがったときに、何の準備もいらずに、すぐに飲ませることができるのはとてもありがたいことです。横になったままでも、授乳ができますから、体も楽です。

赤ちゃんがぐずったときも、おっぱいでなだめることができます。もし、あなたの体調がすぐれなくて、赤ちゃんもぐずって仕方ないという状態になると、やりきれませんね。

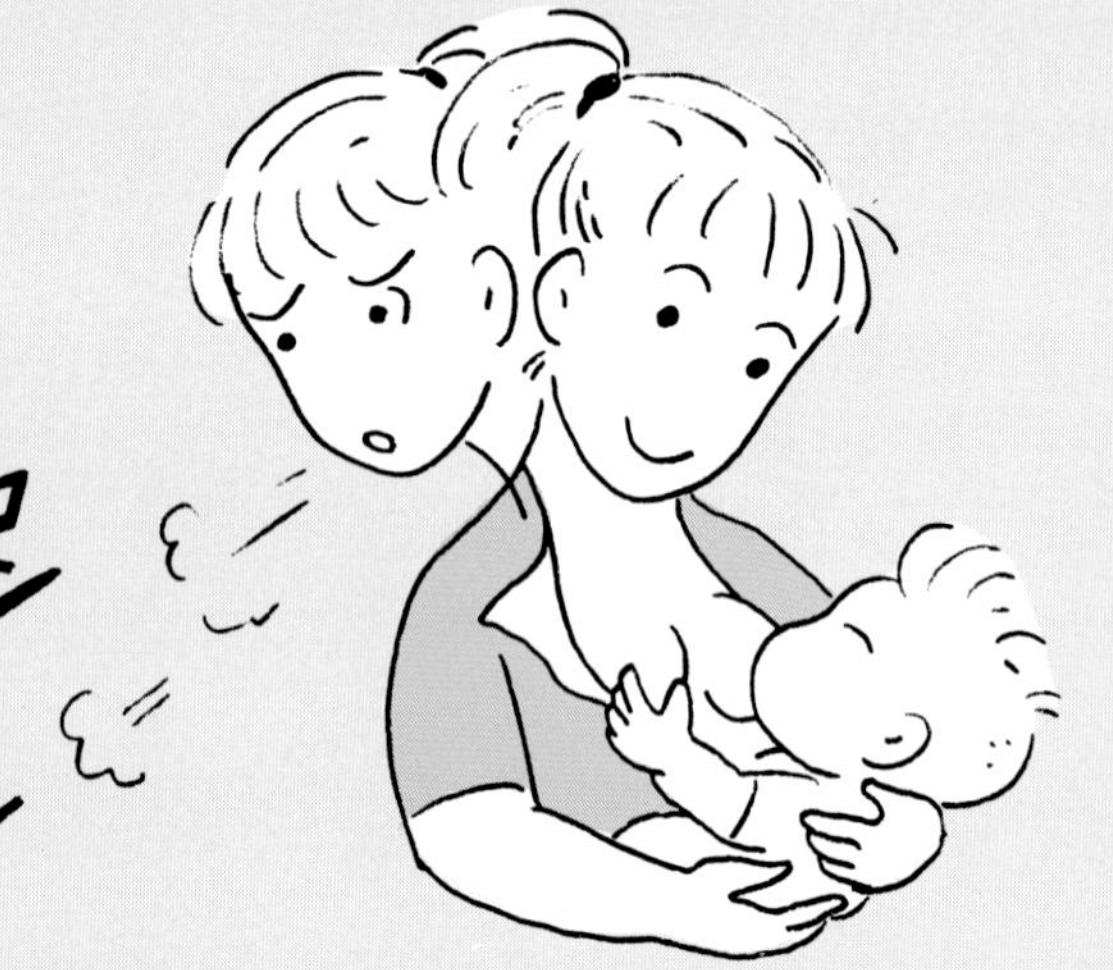

お母さんの体調が悪いとき、何の準備もいらずに飲ませられるおっぱいは大助かりです

母乳を通して、病気がうつることはありません

お母さんがかぜを引いていたら赤ちゃんにうつるのではないかと心配しますが、大丈夫です。母乳を通じて病気がうつることはありません。抱っこして、一日中いっしょにいるので、仮にうつったとしても母乳を飲んでいる赤ちゃんは軽くてすみます。

病気の感染を心配して、母乳をやめてしまうことのほうが、よくない影響を赤ちゃんに与えます。お母さんが病気でどうしても母乳を飲ませられないのは結核のときだけです。

●赤痢でも飲ませつづけたお母さん

ここで赤痢になったお母さんのお話をしてみましょう。このお母さんは発病しても赤ちゃんとずっといっしょで、母乳を飲ませつづけました。赤ちゃんの便からも赤痢菌は検出されましたが、症状は全く出ません。お母さんが治るまでいっしょにいても大丈夫でした。

一般の常識では赤痢は法定伝染病ですから、お母さんは隔離入院となり、赤ちゃんと接触すらできません。そうすれば、おそらく、赤ちゃんにも赤痢の症状が出たことと思います。しかし、母乳には殺菌力があるので、不思議なことにいっしょにいても大丈夫なのです。

母乳を急にやめると、心身のバランスがくずれます

お母さんが病気になったとき、母乳を飲ま

せつづけるべきだと思います。

　中断する理由としては授乳することはお母さんの体の回復を遅くするということが多いのですが、授乳中のお母さんの心身の状態を考えたら、やめるべきではありません。授乳することがお母さんの体のホルモンの代謝を促しますので、授乳していないときとは、体の状態が違います。

　また、赤ちゃんを引き離すことはお母さんの心も不安定にさせるもの。今までずっとおっぱいを飲ませてきた方なら、何かと心配で仕方ないという心の状態となります。さらに乳房は張ってきて、苦しくなり、乳腺炎になることもあります。母乳の中断は、お母さんにもよい影響を与えないのです。

授乳の一時中断は中止につながります

　一番大事な点は、母乳の中断はしばしば中止につながってしまうということです。お母さんがかぜを引いている1週間は母乳をやめたとして、その間、赤ちゃんは人工乳を飲んでいるわけですが、さて、かぜが治ったからといって、1週間も飲ませなかったおっぱいを元のようにするには努力がいります。

　赤ちゃんも人工乳首と人工乳に慣れてしまうこともあり、お母さんのおっぱいに吸いつかないこともあるのです。

　人間の体は機械のように、スイッチを切ってすぐにおっぱいが止まり、再び必要だからといって、スイッチオンしても、すぐに出てくるというわけにはいきません。赤ちゃんのほうだって同じですね。

　飲ませなければ、おっぱいは徐々に出なくなってしまいますから、飲ませつづけることが大切です。

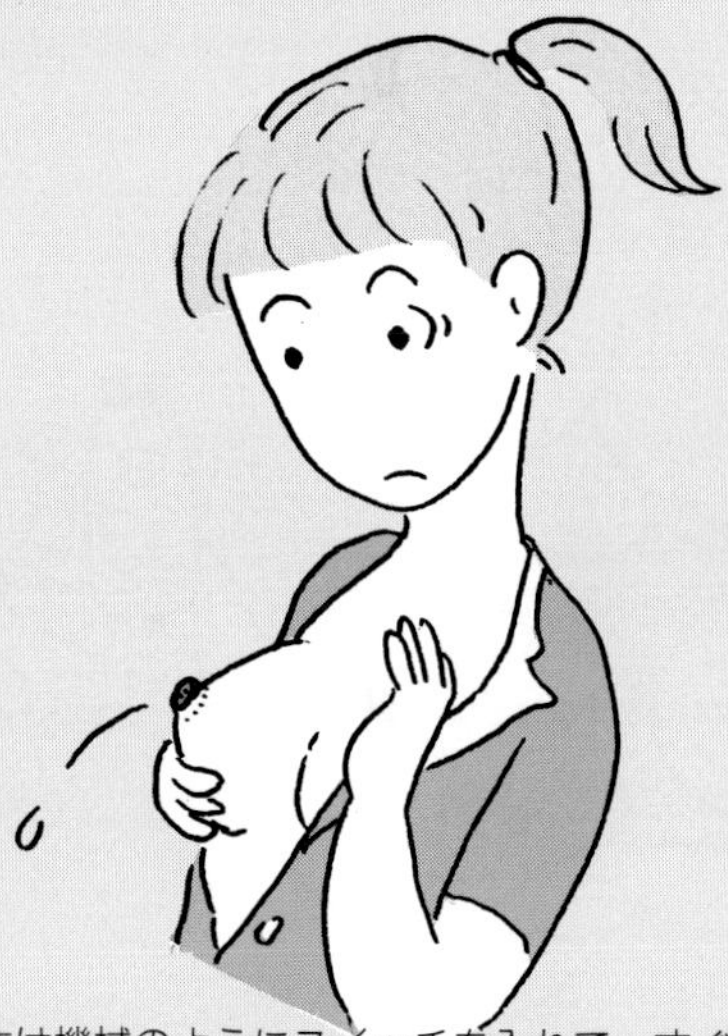

人間の体は機械のようにスイッチを入れて、すぐに授乳というわけにはいきません

帝王切開分娩のとき

　帝王切開での分娩をしても、母乳だけで育てることはできます。出産後に母体が急変して容体が悪くなったというのなら別ですが、それ以外で、母乳を飲ませられない理由はありません。

　必要なのはちょっとした努力と母乳育児への理解と熱意です。

　帝王切開だから飲ませられないというのではなく、帝王切開での出産というハンディがあるからこそ、母乳だけで育てようという考え方に変えてほしいと思います。

●出産直後におっぱいを含ませ、その後全身麻酔に

　全身麻酔から、下半身だけの麻酔による帝王切開の出産が増えてきています。

　生まれてすぐにお母さんのおっぱいを含ませることができます。帝王切開で出産しても普通の分娩の後のように頻回に授乳させます。多くのお母さんが「赤ちゃんにおっぱいを吸ってもらうことで傷の痛みが少なくなる」と話しています。今までは、母体の安静ということで2〜3日は母子別室でしたが、その日からいっしょにいることができます。

　もちろん、おっぱいを含ませてもらうためには、助産師やスタッフの介助が必要です。

●赤ちゃんにおっぱいを飲ませることに専念。完全母乳ができます

　お母さんはほとんどベッドの上ですごしますので、赤ちゃんにおっぱいを飲ませることに専念できます。そして入院期間も12〜14日ぐらいで正常分娩より長くなるため、母乳の確立のためにはよいのです。自然出産を望んで帝王切開の出産となってしまったとしても、それをよいチャンネルに変えるためには、母乳育児のためにかえってよかったという考え方をしてみることです。

　おっぱいを飲ませると子宮が収縮して、お腹の傷が痛かったという訴えはよくあります。

　しかし、完全に母乳だけで育てられたというお母さんはたくさんいますから、決してあきらめずに、飲ませてください。そして、お

っぱいを飲ませるのは赤ちゃんのためばかりではなく、あなた自身の健康の回復を促しているのだということも忘れないでくださいね。

ＡＴＬ（成人Ｔ細胞白血病）のとき

●母乳からの感染説は見直されています

ＡＴＬは成人Ｔ細胞白血病と呼ばれ、日本では関西地方以南に多い病気です。白血病の一種ですが、40代、50代になって発病することが多く、わからない部分が多い病気です。

一時期、このＡＴＬは母乳を介して感染すると騒がれ、ＡＴＬのキャリア（感染しても発病しないでいる状態）のお母さんは出産するとすぐに母乳を止められました。

しかし、すべてのＡＴＬが母乳を介して感染するかどうか疑問が持たれています。

完全に母乳をやめても、なお感染することがあること、ＡＴＬの感染は赤ちゃん時代より、おとなになってからのほうが多いのではないかと考えられていることによります。

また、大事なことは、赤ちゃんは6カ月ぐらいまでは、ＡＴＬに対する免疫を持っているということです。ＡＴＬをおそれるあまり、母乳をストップさせてしまうのはちょっと考えなければなりません。

●母乳を飲ませないマイナスにも目をむけて

母乳を飲ませることは赤ちゃんとお母さんにとって、はかりしれない恵みを与えます。

ＡＴＬにかかってもよいということではなく、ＡＴＬは40～50歳に入ったころにキャリアのうちの何人かが発病しますが、母乳によって、それまでの間のほかの感染症を大いに減らすことができますし、直接授乳することによって得られる母子の相互作用や育児のしやすさを考えると、母乳を飲ませたほうがいいと思います。

また、母乳を冷凍し、解凍して飲ませると、ＡＴＬウィルス、感染を予防するのに有効であるという説も出てきました。

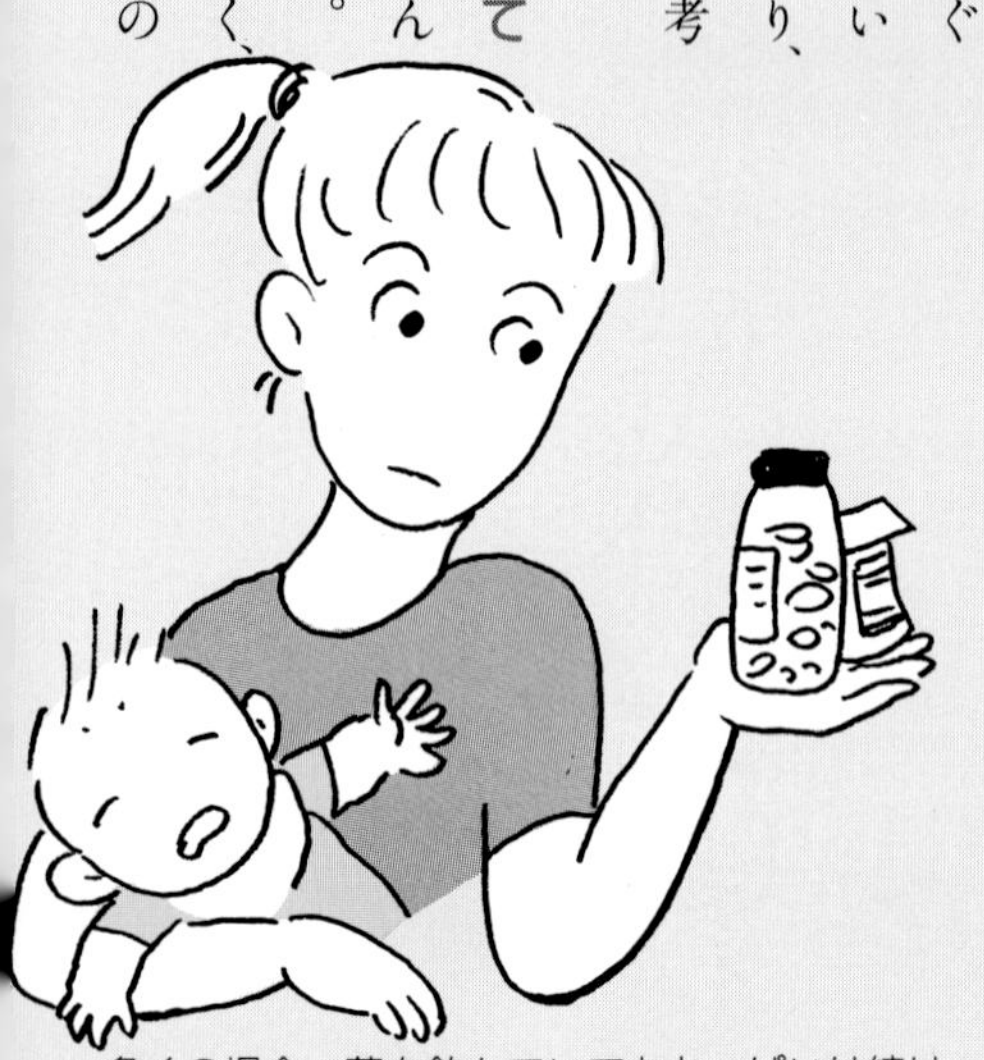
多くの場合、薬を飲んでいてもおっぱいは続けられます

お母さんが薬を飲んでいるとき。授乳はできます

●母乳に分泌される薬の成分はほんのわずか

薬を飲むと、おっぱいに出てきて赤ちゃんに影響を与えないかと心配になりますね。

以前は授乳中はお母さんが薬を飲むのはダメ、薬を飲んだら授乳はダメ、といわれてきましたが、最近になって、母乳と薬との関係が見直されてきました。薬を飲んでいるからといって、授乳を中断しなくてもよいのです。

これは、母乳の中に薬の成分が全く分泌されないということではなく、多少は分泌されますが、その量はごくわずかで赤ちゃんに害を及ぼすほどではない、ということです。

ときには赤ちゃんが下痢を起こしたり、発疹が出たり、睡眠や食欲、機嫌などに影響を与えることがありますが、それによって母乳を中断してしまうほうが、はるかに赤ちゃんにとってはよくありません。

しかし、母乳育児中はやはり、むやみに薬を飲むのは考えものです。かぜや頭痛なら、薬は飲んでも飲まなくても同じです。

薬で早くかぜを治して、授乳に専念したほうがよいと指導する医師もおりますが、授乳中のお母さんの体は回復力が強いのですから、薬に頼らなくても大丈夫です。

●薬を飲んでいるときには、赤ちゃんの様子をよく観察しましょう

どうしても、薬を飲まなければならないときには、授乳中であることを必ず医師に話して、処方してもらってください。そして薬を飲む場合は、赤ちゃんにおっぱいを飲ませた直後に飲みます。こうすると比較的赤ちゃんへの影響は小さくなります。

赤ちゃんの食欲や、睡眠、機嫌や便の状態を注意深く観察し、おかしいなと感じたら、処方してくれた医師に申し出てください。

第2章

おっぱいって こんなにすばらしい

赤ちゃんには健康を、お母さんには母性を
プレゼントしてくれるのがおっぱいです

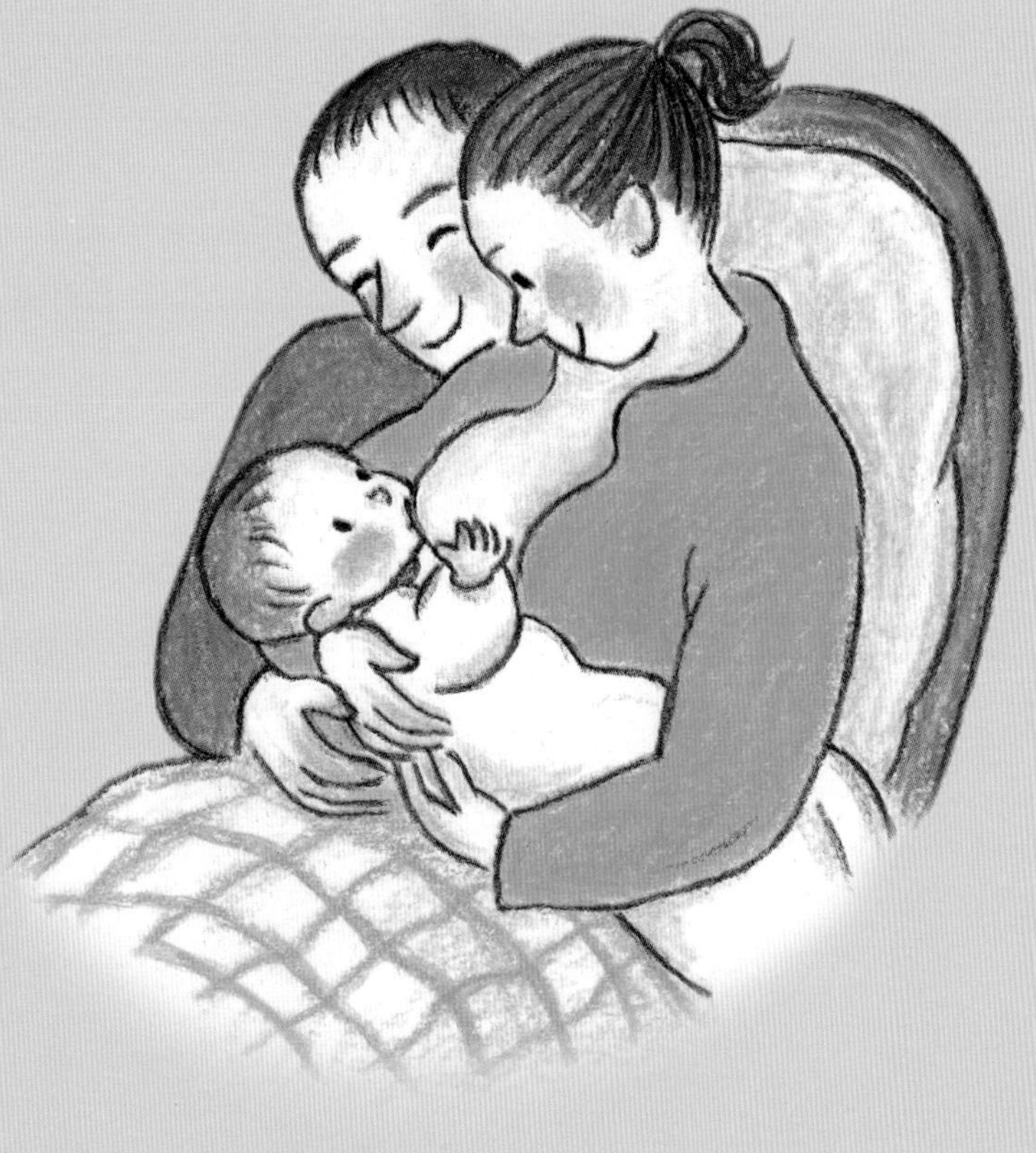

赤ちゃんにとってのおっぱい

赤ちゃんを″健康″にし″心の安定″を作りあげます

おっぱいにトラブルがあったり、おっぱいの出がよくないなあと思ったり、赤ちゃんが泣きやまないときには、ミルクのほうがよかったかしら?……と、考えがグラついてしまいます。

そんなとき、赤ちゃんにとってのおっぱいの大切さをもっとしっかりと知っていたならば、おっぱいだけで乗りきることもできるのです。実際に、ミルクになってしまったお母さんたちは

「そんなに大切だったとは知らなかった。もし、それを早く知っていたら、もっと頑張ることができたのに……」

と後悔の言葉が出てくるのです。

こんなことのないように、しっかりと母乳の大切さを心に刻んでおいてくださいね。

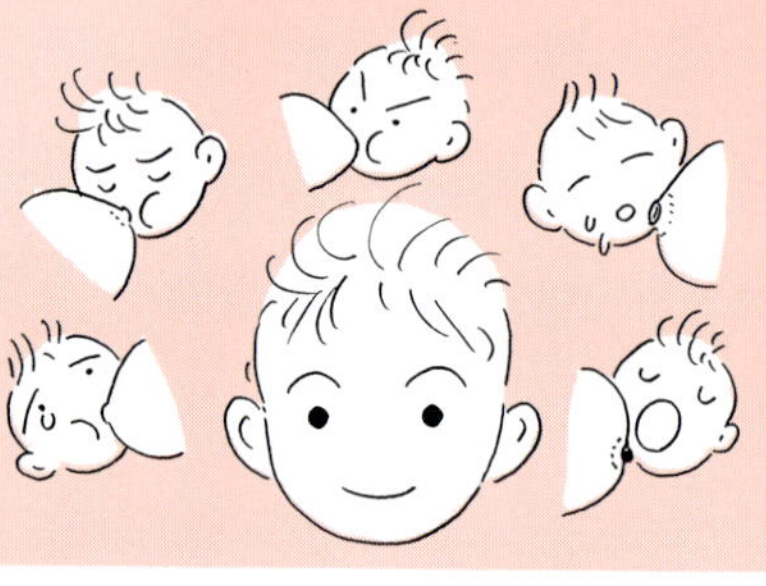

母乳は栄養的にパーフェクト。何かを足したりする必要は全くありません

おっぱいだけで育つことができる赤ちゃん

赤ちゃんは、生後6カ月ごろまで、あなたのおっぱいだけで育ちます。生まれたときわずか3000g前後だった赤ちゃんは、6カ月で7～8kgとなります。首はすわり、手足の動きは活発になり、手指も器用になり、その間、脳も著しい発達をみせます。これらの発育、発達が、母乳だけで行われるのです。

つまり、母乳は″赤ちゃんの成長にとって栄養的にパーフェクト″ということなのです。

一時、アメリカの育児の影響を受けて、日本でも、早期に離乳食をすすめる方法が盛んにいわれました。それは、アメリカの赤ちゃんの多くが人工乳で育てられていたためです。

残念ながら、人工乳は母乳のように赤ちゃんにとってパーフェクト食品ではありませんので、何かしら足していかないと栄養が不足しがちだったのです。ですから早めの離乳食が必要なのです。また、当時は母乳についての研究があまりすすんでいなかったので、そのままの形で、日本の育児へと応用されてしまったのです。

多分、あなた方のお母さんが子育てした時代は、果汁から始まり、3～4カ月で離乳食の初期を迎えたことでしょう。ですから、おばあちゃんたちは、おっぱいだけで育てているあなたをみても、″早く果汁を与えなさい″とか、″おっぱいだけじゃダメだよ″などと、アドバイスするかもしれません。

やはり、このようにいわれると、あなたの心もグラついてしまいますね。そんなときには、もう一度この頁を開いて、″おっぱいだけで6カ月ごろまでは大丈夫″と理解してほしいと思います。

必要なものはすべておっぱいに入っています

さて、栄養的にパーフェクトということをちょっと専門的になりますが、お話ししてみましょう。

お母さんのおっぱいには、体の組織を作るたんぱく質、エネルギー源ともなる脂肪、脳や中枢神経系の発達に欠かせない乳糖（ラクトース）、この三大栄養素（母乳では炭水化物は乳糖の形で含まれています）のほかに水分、ビタミン類、ミネラル、塩分、ホルモン

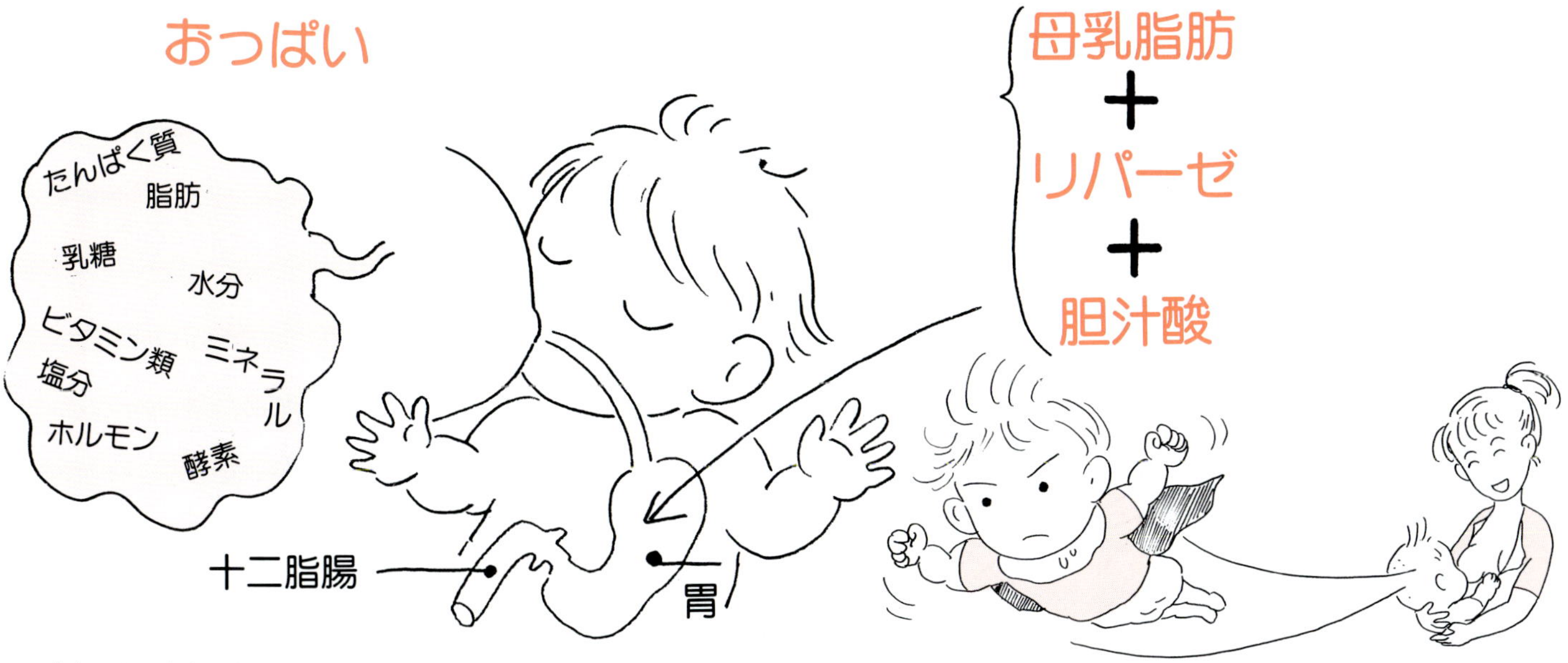

赤ちゃんのお腹の中で、母乳の脂肪とリパーゼ、胆汁酸が出合って、１つの力となります

赤ちゃんの健康の土台を作ります

そして酵素と、赤ちゃんが成長していくのに必要なものはすべてが含まれているのです。

ほかに何かを加えなければならないということがありません。

そして、これらの成分が少なすぎるということもなければ、多すぎるということもないのです。多すぎないということは生まれたばかりの赤ちゃんの体にとって、とても重要なこと。まだ、胃腸などの消化器官や腎臓、肝臓の働きがおとなのように充分ではないので、それらの臓器に負担をかけないような成分構成となっているのです。

赤ちゃんの未熟な消化・吸収・排泄に合っているので体に負担がかかりません

母乳が栄養的にすぐれているということで大切なことは、また、未熟な赤ちゃんの消化や吸収、排泄の機能に合致した栄養物だということです。

どんなに栄養的にすぐれていても、それが上手に吸収されてなければ、かえって害になります。

本当に自然の神様はうまくお母さんの母乳を作ってくださったものだと感心します。

母乳の赤ちゃんのおしっこはほとんど無色無臭です。消化機能に合っているので、余分なものとして出るのはほとんど水分だけ。

脳や神経系の発達に必要な乳脂肪を消化するリパーゼは人間のおっぱいだけ

お母さんのおっぱいの中の乳脂肪は重要なエネルギー源とともに、脳と神経系の発達に必要な物質です。

脂肪は一般的にいって消化しにくい物質ですが、脳や神経系の発達には欠かせないのに、どうしてなのかしら？　と思いますね。母乳は赤ちゃんの消化の程度にぴったりの成分なのに、消化しにくい脂肪が分泌されるなんて、何かしかけがあるのでしょうか。実はお母さんの母乳に含まれる脂肪は、ほかの動物の脂肪や植物の脂肪に比べると、とてもよく吸収されるのです。

赤ちゃんの胃腸の胆汁酸と出合って力を発揮

というのは、お母さんの乳腺では脂肪を分解するリパーゼという消化酵素が作られ、それらが母乳の中にいっしょに入ってきます。

リパーゼという酵素は、おっぱいの中にいるだけでは何の役にも立ちません。おっぱいといっしょに赤ちゃんの口から胃を通り、十二指腸に入るとわずかの胆汁酸が混じっただけでリパーゼが活動し、脂肪を消化しはじめるのです。

このリパーゼという酵素は、哺乳動物の中でヒトやゴリラのような霊長類だけのおっぱいに入っているものなのです。高度な脳の働きをするために必要だからでしょう。

いずれにしろ、母乳中の脂肪とリパーゼのコンビ、そして赤ちゃんのお腹の中の胆汁酸、この3つが出合って初めて、1つの力となるのですから、母乳の成分を分析的に考えるだけでは不十分なことがおわかりだと思います。お母さん(おっぱい)と赤ちゃんが一体となり、赤ちゃんの脳や神経を発育させているのです。

乳糖は栄養素となるだけではなく病気から守る役目もします

母乳中の三大栄養素の一つの乳糖（ラクトース）は、母乳だけに含まれるものです。糖ですから、エネルギー源となりますが、それと同時に大切な働きとして、脳と中枢神経の発達を促します。また、乳糖（ラクトース）は骨と歯の発達に欠かせないカルシウムの吸収を高めます。

この乳糖（ラクトース）は、生まれたばかりの赤ちゃんの腸内の細菌の分布を変え、胃の働きをおさえ、ビフィズス菌の増殖を促す働きをします。

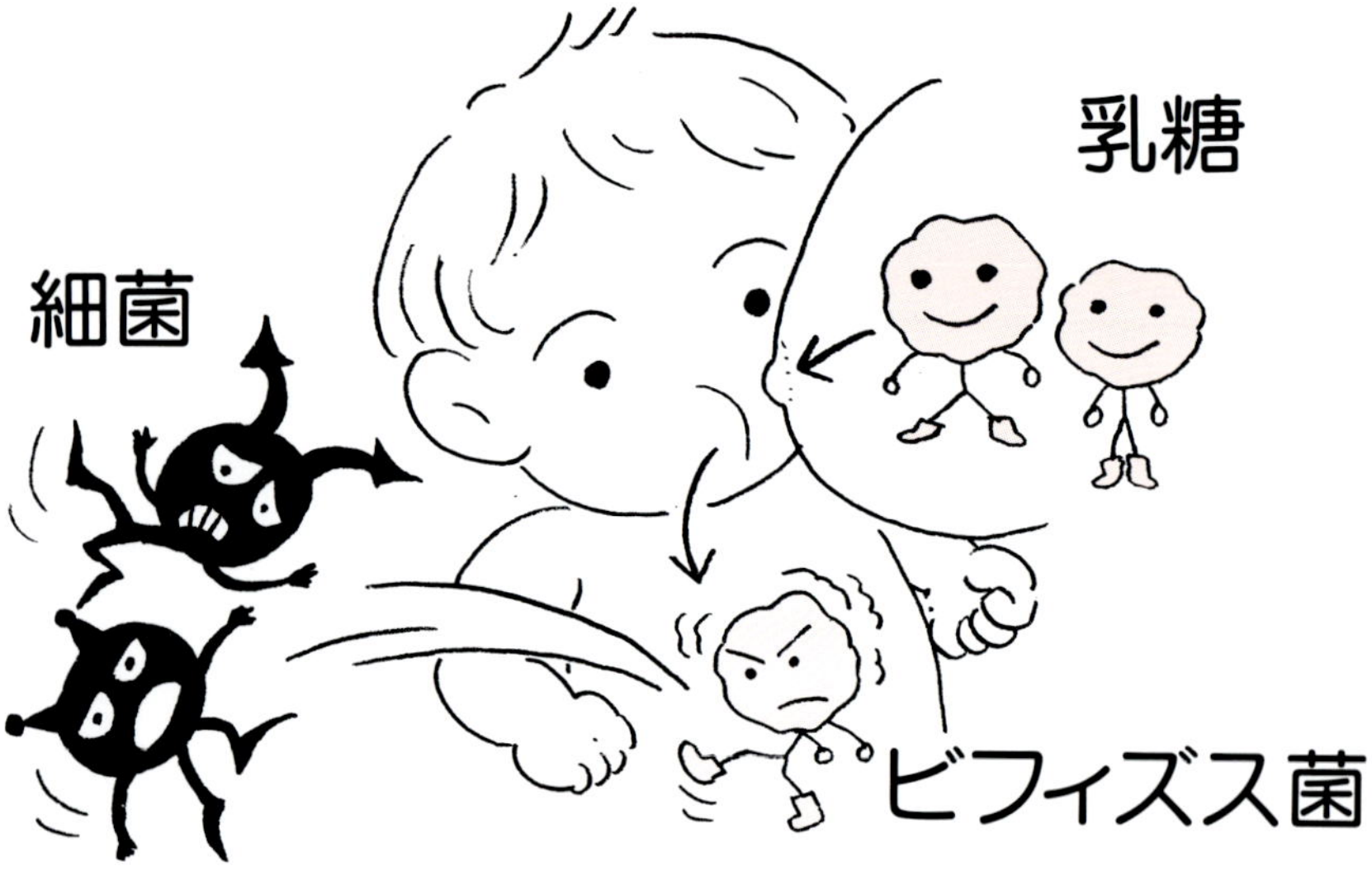

生まれたばかりの赤ちゃんは細菌にさらされます

赤ちゃんのお腹にビフィズス菌（善玉の菌）が増えると、悪玉がやっつけられます

母乳の中の栄養素は、エネルギー源となったり、体を作りあげる働きだけではなく、それと同時に赤ちゃんの免疫力が自力でつくまで、病気から守る働きもしています。

これらは、人間の叡知《えいち》をはるかに超えた大自然の仕組みの一つなのです。

数えきれないほど重要な役目のあるおっぱい

このほか、母乳には、栄養素として重要な働きをしているビタミン、ミネラル、などがバランスよく保って分泌されます。鉄分、カルシウム、ビタミンC、Dなどが足りないのではないかと考えて、赤ちゃんに与えるのは、微妙なバランスで、体の状態を保っていたさまざまな機構をこわしてしまうのです。

最近、注目されたのが母乳中に含まれるタウリンというアミノ酸の一種です。タウリンは脳の発育に重要な役割をもっていますが、このタウリンは赤ちゃんのお腹の中の胆汁酸といっしょになって働きます。人工乳にはこのタウリンが入っていないのですが、これがわかってから、人工的に合成したタウリンを添加しています。

今後も、母乳中のいろいろな成分、それも重要な働きをしているものが医学の研究によってみつかると思います。

今まで、発見されている物質についても、赤ちゃんの体との関係で新しい重要な役割が発見されることでしょう。いまだにわからないことがたくさんあるのです。

しかし、一ついえることは、自然のしくみは、実に合目的（目的に合っていること）にできているのです。脳や消化器の機能が未熟な人間の赤ちゃんには、人間のおっぱいがぴったりと合うといったように。

社会が発達し、文明が進んでも、動物としての人間の体は変わりません。２００万年以上も前から当たり前に続いている母乳育児を中断してしまうことは、大きな問題なのです。

ビタミンKは生まれてすぐに飲ませますから心配ありません

母乳育児でお母さん方を心配させるのは、母乳中にはビタミンKが少ないという報告です。ビタミンK欠乏症の一つの症状として、生後1カ月ごろの、突然の頭蓋内出血です。

この頭蓋内出血は、ビタミンKを生後1週間で、赤ちゃんに与えることによって完全に予防することができるようになりました。

すべての母乳に不足しているのではなく、お母さんの体でビタミンKが作られにくい人がいるのです。このあたりのことがわかってくれば、ビタミンK不足についてももっとよい方向にいくと思います。

母乳っ子は丈夫です。病気にかかりにくく、治りも早い

初乳に入っている赤ちゃんを守る免疫物質

母乳育ちの赤ちゃんが丈夫で、病気に強い

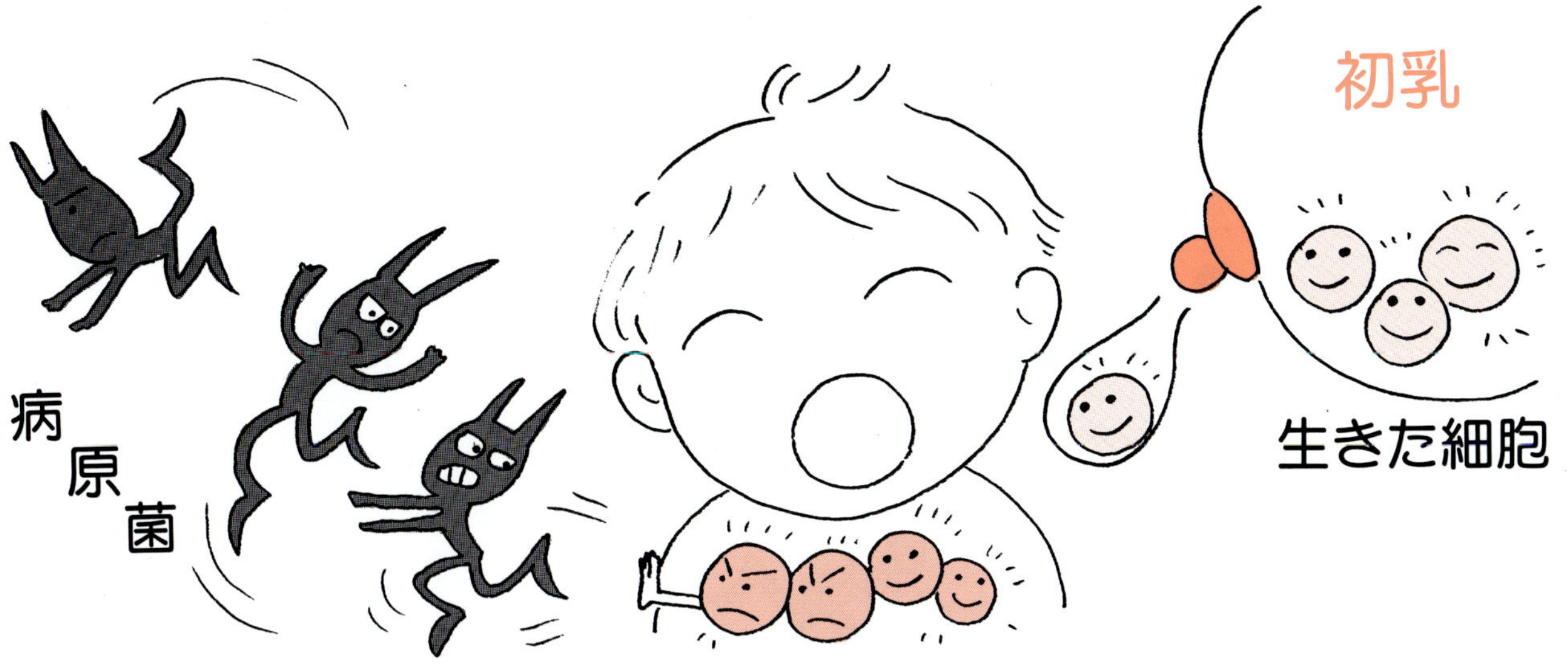

お腹の中の赤ちゃんは胎盤から免疫体をもらい、
生まれてからは、おっぱいからもらいます

初乳は免疫体のコンクジュース

ことはかなり以前から知られていましたが、ここ十数年の間に、その仕組みが解明され、多くの小児科医など、赤ちゃんにたずさわる人々に驚きを与えました。

赤ちゃんはお母さんのお腹の中にいるときに、胎盤免疫抗体をもらいます。抗体の名前は免疫グロブリン（IgG）といいます。今までは赤ちゃんを病気から守るのは、胎盤から出てくるこのIgGだけと考えられていたのですが、1970年代に入って初乳に注目されたのです。

初乳は出産してから2～3日に出るおっぱいで、黄色みを帯びて、ねっとりしています。

この初乳の中に生きた細胞が含まれ、それらが、赤ちゃんの体をさまざまな病原菌から守ることがわかってきたのです。つまり、胎盤から母乳へと免疫抗体の分泌がひきつがれていくのです。初乳の中に含まれている免疫抗体は、それは分泌型免疫グロブリン（SIgA）と呼ばれ、胎盤を通して得られる抗体とは全く別の働きをもつものです。

赤ちゃんは生後6カ月をすぎるころには、お母さんの胎盤からもらった抗体（IgG）がなくなります。ですから、赤ちゃんはこのころから、いろいろな病気にかかりやすくなります。ところが、初乳をしっかり飲ませ、ひきつづき母乳育児をしていたならば、初乳及び母乳に含まれる抗体（SIgA）が赤ちゃんを守りつづけてくれるのです。

初乳は免疫体のコンクジュース

初乳は、生まれてから四日目ごろまでに出るおっぱいで、五日も経つと初乳らしさがうすれてきます。それ以降はいわゆる普通のおっぱい（初乳に対して成熟乳といいます）となります。

初乳の成分はたくさんの分泌型免疫グロブリン（SIgA）が入っており（成熟乳の10倍ぐらい）、また、たんぱく質、電解質の濃度も、成熟乳の2倍以上ありますが、脂肪や乳糖やカロリーは、成熟乳の3/4しかないのです。

初乳は分泌される量はわずかですが、最重要なものが優先的に入っており、いわば免疫体のコンクジュースみたいなものです。

成熟乳には100ccあたり0.2gぐらい含まれている免疫グロブリン（SIgA）が、分娩当日の初乳には100gあたり2～4gも含まれ、実に10～20倍もの濃さなのです。分娩後2日から4日では、100gあたり、0.4gとなってしまうのですから、分娩当日に赤ちゃんに飲ませることがいかに大切か、おわかりでしょう。

ウイルスや異物が胃や腸に入らないようにガードを作ります

では、この免疫グロブリンは赤ちゃんにとってどんな働きをしているのでしょうか。

赤ちゃんがお母さんのお腹の中にいるときに胎盤を通してもらった免疫物質（IgG）は、赤ちゃんの血液の中に入って、そこで活躍します。

一方、初乳に含まれている免疫グロブリン（SIgA）は赤ちゃんの口から入り、胃や腸の粘膜に広がります。

この免疫体はもともと粘膜の分泌物や、唾

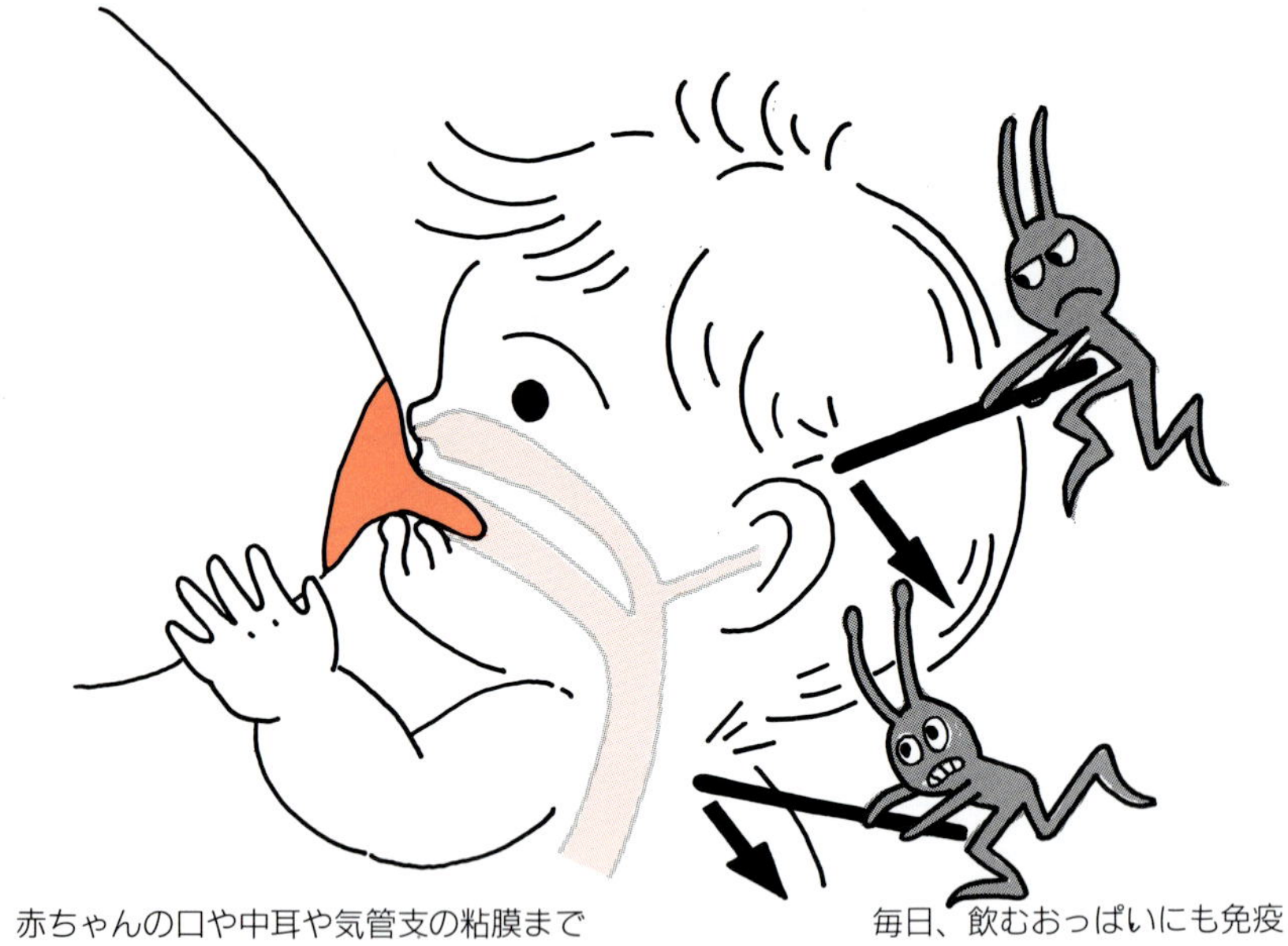

赤ちゃんの口や中耳や気管支の粘膜まで広がって、細菌の侵入を防ぎます

毎日、飲むおっぱいにも免疫物質はたくさんあります

液や、涙の中にいて、その粘膜の表面からウイルスなどが侵入してくるのを防ぐ役目をもっているのです。

初乳を飲んで免疫グロブリン（SIgA）が胃腸の粘膜に広がると、細菌やウイルス、またアレルギーの原因となるたんぱく質が入ってきても、中に侵入できないようにしています。この免疫体は、消化酵素に対して抵抗する力が強いので、消化吸収されずに腸粘膜の上皮細胞の表面に広がって、ストップをかけてくれるわけです。

何よりも初乳を飲ませるのが大切だというのはこの点からなのです。仮に人工乳を与えなくてはならないような状況になったとしても、初乳を飲んでいた場合と、全く始めから人工乳の場合とは、まるで違ってくるのですね。

でも、初乳を飲ませたから大丈夫とばかりに、出ないからといってすぐに人工乳に替えてはいけません。少しは防ぐことができるということで、毎日飲むおっぱいの中に、この免疫グロブリン（SIgA）が入って、毎日、腸壁に防衛システムを作っているのですから。

成熟乳になると、免疫グロブリン（SIgA）の濃度は薄くなりますが、飲む量が多くなりますので、ひきつづきたくさんの免疫グロブリン（SIgA）が、赤ちゃんの体の中に入ってきます。

赤ちゃんは自分自身で抗体を作れるまで、お母さんの胎盤から、そしておっぱいから免疫体をもらい、守ってもらっているわけです。自然のワクチンに守られているのですね。

中耳炎になりにくい母乳育ちの赤ちゃん

この初乳の免疫グロブリン（SIgA）は腸だけではなく、口の中の粘膜、中耳の粘膜、気管支の粘膜の表面まで広がって、感染の防止に役立っています。おっぱいを飲むとほんのわずかずつですが、病原菌が入ってきやすいところにまで広がっていくのです。

おっぱい育ちの赤ちゃんが、人工乳育ちの赤ちゃんに比べて中耳炎が少なく、1/10で、また気管支炎も少ないというのは、こんな感染を防ぐしくみがあるからなのです。

細菌がやってきても、それもやっつけてしまう物質も入っています

このほか、母乳の中には病気に対して強い体を作るためのさまざまな働きをするものが入っています。初乳にたくさん含まれているC3と呼ばれる補体（抗体といっしょになって、細菌なども崩壊させる働きのあるもの）。これが生まれたばかりの赤ちゃんにとって、最もこわい感染の防止をしています。

このほか、高い濃度まで含まれているラクトフェリンというたんぱく質があります。鉄を含むピンク色をしたたんぱく質で、大腸菌に対して強い抗菌力をもっています。そして、このラクトフェリンは、赤ちゃんの腸の中に入って、腸の中のある種の物質といっしょになるとがぜん力を発揮するのです。

赤ちゃんが病気になるとそれに対抗する免疫グロブリンが乳房の中で作られます

母乳のすばらしさ、すごさで驚かされるのは、赤ちゃんをおびやかす新しい菌に対して防御《ぼうぎょ》作用があることです。お母さんの乳房のある部分で、赤ちゃんをおびやかす菌に反応して、特別の抗体を作り出すという、信じられないしくみをもっています。

赤ちゃんがかぜなどを引いて、新しい細菌にさらされますと、その細菌に対する抗体を作り始めるのです。この新しい細菌が赤ちゃんから、お母さんへ移行するのかは、そのしくみは、よくわかってはいないのです。

しかし、赤ちゃんを攻めている新しい菌に対するある種の免疫グロブリンが、乳房の中で作られるのです。何と不思議なことでしょう。

そして、母乳を通して赤ちゃんに送られるのです。こんなときは、赤ちゃんは、おっぱいをいつもより頻繁に飲みつづけるはずです。

お母さんのおっぱいの中から、今、赤ちゃんを攻めている菌に対して抗体が出て、病気にかからなくしたり、仮に発症したとしても、軽くすむようにしてくれます。

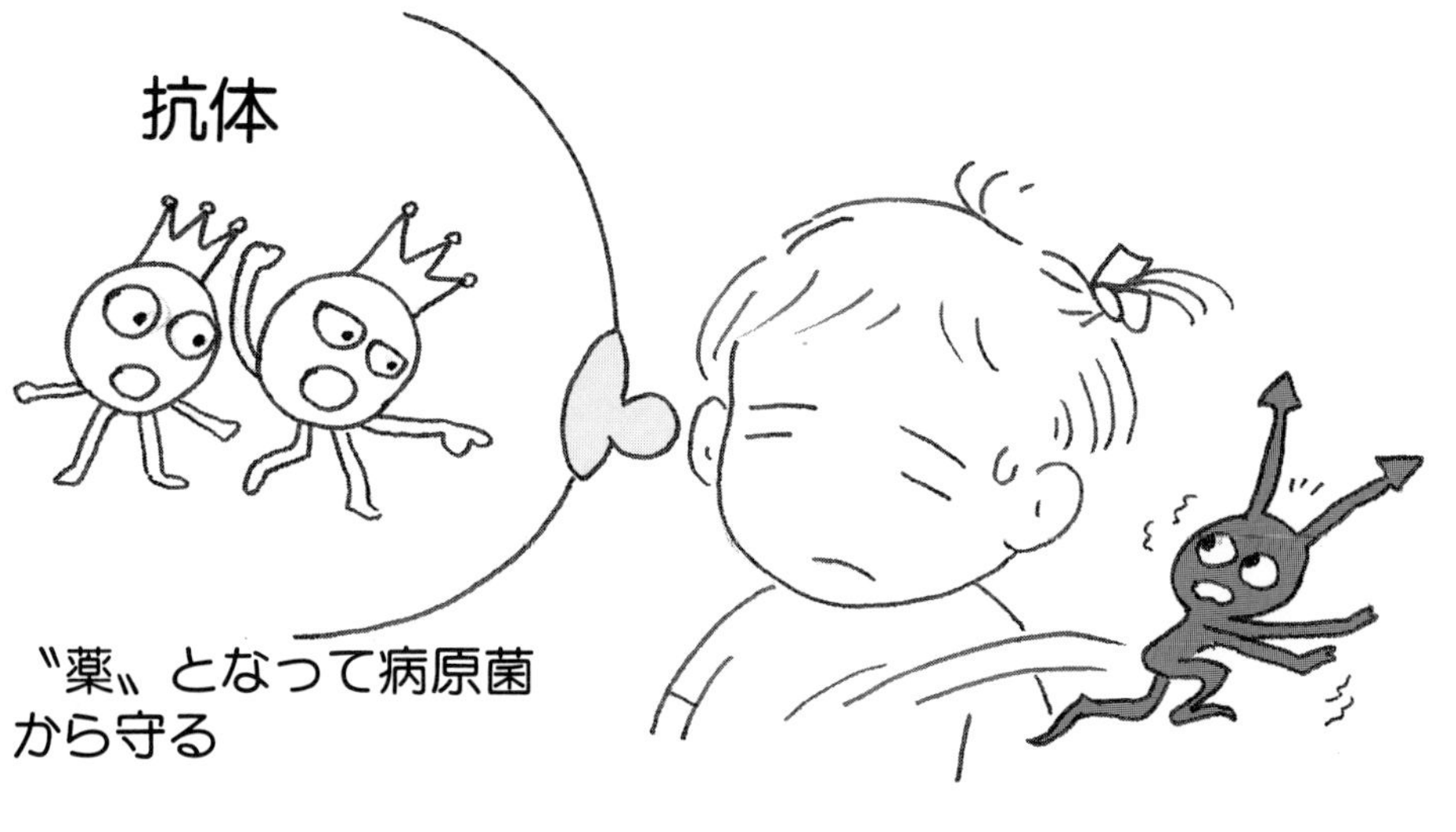

赤ちゃん専用の薬が、おっぱいから出てきます

危機になったときの負けない土台作りがおっぱいです

赤ちゃん専用の薬が、その時々の状態に合わせて、おっぱいから出てくるのですから、どんなにすぐれた製薬会社の研究者でもかないません。本当に〝自然〟の力には驚きます。

赤ちゃんが危機になったときに負けない土台づくりをします

初乳の中にこのように赤ちゃんを病気から守る抗菌物質が含まれているのはどうしてでしょうか。

お母さんのお腹の中で無菌状態でいた赤ちゃんは、産道を通って外界に出たとたんに雑菌にさらされます。まず第一に腸管の中に大腸菌が定着します。ところが、初乳を飲んでいる赤ちゃんですと、ビフィズス菌という乳酸菌があっという間に優先になります。大腸菌の天下はわずか48時間。一度、ビフィズス菌の天下となると、この菌は酸を作る菌なので、腸の中はいつも酸性となります。

でも母乳を飲んでいなければ、この酸性状態は保たれません。というのは、母乳は酸を中和する能力が低いからです。

すると、生後4～5日で、大腸菌はすっかり勢力を失い、少数派となってしまうのです。

新生児期の病気で一番こわいのは感染症です。病院分娩が増え、母子別室、そして人工乳が盛んだったときには、いくら病室を消毒し、衛生状態をよくしても、感染症による新生児死亡がなくなりませんでした。

ところが、生まれてからすぐに母子同室にし、初乳を飲ませ母乳にしたところ、感染症で死亡する新生児がすっかり減ったということです。

今まで、母乳の赤ちゃんが丈夫で、病気にかかりにくいとか、かぜを引いてもすぐに治るなどといわれていたのは、人工乳の赤ちゃんとの比較の上ででしたが、母乳が赤ちゃんを病気から直接守るというメカニズムが発見されたのは大変、嬉しいことです。

母乳は子どもの太りすぎ（肥満）、心筋梗塞を防ぎます

飲み始めから終わりまでの間に違う成分を分泌して飲みすぎをコントロール

母乳は飲み始めと飲んでいるとき、そして飲み終わりのころとは成分が違います（118頁参照）。これは、赤ちゃんの太りすぎを防ぐためにも役立っているのです。

生まれたばかりの赤ちゃんは、満腹感がわかりません。お腹の中に入るだけ入ってしまいます。人工乳の赤ちゃんが大きくなるのは、入るだけ飲んでしまうからなのです。

しかし、赤ちゃんが満腹感が感じられないがゆえに、母乳は、その成分の分泌を変えることによって調節しているのです。それと同時にお母さんの乳首をしっかりと吸わなければ出てこないのですから、大変なエネルギーを使います。

人工乳首の場合にはお母さんの乳首を吸うのと違って、楽に飲めてしまいますので、ど

うしても飲みすぎとなってしまうのです。

ここにも、自然の神様は巧みなしかけを施してくれているのです。

太りすぎの要因・脂肪細胞は赤ちゃん時代の栄養で決まります

母乳を飲ませていれば、「こんなに飲んだら太りすぎにならないかしら」なんて、余分な心配をしなくてもいいのです。赤ちゃんが吸うこと、そして、飲んでいるうちに変化する成分が自然と赤ちゃんの食欲をコントロールして、飲みすぎということがないのです。

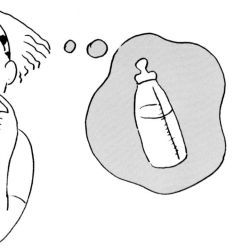

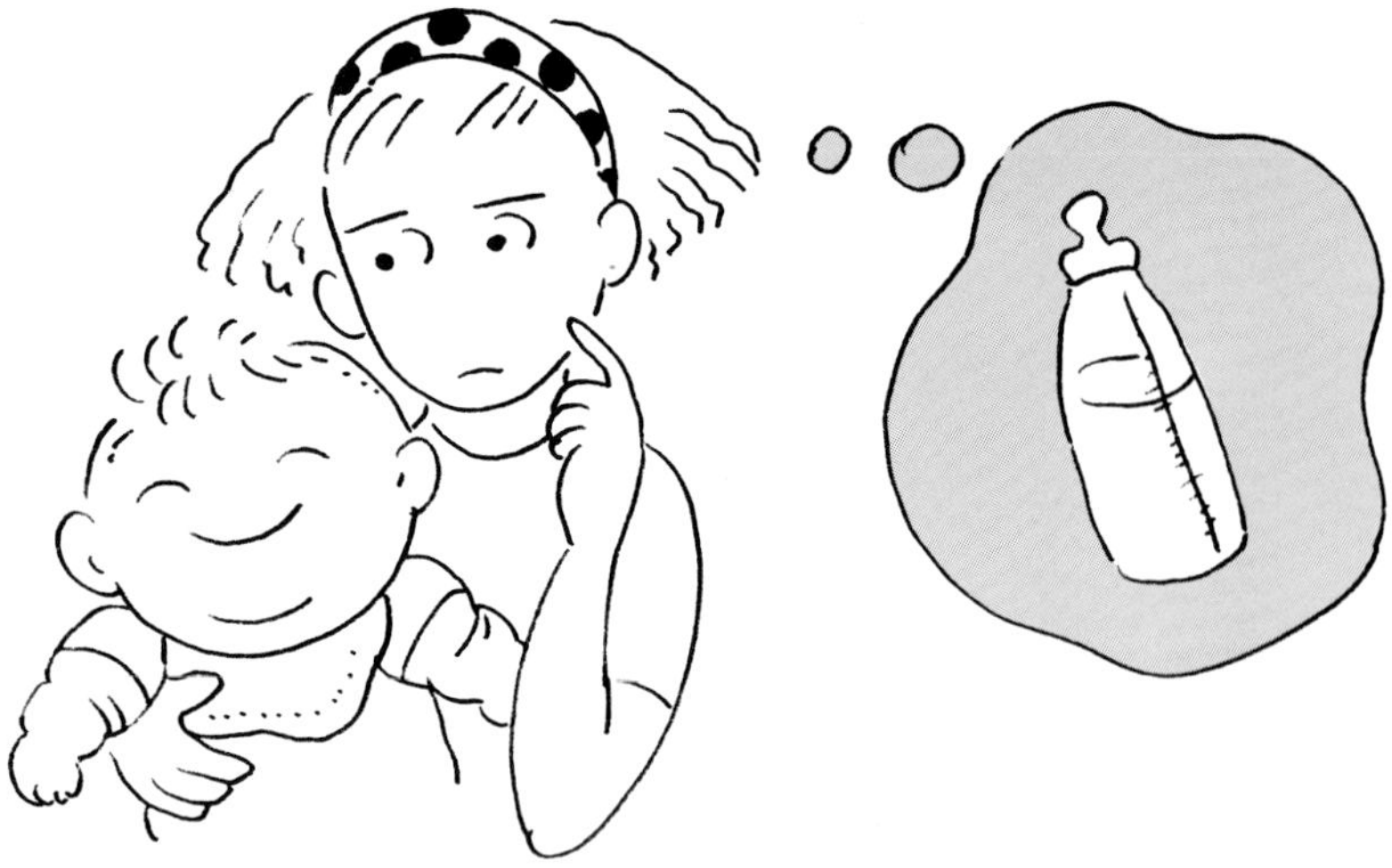

おっぱいは決して太りすぎにはなりません　赤ちゃん時代の栄養が大切です

太りすぎでやっかいなのは、飲む量、食べる量自体が多いと同時に、それが脂肪細胞を作り出し、食べる量などを減らしても、脂肪細胞自体は消えないで、なかなかやせることができないことです。

そして、この脂肪細胞はどうやら、生まれたばかりの赤ちゃんの栄養によって決まることがわかってきました。

母乳で育った人は心筋梗塞を起こしにくいことがわかりました

母乳と心筋梗塞との関係がわかったのは、戦争によるものでした。

皆さん方が生まれる前、朝鮮戦争がありました。北と南にわかれての戦いでしたが、アメリカ軍は国連軍として参加していました。戦場で戦死したまだ若い兵たちの解剖を担当したある医師が妙なことに気がついたのです。それは心臓の冠状動脈の硬化がとても多いのです。

なぜ冠動脈硬化症が多いのか、いろいろと調べてみました。

白人と黒人の違い、貧富の差、学歴の差、出身地の差など、どれを調べてもその相関関係は見つかりませんでした。最後にいきついたのが赤ちゃん時代の栄養法、つまり母乳か人工乳かの差でした。これを調べてみたら、明らかだったのです。

母乳で育った人には動脈硬化が少なかったのです。

もちろん、母乳で育ったからといって心筋梗塞にならないということにはなりません。その後の食生活や生活の仕方によっては、母乳で育った人だって、心筋梗塞にはなりますから、誤解はしないでくださいね。

しかし、赤ちゃん時代は基礎的な体力を作るときですから、少なくともその下地は避けることができるわけです。

赤ちゃんを母乳で育てるということは、単に赤ちゃん時代に病気をしないということではなく、もっと長い目でみれば、健康の土台作りをしていることなのですね。

母乳はアレルギーを予防し治療します

赤ちゃんの体と同じたんぱく質は人間の母乳だけ

“アレルギー、アトピー”、詳しいその内容はわからなくても、言葉はよくご存じですね。

人間の体の中に、人間の体を構成しているたんぱく質とは質的に違うたんぱく質が入り、しばらく経って再びそのたんぱく質が体の中に入ると、前に入ったたんぱく質と手を結び、人間の体に悪さをします（医学的にはもっと複雑な仕組みで、たんぱく質そのものではありませんが）。これがアレルギー反応です。皮膚に現れればアトピー性皮膚炎、呼吸器の気管支に現れればぜんそく、鼻に現れれば鼻アレルギーとなるわけです。

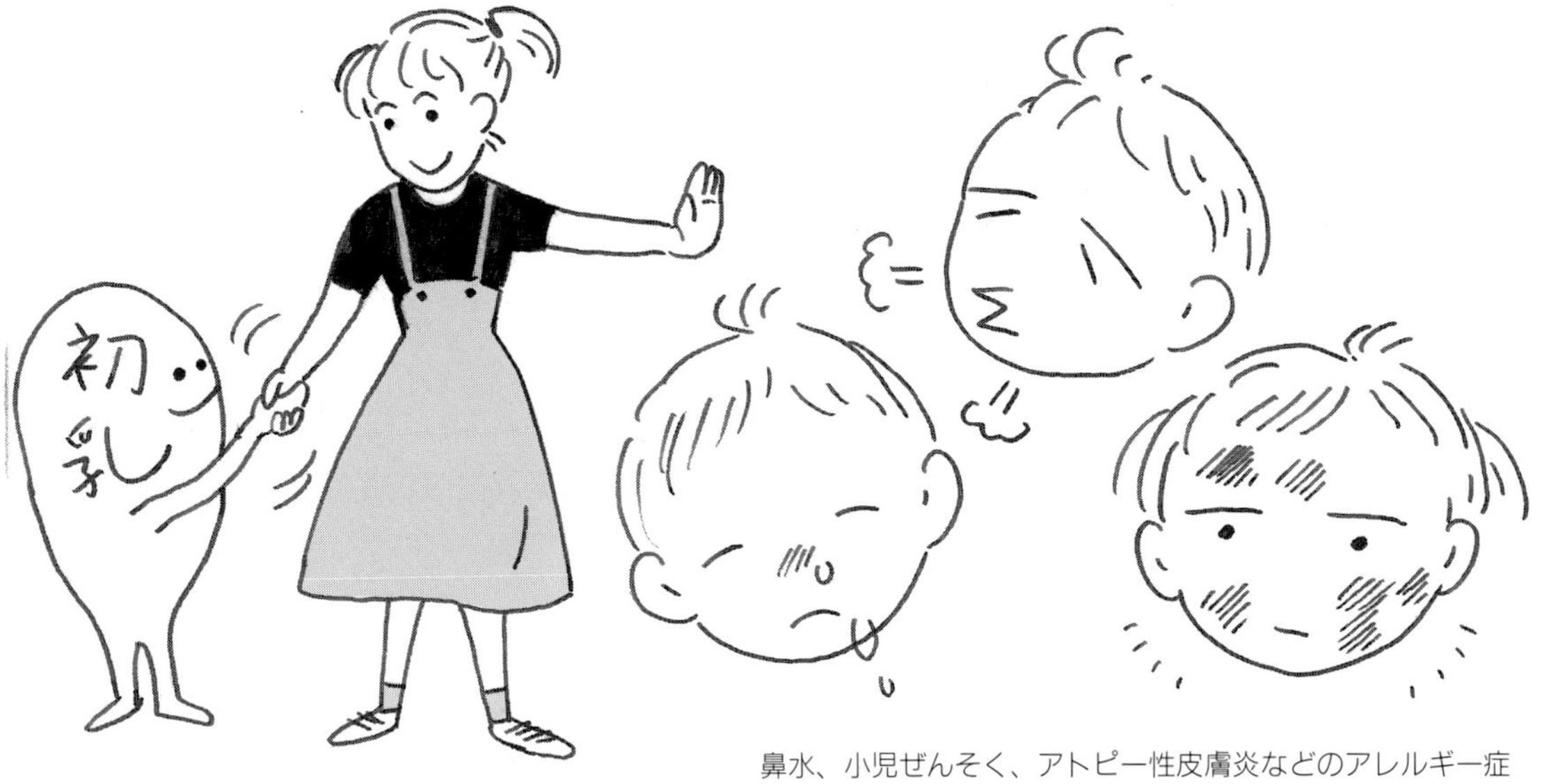

鼻水、小児ぜんそく、アトピー性皮膚炎などのアレルギー症状の予防と治療は、〝初乳を飲ませること〟なのです

赤ちゃんの体を作っているたんぱく質と同じなのは、母乳の中のたんぱく質しかありません。

アレルギー予防に欠かせないのは〝初乳〟

初乳の中に含まれている免疫グロブリンAという免疫物質は、腸の粘膜をおおって、病原菌や異種たんぱく質の侵入を防ぎます（109頁を参照）。母乳、とりわけ初乳を飲ませることはアレルギーの予防には欠かせないことです。

初乳を飲む前に、おっぱいがよく出ないからといって、人工乳など飲ませますと、腸壁はノーガードですから、異種たんぱく質は容易に体に取りこまれてしまいます。最初に口にしたものが母乳以外のものですと、アレルギー反応を起こしやすくする体となってしまうのです。

アレルギーの予防のためにも母乳、とりわけ初乳を飲ませなければならないのです。ときどき、母乳で育てているのにアトピー性皮膚炎がひどくなりましたというお母さんがおります。よくお話を伺ってみると、病産院で最初に人工乳を与えられていたということが多いようです。最初が肝心です。腸に予防線ができあがる前には、お母さんの初乳以外のものが入るのがよくないのです。

母乳はアレルギー症状を改善します

また、〝初乳を飲ませられなかったのですが、後で母乳を与えてもダメなのでしょうか〟と聞かれることがあります。

初乳を飲ませられなかったこと自体は、今からどのようにしても、元に戻るわけではありません。しかし、だからといって、〝最初ができなかったから、もう人工乳でいいわ〟ということにはなりません。

初乳を飲ませることができなかったとすれば、だからこそ、その後はしっかりと飲ませてほしいのです。

母乳はアレルギーを防ぐ役目と同時に、アレルギー症となった赤ちゃんに対して、薬の役目を果たします。腸に起こるアレルギーで下痢に悩まされ、湿疹だった赤ちゃんを、人工乳をきっぱりとやめて母乳だけで育てるようにしたところ、下痢もおさまり、湿疹もなくなったという例はたくさんあります。

母乳を飲ませているのにアトピー性皮膚炎となるのは

母乳で育てられた赤ちゃんにはアトピー性皮膚炎になることは滅多になかったことですが、最近、母乳を飲ませている期間に、アトピー性皮膚炎の症状を現す赤ちゃんが増えてきました。

どうしてなのでしょうか。今までの常識をくつがえすような現象といえます。母乳の中にアレルゲンが見つかることも決してまれではないのですが、残念ながら、その理由はまだよくわかっていません。私たちを取り巻く環境が大きく変わってきたことと関係があるのではないかと考えている人もいます。

食生活は昔に比べて油っこいものが増え、スナック菓子や加工品も増え、食品添加物も避けることのできない食生活です。

今のお母さん方の世代は、かなりの人たちが人工乳で育ちましたので、何らか関係しているかもしれません。

地球の環境破壊が大きな社会問題となっていますが、私たちの体の内なる破壊も同時に進行しているようです。

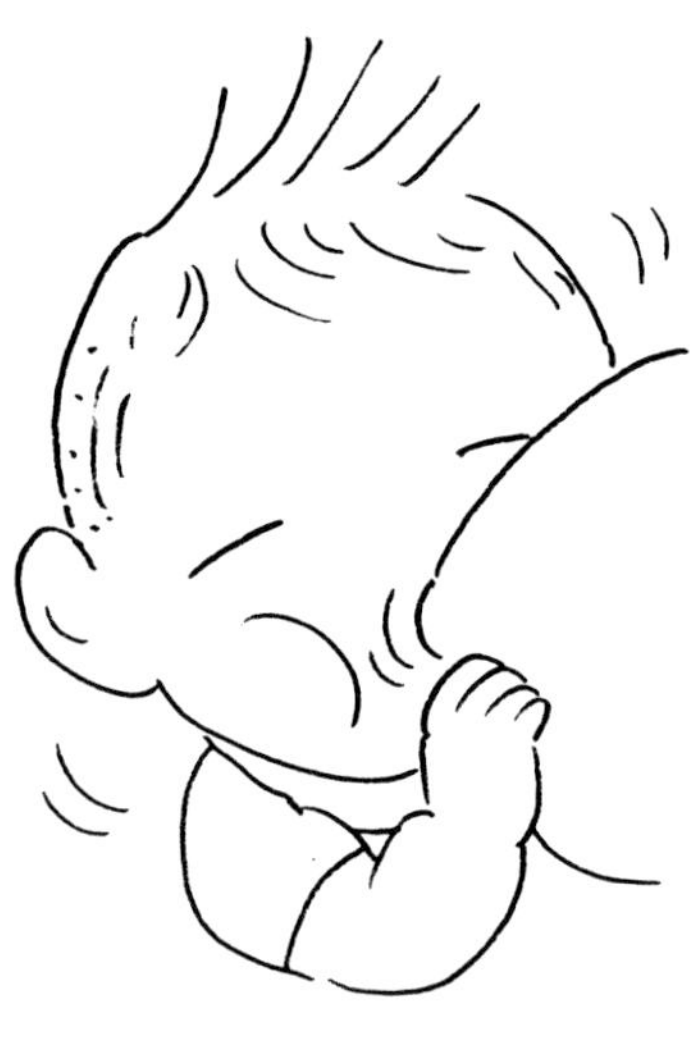

おっぱいを飲むのに、顔全体の筋肉を使い、あごなどを発達させていきます

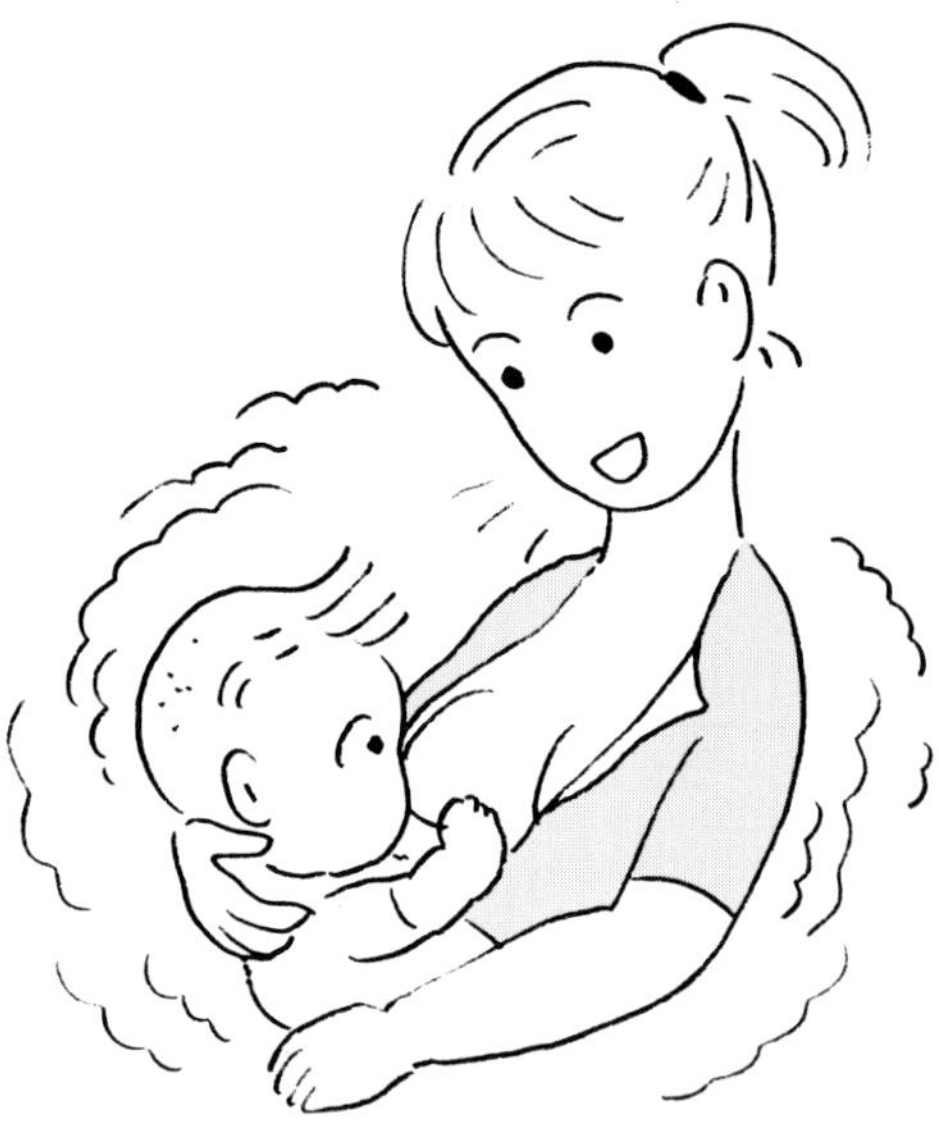

赤ちゃんはおっぱいを飲みながら、お母さんのすべて（匂い、やさしい声、ぬくもりなど）を受け取って、心が安定するのです

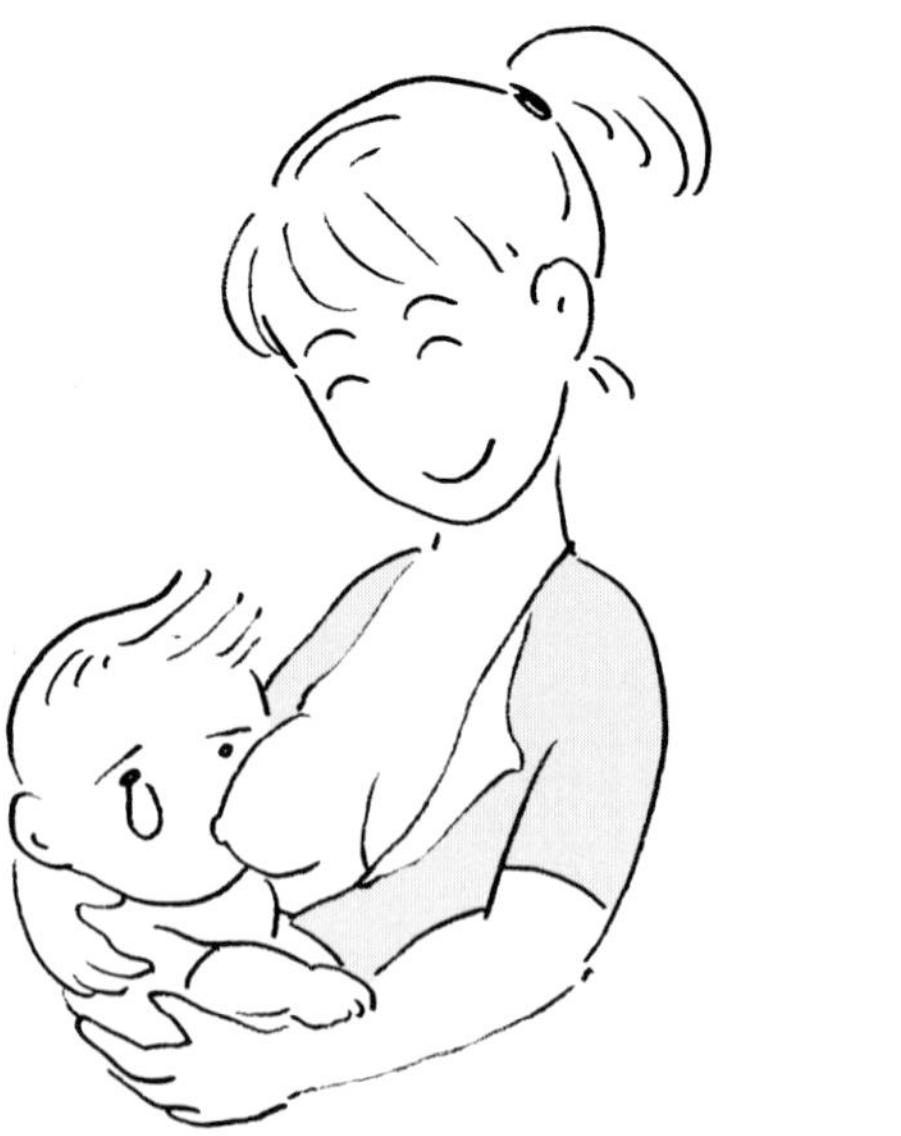

不安なとき、つらいとき、その心を解消してくれるのがお母さんのおっぱいです

おっぱいは赤ちゃんの〝心〟を作ります

〝不快〟な気持ちを〝心地よい〟気持ちに

赤ちゃんはまだまだ一人で何もできません。

1人でお腹をいっぱいにすることはもちろんのこと、排泄も、寒さ暑さ、不快さから身を守ることもできません。しかし、体の奥からわき出る成長への欲求はとても強いものです。

お腹が空いて泣き、お母さんが抱っこしたとき、赤ちゃんの心はどんな状態でしょうか。

「あっ、おっぱいの匂いだ。お母さんの声も聞こえるゾ。早く、おっぱいちょうだい」

そして、おっぱいを含ませ、ゴクゴク飲んでいるときは、赤ちゃんも夢中、満足して乳首を離すと、

「ああ、おいしかった。なんて気持ちいい」と眠りにおちいります。しばらくして、おしっこまたはウンチをし、不快感で目を覚まし、泣きます。お母さんがおむつを取り替えにきて「あっ、お母さんの声だ。ウン、この匂いはおっぱいを飲んだときと同じだ。おむつを取り替えてもらったら、お尻も気持ちいい」と感じていることでしょう。

自分で何もできないからこそ、信頼できるお母さんを求めます

こうして、赤ちゃんはお母さんが全面的に信頼できる存在であることを知っていきます。自分自身の力で生命を保つことができないからこそ、信頼感を作り上げていくのですね。

このことはおとなのことを考えても同じだと思います。自分が病気になったとき、困ったときに助けてくださった方には信頼感が生まれますね。いつも周りにそんな方のいる人は、いざというとき、安心感があるためか、おだやかです。

一方、人を信頼しながら何度も裏切られてきた方は、なかなか人を信頼することができず、固く心を閉ざします。

生まれて初めての人間関係であるお母さんから、自分が生きていくために不可欠な母乳をもらえなかったら、どうでしょうか。

こう考えれば、おっぱいを飲ませることが赤ちゃんの心を育てるということがおわかりいただけると思います。

赤ちゃんの心が育っていくのが見えないので、大切さがわかりにくいのです

残念ながら、赤ちゃんの心が育っていく様子は、目に見えませんから、何が欠けているのかわからないことが多いのです。

いつも下痢を繰り返したり、中耳炎に何度もかかるような場合には、「母乳で育てなかったからかな？」と見当がつきますが、心の問題はわかりにくいので、判断に困ります。

学校へ入るような年齢となって、対人関係がどうもうまくいかない……というような場合に「もしかして、新生児期に乳腺から早期分離したからかな」と考えてくださるお母さ

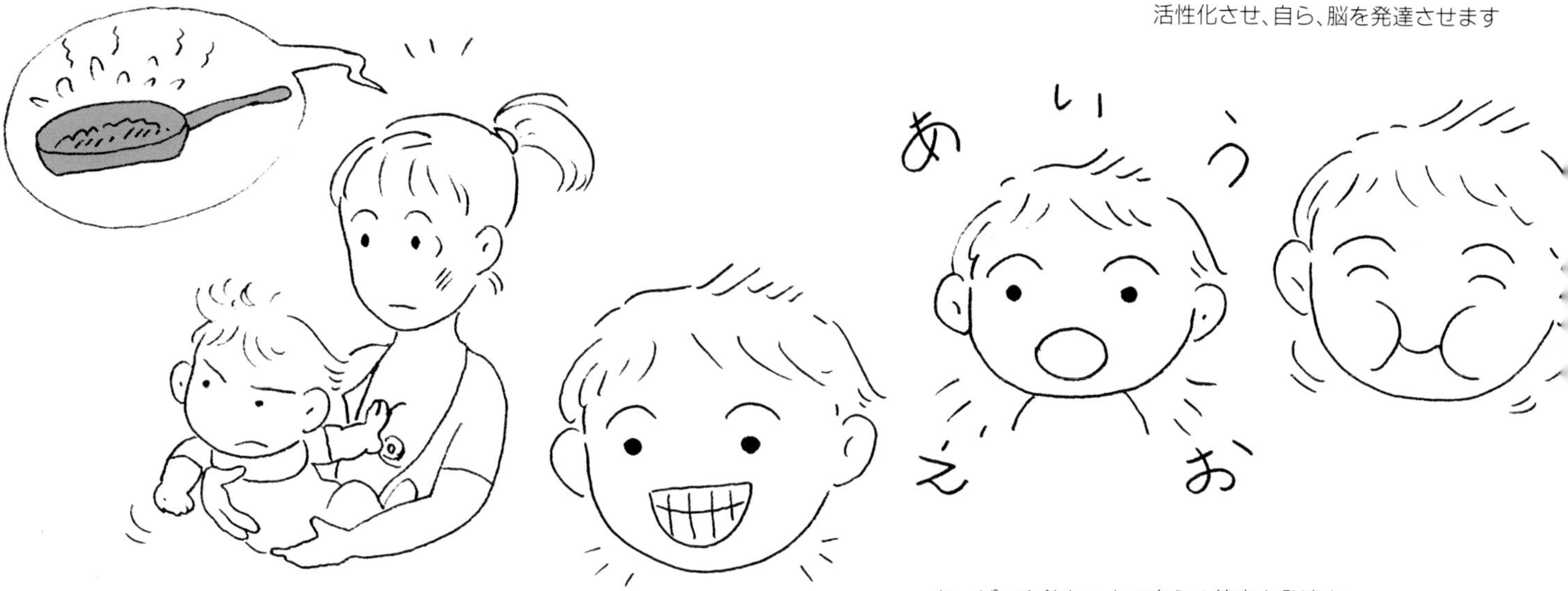

しっかりと吸い、かむ力は脳細胞を活性化させ、自ら、脳を発達させます

おっぱいの味は毎日、変化します

歯並びもよくします

おっぱいを飲むことで自らの筋肉を発達させ、ことばの発音も正しくさせていきます

ん、お父さん、そして医療関係者など、ほぼいないといっていいでしょう。

しかし、最近になって、行動学という新しい学問領域が急速に発展、広がりをみせ、この部分にスポットがあてられるようになりましたので、出生直後の母子分離の及ぼす重要性が理解されるようになりました。

母乳は本物の味を教え、あごを発達させます

1回の授乳でも、味が変化するおっぱい

赤ちゃんの味覚はお母さんのおっぱいを飲みながら培われていきます。

というのは、母乳の味は単一ではないのです。おっぱいの出始め、豊富に出ているとき、そしてもう終わりですよ……というとき、成分とともに味は微妙に違っています。

また、お母さんの体調や食べものによっても違ってきます。赤ちゃんの飲みがどうも悪いのでおかしいなと思ったら、前の日とても油っこいお料理を食べた、ということもあるでしょう。

毎日、毎日、おっぱいの味が変化するのですから、味覚は磨かれていきます。

顔全体の筋肉を使い、あごを発達させます

赤ちゃんがおっぱいを吸うとき、口の周りの筋肉、舌、上下のあご、ほおの筋肉など、顔にある筋肉をめいっぱい使います。

乳首に吸いつくと、上あごと舌の間にあなたの乳輪、乳首を含み、しごくようにして、おっぱいを押し出して飲みます。

お母さんの乳首は赤ちゃんの吸い方に合わせて変わっていきます。乳首は変化が自由自在ですし、伸びたり、縮んだり、また、赤ちゃんは乳輪まで含んでいますから、私たちが想像する以上に顔の筋肉を使い、そして、発達させていくのです。

自らの力で成長する赤ちゃん

しっかりと飲む力は脳の発達も促します。顔の筋肉を一生懸命動かしていると、頭や脳への血液のめぐりもよくし、脳細胞を活性化させるでしょう。何も特別なことをしなくても、赤ちゃんはお母さんのおっぱいを飲むことで自分自身で、さまざまな機能を発育、発達させて、成長していくのです。ここが大切なところですね。

安易に人工乳にしてしまうことは、赤ちゃんが自ら成長することを阻んでしまうことになることも知ってほしいと思います。

赤ちゃんは自分でおっぱいを飲むことにより、自らの筋肉を発達させているわけです。

また、このお母さんの乳首から飲むという動作で作られる顔や口の構造が歯並びをよくします、ことばの発音も正しくさせていくのです。

おっぱいを栄養の面だけで考えていては、大事なことも忘れてしまいます。

母乳の中身は赤ちゃんの吸い方などに合わせて変化します

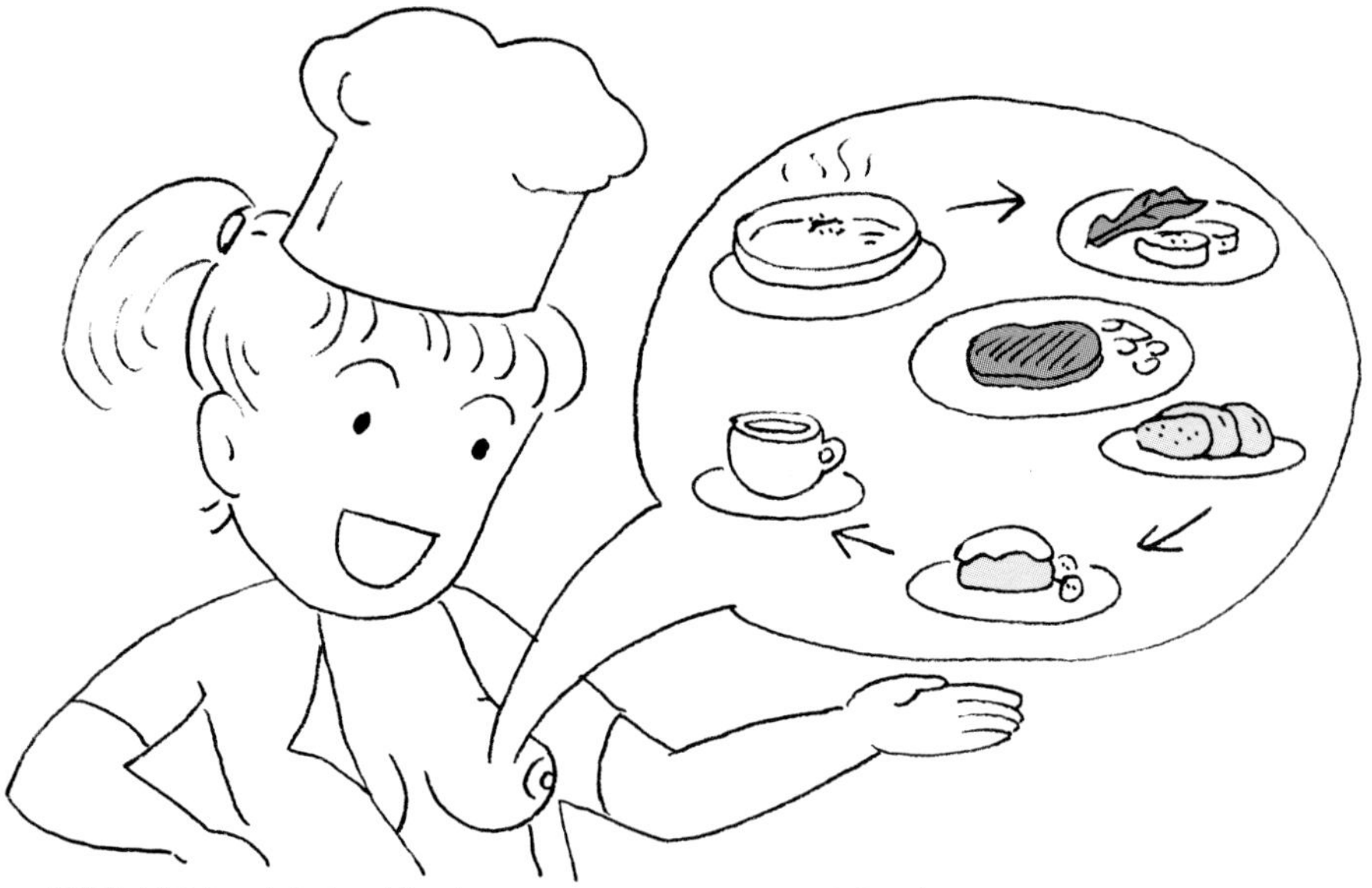

あなたは赤ちゃんにおっぱいを飲ませているだけで名シェフ

1回の授乳でフルコースの食事を楽しんでいるようなもの

おっぱいの味に隠されている不思議な秘密

赤ちゃんは、おっぱいを飲んでいるときはいつも上機嫌です。一心に乳首を含んでいます。そしてお腹いっぱいになって満足すると、おっぱいを離します。少し月齢がすすみ大きくなると、力強く飲んだあとは、乳首を引っ張ったり、お母さんの顔を見上げていたずらをするような目をしてチョコチョコ飲んだりします。

そんなときの赤ちゃんの顔は満ち足りてイキイキしていて、見ている人も思わずにこりとしてしまうほどです。

赤ちゃんはおっぱいが大好き。おっぱいの柔らかい感触やあたたかい皮膚も好きだし、味もおいしいのでしょう。実はおっぱいの味にも不思議な仕組みが隠されているのですよ。

飲み始め、飲み終わりとでは成分と味がかわります

母乳の栄養はパーフェクトで、必要な成分が必要なだけ含まれているとお話ししました（108頁）が、その成分はいつも一定ではなく、味も均一ではないのです。

赤ちゃんが飲んでいるうちに、母乳に含まれる脂肪の量がだんだんと増えて、最初の2〜3倍にまでなります。カロリーが高いので、お腹もいっぱいになりますから、赤ちゃんは満足感をおぼえて、自然とおっぱいを離すことができるのです。

この成分の変化は、1回の授乳ごとに繰り返されます。おっぱいというと、一つの食べもの、1つの味と思ってしまうけれど、そんなことはないのですね。1回の授乳の中で、スープから始めて、メインディッシュを食べ、デザートを楽しむというフルコースの食事をしているようなもの。味の変化を楽しんでいるのです。

あなたは赤ちゃんを抱いて乳首を含ませているだけで、優秀な名シェフでいられるのです。

昼と夜でもお母さんのおっぱいは変化

母乳がそのつど成分を変えるということは、1回の授乳の中で起こるだけではありません。昼と夜とでは含まれるホルモンが違いますし、成長とともに成分も変わってきます。

出産直後の母乳が分泌し始めたころは黄色みを帯びた初乳が出ますが、だんだんと白くサラリとした成熟乳へ移っていきます。

未熟児を産んだお母さんの母乳には、ナトリウムやたんぱく質が多く含まれていて、成熟期に比べて未発達な部分を上手にカバーできるような成分になっています。

1人1人の赤ちゃんにぴったりと合ったおっぱいが分泌されます

お母さんはだれでも、自分の赤ちゃんの時時にぴったり合ったおっぱいを出すことができるのですね。赤ちゃんから言えば、どんな赤ちゃんも自分専用のおっぱいをもっているということです。

母乳の成分が変化するということを知ると、赤ちゃんにとっていちばんいいおっぱいは、あなたの体が作ってくれるおっぱいなのだということがおわかりいただけることでしょう。

あなたのおっぱいは、あなたの赤ちゃんのために作られるのです。1回1回の授乳のときを大切に過ごしてくださいね。

お母さんにお父さんにも大切なおっぱい

お母さんに"健康と母性"、お父さんに"元気"をプレゼント

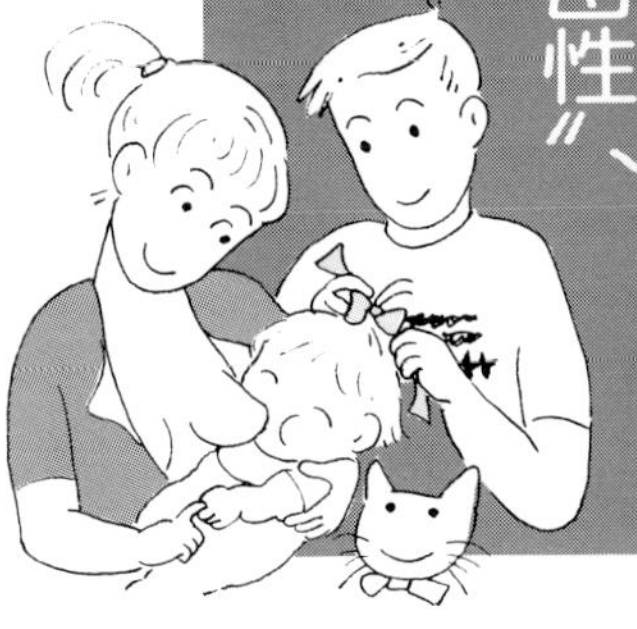

お母さんにとってのおっぱいの重要性は、今まで、あまり言われていません。しかし、おっぱいは赤ちゃんにとって大切なだけではなく、お母さんの心身にとって、実は不可欠なのです。

妊娠→出産→授乳の流れは、体の中の"自然"です。それを止めてしまうと、必ずや心と体に影響があるのです。

出産した女性の体は、赤ちゃんがおっぱいを吸うことを必要としているのです。

おっぱいは赤ちゃんのためだけではなく、あなたのためにも、大切なのです。

赤ちゃんがおっぱいを吸うことが、母体の回復を促します

赤ちゃんは自分で大きくしたあなたの子宮を自らの力で小さくしていきます

赤ちゃんを産み、胎盤（後産）が出ると、あなたの体は、どんどん回復へ向かっていきます。妊娠前の体に戻るまでを産褥期といい、だいたい6～7週間ぐらいかかります。

時々、6週間経っても体重が減らないとか妊娠前の体にはならないという方がいますがそれは違います。あなたの体は子宮が小さくなり子育てに適した体となるのであって、すっかり妊娠前の体になるわけではないのです。

体の回復の目安となるのが、子宮の収縮です。

さて、この子宮の収縮を促しているのは、あなたの赤ちゃんなのです。えっ、赤ちゃんが何をしてくれるの？　と思うでしょう。赤ちゃんが乳首を口に含んでおっぱいを飲むと、子宮がグングン収縮していくのです。

妊娠中でも、乳首の手入れをしているときに、お腹がキュッと痛くなった経験がある方がいるかもしれませんね。妊娠中は子宮が収縮すると、流早産しないかと心配して、乳首の手入れが充分にできなかった方もいることでしょう。出産した後は子宮の収縮が早まったほうがよいのですから、赤ちゃんが要求したら、飲ませることがいいのです。

乳首を吸う刺激が子宮収縮ホルモンを分泌させます

では、赤ちゃんがおっぱいを飲むとどうして子宮が縮むのか、説明してみましょう。子宮が収縮するときに作用するのは、オキシトシンというホルモンです。オキシトシンは脳下垂体後葉と呼ばれるところから分泌されますが、子宮収縮と同時に、母乳を射出する（母乳をピューッと出すこと）のにも関与しているホルモンでもあるのです。このホルモンの分泌は、乳頭の刺激によって促進されるのです。

乳頭への刺激、つまり、赤ちゃんがおっぱいを飲むということが、お母さん、あなたの体を回復させていくのです。

赤ちゃんの吸い方は力強くリズミカル

乳頭への刺激というのなら、手でしぼったって同じではないか……と思われがちですが、赤ちゃんが乳首を吸う力は、手でしぼるのとは比べものにならないほど、力強いもので、またリズミカルですから、無理がありません。

子宮収縮剤という薬もありますが、赤ちゃんが吸うことによって起こる収縮こそ生理的なのです。お母さんの体に無理がかかりません。

おっぱいを飲ませていると、お腹がキュッと痛くなることがあります。これは子宮の収縮に伴うもので、産後の異常でも何でもありません。異常どころか、体が順調に回復している証拠です。体の回復のサインと考えると、不安なくすごせると思います。

赤ちゃんのために必要な早期授乳がお母さんにとっても大切なこと

生まれて間もなく、乳首を含ませ、当日、7回以上飲ませることが、赤ちゃんには大切だということが、実はお母さんにとっても大切なことであるのです。さらに、授乳のリズムができあがるまでは、欲求したら飲ませるという方法を取りますね。おっぱいが出てくるまでにどんなお母さんでも2～3日かかり、その間、泣いたら飲ませることが、母乳育児のために必要だとお話ししましたね（38頁）。多分、この時期は1～2時間おきに飲ませているでしょうから、どんどん子宮の回復を促進しているということにもなるのです。

自然というのは無理なこと、ムダなことはしません。ムダにみえても、よく観察したり、調べてみると、実にその行動が合理的（目的にあった行動）です。

人間は、母子の行動に科学の目を向けるより、はるか遠い昔から、このような母子の関係を作っていました。それは、人類という種を存続させるための行動、つまり〝自然〟の要求だったからです。

ちょっとお話がむずかしくなりましたが、赤ちゃんは自分が大きく育つために、お母さんのお腹を大きくしたので、自分の力でお母さんを元に戻しているのですね。こう考えますと、単なる母体の回復だけではないような力が働いているようです。

授乳中はうれしいことに、あまりお母さんのほうも病気をしません。かぜを引いても重くなることも少ないようです。もちろんムチャをすれば、こじらせることもあるでしょうが。

おっぱいを飲ませている間に、お母さんが倒れてしまったら赤ちゃんは生きていけませんね。ですから、お母さんの体は丈夫なように作られ、授乳によって、ますます健康体へと変えられていくのでしょう。

お母さんと赤ちゃんとおっぱい
おっぱいの出るしくみ

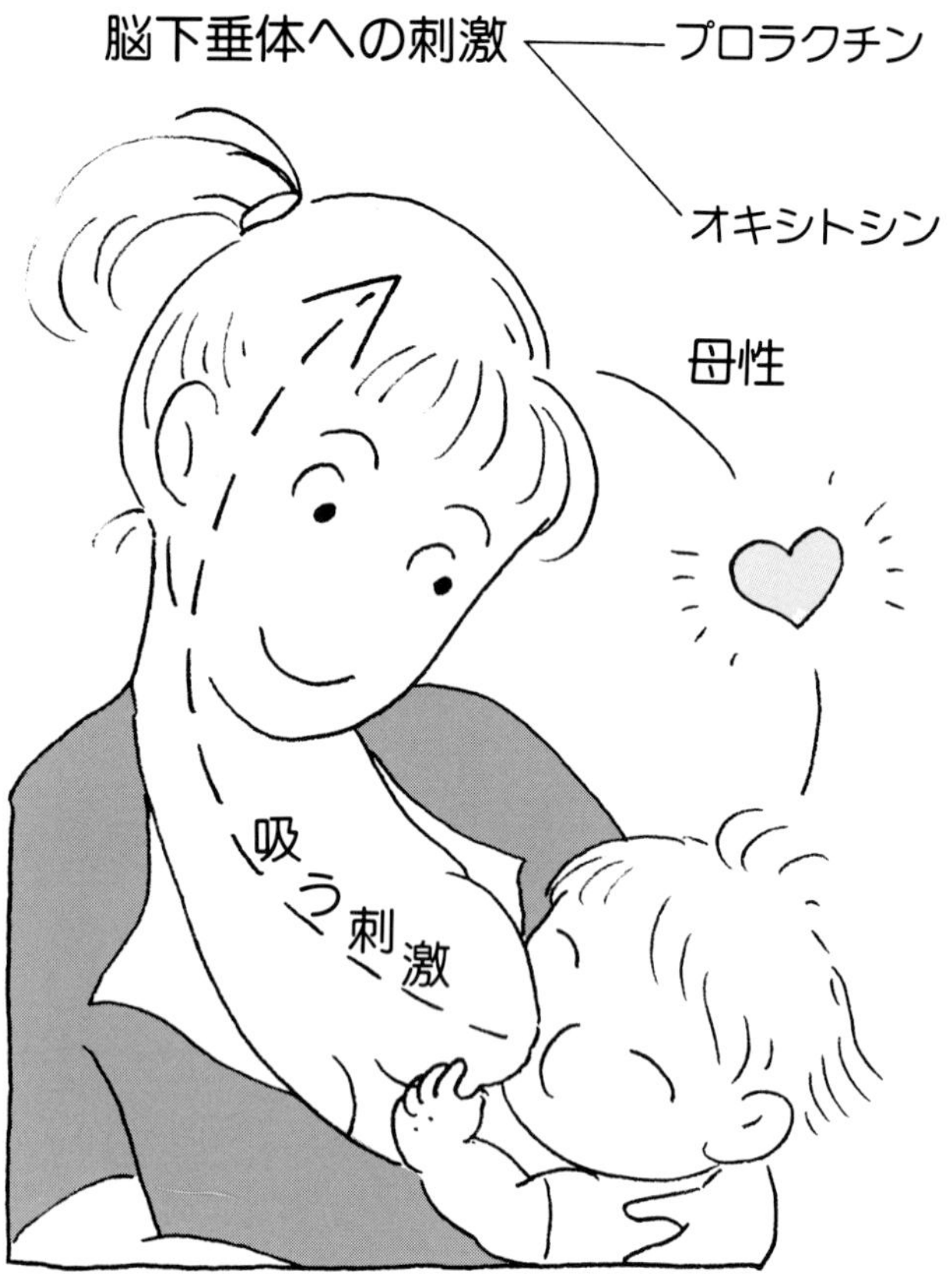

脳下垂体への刺激
プロラクチン
オキシトシン
母性
吸う刺激

お母さんの乳首を吸うと、お母さんの脳の中の下垂体からプロラクチンとオキシトシンというホルモンが分泌されます。プロラクチンはおっぱいの分泌をよくし、〝母性〟を育てます。オキシトシンは子宮収縮を促し、乳腺組織を取り囲む筋肉を収縮させて、乳汁を送り出します

〝母性〟をはぐくむおっぱい
――母性は育てるものです

〝母性愛〟はすべて本能からとはいえません

〝母性愛〟と聞くと、何か自分とは遠い存在のような気がします。〝赤ちゃんを産んだのは私だけれど、母親になれるかしら……〟――多くのお母さんがフト感じるものです。

出産するまで、ほとんど赤ちゃんを抱っこしたこともないのですからムリからぬこと。

赤ちゃん雑誌には〝子育てが大変〟〝人に預けて、遊びにいきたい……〟などという記事がいっぱい。実際に泣かれる赤ちゃんを目の前にすると、「アー、どうしよう」とオロオロしてしまうかもしれませんし、おっぱいが出ないと思い込んでいるかもしれません。

でも、よく考えてみますと、人間て、200万年もの昔から、赤ちゃんを産み、育ててきたのです。もし、子育てが大変なことならば、今頃人類なんてプッツンと途切れているはずです。では、どうして、こんなことがいわれる世の中になってしまったのでしょうか。

〝母性〟はおっぱいを吸われているうちに分泌されるホルモンが作ります

上手に子育てに向かえないと、すぐに〝母性が足りない……〟などといわれ、お母さん方を悩ませます。女性を母親にしていく行動や心を〝母性〟とするならば、現象的には、〝母性〟が少ないなあ……と感じられる若いお母さん方が増えてきているのは事実です。

人間の赤ちゃん、子どもたちは本来、群れの中で育つもの。これはお母さんと離して赤ちゃんだけを集めた集団保育とは全く違います。母と子の一対が、多くの仲間の中で生きるという意味です。こう考えますと、今の核家族での子育ての困難性がわかってくるのではないでしょうか。この問題はここでは、お話ししませんが、母性に関して、重要なことが、上手に機能していないのです。

おっぱいが上手にする子育て

おっぱいを飲ませることによって、あなたの体からは2種類のホルモンが分泌されます。赤ちゃんが乳首を吸うと、その刺激があなたの体の中を通り、脳の視床下部に伝わります。それを受けると、脳下垂体は子宮収縮、母体回復に関係のあるオキシトシンというホルモンと、母性を育てていくプロラクチンというホルモンを分泌させます（オキシトシンは脳下垂体の後葉が、プロラクチンは脳下垂体前葉が、分泌しています）。このプロラクチンというホルモンがどんどん体の中から出てくることによって、赤ちゃんを育てる心が少しずつできあがってくるのです。赤ちゃんを産んだから、即、母性100％ということではないのです。

もし、あなたの心の中に、「子どもはあまり好きではない。自分の赤ちゃんを好きになれなかったらどうしようかしら」とか、「今まで赤ちゃんを抱っこしたこともないのに、赤ちゃんを育てられるかしら」などという気持ちがあっても、心配しないでくださいね。

おっぱいを飲ませているうちに、知らず知らずのうちに、とてもお母さんらしい女性となってきます。これは気のせいとかの問題ではなく、授乳によって出るプロラクチンの仕業なのです。

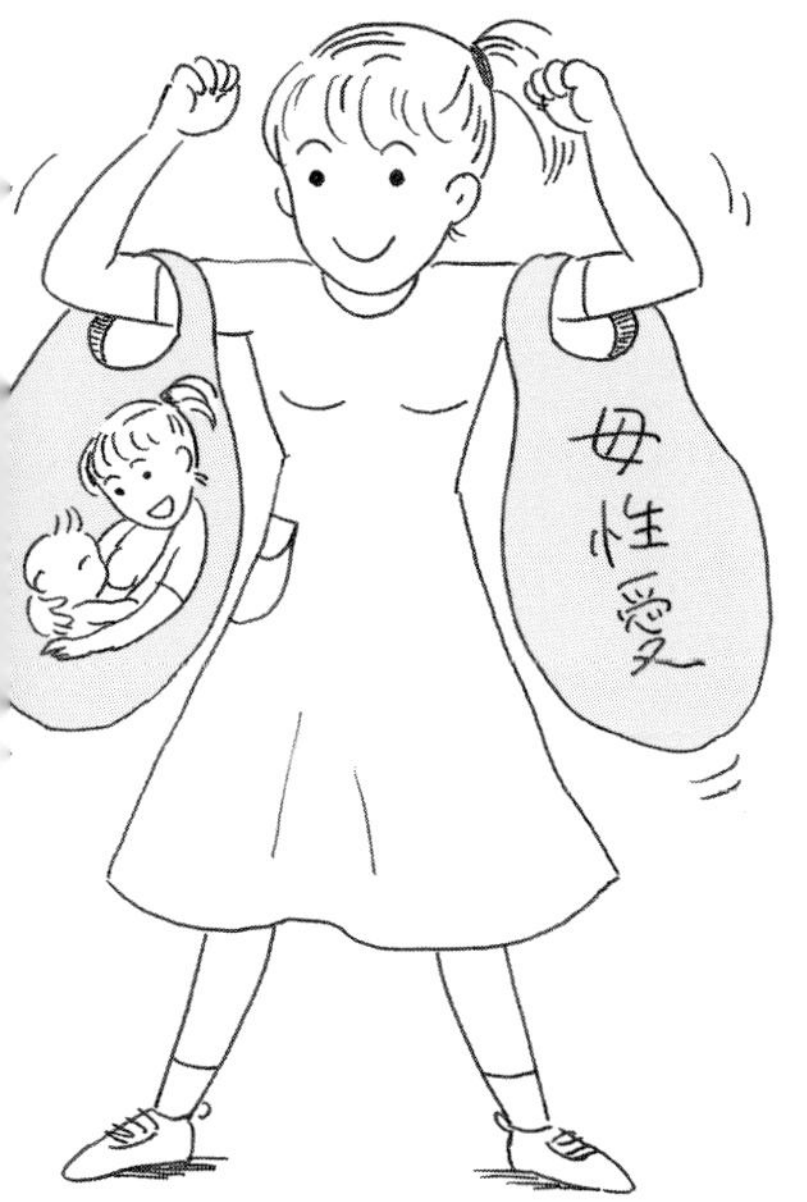

母性愛は初めからあるのではないのです

おっぱいがよく出るようになる3日目ごろから急に「母親らしく」なります

初めて出産した女性をみていますと、行動の大きな変化におどろかされます。だいたい3日目ごろから、表情や言葉遣い、赤ちゃんに対する態度などが、一遍に「母親らしく」、自信にあふれた母親になってきます。

ある新米のお父さんが、泣いている赤ちゃんを抱き、「ほかの人のおっぱいもらって飲ませようよ」とオロオロ。お母さんは「大丈夫よ。私のおっぱいだけで」とどっしり。このお母さんは、出産前の様子から見て、ちょっと子育てが大丈夫かしらという感じがする女性でした。

生まれてからの母子同室で、泣いては飲ませ、泣いては飲ませ、乳首を含ませてきたのです。もう、すっかりお母さんという感じです。授乳が彼女をお母さんへと育てたのです。

おっぱいを出すホルモンは母性ホルモンと同じものなのです

こんなに変身する日は、母乳の分泌が急によくなってくる日とピタリと一致します。またそれは、血液中のプロラクチンの量が急に上昇してくるときでもあるのです。ほかからみていて、急激にお母さんらしくなってくる日、母乳の出がよくなる日、そしてプロラクチンというホルモンがたくさん出てくる日とが不思議に一致します。

そんなわけで、このプロラクチンというホルモンを、別名、母性ホルモンあるいは母性愛ホルモンと呼ぶわけです。

母乳を飲ませない場合には、大きな変化は出てきません。もちろん、全く分泌されないということではありませんから誤解しないでくださいね。

自分の赤ちゃんの泣き声が聞こえると、お母さんのおっぱいもツーンと出てきます。

赤ちゃんが、乳首を吸うことが一番オキシトシンやプロラクチンの分泌をよくするのですが、このように赤ちゃんの存在自体もプロラクチンを分泌させるのですね。

あなたの心に安定を作り出します　マタニティブルーにはなりません

出産後の落ち込んだ気分はだれでも通る道《みち》です

マタニティブルーという言葉を聞いたことがあると思います。出産した後に起こる気分の落ち込んだ状態といったらよいと思います。

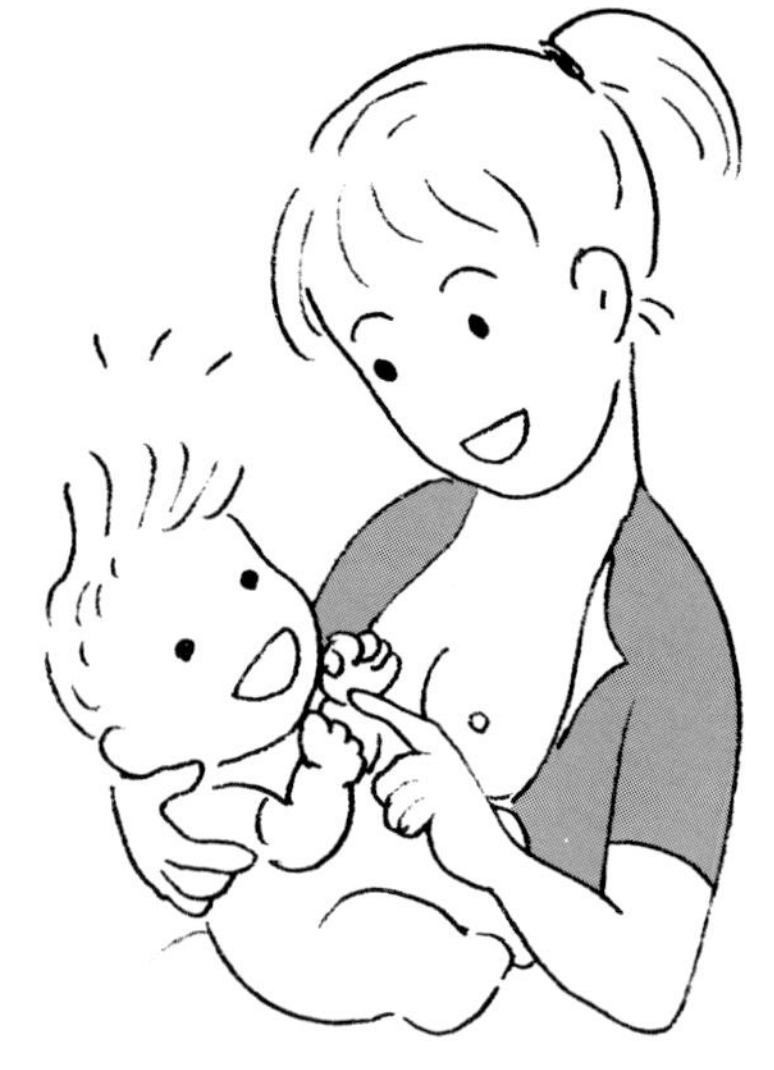

おっぱいを飲ませているうちにそんな気分も吹きとんでしまいます

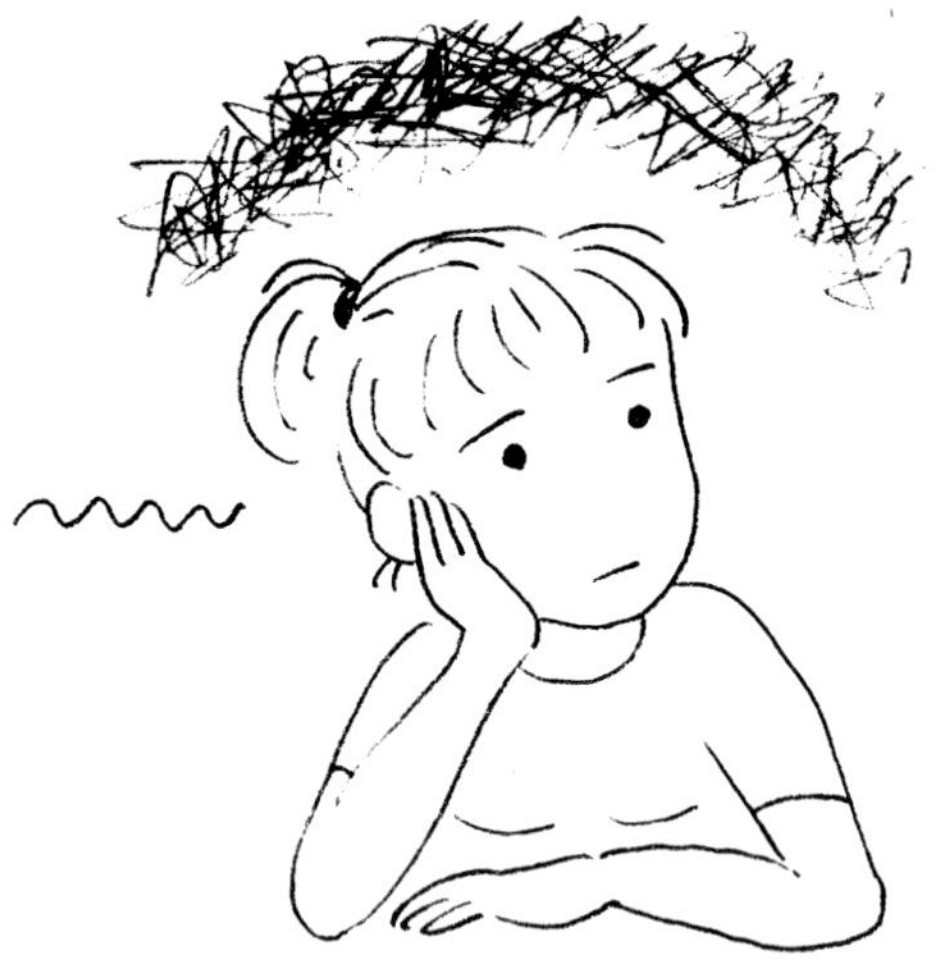

赤ちゃんを産んだ後、落ち込む気分はだれでも経験すること

周りの皆からは「おめでとう」といわれるのに、自分は少しもうれしくない、うれしくないどころか、もの悲しくなってくる方もいます。周りの祝福がうっとうしくなったりすることもあるかもしれません。このような気持ちは程度の差こそあれ、多くのお母さんが通る道といってよいかもしれません。

分娩によって、ホルモンの分泌が急激に変化したために、体や心がそれについていけないためといってもいいかもしれません。

でも、昔はマタニティブルーなんて聞くことはありませんでしたし、今でも、母子がいっしょにすごす発展途上国では、マタニティブルーなどというようなものはありません。

なぜでしょうか。生まれてすぐに赤ちゃんを側におき、頻繁な授乳をするからです。乳首を吸われることによって、どんどんプロラクチンが分泌され、分娩後の急激なホルモン変化に対応できる状態となるわけです。

もし、あなたが、入院中に何となく気分がすぐれない、むなしくなる、悲しくなるなどという状態になったならば、なるべく赤ちゃんといっしょにいるようにしてください。赤ちゃんがあなたの気持ちを直してくれます。

おっぱいを出すホルモンと〝母性〟をつくりあげるホルモンとは同じ

赤ちゃんの匂いはお母さんを刺激して、プロラクチンなどのホルモンの分泌を高めます。赤ちゃんの泣き声もお母さんを刺激して、プロラクチンをたくさん出させます。赤ちゃんと肌を合わせておっぱいを吸わせているとあなたの体の中ではいろいろなホルモンが総出演して、お母さんの体調を最高のものにしようと働き出しますから、あまり心配しないでくださいね。

実際に産後すぐに母子同室にして、1日目に7回以上乳首を含ませ、その後も頻繁におっぱいを飲ませていたお母さんには深刻なマタニティブルーは、起こらないことがわかっています。

あなたが、もし、病室でわけもなく涙が出てきたら、どんどん流してしまいましょう。フト感じたむなしさ、悲しさなどが涙といっしょに流れていってしまいます。私はおかしいのかしらなんて思わないこと。涙が出るのは恥ずかしいことでも何でもありません。

お母さんしか頼ることのできない赤ちゃんをみているうちに心がくつろぎます

赤ちゃんというのは無条件にお母さんに頼りきります。人間というのは、相手に無条件で頼りきられると、余程のことがないかぎりは足蹴にできないものなのです。ましてや、自分の力で何もできない赤ちゃんです。乳首を含みながら一心にお母さんの顔をみつめたり、赤ちゃんの手の平に指を入れると握ってきたり、語りかけると手足を動かし、キャッキャッと喜ぶ様子は、お母さんに何ともいえない喜びを与えてくれるものでしょう。

気分が落ち込んだときにこそ、赤ちゃんを身近においてみましょう。柔らかな皮膚、ちっちゃな手や足をみているだけでも、心が和みます。

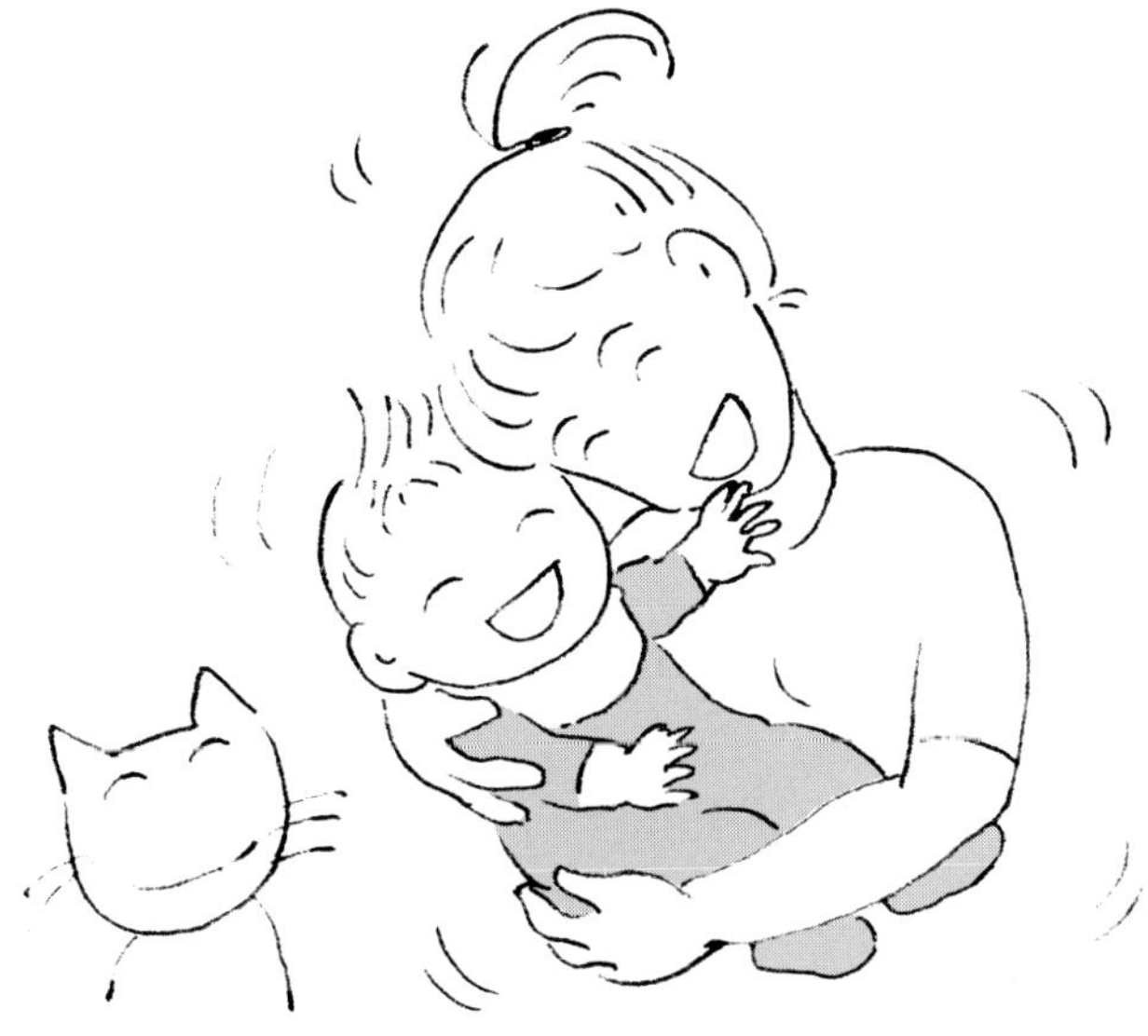

赤ちゃんを抱っこする仕草など、周りからみていてもほほえましくなります

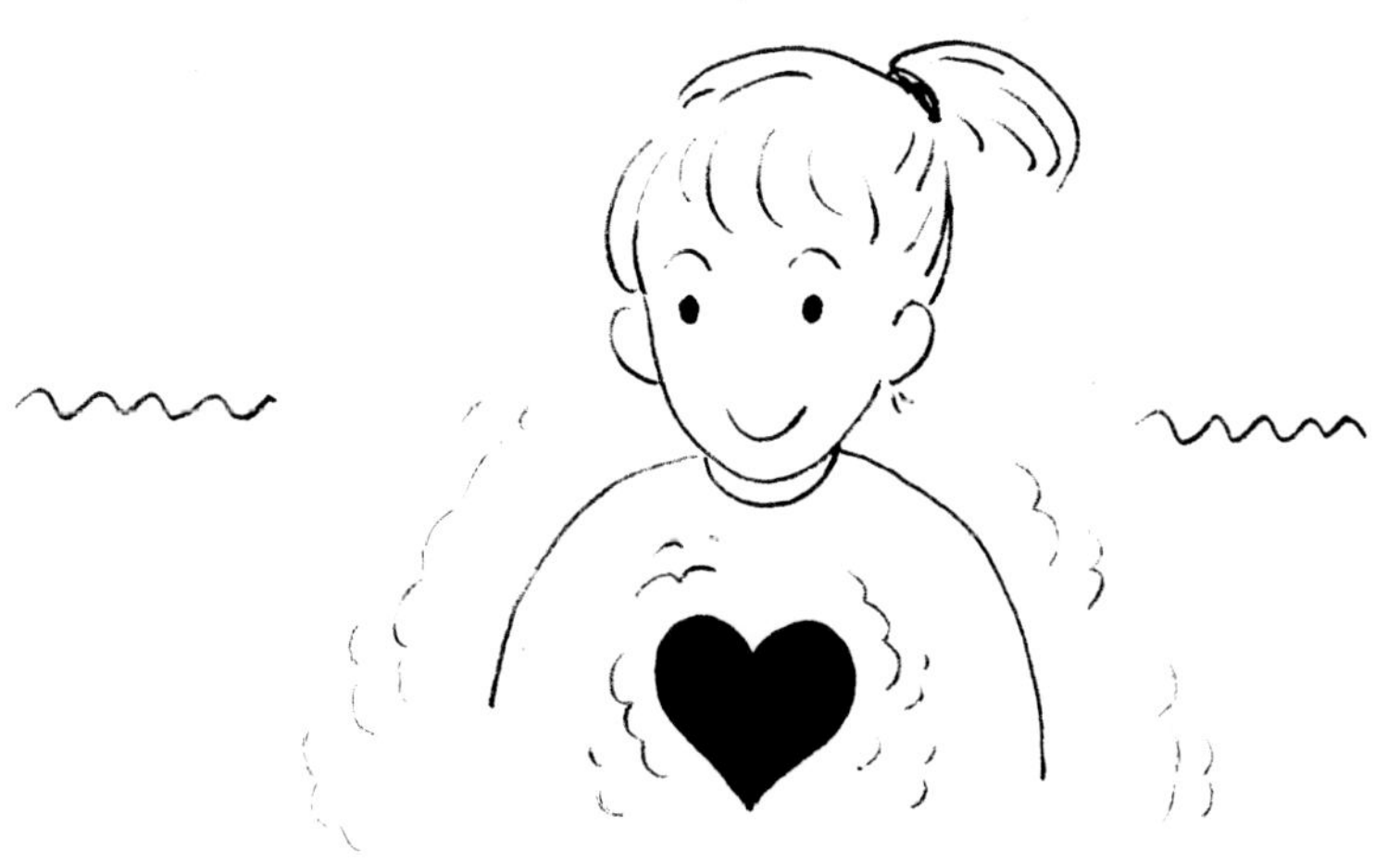

出産したあなたはとても美しくなります。周りからみていると、とても母親らしくなっています

とても美しくなるのは心の充実感から

お尻を軽くポンポンとたたきながら、話しかけてみましょう。

おっぱいを欲しそうな感じがしたら、飲ませてみましょう。赤ちゃんは喜んで吸いついてきます。こんなことをしているうちに気持ちは安定してきて、何となく感じた寂しさなどがなくなっていくから不思議です。赤ちゃんは必ずや、あなたの心に安らぎをプレゼントしてくれるものなのです。

お母さんに美しさと健康をプレゼント

出産した女性はとても美しくなります

赤ちゃんを出産すると、とてもきれいになる女性が多くなります。もちろん、造作が変わるわけではないのですが、母乳を飲ませていると、その分泌のためにホルモンが総出演で絶好の体調を作り出すように働き出します。このために健康的で輝くような肌を内側から作り出してくれるのです。母乳を飲ませていると容色が衰えるどころか、皮膚につやが出てくるのです。

人間の美しさはやはり、体の内側、そして精神的な充実感から出てくるようです。

毎日の子育てには困ること、イライラすることもあると思いますが、母乳育児はそれを解消する何かがあります。赤ちゃんが泣いたときの特効薬はお母さんのおっぱい。何で泣いているか、あなたが困ったときに、おっぱいを含ませると、きっと赤ちゃんは泣きやみ、そして、お母さんの心をおだやかにしてくれるのです。赤ちゃんが泣きやんだところで、その理由を振り返ることができるでしょう。

こうお話ししますと、「そんなにうまくいくかしら」と思われるかもしれませんね。でも、そこが母乳育児の不思議なところです。周りからみているといつの間にか、そんなお母さんになっているのです。

イライラしない心、カサカサしない心は人間の心にゆとりを作り、表情や仕草にも、それが現れ、美しさの源となっているのではないでしょうか。

自分では気がつかない母親としての心の豊かさ

長い間、母と子の関係をみてきましたが、赤ちゃんとお母さんのよい関係は母乳育児ですと、スムーズにいくのだなあとつくづく思います。

あなた自身が自分では気がつかないと思いますが、赤ちゃんに手を差しのべる仕草や語りかける口調などには包み込まれるようなやさしさを感じますし、みている人にも、温かな気持ちを抱かせます。

それに、おいしそうにゴクンゴクンとおっぱいを飲んでいる姿をみたときには、何ともいえない幸福感を味わうことと思います。赤ちゃんをかわいいと思う心、そして頼りにされているという思い、スクスクと成長するわが子をみる喜びは、あなたの心を充実させ、豊かにし、美しさの源となるはずです。

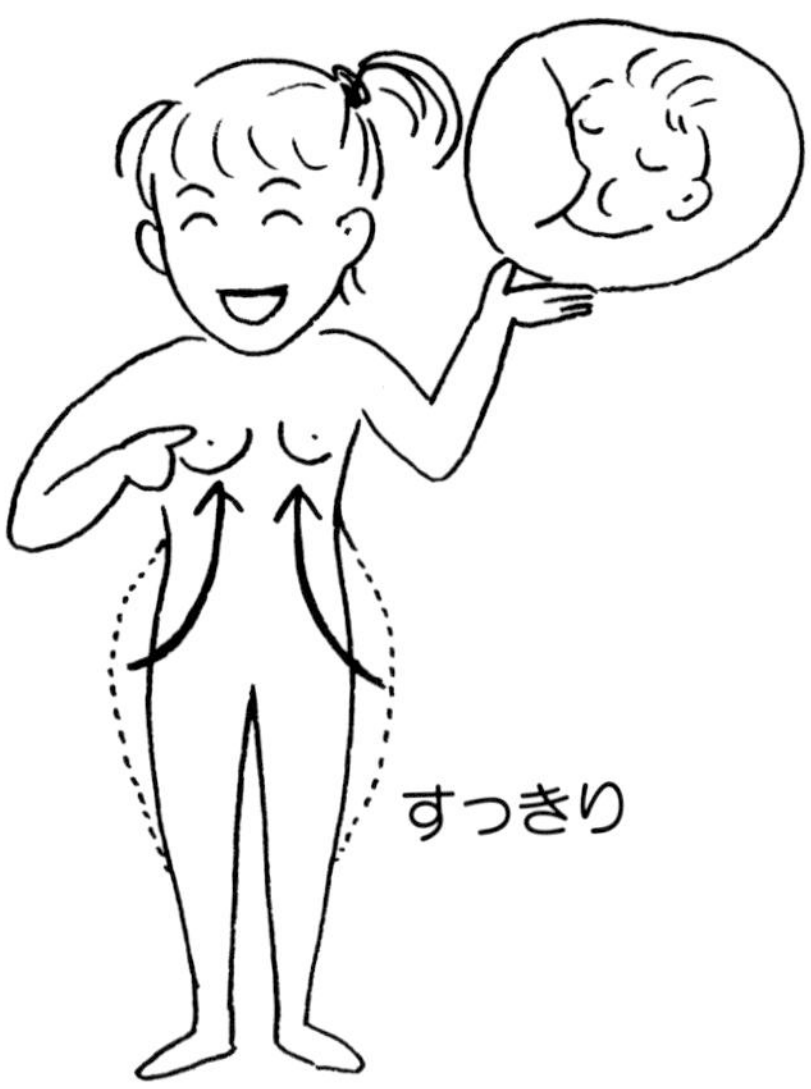

女性の気になる下腹部、お尻、大腿部がやせていくなんて、嬉しいですね

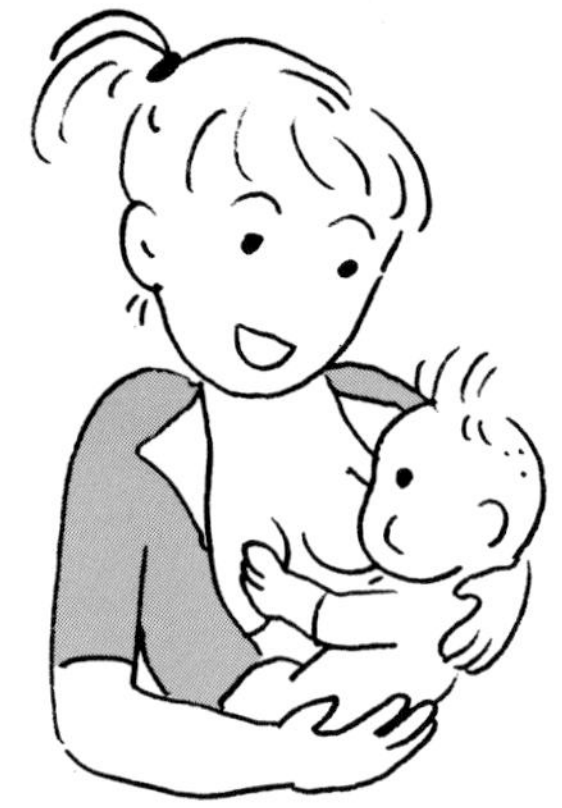

乳ガンにかかる率が少なくなります。授乳はあなたの将来の健康作りの土台です

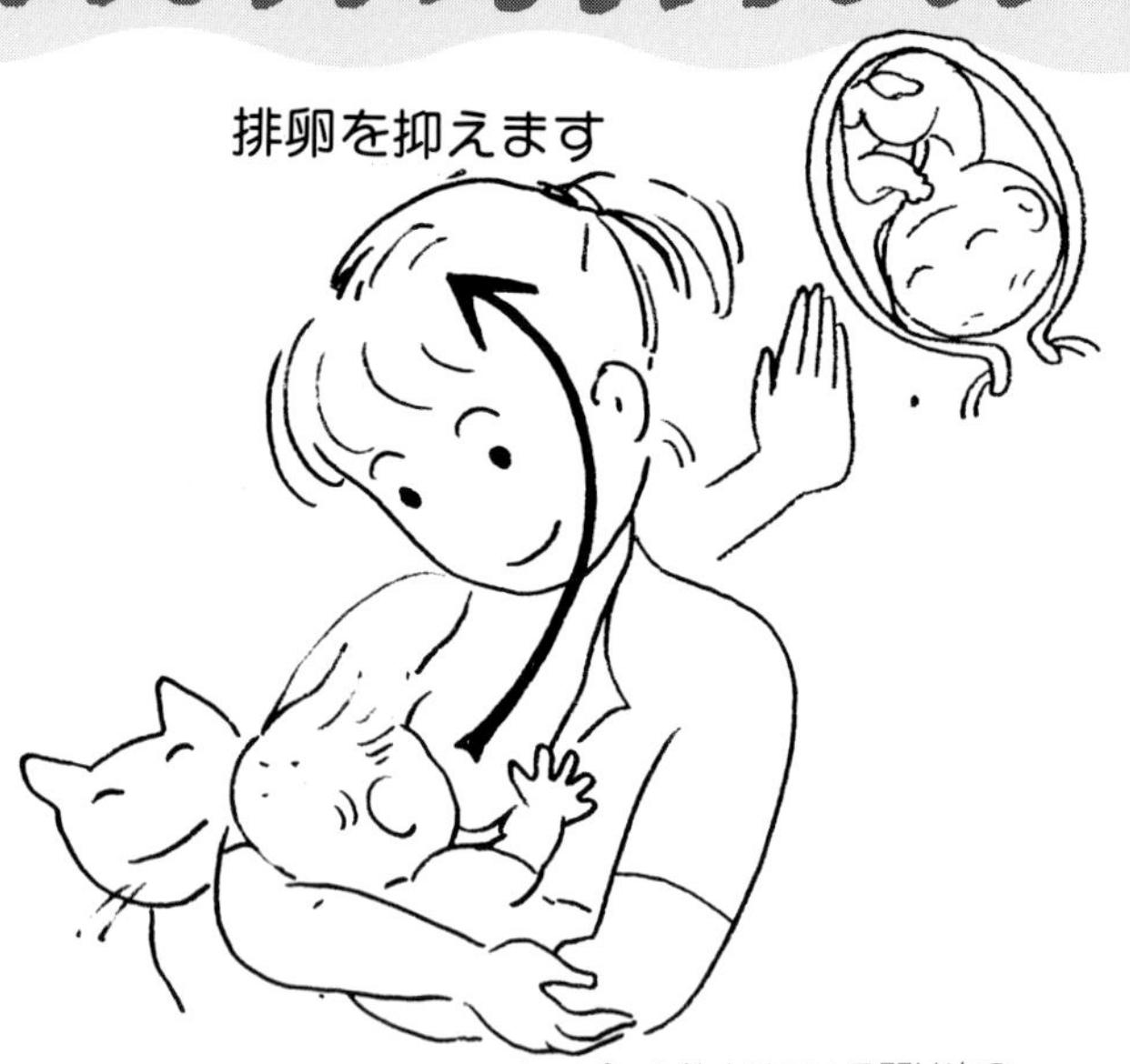

おっぱいを飲ませている間は次の子の子育ては大変です。授乳は〝次の子はまだよ〟というサイン

授乳がもたらす避妊。乳首を吸う刺激が排卵を抑えるホルモン分泌

赤ちゃんというのは本当に手のかかる存在です。おっぱいを与えている間の赤ちゃんというのはお母さんの存在がなければ生きてはいけないもの。おっぱいを飲ませ、おむつを替えて、抱っこをして……と、あなたの手をわずらわすことで生きているといってもいいほどの存在ですね。もし、こんなときに、次の赤ちゃんが生まれたら、どうでしょうか。赤ちゃんもあなたもテンヤワンヤで疲れてしまいます。赤ちゃんの世話が充分にできるように、おっぱいを飲ませている間は、排卵が起こらないような体の仕組みがあるのです。

赤ちゃんがおっぱいを吸う刺激が脳の視床下部というホルモン中枢に伝わり、排卵を抑えるホルモンが分泌されます。「おっぱい中だから、次の赤ちゃんはまだよ」というサインをキャッチしたわけです。

母乳育児の期間というのは、出産サイクルの休養期間。女性の体は短期間に出産を続けられるようにはできてはいないからでしょう。でも、赤ちゃんの吸う回数が少ないと完全避妊とはなりません。

乳ガンにかかる率が少なくなります

授乳と乳ガンの関係はかなり以前からわかっていました。乳ガンにかかった人を調べてみますと、授乳をしなかった場合や、授乳が少なかった……という方が多いのです。

日本でも最近、乳ガンが増えてきました。食生活の欧米化などがその原因の1つといわれていますが、授乳とも関係があります。

今、ガン年齢といわれる年齢の方には、赤ちゃんを人工乳で育てた世代です。20年も30年もたって、その影響が出てきたのです。

産後ムリなくすっきりやせていくのが母乳育児

気になる下腹部、お尻、大腿部の脂肪がそぎ落とされます

出産後、気になるのが、体型の変化と体重の戻りですね。若い女性も中年の女性もダイエットには異常なほどの関心です。こんな風潮ですから、出産したお母さん方がダイエットを考えるのもムリからぬことかもしれません。でも、出産後のダイエットは禁物です。赤ちゃんに母乳を飲ませていれば、無理にダイエットなどしなくてもスリムに、そして美しくなってくるのですから。

おっぱいを吸われることによって、お母さんの体の中にコレシストキニンというホルモンが分泌されます。このホルモンはお母さんの体の下腹部、お尻、大腿部の脂肪をそぎ落とす作用があるのです。

そのそぎ落とされた脂肪が母乳の中に入っていくのです。お母さんのデブデブ太りは母乳中の脂肪となり、赤ちゃんの体を作りあげるものとなるのですから、おっぱいのメカニズムって本当に不思議です。赤ちゃんとお母

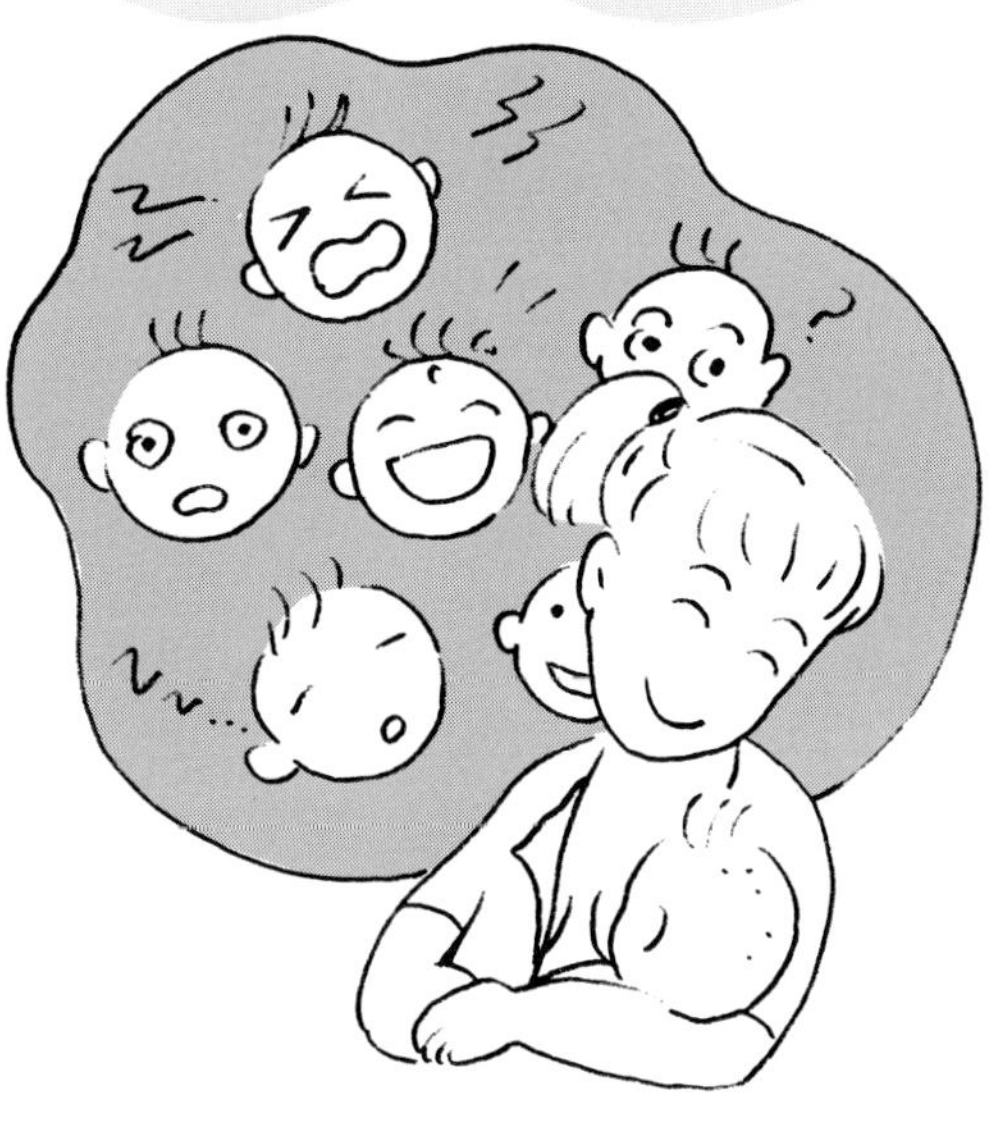

本当はおっぱいってとても楽しいもの。
スムーズにいくと誰もがそう感じます

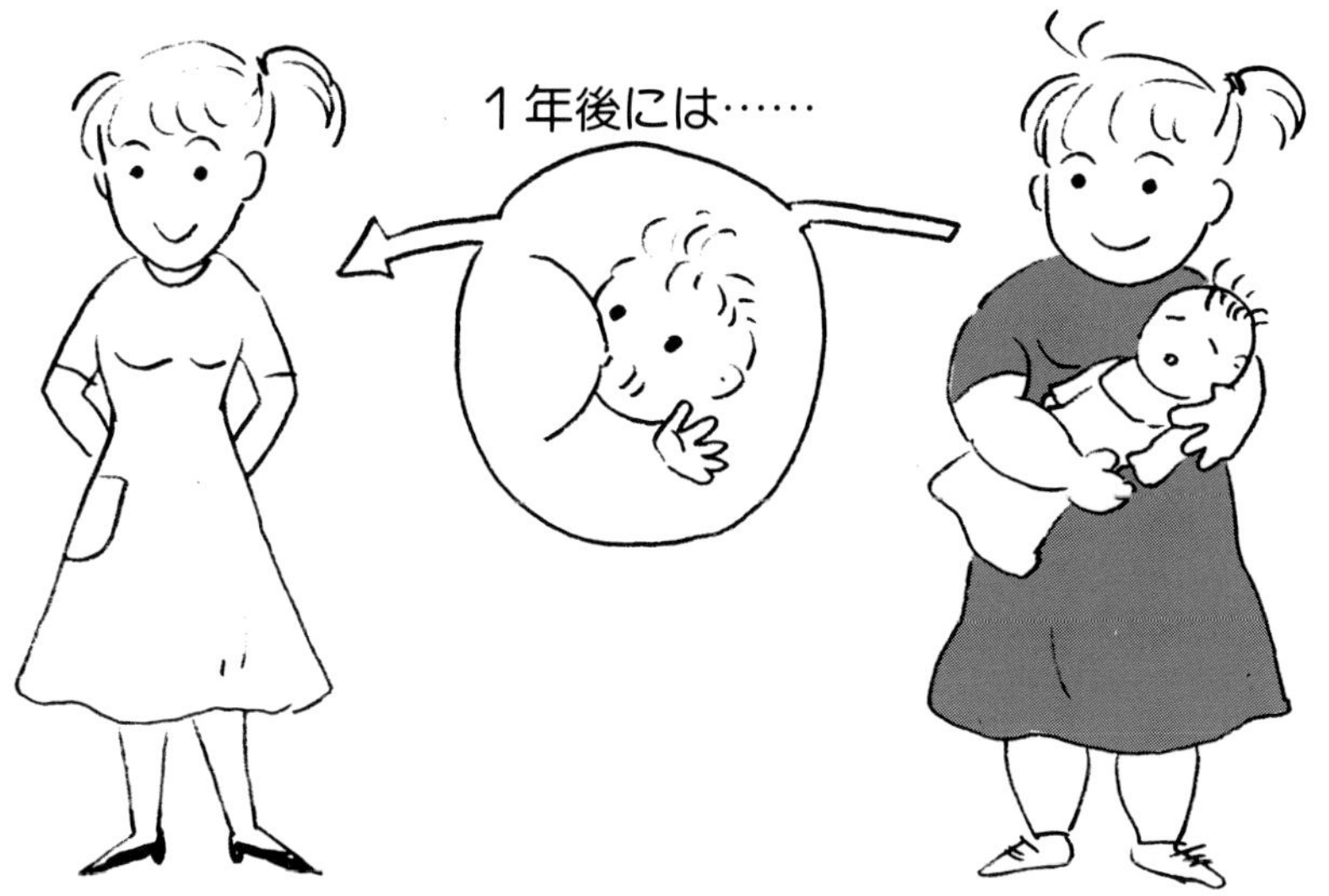

1年かかって、自然にスリムになって
いきます

おっぱいを飲ませることが即、ダイエット。ムリなく細くなりますが、ゆっくりと

さんはこの面からみても、切っても切れない関係なのです。

自然にスリムになっていくのが母乳育児です

妊娠中の体重増加は、お腹の中で赤ちゃんが育っていくために当たり前のこと。10kg前後なら普通です。出産後は、赤ちゃんの体重分と羊水や胎盤分を合わせて5～6kgは減りますが、妊娠前の体重にすぐ戻るということはありません。急激に体重が減ったら、体は持ちこたえられないので、徐々に減っていくのが自然な姿です。自然にスリムにさせるのが母乳育児です。

産後の体重を妊娠前と比較して、〝産後の肥満〟と呼ぶことがおかしいのですね。赤ちゃんがおっぱいを必要としている最低限の期間は約1年でしょうから、それだけの時間をかけて戻っていくと考えてください。これが体の仕組みです。えっ、1年もかかるの、とおっしゃるかもしれません。もちろん6カ月ごろまでに戻る方もいるかもしれませんが、それはそれでいいのです。

母乳育児はお母さんの体に脂肪がつかないメカニズムを作りあげます

赤ちゃんにおっぱいを飲ませていると、徐徐に、体重が減っていくだけではなく、脂肪が沈着しないような内分泌のメカニズムが体の中で作りあげられていきます。このメカニズムにより、やせるために特別なことをしなくても、下腹部や太ももなどといった部分がスリムになっていきます。下腹部や太ももは、女性にとって、どうも気になる部分ですから、何とうれしいことでしょう。

人間の体を部分的にやせさせようとするのは、ほとんどムリなことなのに、授乳をしていると、その効果が出るなんて、何と不思議なことなのでしょうか。母乳育児は美しいプロポーション作りにも役立っているのですね。

子育ての楽しさをムリなく運んでくれる母乳育児

「おっぱいを飲ませているのは楽しい」というお母さんたち

「子育てはとても楽しい」「おっぱいを飲ませるのは好きです」……これは国際母乳連盟の会議に出席しているお母さん方をインタビューしたときに、必ず出てくる言葉です。

2年に一度、アメリカを中心に世界各国から母乳に熱心な方々が集まります。そのほとんどは現在、母乳育児中、あるいは母乳育児を卒業したお母さんたちです。赤ちゃん、子ども連れも多いのですが、母乳っ子で、集まっているお母さん方は皆イキイキして楽しそうです。

日本でも母乳育児の集まりがたくさんできて、お母さんたちから「母乳育児が楽しい」という声が、どんどん聞かれるようになってきました。

子育てというのは本来は楽しいもの。女性

が母親になることは当たり前のことですから、本来は苦痛はないのです。しかし、文明が発達して、さまざまなストレスが起こりますと、母親たちにまで、それが及んできます。そうすると、おっぱいの出にまで影響し、本来、楽しいはずである母乳育児にまで、しんどさがついてまわるようになったのです。

もし、あなたがこれからの子育てを大変と思っていても、心配はありません。あなたの乳首を吸う刺激がどんどんプロラクチンと呼ばれる母性ホルモンを分泌させ、あなたの心に働きかけるのです。

もちろん、軌道にのるまで、援助や努力が必要なお母さんもいます。

赤ちゃんの要求に応えていくうちに楽しくなる子育て

母乳育児が楽しくなる理由はまだほかにあります。それは赤ちゃんの要求にすぐに応えられることによって、あなたの心に余裕が出てくることです。

お腹が空いた、おっぱいが飲みたい、抱っこしてほしい……という赤ちゃんの要求は待ったなしです。赤ちゃんは「すぐにおっぱい」と泣きます。母乳の場合はさっと乳首を含ませられますから、泣かせる時間も少ないでしょう。赤ちゃんの要求にさっと応えられるのが母乳の本当によいところです。

赤ちゃんがむやみに泣かなければ、あなたがイライラすることも少ないはず。赤ちゃんをぴったりと肌につけて、おっぱいを飲ませているのですから、何となく赤ちゃんの様子もお母さんの体に伝わってきますね。飲ませることでプロラクチンが増え、肌の密着で赤ちゃんを感じる――これを繰り返しているうちに、赤ちゃんの欲求をもわかります。相手の欲求がわかれば、子育ても楽しいものです。

おっぱいを吸われるのは体にとって快感のあるものです

「赤ちゃんにおっぱいを吸われていると何ともいえず、いい気持ちです。どちらかというと快感です。こんないい気分を1年ぐらいでやめてしまうのは、もったいない気がします」

「母乳育児は私に快感をもたらしてくれます。母と子は気持ちのよい肉体関係です……」

と、お母さんたちはいいます。

お母さん方に心地よさをプレゼントしているからこそ、夜、赤ちゃんに起こされてもおっぱいを飲ませられるのですね。肉体的な快感をもたらしてくれる授乳が、苦を〝快〟にかえるのです。

ほかからみると、大変そうにみえる子育てですが、実はこんな自然の絶妙な仕組みによって、２００万年という人類の子育てが続いてきているわけです。

母と子の関係は素敵な肉体関係なのです

母乳を飲ませているときのお母さんの快感については、今まで、あまり注目されてきませんでした。母乳育児に対する母親側の発言の機会が少なかったからでしょうか。日本では〝快感〟ということを素直に表現する習慣がないので、あまり話題にならなかったのかもしれません。しかし、この点は大いに注目していいことだと思います。そして、多くのお母さんが実感してほしいものです。

母乳育児は お父さんにも、もちろん 幸せを運びます

毎日元気に成長している赤ちゃんはお父さんの元気の素です

お父さんにとって母乳育児はどうなんでしょうか。もちろん悪いはずはありません。「えっ、あまり関係ないじゃないかな」と思われるかもしれません。もちろん直接飲ませるわけではありませんから、お母さんの体への影響のようなわけにはいかないのですが、はかり知れない幸せを運んでくれます。

何よりも赤ちゃんが丈夫に元気で育つことは嬉しいことです。生まれたばかりは実感が湧かないかもしれませんが、赤ちゃん誕生は男性に精神的張り合いをもたせ、父親としての自覚を培っていくものです。

毎日、元気に成長しているわが子の姿は、お父さんの元気の素です。

ナチュラルな授乳の姿は心を落ちつかせます

また、妻がおっぱいを含ませている姿を見ると、何となく心が落ちつくというお父さんもいます。人間は森の中、海岸など自然の姿に触れると不思議と心が落ちつきます。母が子に授乳している姿はナチュラル、自然その

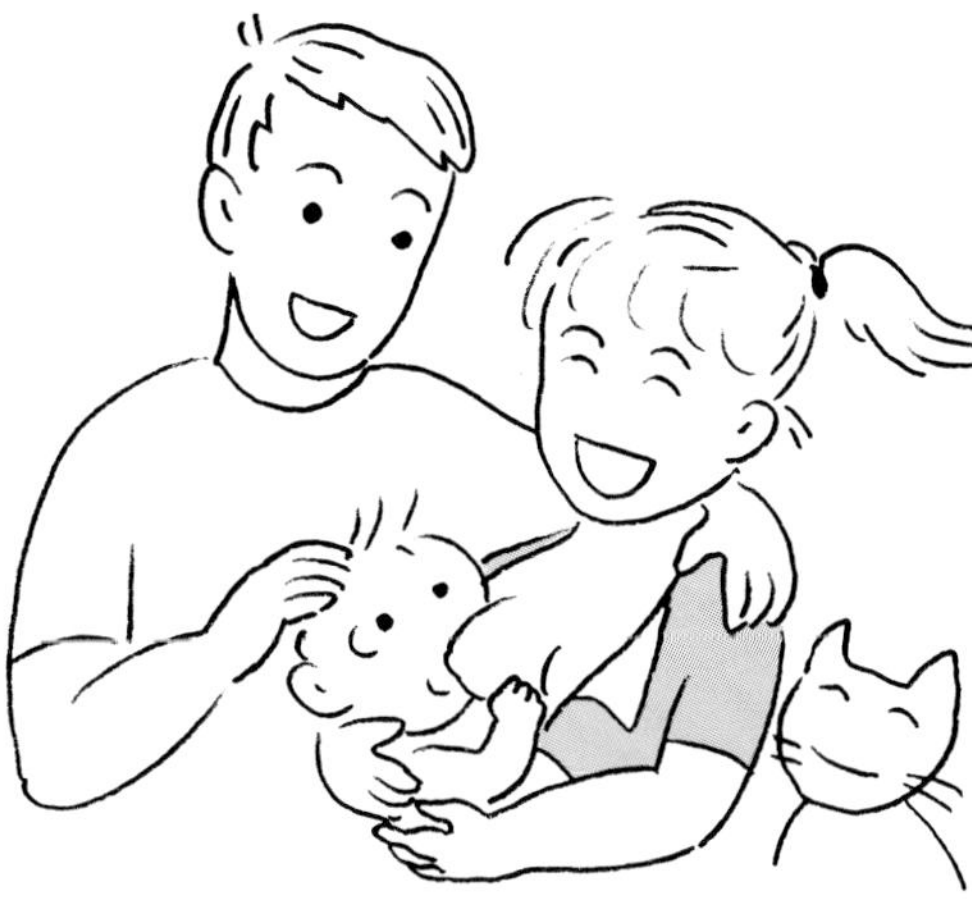

お父さんにも幸せを運ぶ母乳育児です

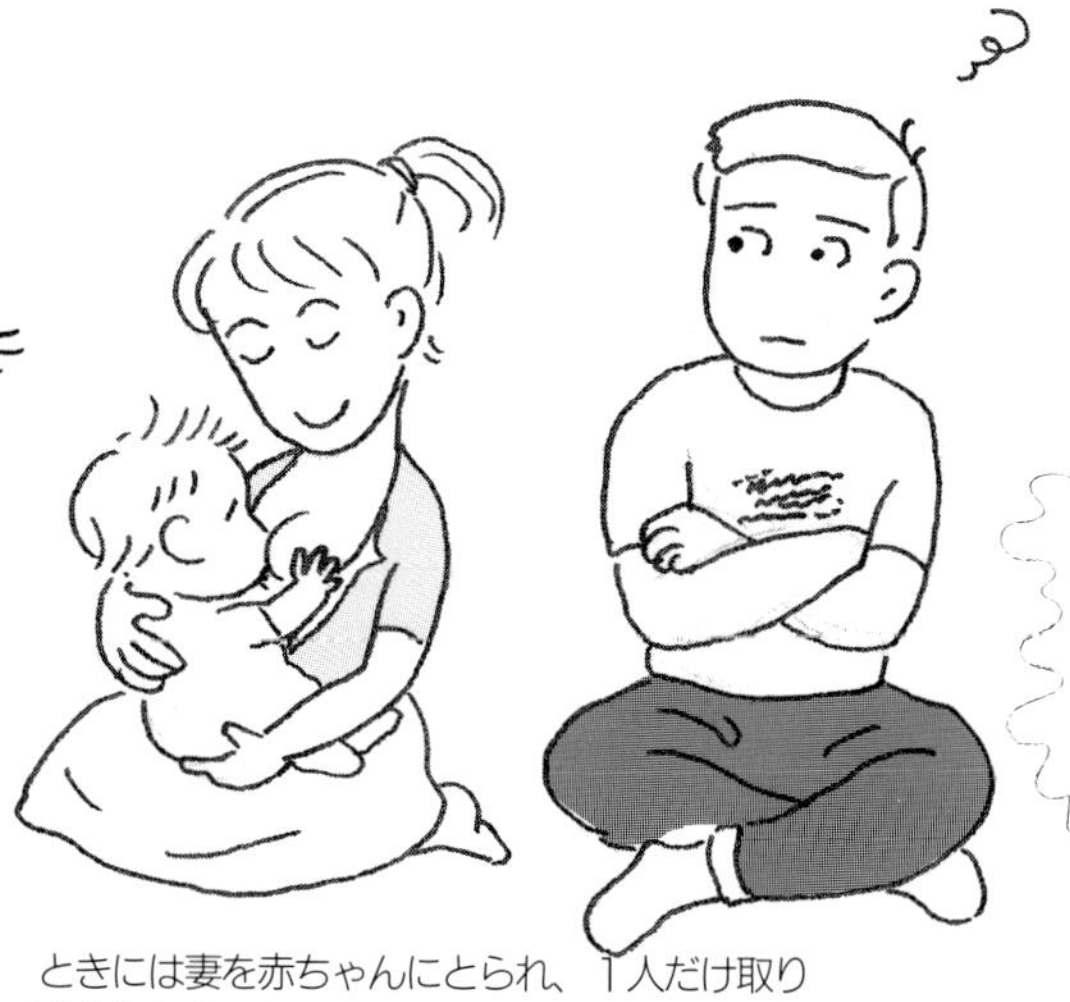

ときには妻を赤ちゃんにとられ、1人だけ取り残されたような気分になることも。赤ちゃんの世話をしていくうちに、それもなくなります

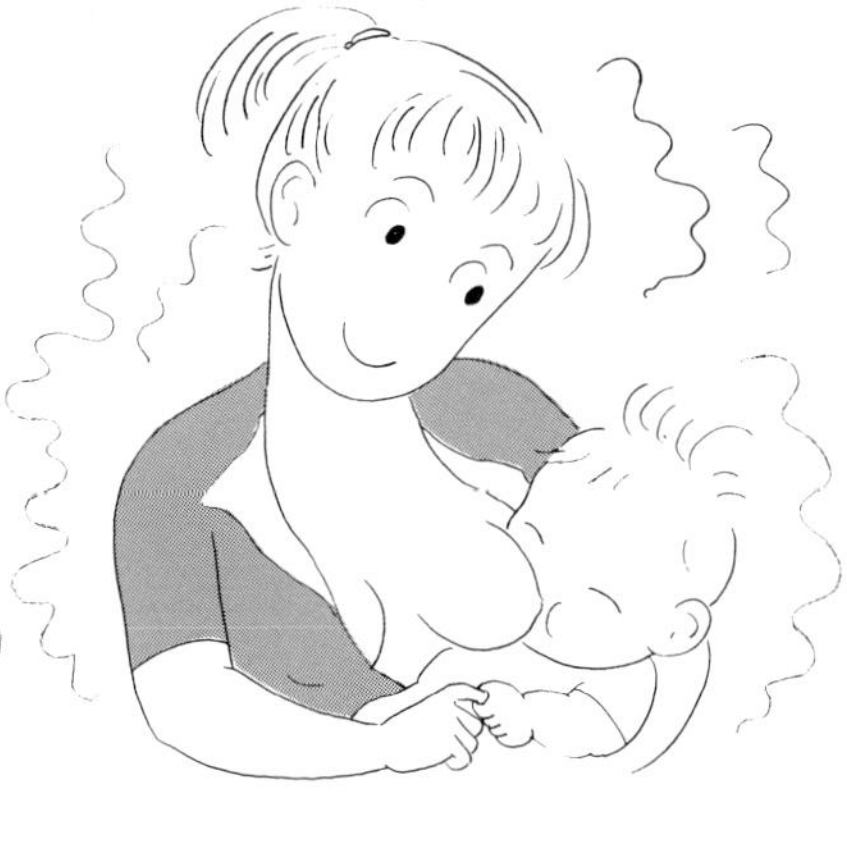

赤ちゃんにおっぱいを吸われるのは〝快〟感

ものの姿ではないでしょうか。

母乳育児に専念している妻は以前ほど、こまごまとしたことをいわなくなったと感じている父親もおり、「フムフム、母乳育児ってなかなかいいものだ……」と思っていることでしょう。

自然な体の要求にしたがっていると（出産したら母乳を飲ませる）、気持ちもいつの間にか、ナチュラルになっていきます。多分あなたも体験があると思いますが、イライラやせかせかした感じの人が側にいると、こちらまで落ちつかない気分になりますが、ゆとりのある素敵な方の側にいると、とてもいい気分になると思います。あなたの夫もそんな気分を味わっていることでしょう。

ときには1人だけ取り残された気がすることも

しかし、母乳育児はすべてに、よいことばかりではないかもしれません。女性は母親になるプロセスを自らの肉体の変化を通して、徐々に培っていき、出産、授乳によるホルモンの作用で母親らしくなっていきます。しかし、男性の場合は、体で変化を感じ取れませんから、とまどいを覚える方もいます。

妊娠中はともかく、出産後の授乳期に、何か1人だけ、取り残されたような気がすると感じているかもしれません。夫立ち会い分娩の場合は理解が深まることが多く、母乳に対しても積極的な姿勢がみられるようです。

取り残されたような感じというのはほとんどの夫たちが味わうことでしょうが、赤ちゃんといっしょの生活が始まり、夫も赤ちゃんの世話をすることによって少しずつ解消され、赤ちゃんへの愛が育ってくるのです。

女性を母親にする母乳育児は性のパートナーとしても、豊かに

夫にとって母乳育児のすばらしさを感じるのは、妻が性のパートナーとして、より豊かになるということではないでしょうか。

ラ・レーチェ・リーグ・インターナショナル（国際母乳連盟）の医学顧問であり、心理学者のナイルス・ニュートン（女性）は、数多くのカップルの調査を経て、次のような発言をしています。

「母乳育児を楽しんでいる女性はセックスパートナーとして、より豊かな生活を送っている。夫への思いやりがより自然となっていくようです。母乳育児即よいセックスパートナーという短絡的な考えではなく、母乳育児が女性を母親にし、豊かな心を育てるので、夫への思いやりが出てくるのです。セックスのときもそうなのです」と。

ある人にはこじつけではないかと思われるのですが、性の営みも自然なこと、母乳で育てることも自然なことという延長上にあるからで、こじつけでも何でもありません。

では、人工乳で育てた女性はセックスパートナーとしてダメなのかという反論が返ってきそうですが、母乳を飲ませていると、より自然体に近い体となるので、あえて意識しなくても、自然によい関係を保てるチャンスに恵まれるわけです。

母性は第二の胎盤(乳腺)が育てます

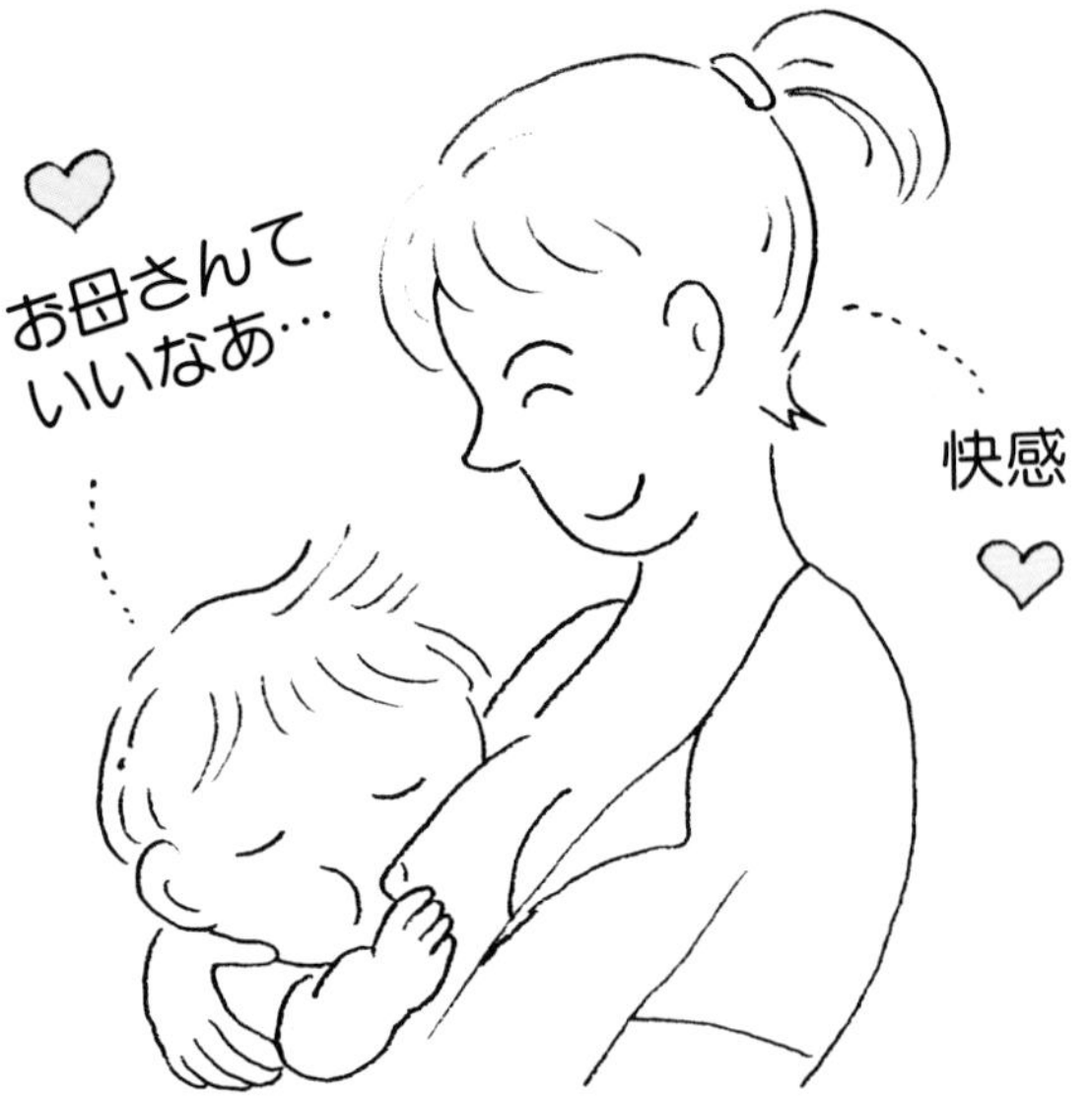

あなたが“赤ちゃんを育てることができる力＝母性”は乳腺が育てます

母性がないからおっぱいを飲ませられないのではなく、おっぱいを飲ませることができなかったから、母性が充分に育たなかったのです。

“母性”についていろいろ言われること、何が正しいのですか

“母性”――この言葉ほど、今のお母さん方を悩ますものはありません。

上手に子育てができないと“母性”が足りない、新聞で赤ちゃんの事件が報道されると“母性”が足りない……と、耳に入ってきます。“母乳、母乳”といって、母乳と母性の関係を強調すると、ミルクで育てたお母さんを責めることになる……という意見もあります。

また、女性の自立派といわれる方々からは“子どもは誰が育てても同じ。母性をいう人は、女性を育児にしばりつけて、女性の自立を認めない人だ……”という意見もあります。“母性”に異論を唱える人は、“母性神話にとらわれないで……”ともいいます。

育児雑誌でも、新聞でもこのような記事をみることが多いと思います。

母性を精神論のように考え、努力すれば出る、出ないのは努力が足りないからだという人もいます。

“母性”って、何が本当なのでしょうか。ここまで、この本をお読みになった方なら、もうおわかりですね。“母性”というのは、おっぱいによって育てられるのだということが……。

赤ちゃんが生まれると、お母さんは第二の胎盤を用意します

多くの人は赤ちゃんというのは生まれるとお母さんからの寄生生活に別れを告げて、独立生活に入るのだと思っています。

しかし、実はそうではありません。お腹の中にいる間はお母さんの胎盤に寄生していますが、生まれるとすぐにお母さんは第二の胎盤を用意するのです。お母さんと赤ちゃんは出産を契機に体は別れ別れになりますが、完全に分かれたのではなく、第二の寄生生活が始まるのです。

人間の赤ちゃんは未熟な状態で生まれてきます。これは未熟児ということではなく、まだ一人立ちできないということです。脳も消化器も排泄機能なども一人前ではありません。これらを作りあげていくのはお母さんの母乳なのです。母乳がなければ生きていけません。

乳腺(おっぱい)が第二の胎盤です

第二の胎盤なんて聞いたこともないわ。何かしら？ と思うことでしょう。それはあなたの乳腺なのです。つまりおっぱいに寄生して赤ちゃんは生きていくのです。

おっぱいを第二の胎盤とみると“母性”や“母子相互作用”のことがよくわかります。

母と子のつながりは、第一の胎盤ではおへそでしたが、第二の胎盤（乳腺）は“お母さんの乳首”と“赤ちゃんの口”です。乳首も口の粘膜もとても感度の高い部分です。赤ちゃんは乳首を吸いながら、聴覚、視覚、運動覚などのあらゆる感覚を動員し、統合し、“おっぱいっていいな”と感じます。つまり、あたたかいお母さんの胸に抱かれ、やさしい声を聞き、大好きな匂いをかぎ、おっぱいを飲ませてくれるお母さんの存在を感じとっていくのです。動物的本能を持って生まれた赤ち

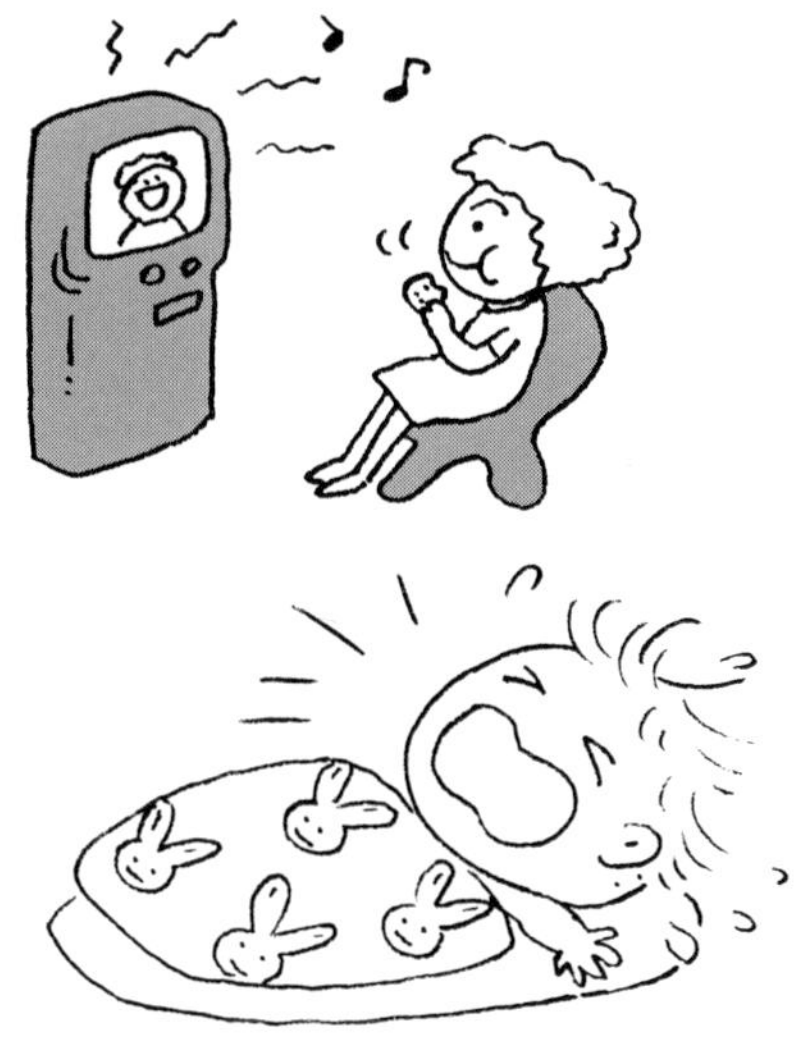

わが子を愛せない母親についての研究
からわかったおっぱいの大切さ

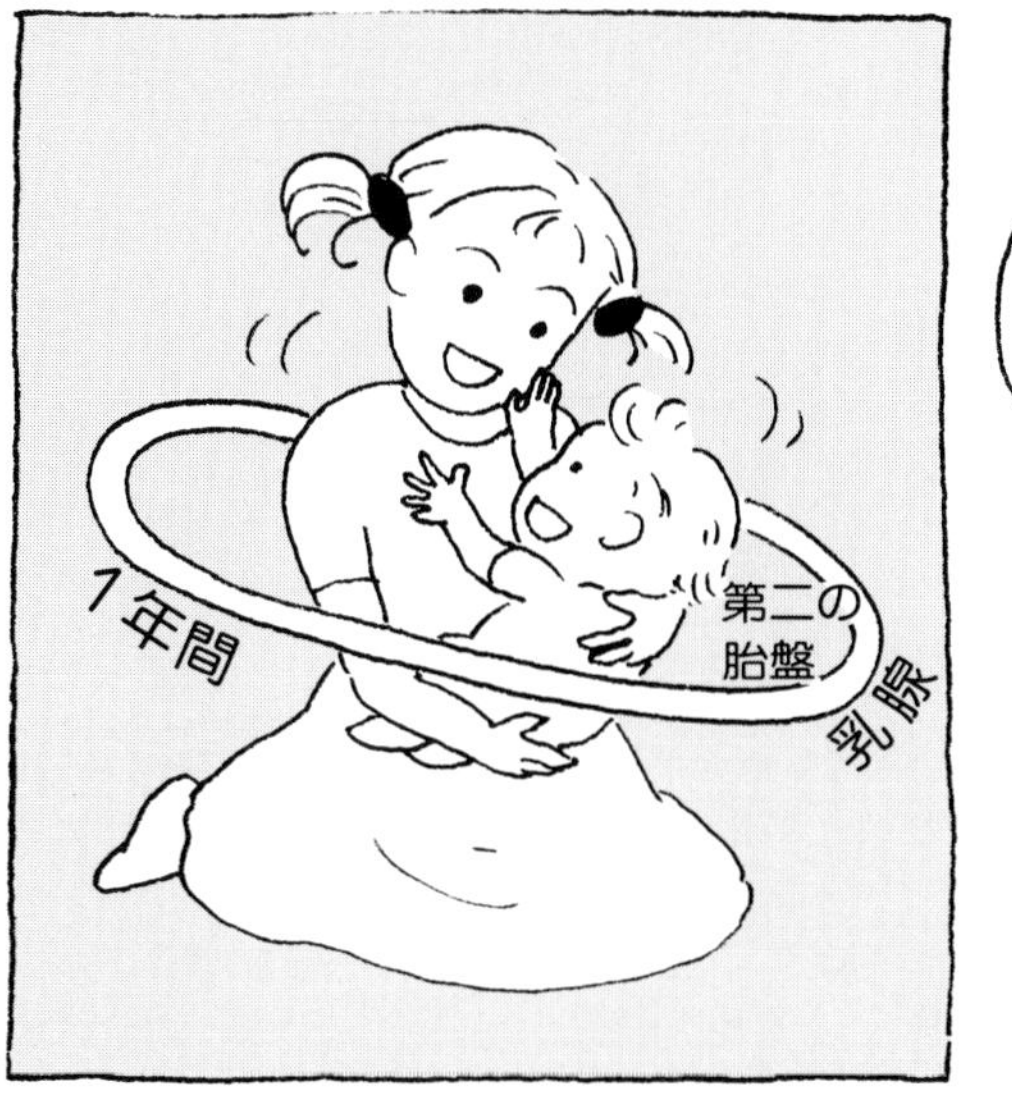

赤ちゃんが生まれると独立するように思われま
すが、第二の胎盤に寄生して生きていくのです

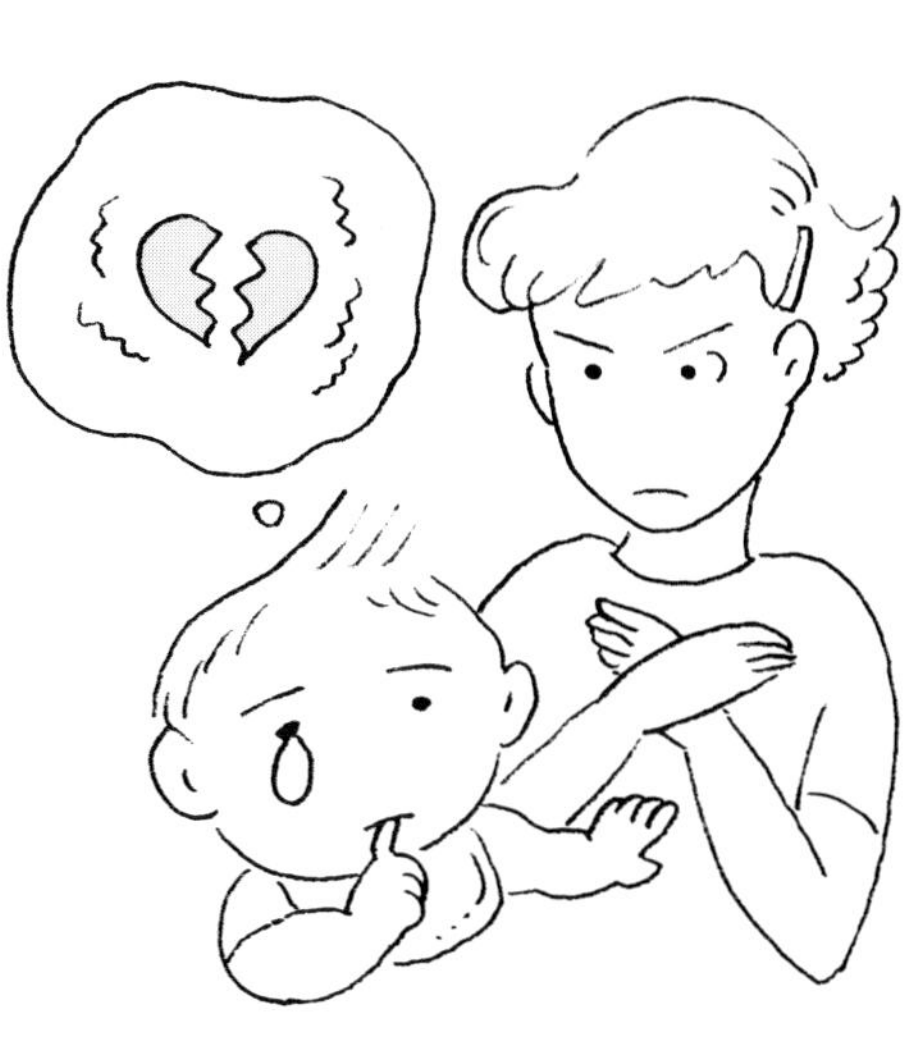

おっぱいを早期にやめるのは
心の胎盤剝離と同じです

ゃんに、人間社会の一員となるために最も重要な「基本的信頼関係」を教えてくれるのです。

基本的信頼関係なんていうと、むずかしいのですが、平たくいえば「愛する心・人をいつくしむ心」といったらよいでしょうか。

そして、お母さんは乳首を吸われることによって〝快〟を感じ、張ってきたおっぱいが楽になるのです。このことが第二の胎盤を通して同時に行われるのです。

第二の胎盤はお母さんの〝心〟にも働きかけます

第二の胎盤（乳腺）は赤ちゃんの「心」だけではなく、あなたの「心」にまで働きかけ「子を産んだ女性」を数日のうちに「お母さん」にします（121頁参照）。第二の胎盤で育つのは赤ちゃんとあなたです。赤ちゃんは、心を育て、あなたは母性を育てていくのです（乳首とプロラクチンと母性の関係は120頁を）。

そして、乳腺という第二の胎盤で育つのは第一の胎盤で育ったのと同じ期間なのです。ここが重要なところですね。生まれてから約一年間は母子が密着している時期なのです。

お腹の中で赤ちゃんが育つためには胎盤が不可欠であることは誰でもよくわかっています。出産前にそれがはがれてしまいますと赤ちゃんは死んでしまいますし、ときには母体にまで重大な影響を与えます。これは常識です。

おっぱいをやめるのは第二の胎盤早期剝《はく》離。母と子の心の危機に

乳腺という第二の胎盤から、早期に母子共引き離したらどうなるのでしょうか。実は赤ちゃんの心にとって危機なのです。と同時にお母さんの心にとっても危機となるのです。母性が自然に育つチャンスを奪ってしまうからです。

かわいい赤ちゃんを産んだにもかかわらずもし、あなたが、赤ちゃんの世話がうっとうしかったり、嫌だったりしたら、赤ちゃんだけではなく、あなたをも不幸にしてしまいます。

残念ながら、第二の胎盤早期剝離については、「そんなことは考えられない」という人が多く、常識とはなっていません。

もし、このことを理解していれば、病院分娩であっても、生まれてすぐに母子別室にしたり、母乳の出が悪いと誤解して、人工乳を飲ませてしまうことはないでしょう。

でも、第二の胎盤早期剝離について、赤ちゃんの心に即、影響が出るわけではないのでなかなか理解されないのです（「赤ちゃんの心の育つ様子がなかなかわかりません」116頁参照）。

お母さんのほうも母性が育っていなくても、それを当たり前とする今の社会状況ですから、さほど問題とはならないのです。かえって、〝子どもにとらわれていない自立した女性だ〟などと、誤った賛美さえされるのです。

わが子を愛せない母親の増加からわかってきた母乳と母性

母乳と母性や赤ちゃんの心との関係の研究がすすんだ背景には、虐待児の存在がありました。

赤ちゃんを産んだ〝母親〟が自分の子どもを愛せない。愛せないどころか、いじめたり、むごい扱いをしたり、中には死に至らしめられた子どももいます。文明国といわれる国々でこういう子どもたちが増えてきた事実は何とも悲しいことですが、母乳とどうも大いに関係があることがわかってきたのです。

自分で産んだ子どもを愛せない母親たちの多くが母乳で育てていないこと、そして、その母親自体がまた、母乳で育てられていない場合が多く、本人に母性があるかどうかを論ずる前に、母親がどんな育てられ方をしたか、また、母親が子どもを出産したときに、どんな出産だったか、母乳を最初からきちんとあげていたかどうかが、その大切な要素であることがわかってきたのです。

母乳を飲ませなかった母親は、初めから母性がなかったり、努力が足りないといった個人の問題ではなく、薬物を使った人工的なお産、出産後すぐの母子分離など、人間の体の本来の自然のリズムをこわした医療体制に問題があることもわかってきたのです。

母性がないから飲ませないのではなく、飲ませることができなかったから母性が育たなかったのです

日本でも、以前は小児医の中でも〝おっぱいはだれでも出るのに飲ませられないのは、お母さん方に『母性』が足りないからだ〟と話す人もいました。こんな発言はお母さん方を〝私には母性がないのかしら〟と悩ませていたのです。

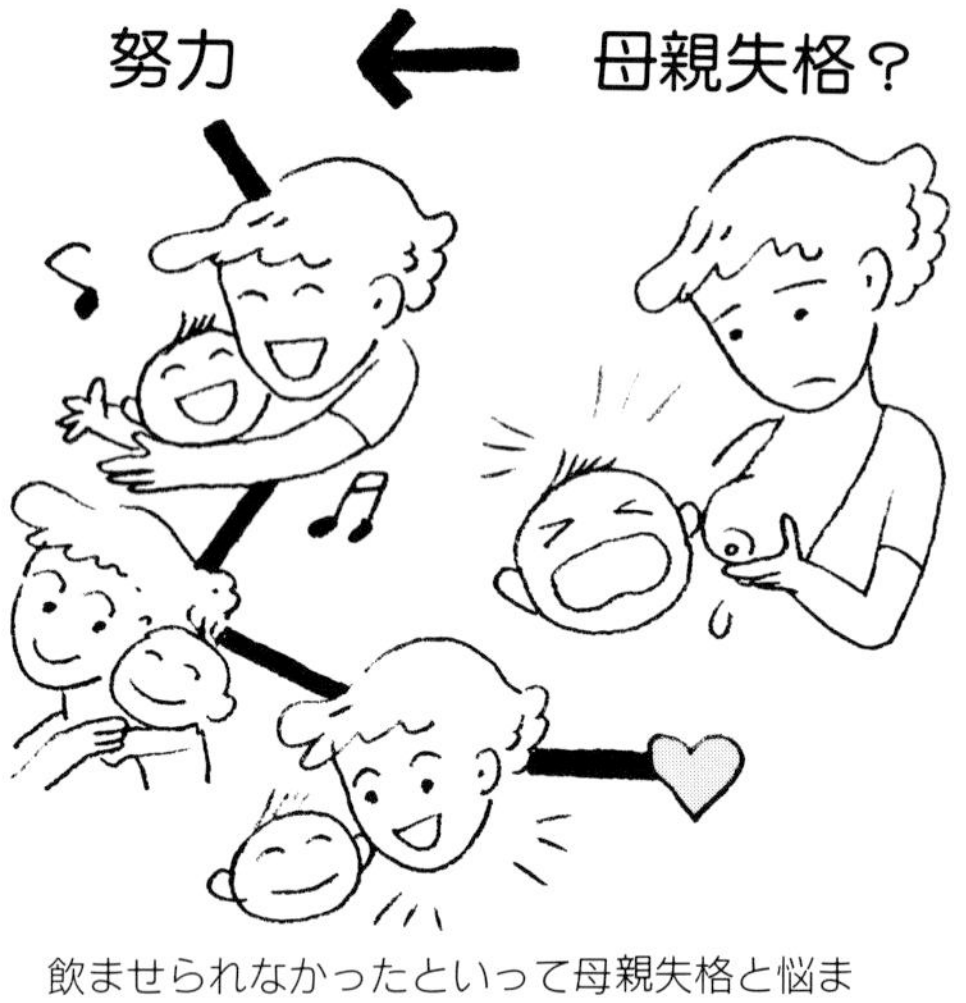

飲ませられなかったといって母親失格と悩まないで。ほんの少しの努力をしてください

生まれてすぐにおっぱいで育てる態勢となっていないから、分泌もよくないし、リズムもできあがらなかったのです。だから母性も充分に育たなかったのですね。一方的に責められたお母さんがかわいそうです。

母乳を飲ませないから、母親失格と考えてはいけません

最近、この話をしますと、「では、母乳を飲ませられなかった人は母親失格なのか」、「出ない人もいるのだから、責めるべきではない」などという類のことを聞きます。

また、「赤ちゃんの心は母乳で育たないと、一生ダメなのか」とか「そんなに母乳にこだわることはないのに。ミルクで育った子どもがかわいそう」という意見も出されます。

確かに、母乳で育てられなかったということはどうにも戻ることはできません。だからといって、ミルクでも母乳でもいいではないかということにはなりませんし、母乳のよさを強調するのはどうか…、という意見も違います。

事実を知る（母乳と母性の関係）ことと、それが実行できなかったときに、どうするかというのは別のことなのです。

母乳を飲ませていれば、自然にムリなくできたであろうことなのですから、それができなかったときには、やはり少しばかりの努力が必要なのです。

例えば赤ちゃんが泣いたら無条件に抱っこしてあげる、おむつは頻繁に取りかえる、おんぶしてあげる、いっしょに寝る、話しかけをたくさんしてあげる……など。おっぱいを飲ませることができなかった分をお母さんが補います。

赤ちゃんが1年間育つベースはおっぱいですが、成長するに従って、お母さん以外のものを必要としてきます。むずかしい言葉ですが人間は社会的存在ですから、充分にその分を補うことができるかもしれません。

しばらくの間はおっぱいで育った子どもより手がかかったり、お母さんにくっついているということがあるかもしれませんが、子どもの要求に応えてあげて、充分に甘えさせてください。

1年間、しっかりおっぱいで育てても、その後の育て方が悪ければ、子どもは充分に育ちません。

おっぱいで育てていれば、自然にできたであろうことが、努力が必要ということですから、おっぱいを飲ませることができなかったから、〝母親失格〟ではなく、その後、どうするかを考えてくださいね。

第3章

働くお母さんでも
おっぱいだけで
育てられます

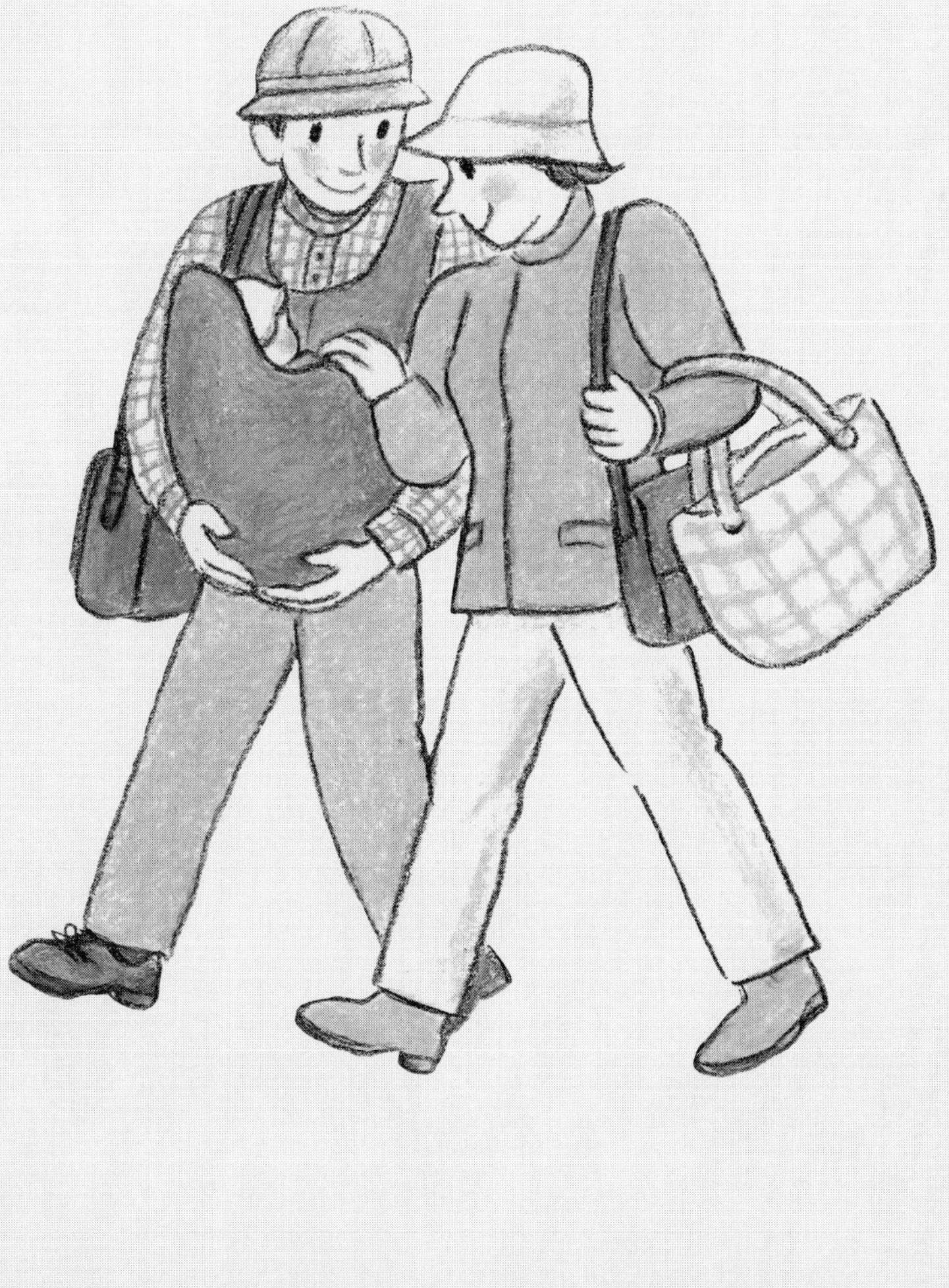

働くお母さんが母乳育児を続けるために

仕事を続けながら、母乳で赤ちゃんを育てることができれば……という願いは、ぜひとも実現したいことです。〝おっぱいを飲ませるのは、赤ちゃんのために〟とだけ考えがちですが、あなたの健康にも役立っていることを忘れないでくださいね。仕事と育児と充実した人生のために、ぜひ、おっぱいを続けましょう。

お母さんが働いているからこそ、おっぱいがより必要です

母乳で育てることが、赤ちゃんにとってもお母さんにとってもよいことだとわかっていても、はたして、仕事を続けながら、やっていけるだろうかと、不安に思っている方も多いのではないでしょうか。

働いているお母さんは仕事を持たないお母さんに比べれば、多少の努力は必要ですが、おっぱいだけで育てることはできます。多くの働いているお母さんが自分のおっぱいで赤ちゃんを育ててきました。社会的にも母乳育児の重要性が再びいわれ始めていますので、仕事と母乳育児の両立には、少しずつですが、よい状況が出てきています。

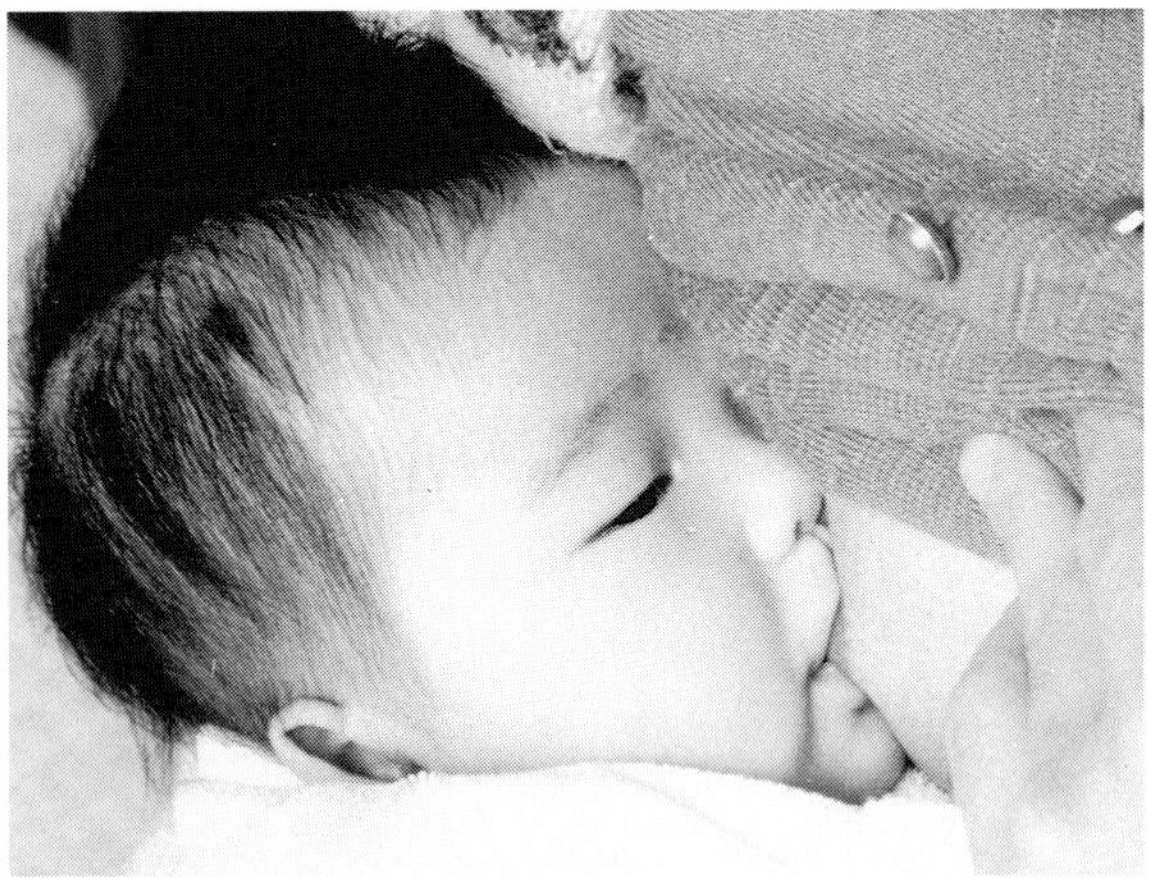

赤ちゃんにとって、そしてお母さんの体のためを考えると、働いていても、いなくても、母乳育児は必要です

母乳で育てるという当たり前のことが、すべての働くお母さんにできるように、ここでは、どのようにすれば働きながら母乳育児を続けることができるかお話ししましょう。

働いているお母さんは、赤ちゃんといっしょにいる時間は少ないので、お母さんが赤ちゃんの要求に応えることも少なくなります。

ですから、お母さんが働いていればこそ、母乳で赤ちゃんを育てることが大切になってくるのです。

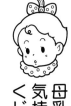

母乳で育てようという気持ちを持っていると、くじけません

働きながら母乳育児を続けていくためにはやはり、少しばかりの努力が必要です。

「えっ、母乳育児って、努力しないとできないの？」とか「先生は、最初がうまくいけば、あとスムーズにいくとおっしゃっていたのに……」と思われる方がいらっしゃるかもしれません。

なぜ、努力がちょっとばかり必要かということですが、母乳育児中（少なくとも1年間）は、母と子は本来は離れてはいけない体と心を持っているからです。これは、出産後の母子の体の生理面からのことで、母親とはこうあるべきだなどという精神論などではありません。

「でも、仕事は続けたいし……」という方もいることでしょう。また、さまざまな事情で、働かなければならない方もいると思います。

まず、「働いていても、母乳で育てよう」と思う気持ちを持つことが第一です。母乳で育てたいと思わないお母さんに比べて「母乳で育てたい」と強く思っていたお母さんは、母乳育児を続けられる割合が、ずっと高いのです。

「母乳でも人工乳でもどちらでもいいんじゃないの」とか「面倒だから、人工乳だってちゃんと育つのだから……」と思ってスタート

するのとでは違うのです。

母乳で育てたいという気持ちを持っていると、ちょっとのトラブルがあったときに、頑張ることができるのですね。

気持ちがグラついたら この本を 開きましょう

母乳育児がよいことがわかっていても、仕事を持つお母さんは周りからの雑音が気になります。「母乳をやめたほうが楽よ」とか「預かってもらう人が大変よ」とか「いつまでも赤ちゃんが離れなくなるわよ」……などと。

こんな言葉は母乳で育てようとするお母さんの気持ちをグラつかせますね。

また、職場でおっぱいをしぼるのが大変だったり、あなたに赤ちゃんがしがみついて、辛くなったりすることもあると思います。

そんなときは、なぜ、母乳で育てなければならないのか、もう一度、この本を開いてみてください。きっと励まされることでしょう。

お母さんが仕事を持っているいないにかかわらず、すべての赤ちゃんとお母さんにとって、母乳を飲ませることが大切なのです。

お父さんといっしょに 子育てができるように 話し合いを

働きながらの子育ては、周りの人の協力がなければできません。

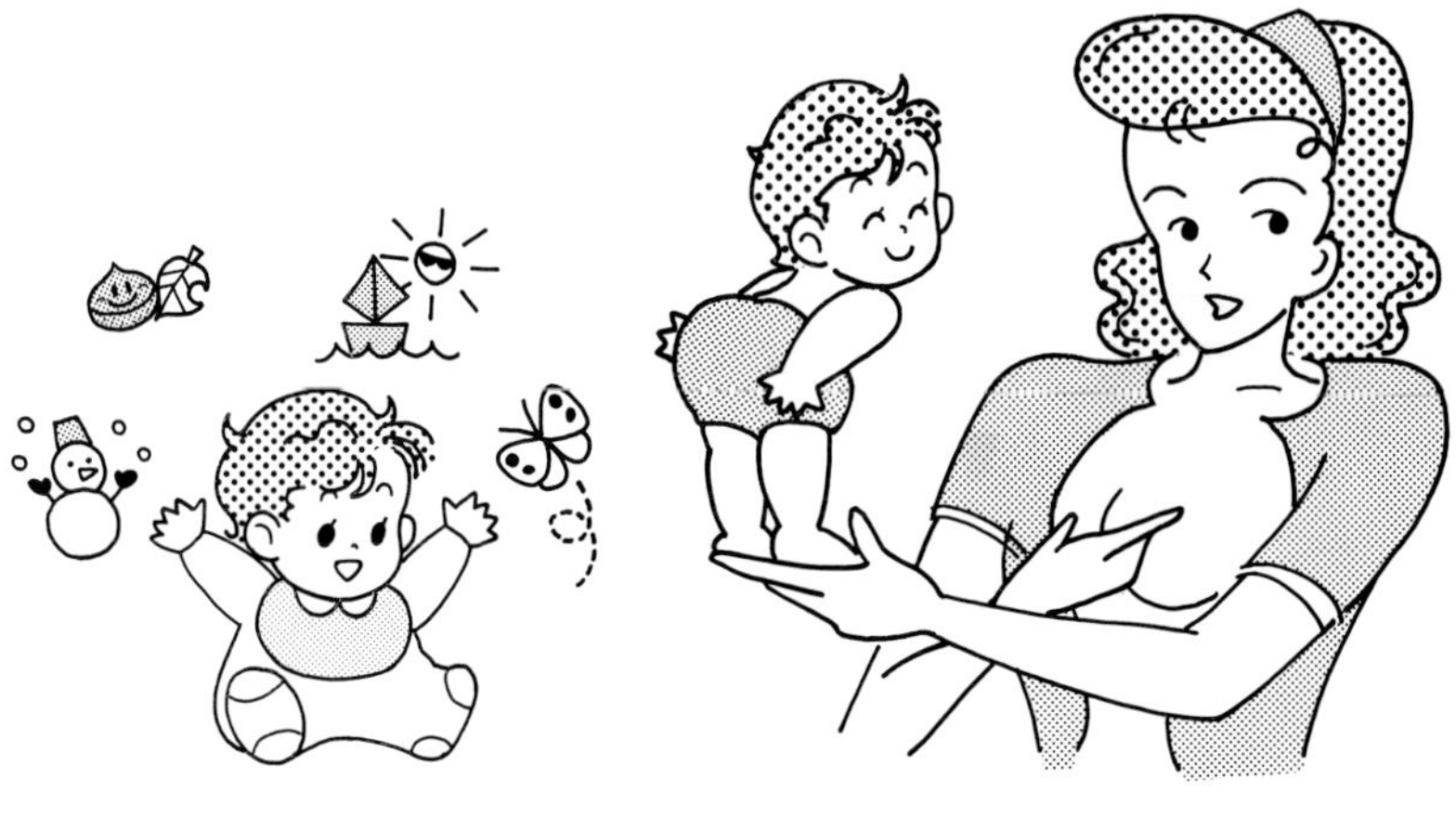

〝おっぱいで育てよう〟という気持ちを持っていると、働きながらでも母乳育児は続けられます

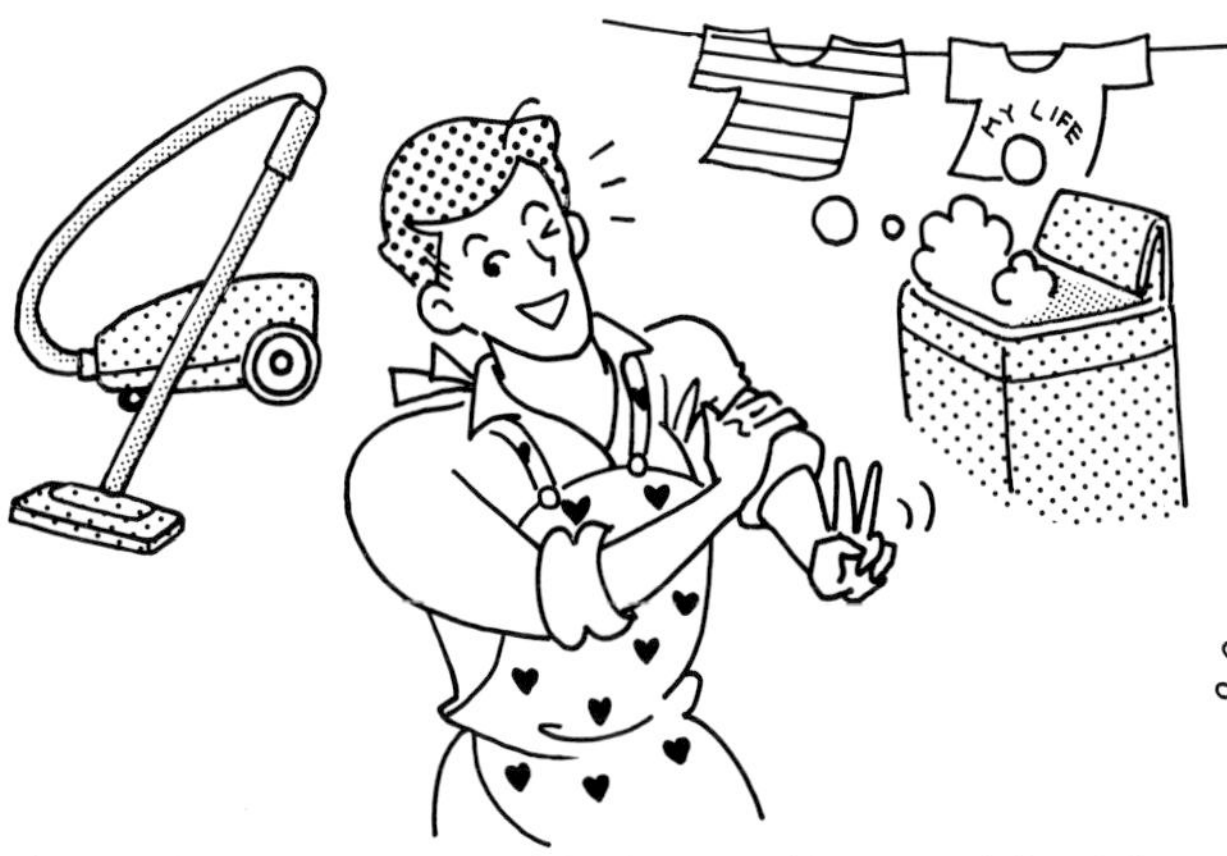

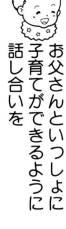

働きながらの育児は周りの協力がなければやっていけませんね。お母さんは赤ちゃんのおっぱいに集中し、お父さんはおふろやおむつがえ、そして家事と分担しましょう

何よりも、お父さんに積極的に協力してもらわなければ、働きながらの子育てはむずかしいものです。子育てに積極的にかかわるお父さんが増えてきたのですが、残念ながら、総論賛成、各論無視または反対、というお父さんもまだまだ多いもの。つまり、「これからの世の中、出産した女性だって働きつづけるのはよいことだ。でも、ボクだって忙しいのだから……」ということです。

赤ちゃんは昼間、預けられている間の空白を取り戻すかのように、お母さんといっしょのときはべったりとくっついています。そんなとき、赤ちゃんの世話と食事の用意、部屋の掃除、洗濯、近所づき合い、保育園の父母会などなど、すべてお母さんの肩にかかってきてしまったら、つぶれてしまいます。お母さんでなければダメな部分を除いて、できるかぎり、お父さんに分担していただくよう、話し合いをしてください。

産後の休みは おっぱいのために 長く取ります

産後の休暇は8週間。この期間は母性保護の面から労働基準法で定められているものです。今、決められている母性保護の期間というのは子宮が出産前に戻る時期を基準としています。赤ちゃんを母乳で育て、母子ともに健康になるためにという視点ではないのが残念です。

赤ちゃんにとっての最初の1年間はかけがえのないときです。この時期に赤ちゃんの欲求にしっかりと応えてあげると(飲みたいときにおっぱいを飲ませ、抱っこしてほしいときにお母さんの匂いのする体と手で抱っこする)、その後の子育てはスムーズにいくのです。

1年間、休職して母乳育児に専念することは、計りしれない恵みをもたらすのです。

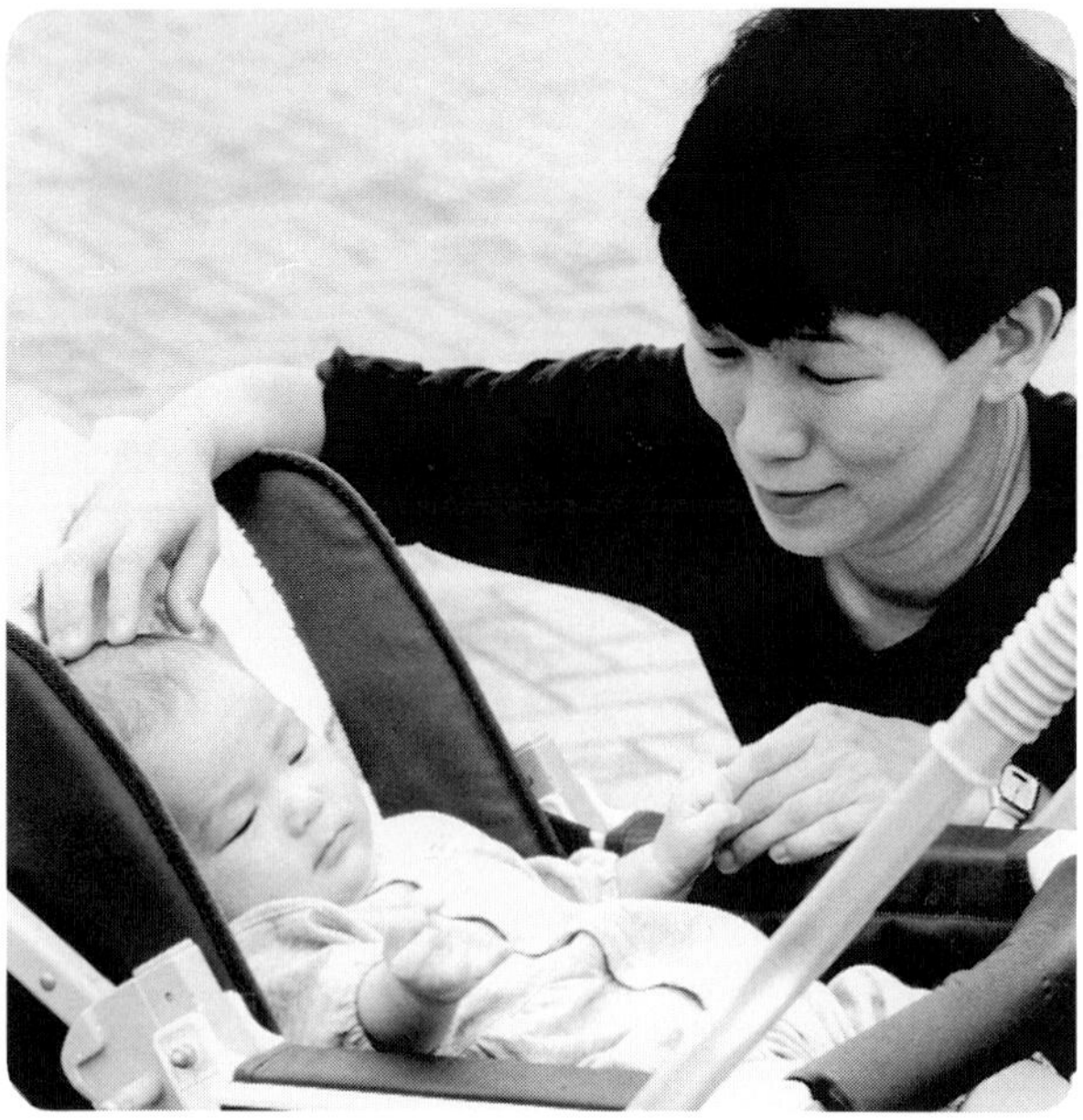

育児休業制度を使って、安心して母乳育児に専念しましょう

育児休業制度が1992年4月から、法律によって制度化されました。働く女性が増えてきていること、赤ちゃんの生まれる数が少なくなってきたこと……などで、ようやく働く女性が子育てをしやすい環境づくりの第一歩が、踏み出されたといってよいでしょう。

育児休業制度は、企業に籍をおいたまま、赤ちゃんが3歳になるまで休職を取ることができ、その後の職場復帰が保障されるものです。この休職は男女とも、つまり、お父さんも取得できるのですが、母乳育児のために(母と子の心と体のためにも)、お母さんが休職するほうがよいのです。

長い人生の中で母乳育児はわずか1年と考えると、あせらないですむと思います。

どんな赤ちゃんでも母乳を飲むこと(それもお母さんの乳房から直接飲むこと)、ができどんなお母さんでも、わが子のため、自分自身の体のために母乳を飲ませることができるように、この育児休業制度が普及することを願ってやみません。

ぜひとも、定着させたい育児休業制度

さて、最近、この育児休業制度がありながら、早めの職場復帰をめざす女性も出てきました。仕事を続けながら子育てをと考えている方の出産年齢は、30歳前後ですから、ちょうど仕事にもやりがいが出て、面白くなってきた年齢とも一致します。そこで、女性たちは悩んでしまうのです。仕事か育児か……と。

休んでいる間に仕事に、遅れを取ってしまうのではないか、将来のハンデになるのではないか、長い休みのあと出社してうまくやっていけるだろうか、職場の仲間と溝ができてしまうのではないか……など、いろいろな理由があることでしょう。また、はっきりとした理由はなくても何となく取り残されるような気持ちや漠とした不安を持つ方も少なくありません。

この気持ちはよくわかります。日本では、まだ子育てのために長い休みを取ることがすんなり受け入れられる社会となっていないからでしょう。

また、産後の休暇は別として、育児休職を取るか、取らないかは、個別の選択の問題だから……という方もいるでしょう。

もちろん、それを決めるのはあなた方ご夫婦です。しかし、忘れていただきたくないのは、生まれたばかりの赤ちゃんにとって必要不可欠なことは要求を即、満たしてあげること。つまり、おっぱいが飲みたいときにお母さんの乳房から直接飲むことに象徴されるのです。

意思伝達を言葉でできない赤ちゃんの要求は気がつかないことが多いので、小児科医として、代弁しているのです。

仕事へのあせりがあって、不安があれば、考え方のチャンネルをかえて

仕事へのあせりがあって、休職しようかどうか迷っている方もいることでしょう。そん

な方は考え方のチャンネルをちょっとひねってみませんか。

仕事か育児かという2つの重要なことを選んで、どちらかにするというのではなく、「今、私と赤ちゃんにとって必要なことは何か」という考え方に切りかえてみてください。

赤ちゃんが母乳中心で育つ1年間は後から取り戻そうと思ってもできないこと。お母さんの仕事のほうは仮に休んでも、あなたの努力で取り返すことができます。

母乳育児は約1年です。あなたのこれからの長い人生からみれば、わずか1年のことではないでしょうか。それに比べたら、赤ちゃんの1年は心身共に、人生の土台作りです。あなたにとっての1年間とは比べることのできない重要なときです。この1年を母乳でしっかりと育てることができれば、1年1年、少しずつお母さんの手から離れていくのです。

仕事をやめる、犠牲にするというのではなく、ちょっとゆっくりペースに、または足踏みするのだと考えましょう。

このように、考え方のチャンネルをかえてみたらいかがでしょうか。仕事へのあせりや職場復帰のことばかり考えていると、毎日の子育てが少しも楽しくなりません。

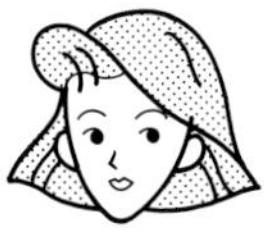

仕事は一生、おっぱいの必要な期間はわずか1年です

男女平等を唱えるあまり、この点を忘れて猛烈社員ばりに産休明けとともに働こうという女性が増えていることも確かなことですが、ちょっと考え直してみてはいかがでしょうか。男女の権利が同等であるということは、男女の生理的な仕組みが同じということにはなりません。

出産した女性の体は赤ちゃんがおっぱいを飲むことを必要としているのです。赤ちゃんもお母さんを必要としているのです。

「休んでいると、自分だけが取り残されるような気がして、休職制度がありましたが産休明け早々に出勤しました。女性でも出世できるので、休んでいる間にそのチャンスを逃すと思いました。でも1年間は子どもがよく病気しましたし、私自身も疲労感が強く、とても無理をしてしまいました。周りからみても余裕がなかったとよくいわれました。たいした仕事もできず、やはり1年間は休んだほうがよかったと後悔しています」と話をした女性がいます。

また、別の女性は、

「休職して家にいたのですが、ああ早く出社したいと思う毎日でした。

あるとき、主人に〝君は仕事を一生続けるつもりだろ。それならあせることないじゃないか。子育ての期間はわずかだよ。今は赤ちゃんが一番、君を必要としているときなんだから。一つのことに集中できなきゃ、仕事だって大成しないよ〟といわれ、ハッとしました。〝そうだ、私はずっと仕事をするつもりだ。

赤ちゃんがおっぱいを必要とする期間はわずか1年です。この1年は、赤ちゃんの心と体の土台作りです

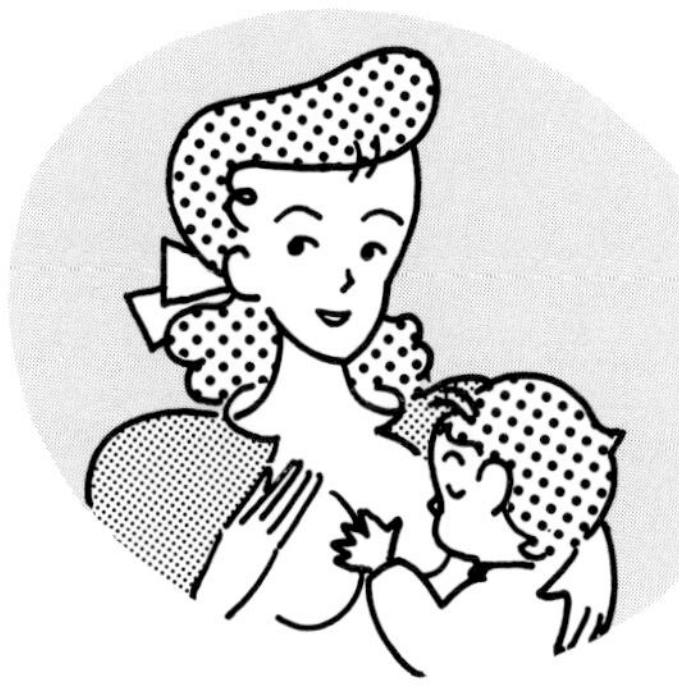

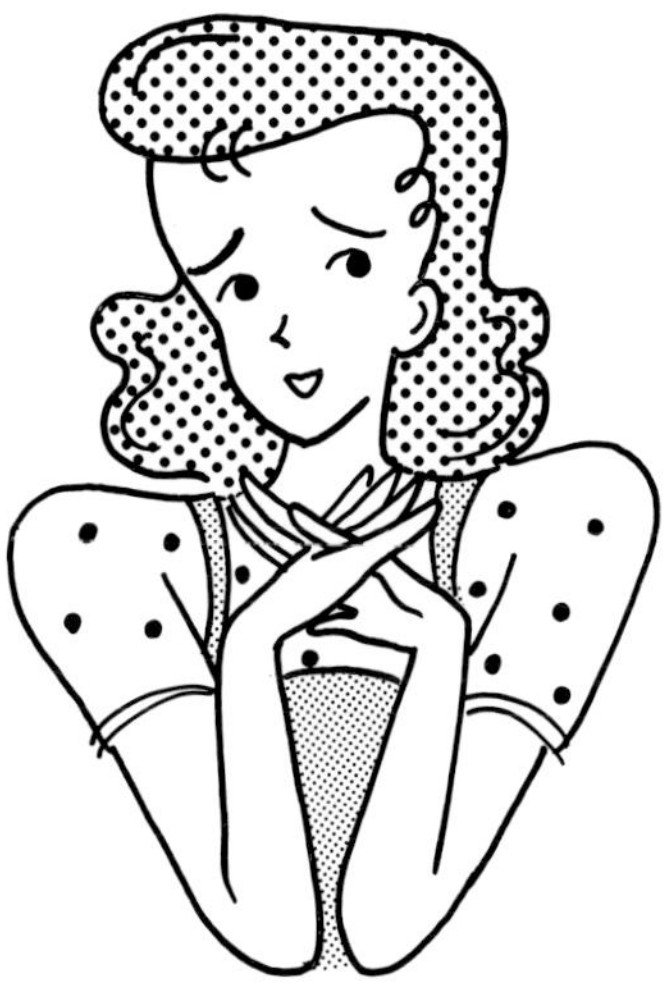

仕事へのあせりがあるときは考え方のチャンネルをかえてください。仕事か育児かと、どちらかを取るという考えではなく、どうすれば、双方ともうまくできるか考えてくださいね

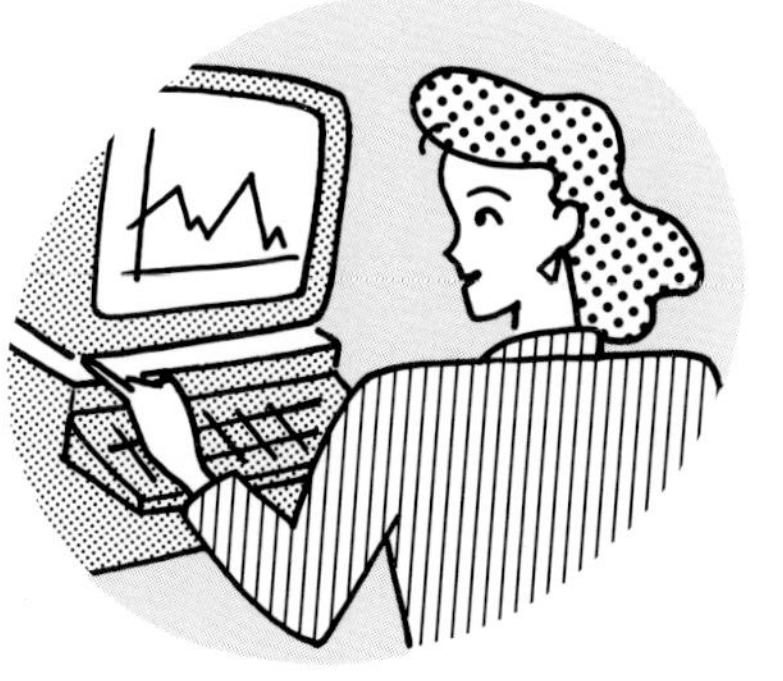

人生長いのだ……〃と思ったら、スーと気持ちが楽になったのです」と話していました。

有給休暇と休職制度を上手に組み合わせて

育児休職はだれでも取れる制度ですが、さまざまな職場があります。産後休暇＋《プラス》休職や有給休暇を組み合わせて、のりきりましょう。

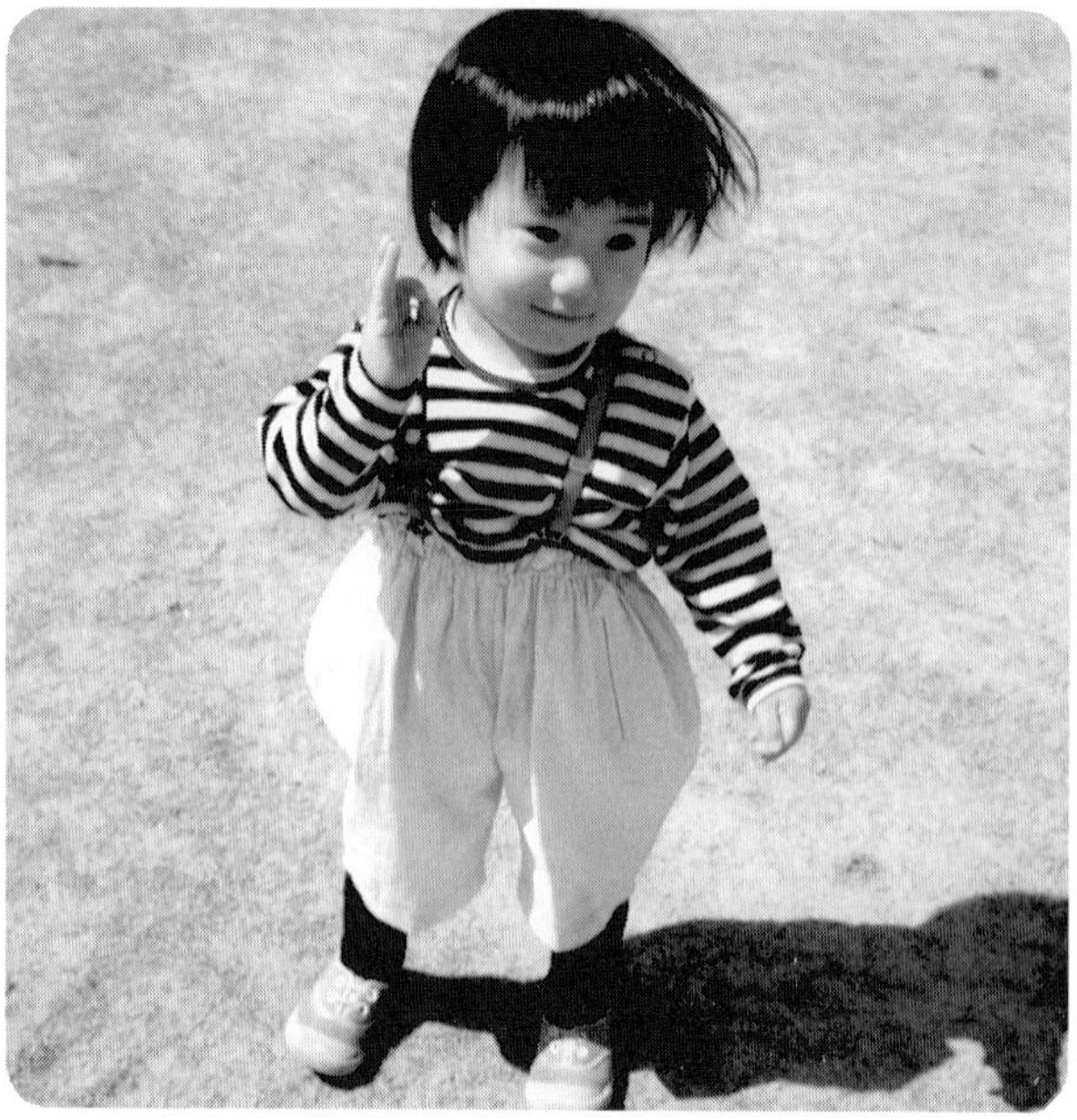

「有給休暇は赤ちゃんが病気のときのために取っておきたい」と考えがちですが、最初にしっかりと母乳で育てているとそんなに病気がちにはなりません。もちろん、全く病気をしないということではありませんが……。

せめて、あと数カ月、休暇を使って赤ちゃんに直接おっぱいを飲ませてほしいと思います。

仕事に戻る前に、心がけてほしいこと

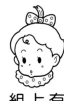

預かっていただくのは母乳育児に理解のある方に

働き続けるためには、赤ちゃんを預かっていただかなければなりませんが、母乳育児に理解のある方や施設が近くにあるととても幸せです。

0歳児を預かってくださるところはそれほど多くはありませんから、預かってくれるだけでも……と思ってしまうかもしれませんが、大切な赤ちゃんです。どのように育ててくださるかをよく聞いてください。そして、ぜひ母乳育児を理解し、協力してくれるところを探してほしいものです。

預かっていただく前には、必ず施設をみて、保育をする方とお話し合いをします。保育者はベテランの方が多いでしょうから、新米お母さんとしては気おくれしてしまうかもしれません。でも、保育者と生活するのはあなたではありません。言葉で意思を伝えることのできない赤ちゃんですから、ぜひ、母乳で育てたいと話してください。

もし、今まで、母乳育児に取り組んでいなかったとしても、母乳のよさはわかっているはずですから、お願いしてください。あなたがうまく説得できないのならば、この本を持ってお願いにいってみたらいかがでしょうか。

必ず、施設を見て、保育者と話し合いをして安心できたら預けます

そこに預けられている赤ちゃんの様子をみてください。イキイキしている、泣いたときに、すぐに赤ちゃんのそばにいって対応してくれる……などしていますか。

お母さんがもし、何らかの不安を感じたときには、やめたほうがよいと思います。子育て中、とりわけ母乳育児中の母親のカンというのは鋭いものです。

できれば、お父さんといっしょにいってください。お母さんと違った目で見ることができると思います。

どうせ、預けるのだから、早めにミルクの練習を……というのはいけません

あなたが、今しなければならないことは、1回でも多く、赤ちゃんにおっぱいを飲ませることですし、あなた自身の体も1回でも多く飲んでもらうことを要求しています。母乳

を飲ませつづけようとするには、授乳を休んではいけません。

赤ちゃんは預けられれば、一定の時間は、お母さんの抱っこや乳房から離れざるを得ませんから、いっしょにいられる時間は精いっぱい大切にしてほしいのです。

甘えぐせがついて、預けるときに泣いて大変という方もいますが、まだ生まれて間もない赤ちゃん、まして、自分自身で何もできない赤ちゃんです。泣くのは当たり前ではないでしょうか。

●お母さんはかけがえのない存在

あなたが産休明けに職場復帰を考えざるを得ない状況にいたり、あなた自身の考えで、産休明けの職場復帰を選んだとしても、赤ちゃんの状態を知っておいてほしいのです。

赤ちゃんはだれが世話をしても同じではなく、赤ちゃんにとって、お母さんはかけがえがない存在だということを知ってください。

このことは、「お母さんだけが育児をしなければならない」と言うことではなく、0歳代は「お母さんの存在が成長に必要だ」ということです。

そうだからといって、いつも赤ちゃんに悪いな……と思って生活しているのはよくありません。赤ちゃんにはムリを強いているのだけれど、あなたがこのような道を選んだのだということを忘れないでほしいと思います。この気持ちを持っていれば、何かトラブルがあったときに、ムリをしないですむのです。

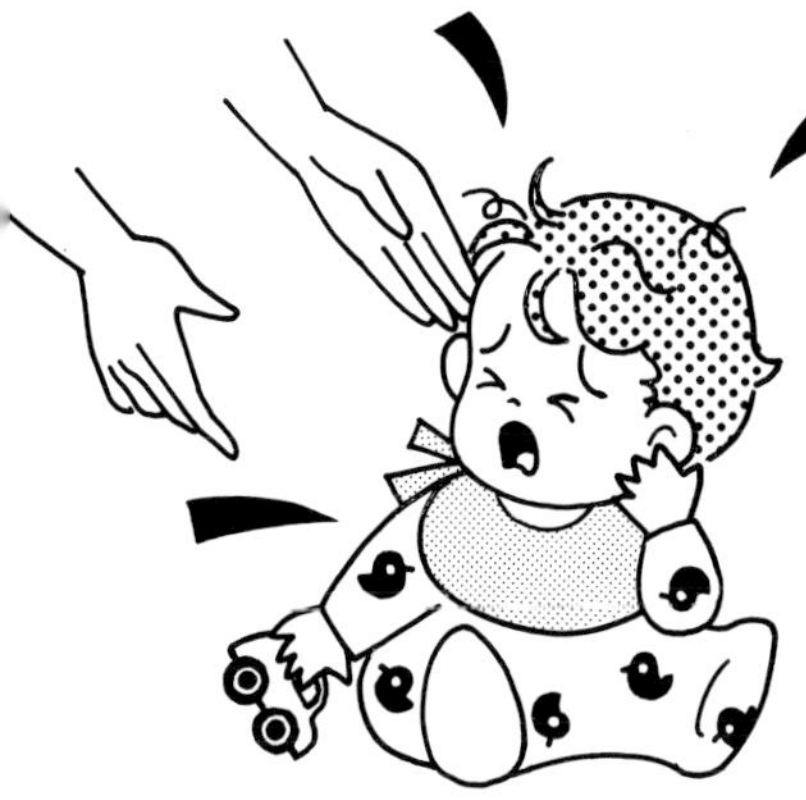

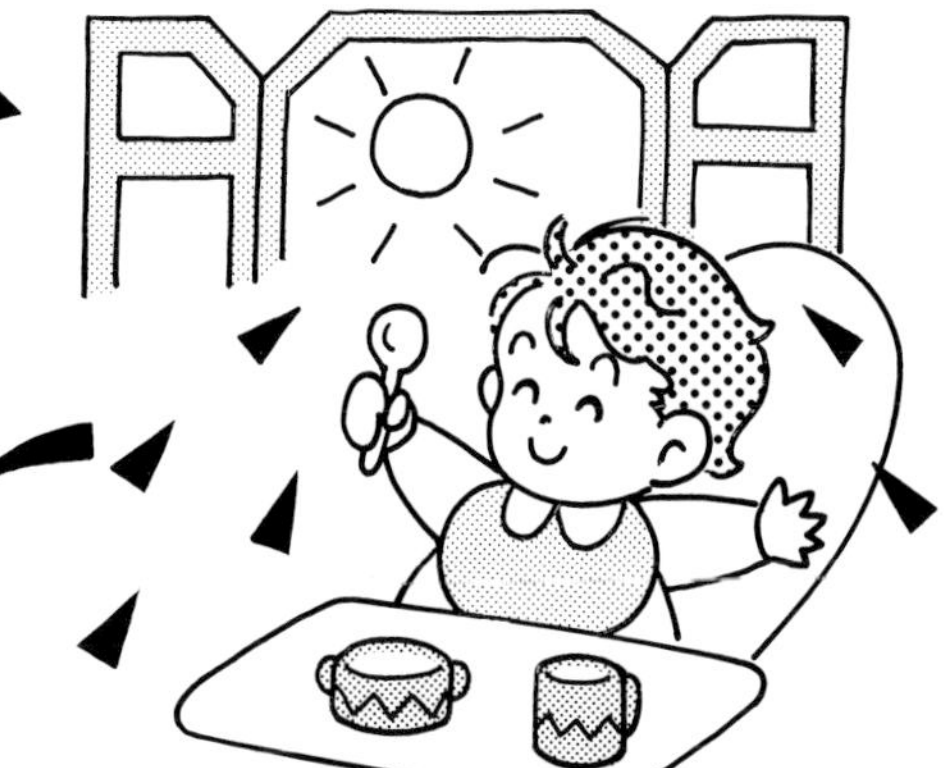

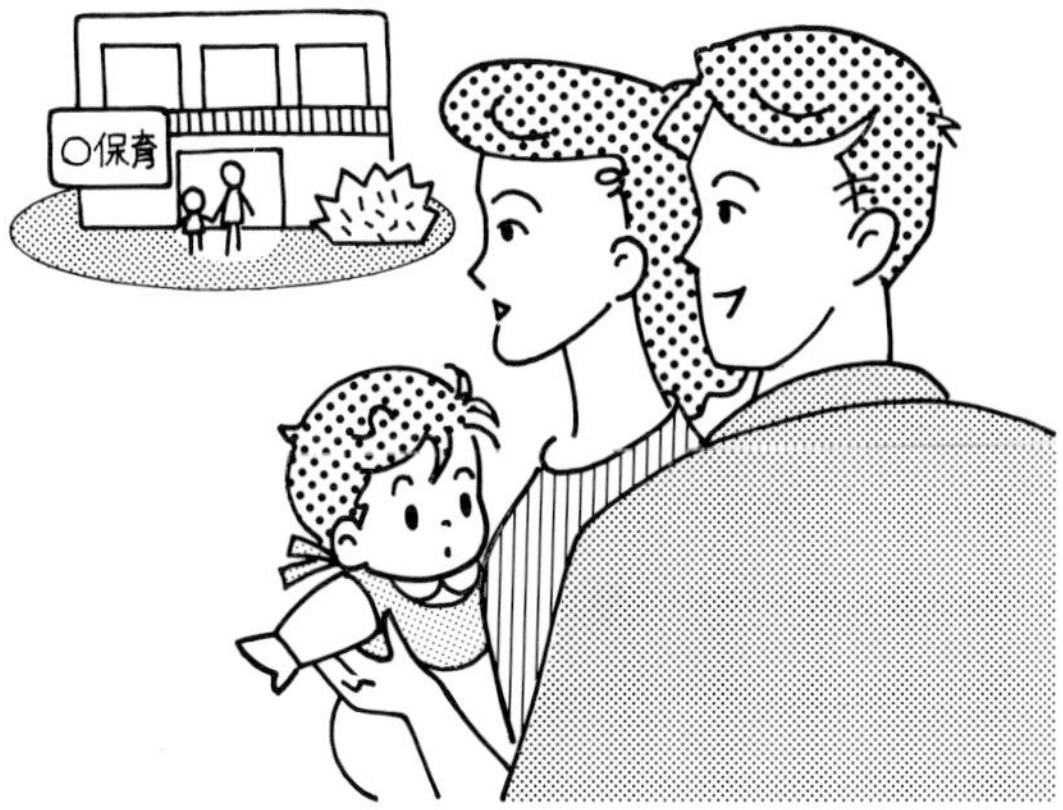

預かっていただくときには、必ず施設の見学を、できればお父さんといっしょに

- 泣いたときにすぐに赤ちゃんのそばに行ってくれますか
- 赤ちゃんがイキイキしていますか
- 日差しのよく入る部屋ですか
- 冷凍母乳を飲ませてくれますか
- 何となく不安を感じたらやめましょう

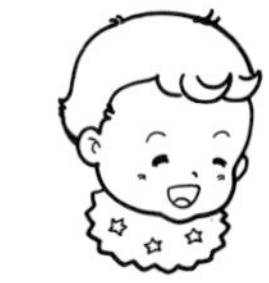

できれば、保育園などの送り迎えはお母さんに

育児は夫婦2人で分担するものですが、やはり乳幼児期はお母さんがしなければならない割合は多くなります。

保育園などの送り迎えはできればお母さんのほうがよいと思います。お父さんが分担できるとしても、もし事情が許せば、お母さんがしたらどうでしょうか。

「えっ、どうして母親ばかりが育児をしなければいけないの？」というかもしれません。

でも、赤ちゃんがこの時期に昼間だけとはいえ、お母さんから引き離されるのはやはり無理があること。その無理を少しでも埋めるためにはやはりお母さんの送り迎えです。

まだまだ母子密着が必要な時期ですから、迎えにいったときにおっぱいを飲ませる、抱っこして帰る、おんぶして帰るなどお母さんとの肌の触れ合いを多くしてほしいのです。

いくら男女平等の世の中だからといっても、子育てにおける男性（お父さん）、女性（お母さん）は同じではありません。赤ちゃんがお母さんのお腹から生まれたこと、母子は不可分の存在であること(128頁参照)、の事実をみれば、中心はお母さんです。

お父さんの育児というのは、お母さんが赤ちゃんの世話をしやすい環境を作ってあげることではないでしょうか。掃除、洗濯、食事の支度などを積極的にやっていただく。また、おむつがえ、お風呂なども分担してもらう……など。

　赤ちゃんの心を安定させるのは母乳を飲ませてくれるお母さんなのです。

　もちろん、通勤時間などの関係でどうしてもお父さんとなるときにはやむを得ませんが、このことは知っておいてほしいのです。

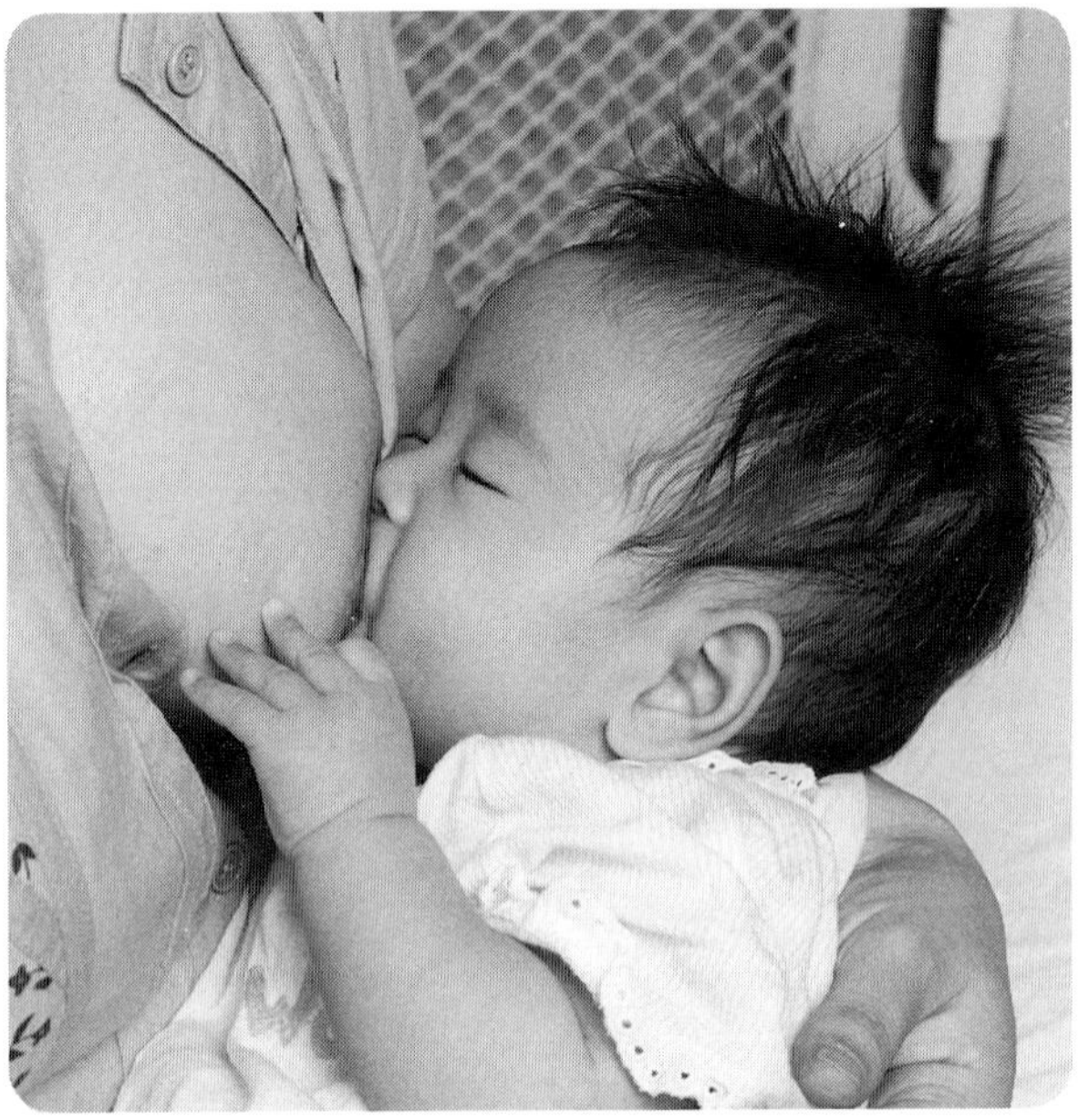

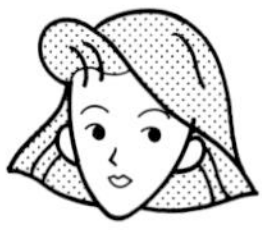

職場に復帰する前には赤ちゃんとの接触を充分に

　職場復帰を前にすると、お母さんは何となく落ちつきません。久々の出勤に何となくウキウキしている心と、長い間休んで職場の人とうまくやっていけるかしらという不安や、赤ちゃんは大丈夫かしらという心配も出てくることでしょう。こんなことはだれでも通ってきた道です。あなた1人ではありません。

　赤ちゃんに、早くお母さんのいない状態に慣れさせようと、赤ちゃんを自分から離すようにしがちです。

　周りからもいろいろといわれるかもしれません。「どうせ、預けるのならば、早めがいいわよ。いつまでもくっつけておくと大変よ」と。

　お母さんと昼間離れていなければならないのですから、そのときまでは、おっぱいを充分に飲ませ、しっかりと抱っこし、むしろ赤ちゃんと密着した毎日をすごしてほしいのです。

「赤ちゃんは甘えて、お母さんと離れないんじゃないの？」という質問が出るかもしれません。赤ちゃんは甘えていいのです。甘えというのはおとなの考え方です。自分でできるのにやらないことを甘えというのではないでしょうか。でも、赤ちゃんはそうではありませんね。自分で何もできない赤ちゃんにとっては、〝甘え〟というのは成長に不可欠のものなのですね。

　お母さんが職場復帰をあせる気持ちを赤ちゃんは敏感に感じます。「これは大変」とばかりに、ますますしがみつくようになってしまいます。職場復帰の日まで、赤ちゃんとの日日を大切にしてくださいね。

　そして、赤ちゃんがおっぱいを飲んで満足したときに、「お母さんはお仕事にいかなければならないから、昼間、いい子でいてね」とそれとなくお話ししておきましょう。このときも赤ちゃんに言い聞かせるというのではなく、心の準備をさせるつもりで話しかけてください。

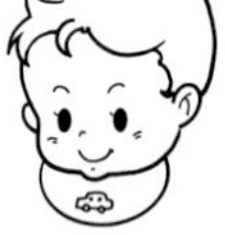

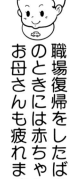

職場復帰をしたばかりのときには赤ちゃんも疲れます

　働きながら母乳育児を続けていくときにつまずきやすいのは、仕事に戻って最初の1カ月です。

　最初は赤ちゃんの慣らし保育ということで、午前中2時間で、1週間ぐらいたつと、フルタイムで預けるという形になることもあるでしょう。赤ちゃんがスムーズに保育者に溶け込めればいいと思いますが、むずかしいものです。また、お母さんの体のほうもなかなか職場に慣れません。3時間おきぐらいに張ってくるおっぱいをしぼらなければなりませんから、出産前とは、何となく勝手が違います。しぼった後でも、赤ちゃんが飲んでくれたようには、すっきりとした気分にはならないと思います。

　こういう状態に直面すると、やはり赤ちゃんがおっぱいを飲んでいる期間というのは、母子がいっしょにいることが自然な姿なんだなあと感じることでしょう。

　しかし、早めの職場復帰を決めたのですか

ら、そこを何とかカバーしなければなりません。

お母さんのほうは、ちょっと我慢することができますから、赤ちゃんのほうにこの時期はしっかりと手をかけましょう。

できればお迎えにいったときにおっぱいを飲ませ、家に帰ってきたらできるだけ赤ちゃんといっしょにいてあげます。夕食の用意で忙しければ、おんぶをしてあげて、夜はいっしょに添い寝をし、欲しがるだけおっぱいを飲ませます。

これは、負い目を感じて甘やかすことではありません。

そして、お休みの日もたっぷりとお相手をしてください。家事はお父さんにお願いして。

今、一番必要なのは、赤ちゃんの心を安定させること。赤ちゃんが元気にすこやかに育っているからこそ、お母さんも安心して仕事にいけるのですから。

最初の1カ月は〝あせらずに〟です。

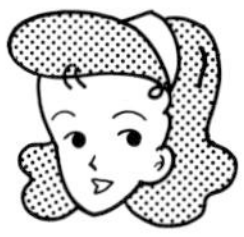

8週～10週で仕事に戻るとき。1回でも多くおっぱいを飲ませましょう

●早めの職場復帰だからこそ赤ちゃんと密着してください

まだまだ、母乳をたっぷりと必要とする時期です。欲しがるだけ母乳を飲ませてください。

生後2カ月でお母さんといつもいっしょにいられなくなる赤ちゃんだからこそ、しっかりとおっぱいを飲ませてほしいのです。

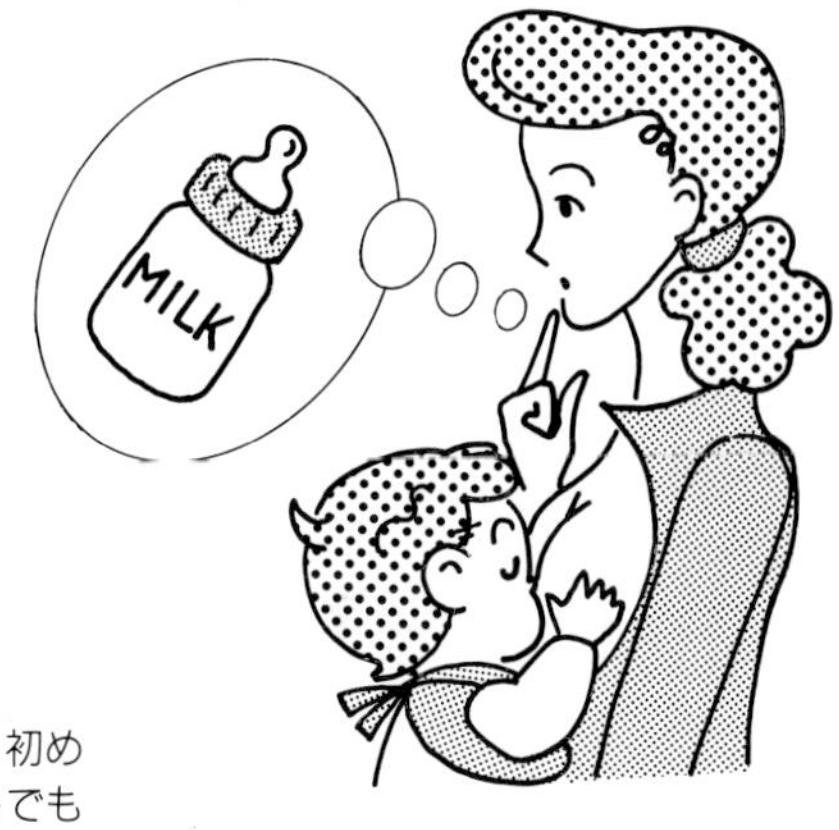

早めにミルクの練習をする必要はありません

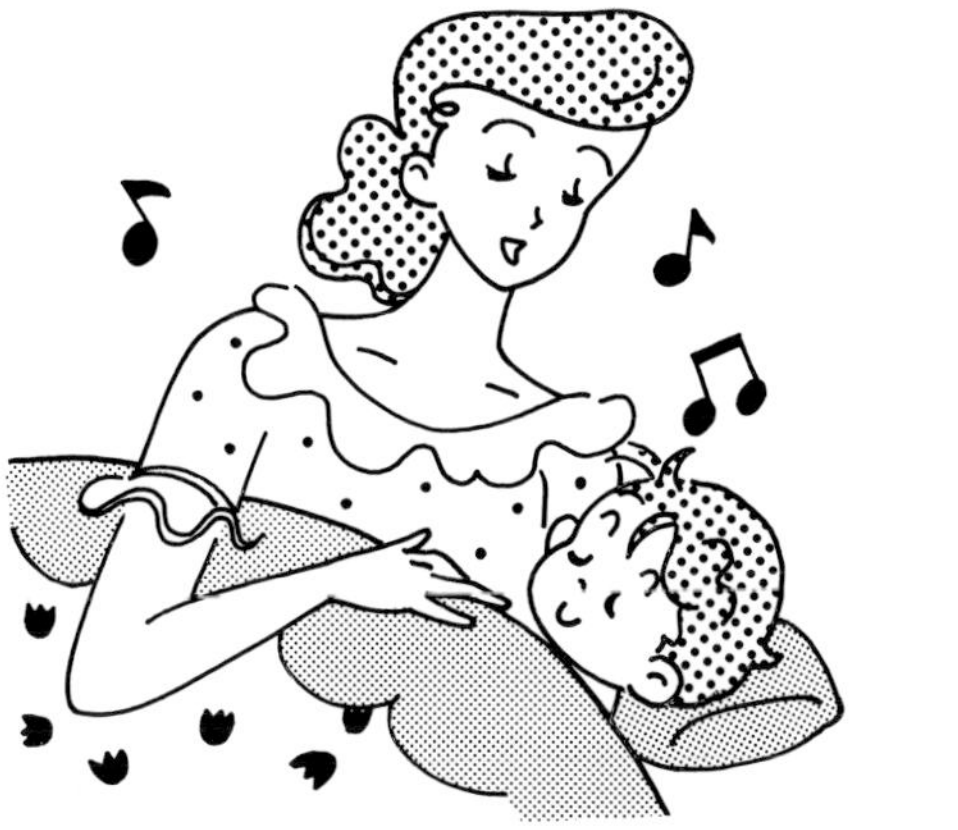

仕事に戻ったばかりのときは母子ともに疲れます。初めの1カ月はあせらずに。夜は添い寝などして、少しでも多く赤ちゃんと密着しましょう

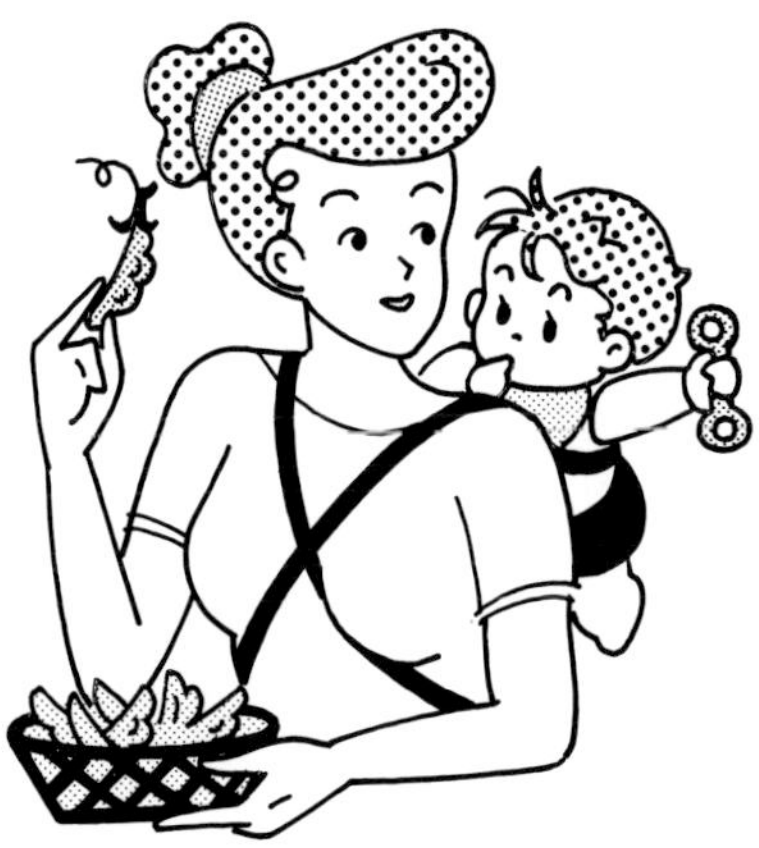

夕飯の支度、家事などはおんぶをして。昼間お母さんのいないさびしさを、少しでも解消しましょう

赤ちゃんは〝お母さんのお腹の中にいるときにもらった免疫〟＋〝母乳の中の免疫〟で病気に強い体を作りあげていくのです（111頁参照）。早めに昼間の母子分離をしなければならない赤ちゃんこそ、しっかりと1回でも多く母乳を飲ませてほしいのです。

産休明けで出社しなければならないのは赤ちゃんとお母さんの体と心にとって、本当に辛いことです。赤ちゃんの首はすわらず、まだグラグラですし、お母さんの体もすっかり回復とまでいきません。だれもが「こんな小さな赤ちゃんを預けて働くなんて」と心が痛みます。

「子育ても大事だけれど、私は仕事も大事。早く出社しなければ……」と考えているお母さんでも、いざ、赤ちゃんを預けたときに、わが子を目の前にして何も感じない方はいません。「後ろ髪を引かれるようだった……」とか「思わず、涙ぐんでしまって……」。

こういうお母さんの気持ちは当たり前のことです。

赤ちゃんもお母さんもお互いにそばにいることを要求し、それが、双方の心や体によい影響を与える時期ですから、このようなお母さんの気持ちが出てくるのです。

できれば、1日でも長く赤ちゃんといっしょにいてほしいのです。しかし、さまざまな事情で働かなければならないときもあると思

いますので、わずか8週間で、赤ちゃんを預けなければならない場合について、少しでもよい状態にしてほしいのです。

●職場復帰当初は母子ともに疲れるもの

産休明けの職場復帰は母子ともに心身がとても疲れます。職場復帰した当初は母乳の出が悪くなることもあります。多分に精神的な疲れによることが多く、一時的なことです。

母乳の分泌をよくするのは赤ちゃんに何回も吸ってもらうこと、リラックスすることが大切な要素ですから、早めの職場復帰は少なからず影響します。しかし、だからといって母乳育児が続けられないということではありません。

「私の赤ちゃんは私の母乳で育てる」という気持ちを持って、赤ちゃんといっしょのときには、1回でも多く飲ませるようにしてください。あきらめてしまうとそのままになってしまいます。この時期はちょっとばかり努力が必要ですが、必ず出ますから、安心して飲ませましょう。

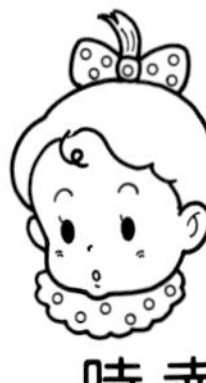

3〜4カ月で仕事に戻るとき 赤ちゃんといっしょにいる時間を大切に

●少しずつ母乳をしぼって冷凍しておきましょう

3カ月をすぎると、ほとんどの赤ちゃんは首がすわります。母乳育児も軌道にのり、おっぱいを飲ませるのも、楽しくなってきたのではないでしょうか。このまま母乳育児を続けていたいという気持ちも出てきたり、職場復帰への不安との両方で揺れ動いているかもしれません。でも、職場復帰の前まではしっかりと赤ちゃんに母乳を飲ませてください。

そして、1週間ぐらい前から、少しずつ母乳をしぼって冷凍しておくとよいでしょう。赤ちゃんが飲む量も増えてきますので、準備しておきます。

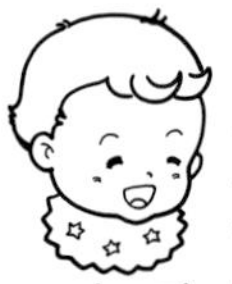

6カ月すぎて、仕事に戻るとき まだまだおっぱいは必要です

●おっぱいは赤ちゃんのさびしさを解消してくれます

赤ちゃんが母乳だけで育つのはほぼ6カ月ごろまでですから、ここまで母乳育児を続けることができれば、お母さんもひと安心です。離乳食はお母さんが職場に復帰する前には軌道にのせておくといいでしょう。初めての経験がたくさん重なるのは赤ちゃんにとって負担です。

離乳食が始まれば、母乳をやめてもいいのではと考えられるかもしれませんが、母乳は栄養面だけの問題ではありません。

6カ月ごろになると人見知りも始まり、お母さんと他人との区別がつき、お母さんと離れることの不安感を意識します。ですから、赤ちゃんの心の安定としての授乳がより必要となります。

6カ月ごろで預けなければならないからこそ、おっぱいが必要と考えてください。

離乳食が順調にすすんでいれば、昼間のおっぱいは少なくなります。お母さんの方も昼間のしぼりは1回減らしても大丈夫でしょう。

昼間は離乳食だけで、お迎えにいったときに飲み、眠る前、夜中、朝との授乳のリズムとなりますと、お母さんの体もそのようになっていきます。

おっぱいのしぼり方を覚えて、働きながらの母乳育児を

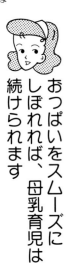

おっぱいをスムーズにしぼれれば、母乳育児は続けられます

仕事を続けながら母乳だけで赤ちゃんを育てるためには、昼間、預かっていただく方に、しぼって保存しておいたおっぱいを飲ませていただく方法を取ります。

以前は冷凍母乳を受け入れない保育所も多

かったのですが、厚生労働省は保育所に受け入れるようにと指導しています。

また、日本医師会でも2004年から保育所保育指針として冷凍母乳を受け入れるようにとしています。

しかし、まだ、保育園での冷凍母乳についてこの考え方が浸透していないこともあり、受け入れを断られることがあるかもしれません。国や医師会もすすめていることを保育士さんたちと十分に話し合って、冷凍母乳を飲ませていただくようにお願いいたしましょう。

まず、おっぱいをしぼる練習をしましょう。

搾乳器は簡単に搾れそうですが、搾乳器を使うと皮膚を傷めてしまうことがありますので、手でしぼるようにしましょう。何カ月もの間、1日何回もしぼりますし、職場でもしぼることを考えると、手でしぼったほうがよいのです。

手でしぼるのはむずかしそうですが、コツを覚えてしまうと、とても楽にしぼれます。手で絞る方法は30頁を参考にしてください。

保存するためにしぼるのですから、手を石鹸で洗い、流水でよくすすぎ、乳首とその周りを湯でしぼったタオルでよくふいて、清潔にしてからしぼりましょう。

しぼった母乳は小さな哺乳びんに受けると便利です。哺乳びんは使う前に熱湯で消毒しておきましょう。

また、しぼった母乳は、母乳バッグに入れて冷凍するとよいと思います。

① 手を石鹸と流水で洗い、乳首と乳房を湯でしぼったタオルでふきます。

② しぼる前に、乳房を上下、左右にゆすったりすると母乳が出やすくなります。

③ 母乳バッグにしぼった母乳を入れます。母乳バッグをコップなどに立てて入れると失敗がありません。たくさんしぼっても1つの母乳バッグに入れられる量は八分目ほど。上部を折り返せる余裕を残しておきましょう。

④ 母乳バッグの空気を抜いて、しっかり折り返して接着します。シールにしぼった日時、量、名前を書いて母乳バッグに貼っておきます。

⑤ 冷凍庫に入れて保存します。母乳バッグをそのまま入れると壁や氷に張りついて袋が破れることがありますから、ビニール袋に包んでから冷凍庫に入れましょう。

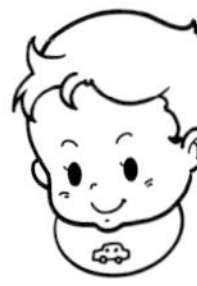

冷凍母乳の飲ませ方は保育者にお願いして

しぼった母乳を職場から家庭へ、家庭から預け先に運ぶときは保冷シートに包んでください。アイスボックスに家庭で作った氷を入れて運ぶのは、やめたほうがよいでしょう。溶けやすくなります。

飲ませ方は次のとおりです。冷凍母乳を赤

おっぱいの冷凍の方法

市販の母乳冷凍用のバックにしぼったおっぱいを、8分目までいれ、空気を抜いて閉じます。
しぼった量、日時を書いたラベルを貼り、冷凍室へ。

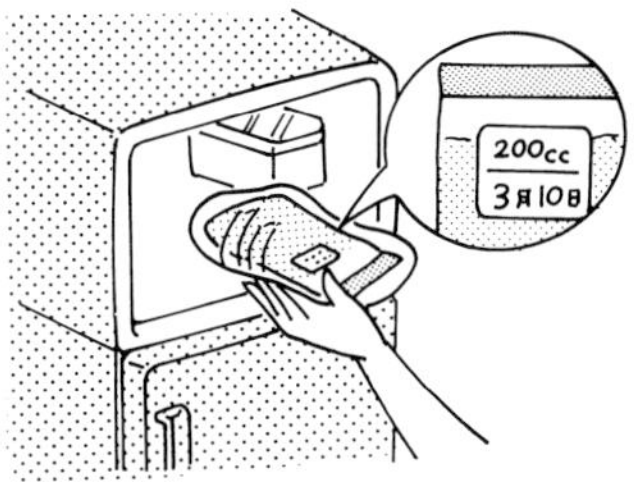

赤ちゃんに飲ませるときには

冷凍バッグのまま、水道水につけて溶かします。水を2〜3回くらい取り替えるだけで大丈夫です。

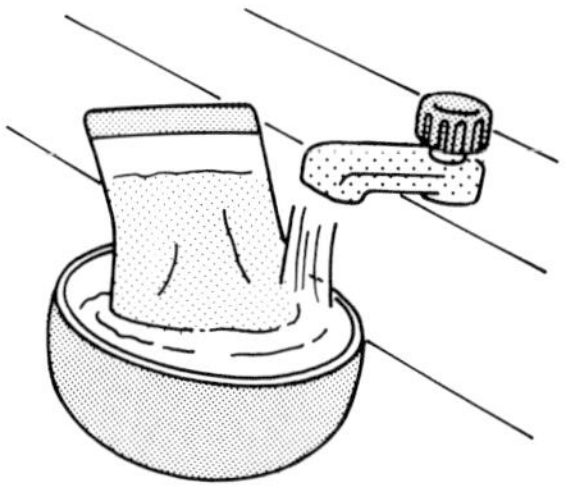

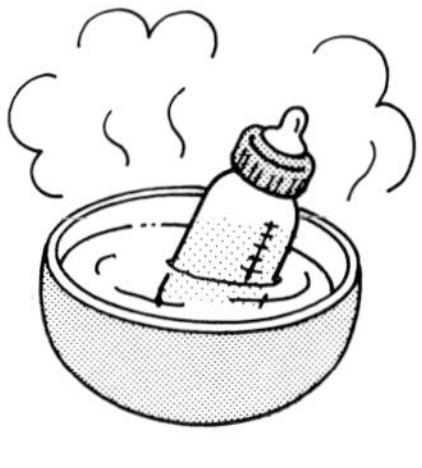

その後、哺乳ビンに移して、お湯につけて温めます。

これはいけません　NG

飲み残しの再冷凍はいけません。
捨ててください。

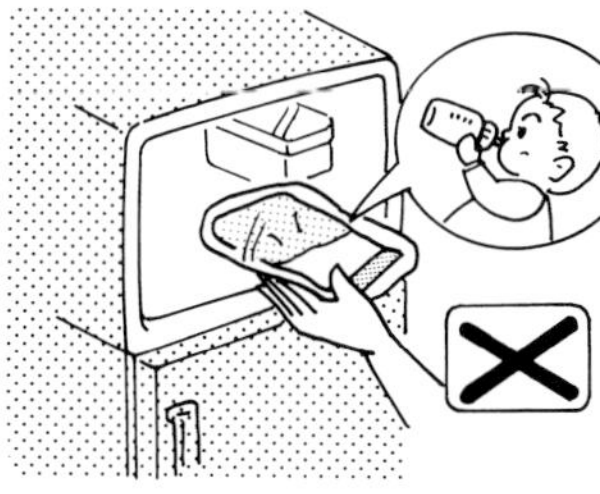

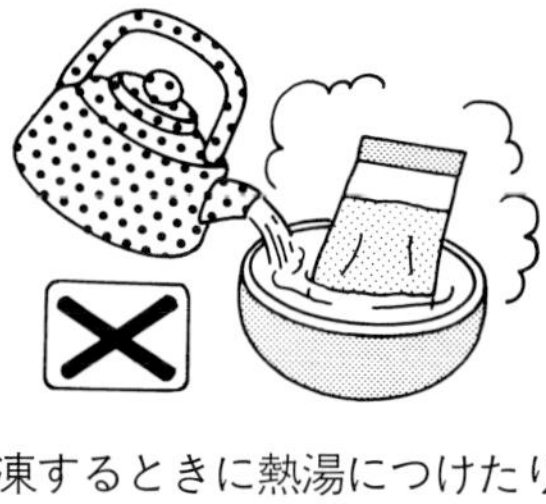

解凍するときに熱湯につけたり、電子レンジを使ってはいけません。

ちゃんに飲ませてくれるのは預かっていただく方です。次のようにお願いしましょう。

●必ず水で解凍します

冷凍した母乳は、母乳バッグごと水につけて解凍します。水を2～3回取り替えるだけで解凍できます。

お湯を使うと早く溶けますが、熱湯では母乳の中の免疫体がこわれてしまう可能性があります。電子レンジも同じ理由でいけません。この点はくれぐれもお願いしておきましょう。

●解凍してから哺乳びんに入れ温めます

完全に解凍できたら、母乳バッグの下に切り込みをちょっと入れてから裂き、哺乳びんに移します。40℃前後のお湯で湯煎にかけて人肌程度に温め、飲ませていただく方の手首の内側にちょっと母乳をたらして、温度を確かめてから飲ませてもらいましょう。

飲み残しは捨てます。それを飲んでも赤ちゃんに害を与えることはありませんが、そのまま捨ててもらったほうがよいでしょう。1回で飲み切れる量をパックしておきます。

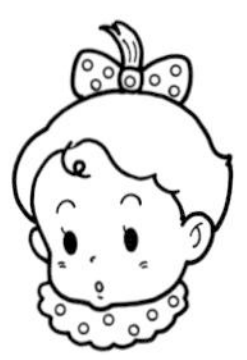

赤ちゃんの衣服の匂いをかぐと母乳が出てきます

職場で1日2～3回しぼり、冷凍庫で保存します。あらかじめ「母乳を冷凍したい」と申し出て、協力をお願いしておきましょう。

家では、赤ちゃんが飲み終えたときに少ししぼって哺乳びんに受けたり、授乳時に、飲ませていない乳房からもれ出る乳汁を受けてもよいのです。

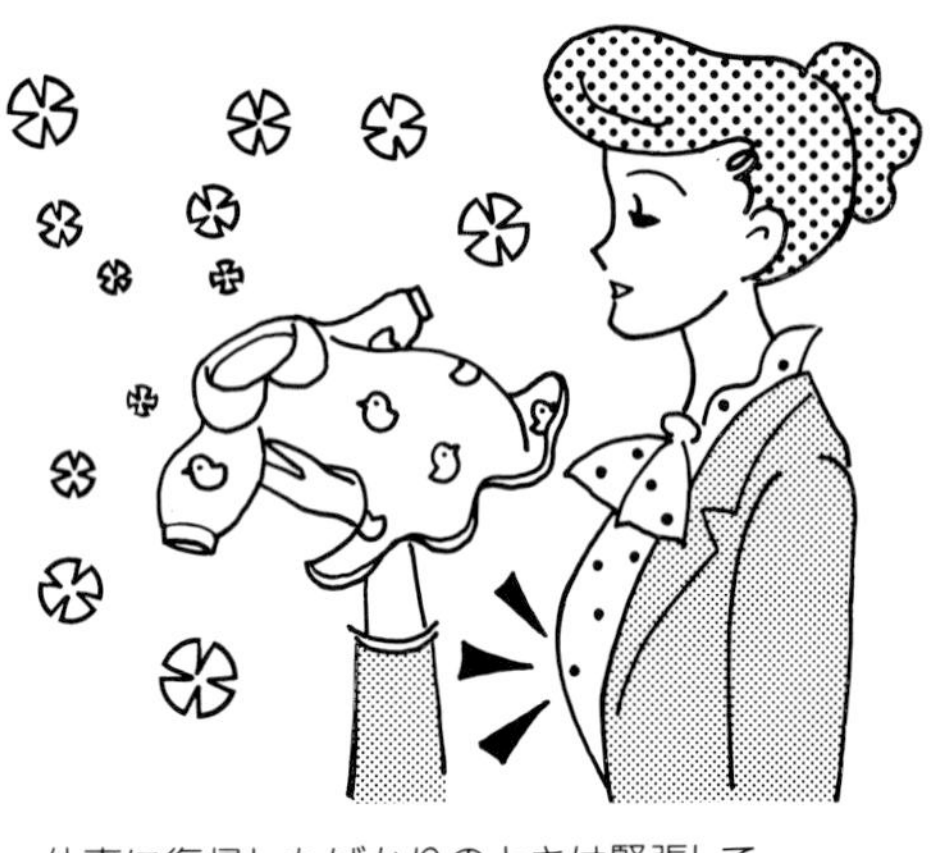

仕事に復帰したばかりのときは緊張して、おっぱいの出が悪くなります。赤ちゃんの衣服の匂いをかぐと、出てきます。

手でしぼるのは、赤ちゃんが乳首を直接吸うのよりは、やはり分泌量は少ないものですが、この方法で、母乳だけで育てたお母さんもたくさんいます。あきらめずにやってくださいね。

〝昼間は人工乳で、家にいる間だけ母乳を〟と考えられるかもしれませんが、母乳の分泌を維持していくために、そしてあなたの健康のためには、乳首への頻繁な刺激が必要ですから、職場でもしぼってください。

職場復帰した当初は何かと緊張して、分泌がよくないときもあります。赤ちゃんの匂いのついた衣類を持っていって、しぼる前に匂いをかいでみましょう。すると匂いが刺激して母乳の出もよくなるのです。人によっては赤ちゃんのことを思い浮かべるだけで、おっぱいがツーンとしてくるという人もいます。

また、職場にはタオルを多めに用意しておき、衣類も手早く着脱できるものにして、できるだけしぼりやすい環境を作ってください。

職場でしぼった母乳を冷凍できないときは半日ぐらいなら、冷蔵でも大丈夫です。クーラーバッグに入れて家に持ち帰り、冷凍します。ただし、室温ではいけません。

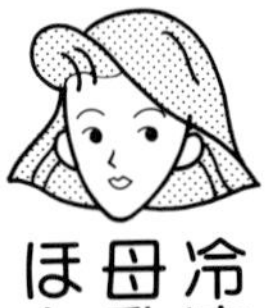

冷凍しても、母乳の成分はほとんど変わりません

母乳を冷凍したとき、お母さん方の心配は成分が変化してしまうのではないかということでしょう。冷凍しても栄養成分は変化しませんし、ビタミン類や免疫体や抗菌性物質も減ってこないことがわかりました。

不思議なことに、凍らせたり、溶かしたりしても、母乳の脂肪の細粒の性質も変化しないのです。しかし、冷凍によってリパーゼが活性化され脂酸が増えてきます。そうなってもカロリーは変わりはありません。

解凍した冷凍母乳は、赤ちゃんにとっては、お母さんの乳首から直接飲むのとは違います。いくら上手に温めても同じにはならないし、飲みながらの味の変化を楽しむこともできません。最初、いやがる赤ちゃんもいますが、そんなときは、保育者に話しかけてもらうようにしてください。

「お母さんはお仕事でいないから、あなたのために、おいしいおっぱいをしぼっておいたのよ。さあ、飲みましょうね」などと。

おっぱいで育てられなかったお母さんへ

母子密着や母乳育児ができないことも

母乳育児が大切とわかっていても、お母さんが病気で、おっぱいを飲ませられなかったり、母子分離が長くなったりでおっぱい育児が続かなかったときもあるかもしれません。

また、出産した産・病院でおっぱいが十分に理解されていなかったり、周りの人にいろいろいわれて、おっぱい育児ができなくなってしまったお母さんも多いと思います。出産直後の母子のカンガルーケアも、まだまだ全国の産科で取り入れてはいません。

母子密着ができなかったときや、母乳育児ができなかったときは母子関係がうまくいかないのでしょうか。子どもの将来にも影響するのでしょうか。心配になりますね。

母乳育児がよいと言われれば、「そんなことを言ったって、できなかったのだから…」という気持ちになってしまいますね。

母子のふれ合いをたくさん持ちましょう

日本では人工乳で十分に育ち、栄養学的には心配はありません。では、母乳育児で大切といわれる母子関係はどうなのでしょうか。

母乳育児のよいところは、毎日、毎日何回も授乳によってお母さんと赤ちゃんは肌を触れ合うこと。赤ちゃんは安心感を得、お母さんは自然に赤ちゃんのことを感じていきます。

人工乳で育てる場合はその点がどうしても少なくなります。ついつい無言で飲ませることが多くなりがちです。

授乳の時には必ず、目を見て話しかけを

ミルクを飲ませるときには〃必ず目を見て話しかけながら〃に心がけましょう。

ミルクの前には「さあ、○○チャン、おいしいよ」などと声かけをしてください。

母子の肌のふれ合いについては、たくさん抱っこしてあげましょう。昼寝のときは添い寝で、夜もいっしょのお布団で寝ましょう。

赤ちゃんをお母さんが感じることができることが大事なことですから。時には裸でお母さんの胸に抱っこしてはどうでしょうか。どうしても泣き止まないときには効果的です。

おっぱいさえ飲ませていればいいのではありません

1歳を過ぎれば、おっぱいで育つ赤ちゃんもおっぱいが中心ではなくなり、赤ちゃんの要求にこたえてあげることが大事なことになってきます。

最近では、おっぱいが大事だからと、おっぱいさえ飲ませていれば、大丈夫とばかりに赤ちゃんの要求を無視しているお母さんも出てきました。テレビを見ながらおっぱいを飲ませ、授乳以外は、ベッドに寝かせたままのお母さんもいます。赤ちゃんが欲していることをすべて、おっぱいを飲ませることですませてしまい、おっぱいが離れてから、子どもの要求に戸惑っているお母さんもいます。

これではいくらおっぱい育児がよいといっても何にもなりません。大事なことはおっぱいでもミルクでも、赤ちゃんとのふれ合いの中で子育てをしていくことです。

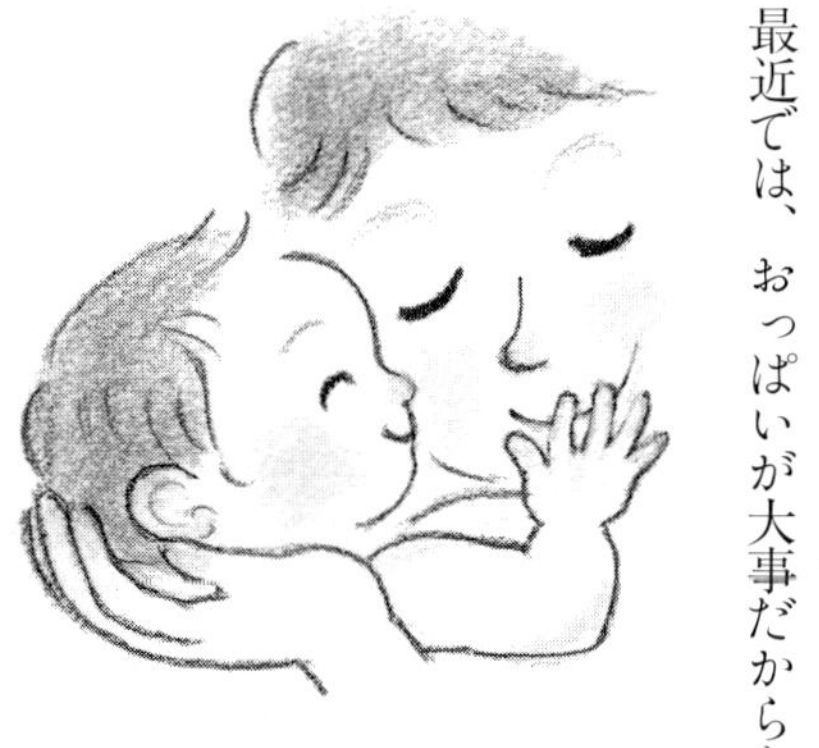

たくさん、抱っこや話かけをしてあげてください

赤ちゃんの発する言葉に答えてあげます

おっぱいなら、自然にできたことを、ちょっと意識して、話しかけてください。そして赤ちゃんの言葉に答えてあげてください。「あー、うー」と言ったら、「そう、楽しいのね」、「何してほしいの」と答えてあげましょう。最初は何でもいいのです。答えてあげることが大事なこと。そして、たくさん抱っこして遊んであげましょう。

理想的な子育てはありません。あなたの置かれ環境が赤ちゃんの環境です。これから先の子育てにどう子どもと接していくかを考えていきましょう。

産科でのケアの不十分で、おっぱい育児ができなかった場合は、次のお子さんを生むときにはおっぱい育児の病院を選びましょう。

赤ちゃんとお母さんの肌のふれ合いがとても大切

出産直後の母子の密着は生まれたばかりの赤ちゃんにとっては安心できる環境を作り、お母さんにとっては赤ちゃんがかわいいという気持ちを自然に育み、子育てへのステップがスムースに踏み出すことができます。赤ちゃんとお母さんが肌と肌を触れ合わせる大切さが、最近よくわかってきました。山内芳忠先生に解説をしていただきました。

山内芳忠
前国立病院岡山医療センター

山内芳忠先生
名古屋市立大学医学部卒業。日本母乳の会運営委員、日本小児科学会代議員、新生児未熟児学会などの評議員、理事。山内逸郎先生の指導を受け、共同研究者として日本の未熟児・新生児医療、母乳育児を推進。

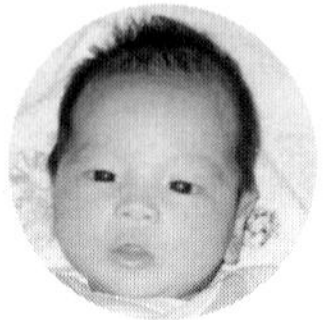

赤ちゃんが生まれたら裸で抱っこ(カンガルーケア)

命をふきこみ、愛をしみこませる早期の皮膚接触

赤ちゃんがうまれてすぐにお母さんのお腹の上に、裸のまま抱っこさせることを出生直後のカンガルーケアと呼ばれてきました。しかし、カンガルーケアという言葉は低出生体重児のときのケアであるので、WHO(世界保健機関)では健常に生まれた赤ちゃんには早期の皮膚接触(アーリー・スキン ツウ スキン コンタクト)という言葉を使う、としています。

日本でも、低出席体重児の赤ちゃんのケアと区別するために、早期の皮膚接触と呼ぶことになりました。

生まれたばかりの赤ちゃんの持つ生(命)への本能、そして素晴らしい能力が科学的に次第に解明され、私たちに多くの感動を与えました。出生直後の赤ちゃんは、誰の力も借りることなく、お母さんの腹の上を乳房を求めてはい上がり、約1時間でお母さんの乳首を吸い始めることができるのです。

この赤ちゃんの行動は、乳房から発するお母さんの匂いに導かれるもので、赤ちゃん自身のQOLをも高め、さらに子宮内から子宮外の生活への適応を早めるばかりでなく、お母さんとの一体化のもと、お母さんの愛(情)を滲み込ませ、さらにお母さんには赤ちゃんの生(命)を吹き込む、生(命)を実感させるというとても不思議で、自然な営みなのです。

では、生れてすぐに母と子が肌と肌を接触させ、一定時間を過ごすことが、母と子にとって、とても重要で、また必要なことなのかを少しお話してみましょう

一つは赤ちゃんの行動がどんな意味をもっているのか、また、お母さんに与える影響、つまり母性意識、母性行動への役割とそのメカニズムについてお話します。

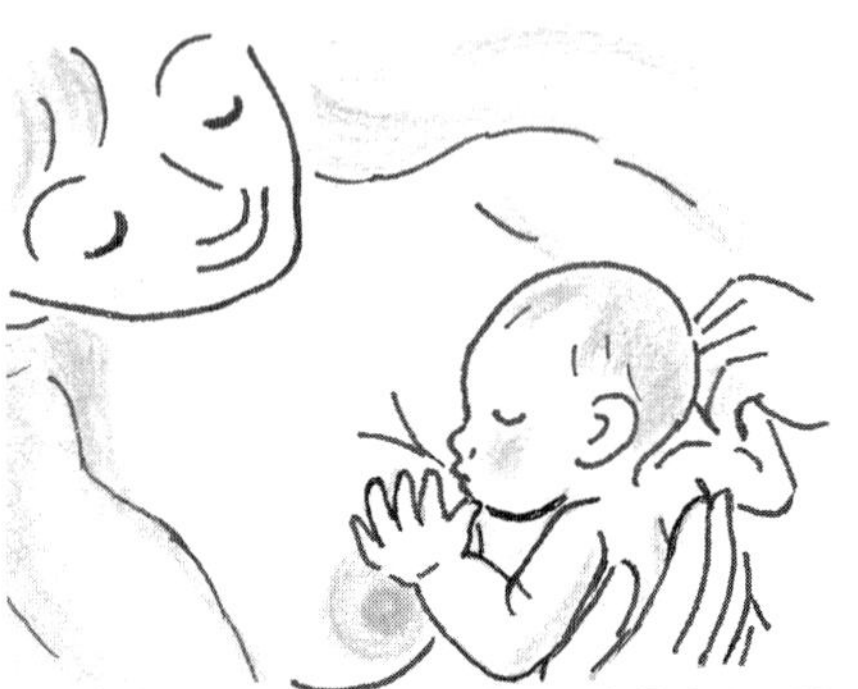

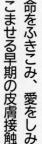

お母さんの愛をしみこませ、お母さんには、赤ちゃんの命を吹き込みます

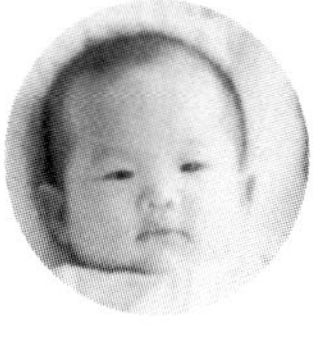

母と子が肌を接触させる大切さ――赤ちゃんの命に安心感を

赤ちゃんが子宮外の生活ができるために

赤ちゃんは生まれると、外の生活に適応していくために、体の中でさまざまなことが起こってきます。それらが、無理なくすばやく行なわれて、生命を保っていきます。

生後早期に見られるのは

①泣く、乳房を求める行動、随意運動などの行動学的な適応

②呼吸数、心拍数、血液ガス値などの心肺機能への適応

③体温を自分の力で保ち、また、血糖値の保持など代謝・生化学への適応

④母乳、s-IgA（免疫物質）の分泌などを介した感染免疫学的な適応（赤ちゃんを感染から守る）

⑤母乳の消化を助ける消化管ホルモンなどのさまざまなホルモン学的な適応

少し難しいのですが、簡単に解説しましょう。

赤ちゃんの行動――泣くことが少なくなります

子宮外の生活に慣れるのがスムースとなり、分娩のときに感じた恐怖、不安を解消してくれます。

出生直後に早期の皮膚接触をした赤ちゃんたちと、すぐにベビーコットに寝かせられた赤ちゃんとを比較してみましたが、早期の皮膚接触をされた赤ちゃんは生後90分間での赤ちゃんが泣いている時間や泣く回数が、激減します。出生直後の早期の皮膚接触は、まさに赤ちゃんに〝心に滲みこむ安心感〟を与えることがわかります。

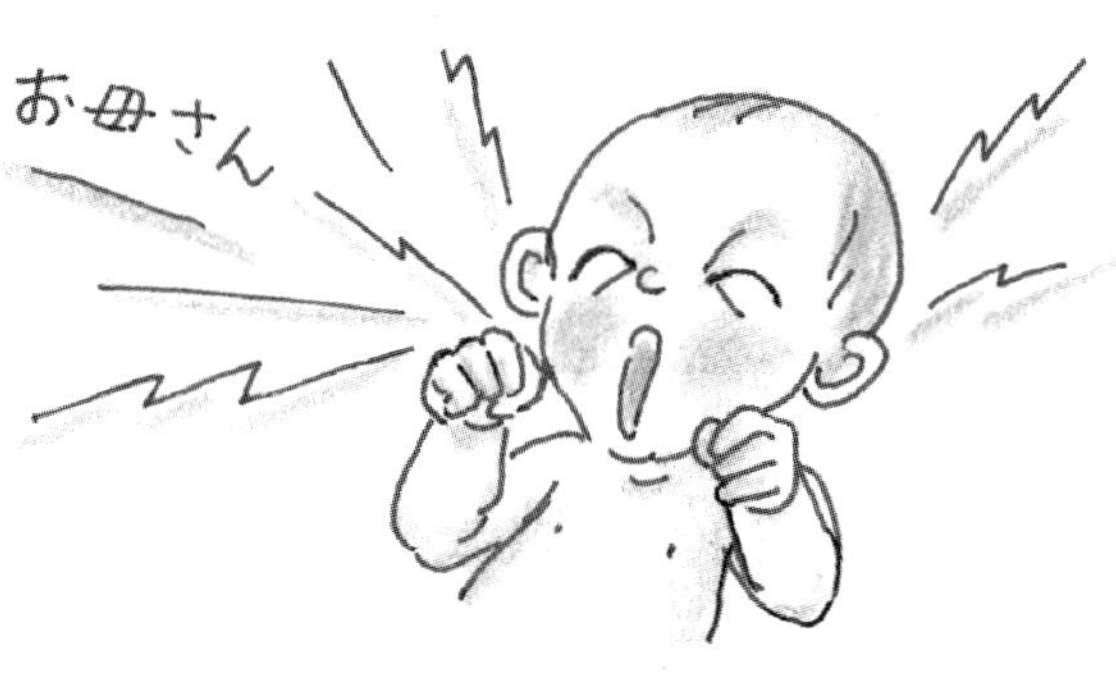

泣いているのはお母さんから離された不安やストレスに対する悲痛な叫び

これまで赤ちゃんが生後しばらく泣いていたのは、母子分離に対する赤ちゃんの恐怖、不安、ストレスに対する悲痛な叫び声だったのです。お母さんと離さないでと言っていたのです。それが、母子の再一体化（早期の皮膚接触）で安心のより所を得たことで、赤ちゃんは不安、恐怖などが解消され、泣くことを止めると考えられるのです。

呼吸や心拍が早く落ちつきます

赤ちゃんはお母さんのお腹にいるときには呼吸はしていませんね。血液循環も大人のようにはなっていません。しかし生まれると、短い時間のうちに呼吸循環器系が適応していきます。早期の皮膚接触をされた赤ちゃんは呼吸数と心拍数は明らかに早く減少し、そして血液ガスや血糖値も早く安定していくことがはっきりと観察されました。さらに体温も低くはならず、生後60～90分では、従来のベビーコットに寝かされた赤ちゃんに比べても体温は、あきらかに上がっていて、赤ちゃんは余分なエネルギーを使わないで済むのです。

おっぱいを自力で探しに行きます。

出まれてすぐにお母さんのお腹や胸の上に赤ちゃんをうつ伏せの状態で抱かせる早期の皮膚接触群の赤ちゃんは、生後約15分で、まず自分の手（指）をなめ始めます。

そして、生後30分くらい経つとお母さんのお腹から自分の力で胸へはい上がり始め、そして生後、約60分でお母さんの乳首を捜しだして、乳輪、乳首を吸い始めるのです。

お母さんたちは「生まれたばかりの赤ちゃんがこんなことができるなんてスゴイ」と感嘆の言葉を発します。この姿は周りにいる助産師さんや医師までも本当に感動させてくれますし、命の不思議さも感じさせてくれます。

・お母さんの乳輪からの匂いにみちびかれます

この一連の赤ちゃんの行動は、実はお母さんの乳輪部から出ている匂いに導かれるものなのです。しかし、赤ちゃんの体重を量ったり、おふろに入れてしまったりなど途中で種々のことをすると、このような行動をしなくなってしまいます。

また、出生直後の赤ちゃんは、お母さんがわずかに分泌する初乳の匂いに反応して脳の中の酸素化ヘモグロビン量が増加し、脳血流が増加するという現象も観察されています。

生まれて間もない赤ちゃんは、しかも匂いの

識別が出来るようなのです。お母さんの匂いが大好きで、他の人の匂いとの違いがわかるのですね。

そしてこの一連の赤ちゃんの運動はとても合目的な行動ということがよく理解できます。母乳育児をすすめるため、そして、赤ちゃんに乳頭混乱（お母さんの乳首を吸わなくなる）を起こさせないためにも、生まれてすぐにしっかりと十分にお母さんの乳輪、乳首をなめさせたり、吸わせることが大切なのです。

もちろん、赤ちゃんはまだ、ぐいぐいおっぱいを飲むことはできませんが、お母さんの匂いをインプリントさせることが大切です。

痛みを和らげる——ホルモン的な作用

早期の皮膚接触は赤ちゃんとお母さんに起こるさまざまな痛みやストレスを和らげるようです。赤ちゃんに対する痛み刺激への反応においても早期の皮膚接触をした赤ちゃんたち（早期皮膚接触群）では、明らかに痛み刺激での反応が低くなります。

赤ちゃんが生まれてすぐに受けるさまざまなストレス、恐怖、不安がお母さんに裸で抱っこされることでそれらを軽減させることが考えられます。

このことから、日常生活の中のいろいろな場面でこの早期の皮膚接触を応用しながら、子育てができるのではないでしょうか。

赤ちゃんを感染の病気から守る力（感染防御作用）

赤ちゃんの免疫能（病気から守る力）は、成人に比べると、まだ十分ではありませんが、お母さんの免疫能に依存したり、お母さんの力を借りた感染防御機構（細菌やウイルスなどの感染を防ぐしくみ）を持っています。それは授乳による母乳の中の感染防御物質と、腸管乳腺経路の役割です。これはもうよく知られていることですね。

母子一体化、母子同室がとても重要だということがわかります。

つまり、無菌のお母さんのお腹から出るとすぐに赤ちゃんにはさまざまな細菌、抗原物質が赤ちゃんの体に付きます。そして、早期の皮膚接触をすると、赤ちゃんの皮膚に付着したものがお母さんの皮膚、乳房、口腔（消化管）に付きます。そうすると、お母さんの免疫を作る能力を利用して赤ちゃんは、免疫を獲得していきます。

また、母乳の中の免疫物質や特異抗体をお母さんからもらうことが出来るので、感染の予防に大変に役立つのです。単に裸で抱っこするだけのようですが、生れてから母子が密着していることは命を守るしくみをお母さんが赤ちゃんに伝達していることにもなるのですね。本当に自然のしくみは不思議で、感動的です。

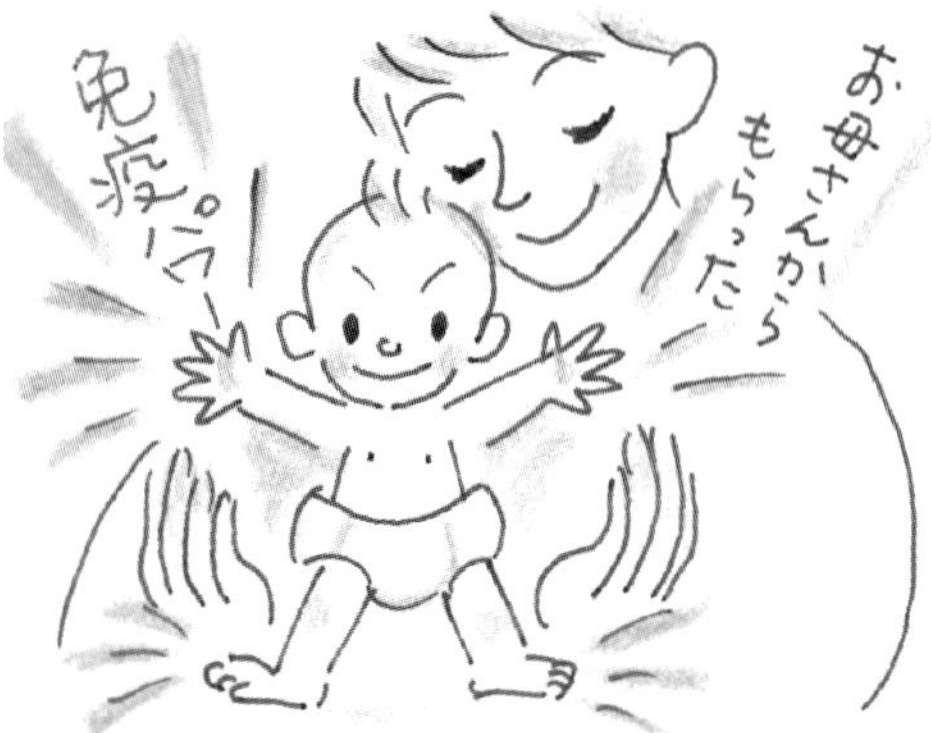

お母さんの力を借りて病気から守られます

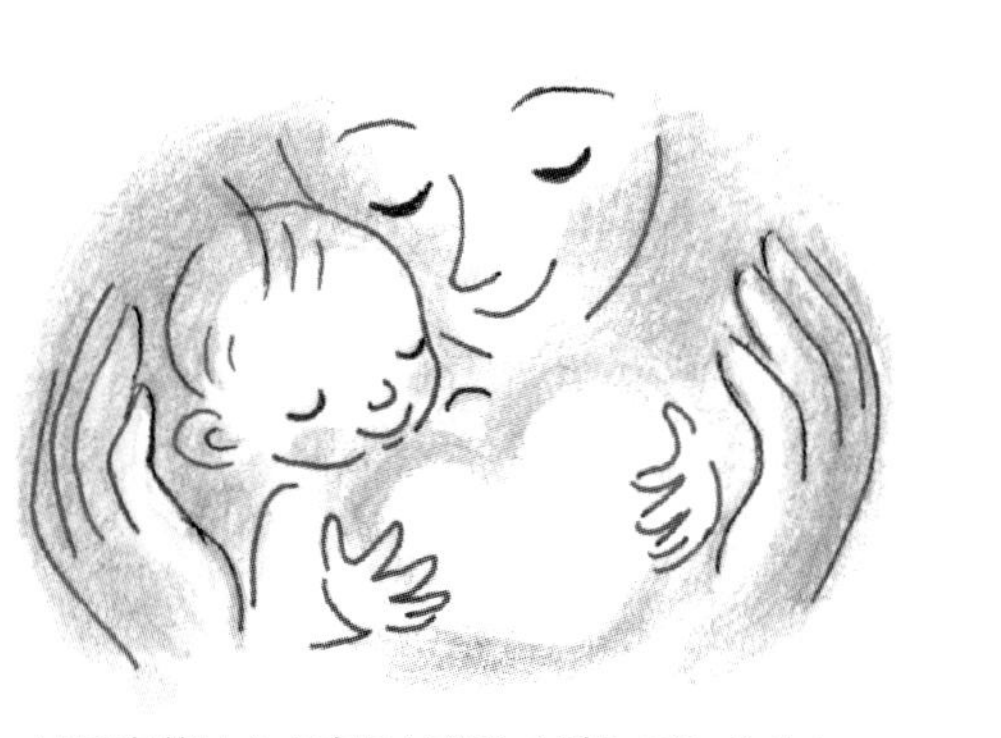
母子密着は命を守る仕組みを渡していること

お母さんを急激に〝お母さんらしく〟していきます（母性行動の発現への効果）

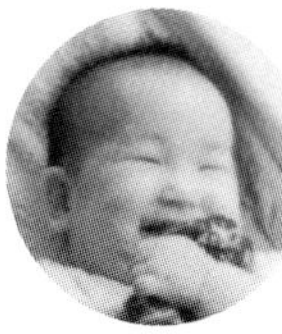

母子相互作用を高めます

早期皮膚接触群の赤ちゃんは、お母さんと離れている時間が少なくなり、さらに授乳中に、お母さんが話しかける回数がとても多くなります。

さらに、母乳育児がつらいなどストレスと感じるお母さんの割合がとても少なくなったと報告されています。

生まれてからわずか1～2時間の早期の皮膚接触が、お母さんの育児不安の減少、解消に役立っているなんて、不思議なことですし、逆に、母子を引き離してはいけないなーとつくづく思います。

母乳育児をずーと続けることができます

早期の皮膚接触をしたお母さん（早期皮膚接触群）では、生後4カ月のときの母乳育児率がとても高いこ

おっぱいのときに話しかける回数が多くなります「がんばったね」などといたわりの言葉がでます

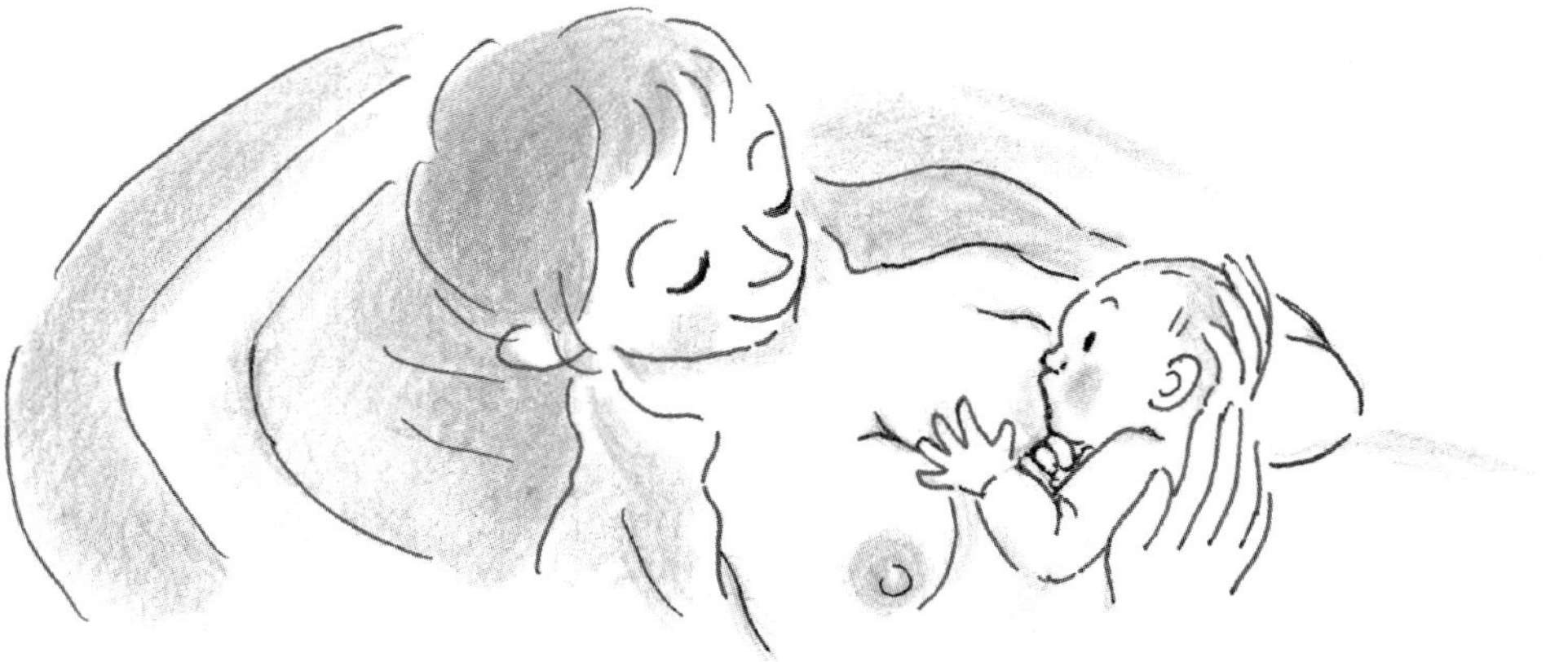

母親らしい行動がいつの間にか出てきます

とがわかりました。

さらに、母乳育児をずーと続けていくのに、とても役立っていることもわかりました。

痛みや育児不安、ストレスを軽減させます。

長く大変だった分娩ですが、分娩でのいろいろな痛みを感じていたお母さんたちが、このカンガルーケアをしているとそのことが気にならなくなってきます。お腹の上の赤ちゃんをしっかりと抱いているうちに軽くなっていくのです。

また、母乳育児での育児不安などでのストレスを軽減させ、赤ちゃんに話変えることが多くなったり、抱っこしたりとどんどんお母さんらしく(母性行動の発現)なっていくのに役立っているのですね。

母性意識を高め、母親らしくなります

生まれた後、お母さんにとって静かで安心した環境で1~2時間、分娩台のうえで母子の早期接触をすると、自然にお母さんは、赤ちゃんの肌をさわり、「よくがんばって出てきたね」とか「ようやく会えたね」「生れてきたんだねー」などと、いたわりや励ましの言葉かけをしております。

するとそれに答えるかのように赤ちゃんは、うっとりした感じになったり、目を動かす様子をみせたりといろいろな表情を見せてくるのです。

もう、母と子で自然なコミュニケーションをとっています。このようなほほえましい交流が分娩室で繰り広げられています。私たち、そばにいる医療者も命の交流に思わず、その雰囲気にひきこまれ、なごんだ気持ちになるのです。

この時間は、出来るだけ医療的な処置は控え、母子の接触をまず、最優先とする環境をつくり、そして医療者や家族が暖かく見守る事が大事なことです。

・オキシトシンが増えています

さて、早期の皮膚接触をすると、なぜ、このようなことが起こるのでしょうか。その明らかなメカニズムは、まだ、不明なのですが、お母さんの体の中で、射乳ホルモン(おっぱいを押し出す働きをするホルモン)であるオキシトシンが関係しているのではないかと言われています。

早期の皮膚接触をしたお母さんたちの体の中では、さまざまなことが起こっています。授乳を始める前にすでに母体の血中オキシトシン濃度が上昇しており、早期の皮膚接触の間も増加していることがわかりました。

このことから、オキシトシンが母性行動の発現(赤ちゃんに思わず声をかけるなど母親らしい行動を自然にとること)に関係していると考えられているのです。

匂いの記憶への作用があります

人間には五感(見る―視覚、聞く―聴覚、触る―触覚、味わう―味覚、匂う―嗅覚)がありますが、その中でも匂いによる記憶、匂いに関連した記憶は、長く体の中に記憶として残ります。しかもはっきりとそれを引き出すことができると言われています。大人になっても「あ、あの匂いだ」と思い出すことがあると思います。

出産後の母子相互作用(母子がお互いに影響しあっていくこと)が促進されたり、強くなっていくのはこの母子の匂いが、とても重要な役割をしていると思われるのです。

＊　＊　＊

今、多くの産科施設で、出産後のこの早期の皮膚接触を取り入れています。もし、あなたがこれから出産するのでしたら、ぜひ、早期の皮膚接触ができるようにお願いしてみましょう。

この本を持って行ってお願いするのもいいでしょう。

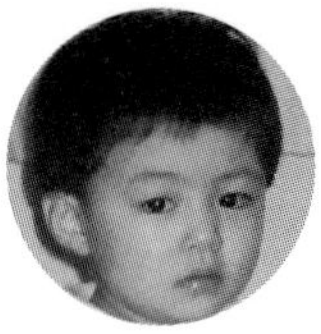

赤ちゃんが産道を通って生まれてくるのは意味があります

子宮外への生活がスムーズになります

自然な出産の場合は、赤ちゃんはお母さんの産道を通って生まれてきます。しかし、母子のどちらかに何らかの異常があったり、異常が疑われる場合は帝王切開で出産することになります。帝王切開で生まれる場合には、陣痛の始まった後にされる場合と正期産で陣痛開始前に生まれる場合があります。

こういう出産方法の違いが生まれた後、赤ちゃんの行動と子宮外生活への適応にどのように影響を及ぼすかをよく観察してみますと両者には、違いが見られることがわかりました。

お母さんの産道を通って生まれてきた赤ちゃんと陣痛を体験した赤ちゃんは、子宮外の生活への適応が早く、スムーズなのです。しかも、お母さんの乳房を探したり、それを吸うことも早く、そして確実に出来るようです。

お産の時には赤ちゃんが陣痛を経験することで、赤ちゃんの体の中にホルモン学的な変化を引き起こしています（いろいろなホルモンが分泌されること）。それは子宮外の生活に順応できるようにしているものと考えられています。

陣痛は赤ちゃんからのサイン

陣痛は、赤ちゃんに良くないので、早く出した方がいいと言う考えがありますが、実は陣痛は赤ちゃんが「もう生まれるよー」と自分から発しているサインとも言われます。強度の陣痛やストレスは、赤ちゃんにも害となりますが、陣痛を経験し、産道を通ってくるのは赤ちゃんにとっても必要なストレスと言えるのです。

もちろん、ストレスは、受ける側の感受性の問題もありますので、一概に良い悪いをいうことはできません。しかし、陣痛を経験することは何らかの意味があるのは確かなようです。

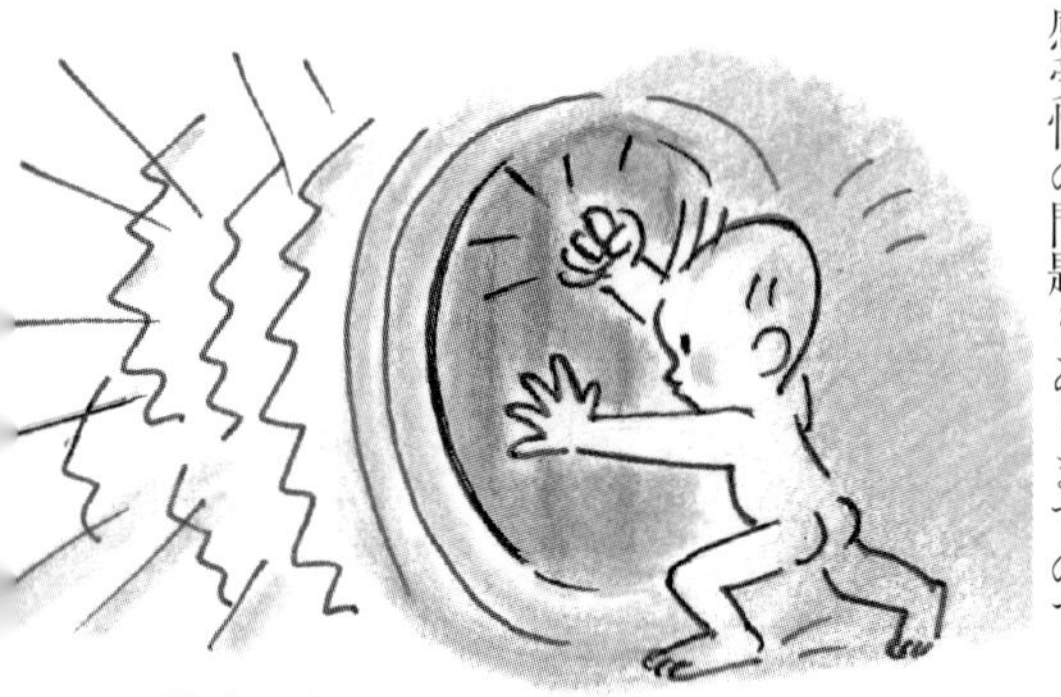

陣痛は赤ちゃんからのサインです

母乳育児が母乳を飲む赤ちゃん、飲ませるお母さんに双方に良い影響を与えるように、自然は片方だけにつらい思いだけをさせることはないようです。

お母さんにとってつらいと思われる陣痛ですが、実はお母さんの産後にとっても意味があることがわかっています。

陣痛についてもこれからどんどん解明されていくと思いますが、本当に自然の不思議さを感じますね。

陣痛を経験しないで生まれた赤ちゃんはゆっくりペース

陣痛を経験することなく生まれた赤ちゃんは、産道から生まれた赤ちゃんと比べてみると、行動学的な順応や子宮外の生活への適応において、少し異なることがわかっています。

陣痛を経験しないで生まれた場合には、時間をかけて、ゆっくりと赤ちゃんのペースに合わせて育てていくこと、支援してあげることが必要となります。赤ちゃんのペースに合わせて見守るといった姿勢が、最も重要で、大切なことです。しかしなかなか出来ないことでもありますね。

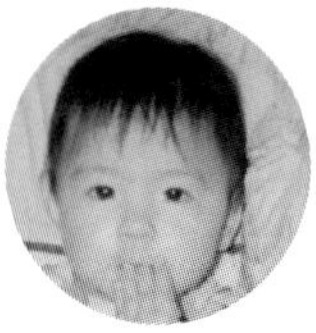

赤ちゃんの皮膚と消化管によい細菌のバリアが作られます

赤ちゃんの胎脂や羊水には抗菌性物質があります

赤ちゃんは、生まれるまでお母さんのお腹の中では無菌状態です。お母さんからの免疫物質、特に免疫グロブリンにより守られているからです。しかし、生まれるとたくさんの菌やウイルスなどにあっという間に囲まれてしまい、多くの感染症にかかる危険があります。しかし、そうならないように上手に保護されているのです。

それは、最近わかったことですが、赤ちゃんの皮膚を覆っている胎脂や赤ちゃんの体についてきた羊水の中には、抗菌性物質があります。つまり、天然の抗生物資が含まれているのです。赤ちゃんは、成人に比べると免疫学的には未熟（病気にかかりやすい）な存在ですが、このような免疫物質や各種の抗菌性物質により外

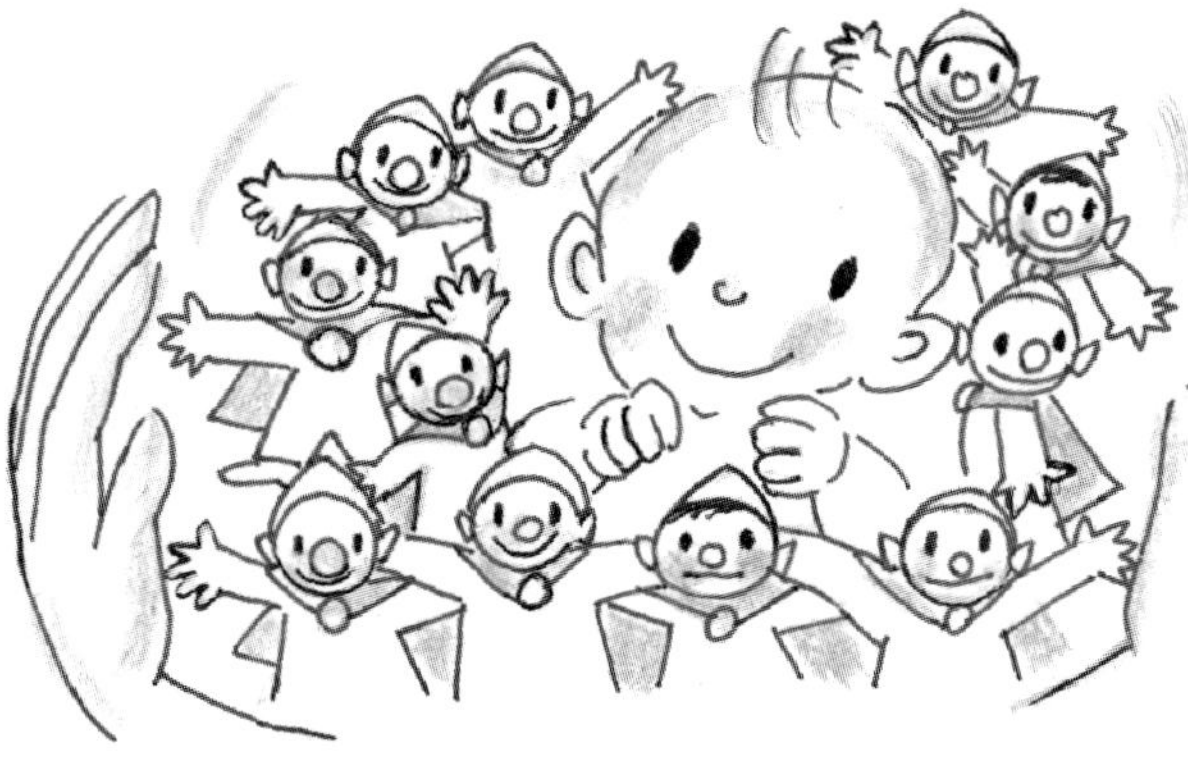

お母さんの菌がお赤ちゃんについて、周りから守っています

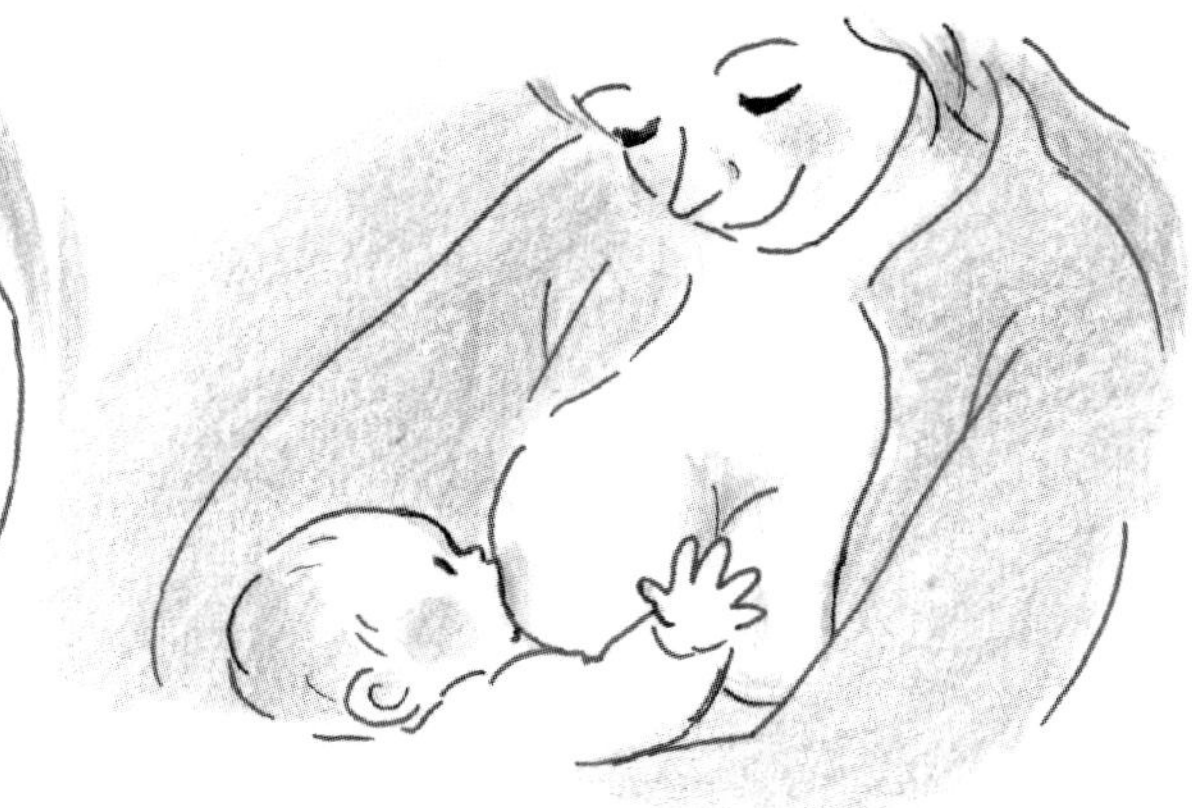

お母さんと赤ちゃんがいっしょにいて抱っこすることが大切

界の細菌からの感染症にかからないように守られているのです。

特に、生まれて直ちにお母さんと肌と肌を接触させたり、24時間ずっとお母さんと一緒の生活をしますと、お母さんの持っている常在菌（いつもいる菌）が赤ちゃんの皮膚、消化管などに移行していき、細菌叢（細菌のバリア）を作り、お母さんの持っている菌が赤ちゃんをおおってくれるのです。それによって、感染症を引き起こしやすい、病的な細菌の浸入や増殖をおさえてくれますので、感染症にかからずに済むのです。

母乳を飲ませ続けていくと、特に、この恩恵を強く受けることができます。母乳中には、お母さんの持つ細菌と異なる別のばい菌をやっつける免疫物質が多くあるのです。

しかも、もし、赤ちゃんがばい菌を乳房に付着させると、それだけでもお母さんは、そのばい菌に対する免疫抗体（感染から守る力）を作ります。そして、赤ちゃんには母乳を飲ませることでその免疫抗体を渡すことができるのです。ここが大事なところです。

母子がいっしょにいることで作られる免疫能

赤ちゃんは自分では、早くから免疫物質や免疫抗体を作ることができないのですが、このようにお母さんの力を借りて感染症から自分を防御する能力をもっているのです。すばらしい能力です。しかし、そのためには、母と子が常に一緒にいて、頻回に抱っこして、授乳をしてもらって、はじめてこの恩恵を受けることができるのですね。

人工栄養児と母乳栄養児の消化管の細菌叢（胃、小腸、大腸などの消化器官をおおう細菌のバリア）の違いについては、よく知られております。

母乳を飲んだ赤ちゃんは、ラクトバチリス、乳酸菌などの菌が主体ですが、人工栄養の赤ちゃんの便の中には、大腸菌などの赤ちゃんに感染症を引き起こしやすい細菌が多いのです。

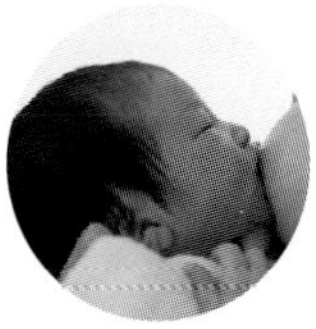

乳腺で病気に対する抗体が作られます

初乳は天然の予防注射

先ほど、赤ちゃんがばい菌を乳房につけるだけでお母さんは免疫抗体を作るとお話しましたね。

赤ちゃんは、生まれるまでは臍帯からお母さんの免疫物質をもらいますが、生まれるのが近づいてくると積極的に送られるのです。生まれたばかりの赤ちゃんは、お母さんのレベルよりも免疫物質の濃度は、高くなっております。さらに、生まれてからは、母乳からもらう免疫物資があります。お母さんから最初に出る真っ黄色な母乳は初乳といいますが、多くの免疫抗体が含まれているのです。自然の予防注射と呼ばれるほどです。これは、赤ちゃんを感染から守るために重要なのです。（　頁に詳しく解説してあります）。

赤ちゃんはお母さんの力を借りて免疫抗体を作ります

赤ちゃんとお母さんが、常に一緒にいることが大切なのは先にもお話しましたが、いっしょにいることによって、赤ちゃんは自分では作ることができない免疫物質を、お母さんの力を借りて作ります。これが、赤ちゃんが感染から守られる特別な仕組みです。

赤ちゃんのばい菌の一部が、お母さんの乳首に付着しますとお母さんの乳腺は、その細菌にたいする抗体を短期間で作り、母乳を介して赤ちゃんに渡します。すると、赤ちゃんは感染にかかっても軽くすんだり、病気にかからないのです。すなわち予防になるのです。

このためには母と子が、生まれてすぐから常に一緒にいること、母子同室や母子同床、そして母乳育児が重要で、必要なことがわかると思います。母子別室のように母と子が別々にいたのでは、この免疫の防御機構の恩恵は受けることができないのです。

大変うまく、そして合目的にできている自然のメカニズムに驚かされますね。自分で免疫を作る力が、生後しばらくは弱い赤ちゃんは、お母さんの免疫を作る力を借りているのです。これも赤ちゃんの優れた、すごい能力ですよ。知れば知るほど、赤ちゃんてすごいなーと感激します。

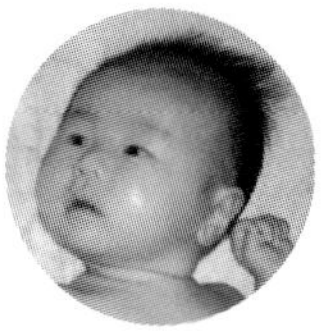

赤ちゃんはいろいろなことを感じています——無様式の感覚

優れた能力を持って生まれる赤ちゃん

何にもわからないようにみえる赤ちゃんでも、優れた才能、能力があることが、どんどんわかってきています。生まれて間もない赤ちゃんが物音へ反応したり、見つめたり、笑ったりなどの行動、そして匂いや味への反応など五感が、大変に優れているのです。

特に、匂いには敏感なことは先にお話しましたね。生まれて間もない赤ちゃんがお母さんの乳房を探し出して、吸い始める事ができるのですが、これは赤ちゃんが、慣れ親しんだ子宮の中での同じ匂いが乳房の乳輪から出ているために、引き寄せられるのです。

周りを理解し考えています

その他の五感も発達しておりますが、成人のように完全ではありません。ところが、赤ちゃんには、この不完全な部分を補う特別の感覚が、存在し得るようです。これを無様式の感覚と呼んでいます。子宮の中での学習と生後の刺激により急速に感覚系は、発達、向上していくようです。

私たちが、考える以上に赤ちゃんは、周りを理解したり、見えたり、考えたりしていると思われるのです。

私たちには、気づかない母と子だけに見られる特別な交流の方法があるのでしょうね。だからお母さんは、赤ちゃんの訴えを理解してお世話が出来るようになっていくと思われるのです。お母さんもすごいですよね。

おっぱいで細菌に対する抗体ができるのです
母子別室では免疫の仕組みができません

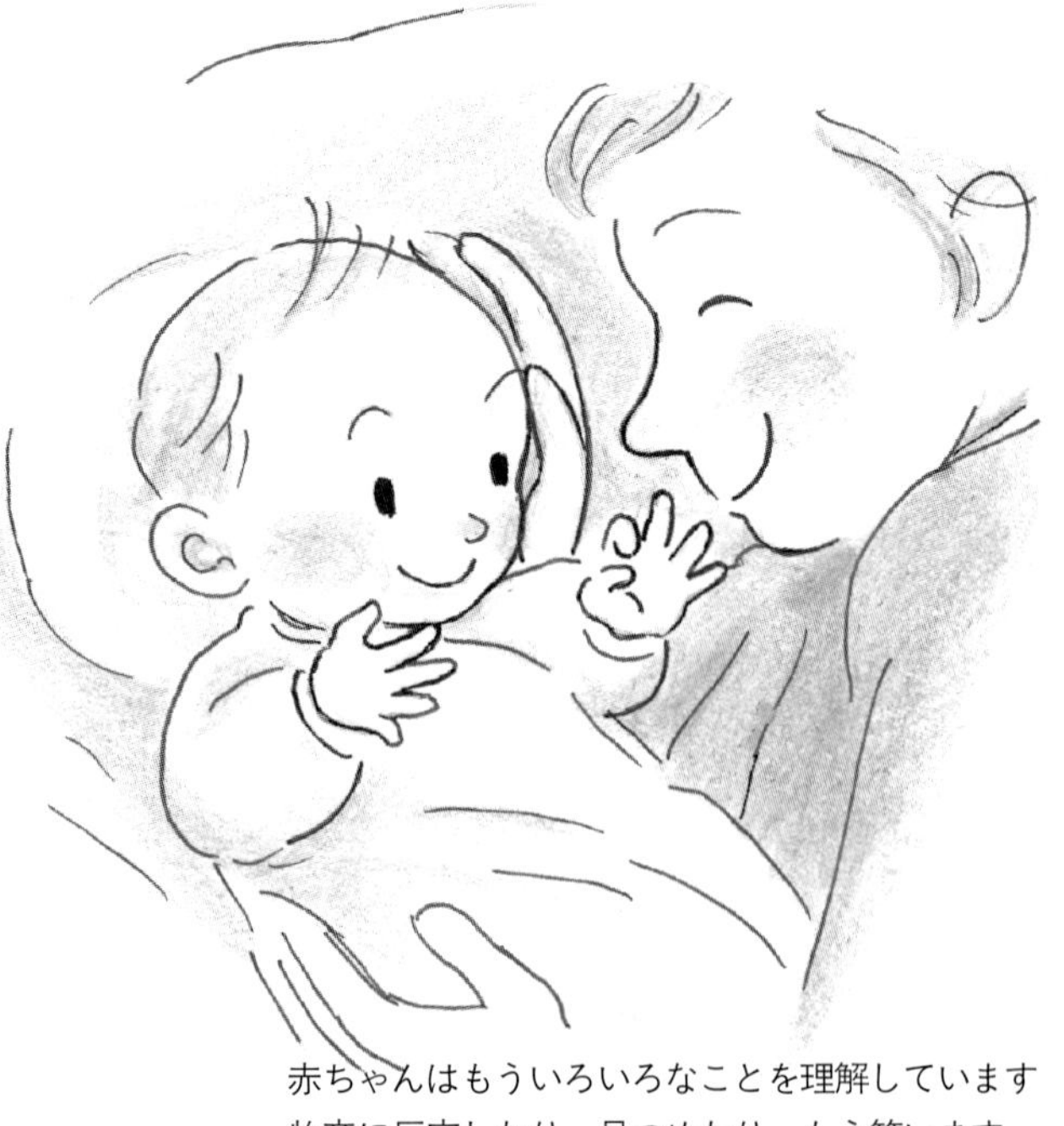

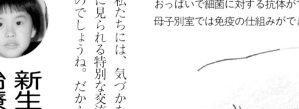

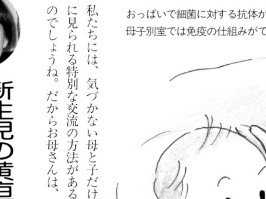

赤ちゃんはもういろいろなことを理解しています
物音に反応したり、見つめたり、もう笑います

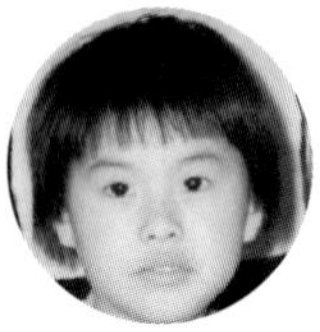

新生児の黄疸も母子を離さないで治療ができます

母乳を止める必要はありません

生まれた赤ちゃんは、ほとんど全員に程度の差はありますが、黄疸がみられます。日本人の場合は長く続きます。黄疸は皮膚の色が黄色くなることです。これは、新生児生理的黄疸とも呼ばれます。この生理的黄疸は、子宮内から子宮外への生活に適応していく過程で出て来るもので、また必要な現象なのです。

そのために生理的黄疸といわれているのです。

しかし、その程度が、あまりにも強いと問題となりますので、一定の強さ、レベル以上にならないように治療を始めることがあります。現在では、以前のように大きな問題となることは少なくなりました。それは、光線療法といった治療法が、よく効き、簡単に出来るようになったからです。

今までのように新生児室で治療するのではなく、母子分離を行なわずに、しかも赤ちゃんに眼帯をすることもなく、お母さんの側で、母乳育児を続けながら治療を受ける事が出来るようになってきました。

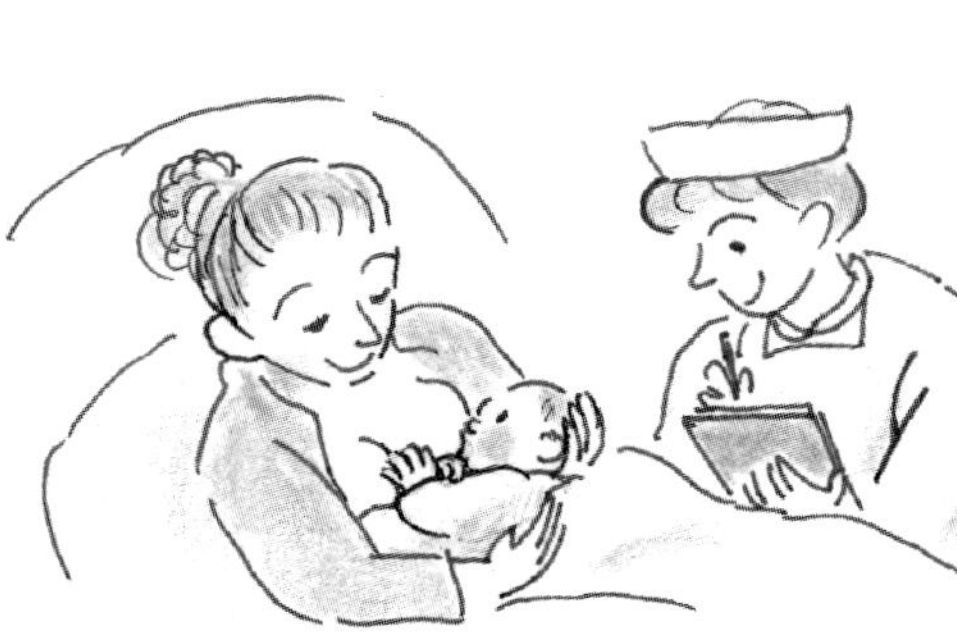

黄疸でも母乳をやめる必要はありません。母子同室で治療しながら、飲ませられます

長引いてもほとんどは心配のないもの

母乳育児の赤ちゃんは、黄疸が長引くことがあり、生後1カ月の時点でも皮膚に黄疸が、残っている赤ちゃんは約20%程度おります。そのほとんどが間接型ビリルビンといった種類の色素が、血液中に増加しているので、皮膚の色はオレンジのように澄んだ黄色です。健康児の便の色は黄色からグリーン色です。問題となることはほとんどありません。

黄疸だからといって母乳を中止する必要はないのです。

しかし、まれに、赤ちゃんの肝臓に問題があって起こる黄疸もあるので注意をしましょう。そのように肝臓に問題がある場合では、赤ちゃんの皮膚の色調は、青銅色のくすんだ黄疸となります。

また、便の色調も黄色味が薄くなり、クリーム色から灰白色となります。さらに、尿は、紅茶色となりますので、便と尿の色にはいつも注意しましょうね。(便の色調を評価するのに便カラーカードがありますので、比較するのには、大変参考になるでしょう。)便の色調が、クリーム色とか灰白色とか、尿の色が濃いなど、このような時には、まず小児科の先生にご相談ください。

小さく生まれた赤ちゃんの母乳育児

母乳の不思議

母体の問題や赤ちゃんに問題があって、小さく生まれてしまう赤ちゃんがいます。2500g未満で生まれた赤ちゃんを低出生体重児と呼びます。満期で生まれて小さい場合と早く生まれてしまって小さい場合とがあり、後者は早産児とも呼ばれます。以前は体重が少ないだけで保育器で育てられましたが、母子密着、母乳育児の影響がどんどんわかるにつれて、赤ちゃんの状態がよければ、2500g未満の赤ちゃんでも出産後早い時期から母子同室、母乳育児ができるようになってきました。

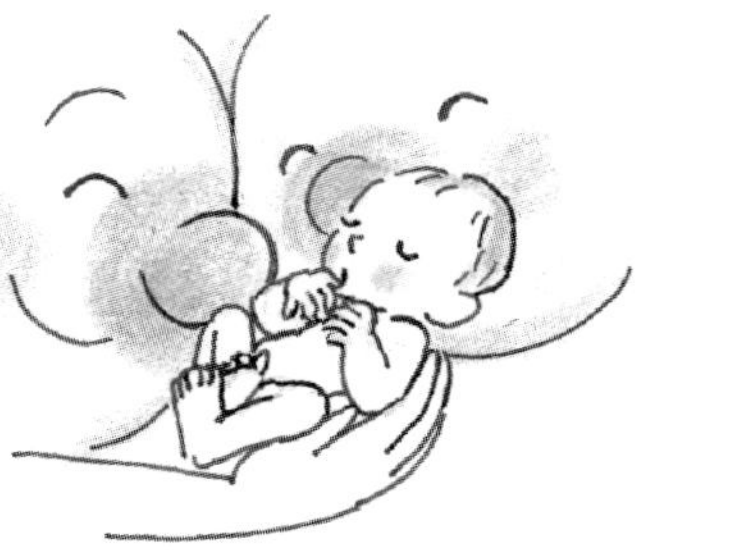

未熟児に合ったおっぱいがでるのです。おっぱいってすごいですね。

早く生まれた赤ちゃんのお母さんや低出生体重児のお母さんから分泌される母乳は、不思議なことに成熟児でうまれたお母さんの母乳に比べて母乳の中の電解質や脂肪、たんぱく質などが多いのです。

これらの赤ちゃんは、子宮内では、急速に大きく育つ時期に早く出てきてしまうことになるので、その分、母乳からも濃度の高い母乳成分がでているのです。つまり、自分が生んだ赤ちゃんに合った成分の母乳がお母さんから出てくるのですね。大変にうまくできていることに驚きます。母乳の不思議さはここにもありますね。

しかも、生後1カ月にもなりますと成熟児の飲む母乳の成分とほぼ同じ濃度となります。

早産児、低出生体重児の母乳育児での問題点としては、体に必要なカルシウムや燐が少なくなることがあります。もともと消化管からの母乳成分の吸収率は良好なのですが、早く生まれるために赤ちゃんがもって生まれた量(蓄積量)が少なく、加えてその後の成長が早いので、相対的に足りなくなることがありますので、カルシウム、リン、鉄分の補充が必要となることがあります。特に、体重の少ない超早産児の場合には、これらの補充は大変に重要な問題です。

早く生まれた赤ちゃんだからこそ、母乳育児を

子宮内からは早く生まれたためにお母さんからいろいろな成分を十分にもらわないで生まれることになります。これらの成分を生まれた後に補うのが、母乳であり、母乳育児です。先ほどお話したように母乳成分もしばらくは成熟児のお母さんから出てくる母乳とは、成分が異なるのです。

早く生まれた赤ちゃんの場合はより、お母さんの母乳が必要になってくるのですね。

小さく生まれた赤ちゃんはお家で家族といっしょに生活できるようになるまでNICUに入院します。赤ちゃんがNICUに入院している間はお母さんが母乳をしぼってとどけ、それを飲ませてもらいます。

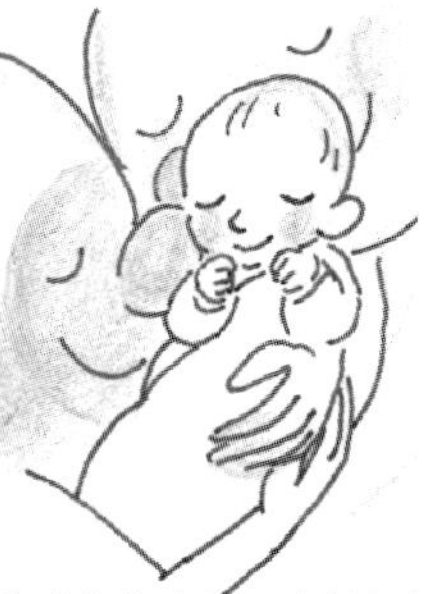

早く生まれた赤ちゃんだからこそ母乳を

NICUから退院をするころには体重も大きくなり、母乳を十分にのめるようになっておりますので、母乳を十分にあたえるようにしましょう。

そのためにも後で紹介します退院前に母子同室で過ごしたり、家族の支援がとても大切になります。

超早期に母乳を飲ませるようになってきました

以前は、生まれてすぐに母乳を与えるのではなく、生後しばらくは、消化管を休めるために主に輸液をしていたのが通常でした。

しかし、赤ちゃんは子宮の中では羊水を飲んでいたので、生後も早期から母乳、羊水を与えるのが消化管の運動や発達によいことがわかってきました。

そこで、出来るだけ早く母乳を飲ませ始めるようになってきました。お母さんの母乳が間に合わないときは、他のお母さんからのもらい乳を行うこともありますが、出来るだけお母さんの母乳で始めたいですね。それまでの期間を補う方法として、羊水を与えることも最近は、始められております。

未熟児のカンガルーケア

カンガルーケア、それはお母さんが胸にわが子を肌と肌が接触する状態で抱きしめる方法です。前にお話しましたカンガルーケアは低出生体重児の赤ちゃんからを保温する方法として始まりました。

南米、コロンビアのボゴタでは低出生体重児への保育器が不足しており、小さな赤ちゃんを救う方法として考えられ、1979年に導入されました。

当初は保温する事が目的で始まりましたが、さまざまな効果がわかり、1981年には北欧に広がり、1984年にはユニセフの奨励で中米にも広がり、1994年にアフリカ、そして1995年に日本へと急速に広がってきております。

母子分離されているからこそ大切なカンガルーケア

カンガルーケアは早産児、低出生体重児の体温を保持させるのに非常に役立ち、お母さんと離れてNICUに入院している赤ちゃんを抱っこすることにより、母子双方に良い結果をもたらすことがわかったのです。母乳育児の確立や母乳育児期間も延長、赤ちゃんの体重増加も促進され、母子の愛着形成を自然にスムーズにしかも容易にできることからすすめられるようになり、日本の多くのNICUにおいてもカンガルーケアは行われるようになりました。

母子分離されている赤ちゃんとお母さんにとってはとても大切な時間となり、最近ではお父さんもNICUの中でカンガルーケアをしています。

幸せそうな母子、父子のカンガルーケアの姿を見ていると赤ちゃんが幸せに、健康で、スクスクと育ってほしいと願わずにはおられません。

神経の発達に必要な脂肪酸がたくさん含まれています

母乳育児の早産児、低出生体重児では、人工栄養児に比べて、視機能、知能検査に差があることが報告されました。その後の引き続いての調査でも同じ傾向が報告されております。

これは、赤ちゃんの神経系の成長、発達に欠かすことのできない神経細胞の構成成分の一つ、多価不飽和脂肪酸であるDHA、EPAが母乳中に豊富に含まれていることによると説明されています。人工乳には、含まれていないのですが、日本の人工乳には、早い時期からこれらの脂肪酸は添加されています。

現在では母乳中に含まれる新たな

成分が見つかりますと日本の人工乳には、諸外国に比べ早くから添加されるようになってきています。

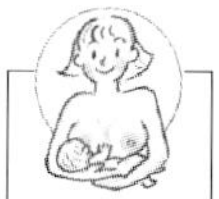

母乳の分泌を続けるために

赤ちゃんの状態にもよりますが、小さく生まれた場合はどうしても母子分離が長くなります。その間は、母乳はカンガルーケアのときに飲ませることができることもありますが、ほとんどはお母さんが搾った母乳を運んで飲ませてもらうことになります。自分で搾るのはどうしても赤ちゃんが飲むのと比べて、量も少なくなりがちで、次第に母乳分泌も減少してきてしまいます。この間、母乳分泌を少しでも長く維持することができるようにすることがとても重要です。

そのためには母乳を搾る回数をなるべく増やします。また、面会時に合わせて母乳外来を受診して乳房への刺激を与えるなどのケアを行なうと分泌を保つことができるでしょう。スタッフの協力を得ながら、母乳を続けるようにしましょう。

赤ちゃんが退院するときに、母乳が少しでも出ていれば、退院して、赤ちゃんが母乳を直接飲むようになれば、必ずや母乳が十分に出るようになるのです。混合の赤ちゃんも母乳だけで、育てられるようになることが多いのです。

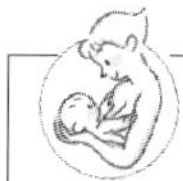

退院前の母子同室、ハネムーン入院

・母乳分泌が良くなります

小さく生まれた赤ちゃんの場合、以前は、ある程度赤ちゃんが大きくなるとそのまま退院しました。しかし、生まれてからしばらく、赤ちゃんと離れていたお母さんにとって、母乳育児を続けるのは多くのトラブルがありましたし、家に帰ってからの育児が大変になることが多かったのです。しかし、赤ちゃんが退院する前に母子同室を始めますと、赤ちゃんに授乳する回数が増えてきて母乳分泌がよくなり、母乳育児は必ずできるようになります。

NICUのある施設では、最近は、お母さんは再入院して3日~6、7日間、母子同室で過ごすことにしています。これを私たちの病院ではハネムーン入院と呼んでいます。

退院前の母子同室で、まず赤ちゃんが戸惑うのは、お母さんの乳房の感触と何回もの授乳とたくさんの抱っこでしょう。それも2~3日で、次第に慣れてきますのでご安心ください。スタッフがお手伝いします。

・赤ちゃんの生活のリズムがわかり、安心して帰れます

この間にお母さんは、赤ちゃんの毎日のリズムを理解して赤ちゃんからのいろいろなサインを読み取り、対応をすることが出来るようになります。

この退院前の母子入院をすると赤ちゃんに慣れてお家に帰ることができ、病院を退院した後での心配事、育児不安が減少しますので、楽しく育児をすることが出来るのです。

出産直後のカンガルーケアのような母子の時間を創り直すことができるのですね。

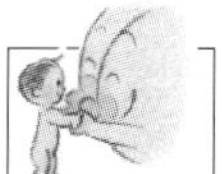

母乳は家族の橋渡し　家族の協力が必要です

小さく生まれた赤ちゃんのお母さんのこころの中には、赤ちゃんにすまないという気持ちが出てきてしまいます。これは赤ちゃんを思うお母さんとして自然な気持ちです。

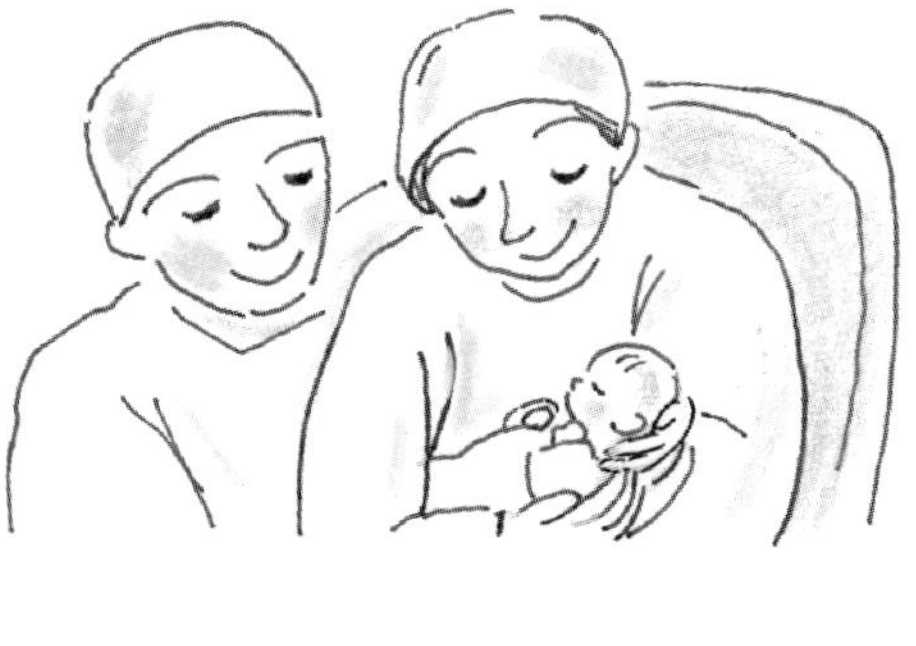

お父さんがしぼったおっぱいを届けます
お父さん、家族の協力が必要です

でも、安心してください。今は医療が進歩して、十分に元気に育つようになりました。さらに夫や家族の協力が必要ですから、母乳を通して絆がより強くなる家族も多くあるのです。

母乳それ自身とは別の役割でしょうが、お母さんが搾乳した母乳をお父さんがNICUへ届けるといったリレーが展開されるのです。一滴でも多く母乳を赤ちゃんに飲ませたいというお母さんの気持ちや様子は、お父さんを協力的にします。

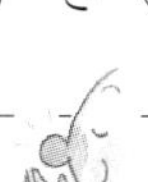

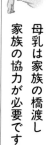

お父さんとの絆も深まるカンガルーケア

お母さんばかりでなく、お父さんも最近はNICUへ入り、赤ちゃんとの交流を楽しんでおります。

お父さんも自然に我が子と関わり、カンガルーケアにも参加し、育児にも取り組んでおります。優しさと逞しさが感じられる光景です。

これらの光景をみていると、退院後も母乳育児への参加をスムーズに進められるなと感じてきます。母乳育児は、家族皆の協力が必要ですし、家族の1人1人への橋渡しの役割もしてくれるのです。

母乳育児・子育てに悩んだとき、不安なときに役立つ本

子育てが不安になったとき、お母さんたちの大きな励ましとなってくれるでしょう。

● 新母乳育児なんでもQ&A

定価　1365円（税込み）
日本母乳の会編

「はじめての母乳育児と心配ごと解決集」の読者の質問から生まれました。Q&Aでわかりやすく解説。日本母乳の会の運営委員がお答えしています。

「はじめての母乳育児と心配ごと解決集」とともに助産師教育での教科書にも使われています。

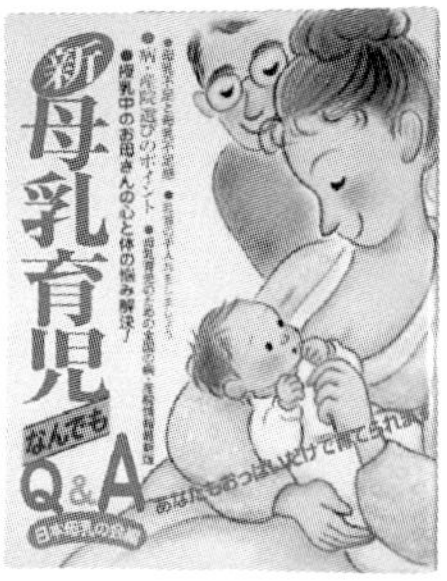

● 離乳食　定価　735円（税込）

日本母乳の会編　日本母乳の会発行

母乳だけで育てていると離乳食開始まで何もいりません。離乳食の意味を解説。赤ちゃんの食行動にあった解説書。病院や助産院で好評です

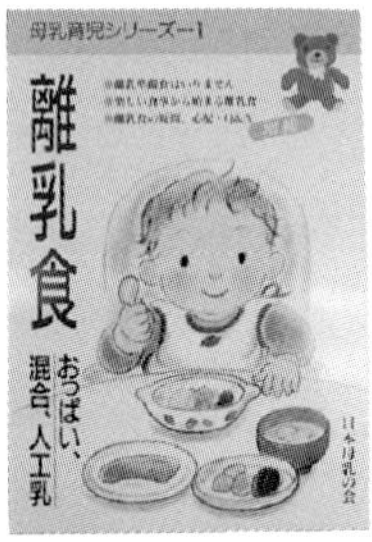

● 安心の母乳育児　840円（税込）

日本母乳の会編　日本母乳の会発行

産科退院後、不安になるのが赤ちゃんの体重が増えているかどうかです。健診では、まだ、体重だけをみて人工乳の追加を指導されます。体重についての考え方を中心に解説。薬と授乳についてもわかりやすく解説しました。

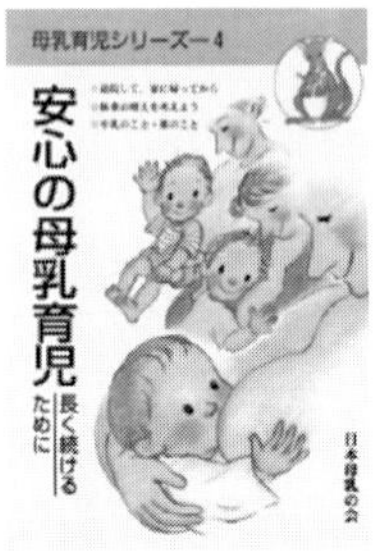

● 卒乳-おっぱいはいつまで

735円（税込）
日本母乳の会編　日本母乳の会発行

１歳ごろになると、おっぱいを止めた方が良いか、お母さんたちは悩みます。卒乳と考えていても、周りから、そろそろ止めたらと言われると迷います。そんな悩みを解決する本です。

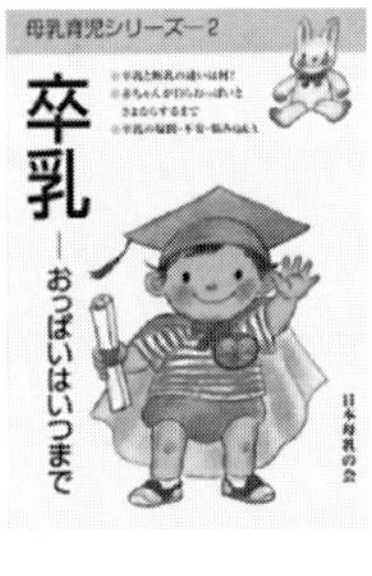

● むし歯と母乳を考える

735円（税込）
日本母乳の会編　日本母乳の会発行

おっぱいを飲ませているとむし歯になるから、言われることがありますが、むし歯の直接の原因はおっぱいではありません。安心しておっぱいを続けるために、むし歯と母乳についての誤解を解説。

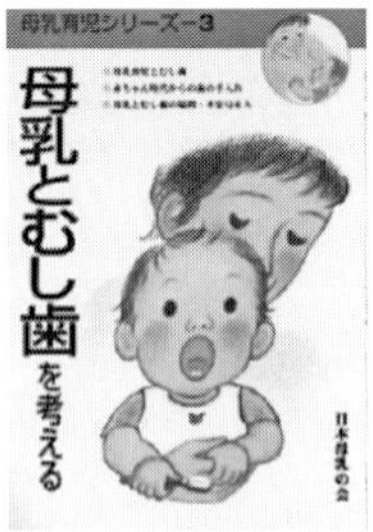

● 母乳育児成功のために

WHO・ユニセフ共同声明
定価630円（税込）

「母乳育児成功のための10か条」の解説本。出産する病院で母乳育児をお願いするときに持っていくとよいでしょう。医療者用ですが、お母さん、お父さんも知っておくとよい内容です。

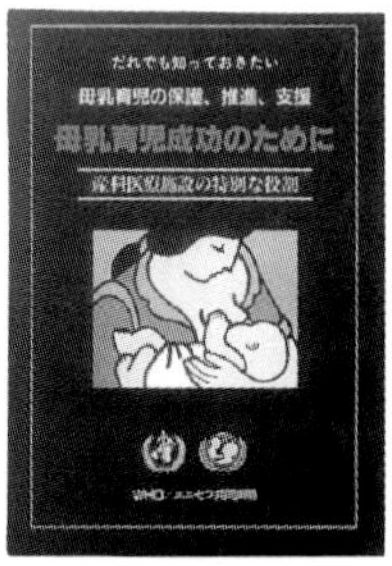

● ３歳までの育児まるまる解決百科＊

定価　2940円（税込み）　472頁
南部春生著　法研

お母さんとのつながりを赤ちゃんが実感できることが子育てのコツ。赤ちゃんの発育をわかりやすく解説。母乳から遊び方まで。新しい視点の育児書。子育てが楽しくなると、多くのお母さんの支持を受けています。

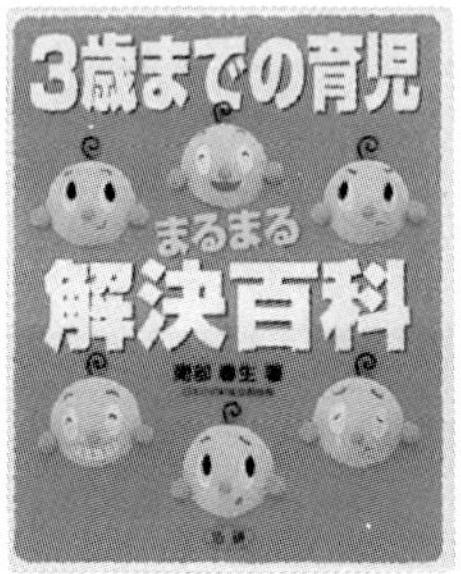

● 目で見るパパとママの小児科入門＊

定価　2310円（税込み）　334頁
川上　義著　法研

マンガとイラストをたくさん使って解説。赤ちゃんの病気になったとき、子育てに困ったとき、どうすればいいか、すぐにわかります。家庭で知っておきたいことをまとめてた小児科入門書。

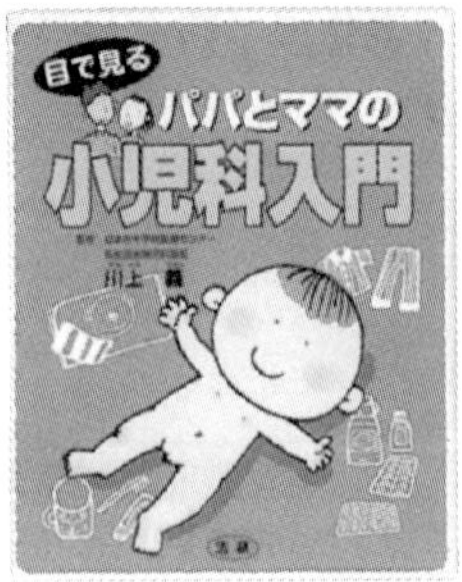

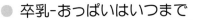

これらの本のほとんどは書店では扱っていません。お申し込み問い合わせは一聡舎までお願いいたします。送料は別途かかります
（＊印は書店でも購入できます）
電話　03−5318−7385　FAX　03−5318−7384　E-mail issosha@gol.com

付録

あなたが出産する病院でこのカードを出してください

▼キリトリ線

産科の先生へお願い

私の赤ちゃんをおっぱいだけで育てられるようにしてください

私は赤ちゃんが生まれたら、ぜひ、おっぱいだけで育てたい！　と思っています。次のことをお願いします。

- 生まれたらすぐにおっぱいを吸わせたいと思います。私の胸の上に赤ちゃんをのせてください。
- 初乳を飲ませたいので、お手伝いしてください。
- 糖水や人工乳を与えないでください。
- 赤ちゃんは私のとなりにおいてほしいのです。
- おっぱいは何回も何回も吸わせることによって出ると聞きます。私もそうしたいと思いますので、よろしくお願いいたします。
- 赤ちゃんが新生児室にいるときには、泣いたら、私のところへ連れてきてください。

よろしくお願いします。

↓カードを切り取って、厚紙に貼って、病院のベッドに下げます。好きな文章を使ってください

おっぱいお願いカード

病院でお母さんの枕元に（母子同室でない場合）

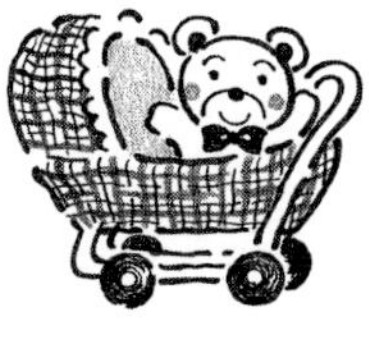

私は赤ちゃんを母乳だけで育てたいと思っています。赤ちゃんが泣いたら、すぐに連れてきてください。

もし、私がグッスリ眠っていたら、ひっぱたいても起こしてくださいね。よろしくお願いします。

おっぱいお願いカード

病院で赤ちゃんのベッドに

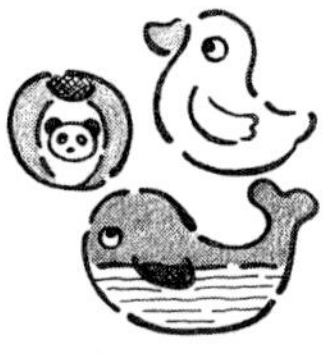

私は母乳っ子です。おいしいお母さんのおっぱいで大きくなります。おっぱい以外はきらいです。

泣いて合図を出します。お母さんのところへ連れていってください。

忙しいかもしれませんが、よろしくお願いします。

ユニセフのグラント事務総長が「母乳育児のための10カ条」をWHO・ユニセフの共同声明として発表しました。

産科医療を提供し、新生児管理にあたる総ての施設は、左記の項目を満足すべきである。

1文書となった母乳育児の方針を、総ての医療従事者に常に通告すること。

2総ての医療従事者に、この方針を履行するために、必要な知識と技術を教育すること。

3総ての妊婦に、母乳育児の利点と実際をよく知らせること。

4母親が分娩後30分以内に母乳育児を開始できるように援助すること。

5母親に充分な授乳指導を行い、もし、児から離れることがあっても、泌乳を維持する方法を母親に教えてあげること。

6医学的に適応がないのに母乳以外の栄養、水分を新生児に与えないこと。

7母子同室、すなわち母と児が1日中24時間、いっしょにいられるように実施すること。

8児が欲しがるときに、欲しがるままの授乳をすすめること。

9母乳児にゴム乳首やおしゃぶりを与えないこと。

10母乳育児支援団体を育成し、退院してゆく母親に、このような団体を紹介すること。

ぜひ、参考にしてください。

↓カードを切り取って、厚紙に貼って、病院のベッドに下げます。好きな文章を使ってください

おっぱいお願いカード

病院でお母さんの枕元に

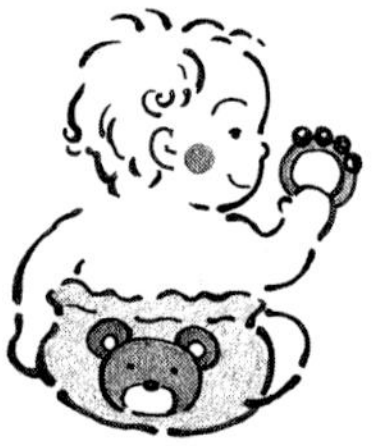

ワタシはお母さんのおっぱいが大好きです。糖水もミルクもゴムの乳首もきらいです。お母さんの乳首をグングン吸って、体の中から引っぱり出します。

水筒とお弁当を持って生まれてきましたから、心配はいりません。

おっぱいお願いカード

病院で赤ちゃんのベッドに

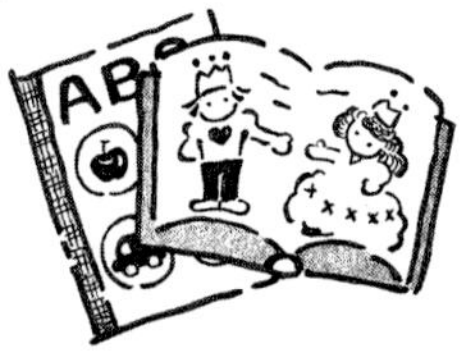

私の赤ちゃんは、私のおっぱいだけで育てたいと思います。糖水や人工乳など、おっぱい以外のものは飲ませないでください。

赤ちゃんが泣いたらすぐに呼んでください。何回も何回も飲ませたいのです。

お忙しいでしょうが、よろしく。

第一産婦人科病院 899-5214 蛤良郡加治木町仮屋町13 TEL 0995-63-2158	
栄養は	
30分以内の授乳	している
初乳の前には	白湯
早期の頻回授乳	させている
体重が戻らない時	ケースバイケース
母子の部屋	12～24時間後同室
何人部屋	1人
母乳外来	設けている
母親の要望	受け入れる

沖永良部徳州会病院 891-9213 大島郡知名町瀬利覚2208 TEL 0997-93-3000	
栄養は	母乳。糖水
30分以内の授乳	している
初乳の前には	何も与えない
早期の頻回授乳	させている
体重が戻らない時	そのまま退院させる
母子の部屋	出産直後から同室
何人部屋	1人
母乳外来	開設したい
母親の要望	受け入れる

かみや母と子のクリニック BFH 901-0301 糸満市字阿波根1552-2 TEL 098-995-3511	
栄養は	母乳。糖水
30分以内の授乳	している
初乳の前には	何も与えない
早期の頻回授乳	させている
体重が戻らない時	〝そのままか,頻回授乳の指導〟
母子の部屋	希望に応じる
何人部屋	1人
母乳外来	設けている
母親の要望	〝受け入れ,話し合い〟

仁愛会 浦添総合病院 901-2132 浦添市伊祖4-16-1 TEL 098-878-0231	
栄養は	母乳。糖水
30分以内の授乳	している
初乳の前には	何も与えない
早期の頻回授乳	できない
体重が戻らない時	頻回授乳の指導、入院延長
母子の部屋	希望に応じる
何人部屋	1人
母乳外来	設けている
母親の要望	受け入れる

●母乳育児を支援する医療者と母親たちの会

日本母乳の会と各地の医療者とお母さん達の母乳育児支援グループ

日本母乳の会

連絡先 〒165-0026東京都中野区新井3-9-4
TEL 03-5318-7383　FAX 03-5318-7384

★あおもり母乳の会

連絡先 〒036-8511 青森県弘前市大字野田2-2-1
津軽保健生活協同組合健生病院産婦人科内
TEL 0172-32-1171 FAX 0172-35-1678

★いわて母乳の会

連絡先 〒020-0013 盛岡市愛宕町2-51 黒川産婦人科内
〒020-0874 盛岡市南大通1-12-24-802
及川真由美 TEL&FAX 019-601-3025

★NPO法人みやぎ母乳育児をすすめる会

連絡先 〒980-0803 宮城県仙台市青葉区国分町2-3-11
東北公済病院周産期センター内 TEL 022-227-2215

★山形県母乳育児を応援する会

連絡先 〒990-2214 山形県山形市青柳1880
山形県立中央病院NICU内 TEL 023-685-2650 FAX 023-685-2684

★ふくしま母乳の会

連絡先 〒962-8507 福島県須賀川市芦田塚13番地
国立病院機構福島病院内「ふくしま母乳の会 事務局」
TEL：0248-75-2131（代表）／FAX：0248-76-2382

★東京母乳の会

連絡先 〒150-0012 東京都渋谷区広尾4-1-22
日本赤十字医療センター内 FAX 03-3409-1604

★かながわ母乳の会

連絡先 〒241-0811 神奈川県横浜市旭区矢指町1197-1
聖マリアンナ医大横浜市西部病院周産期センター内
TEL 045-366-1111 FAX 045-366-1190

★上田市母乳育児の会

連絡先 〒386-1546 長野県上田市浦野41
あんざい歯科医院内 TEL 0268-31-3988 FAX 0268-31-3189

★静岡県お産と母乳育児の会

連絡先 〒434-0042 静岡県浜北市小松4498-5
石井第一産科婦人科クリニック内 TEL 053-586-6166 FAX 053-586-6612

★富山県母乳育児推進連絡協議会

連絡先 〒930-8501 富山県富山市新総曲輪1-7
富山県厚生部健康課母子保健係内 TEL 076-431-4111

★いしかわ母乳の会

連絡先 〒〒920-8530 石川県金沢市鞍月東2丁目1番地
石川県立中央病院 いしかわ総合母子医療センター内

★高岡市母乳育児をすすめる会

連絡先 〒933-0045 富山県高岡市本丸町7-25
高岡市保健センター内 TEL 0766-20-1345

★愛知母乳の会

連絡先 〒445-8601 愛知県西尾市若松町38 山田産婦人科内
FAX 0563-54-5373

★岐阜母乳の会

連絡先 〒503-2305 岐阜県安八郡神戸町神戸 高田医院内
TEL 0584-27-2015 FAX 0584-27-8621

★大阪母乳の会

連絡先 〒599-0200 大阪府阪南市鳥取中192-2
笠松産婦人科・小児科内 TEL 0724-71-3222 FAX 0724-73-0321

★ひょうご母乳・育児の会

連絡先 〒650-0012 兵庫県神戸市中央区北長狭通4-7-20
パルモア病院内 TEL 078-321-6000

★わかやま母乳の会

連絡先 〒640-8432 和歌山県和歌山市土入25-1
かわばた産婦人科医院内 TEL 073-453-0600 FAX 073-454-0503

★みえ母乳の会

連絡先 〒514-0101 三重県津市白塚町 井岡大義
TEL FAX 0592-31-7524

★しまね母乳の会

連絡先 〒699-0624 島根県簸川郡斐川町上直江3091
吉野産婦人科内 TEL 0853-72-7470 FAX 0853-72-7471

★高知母乳の会

連絡先 〒783-0666 高知県南国市篠原111-3
田村こどもクリニック内 TEL 088-863-0723 FAX 088-864-3745

★かごしま母乳の会

連絡先 〒896-0001 鹿児島県いちき串木野市曙町25
久米クリニック内 TEL 0996-32-7663 FAX 0996-32-8453

たなか産科婦人科クリニック BFH
887-0013　宮崎県日南市木山1-5-23
TEL　0987-23-1551

栄養は	母乳以外何も与えない
30分以内の授乳	している
初乳の前には	何も与えない
早期の頻回授乳	行っている
体重が戻らない時	頻回授乳の支援
母子の部屋	出産直後から同室
何人部屋	1人
母乳外来	設けている
母親の要望	受け入れる

ゆのはら産婦人科医院 BFH
960-0812　熊本市南熊本5-9-3
TEL　096-372-1110

栄養は	母乳以外何も与えない
30分以内の授乳	している
初乳の前には	何も与えない
早期の頻回授乳	させている
体重が戻らない時	頻回授乳の指導
母子の部屋	出産直後から同室
何人部屋	1人
母乳外来	設けている
母親の要望	受け入れる

熊本市立熊本市民病院 BFH
862-0909　熊本市湖東1-1-60
TEL　096-365-1711

栄養は	母乳以外何も与えない
30分以内の授乳	している
初乳の前には	何も与えない
早期の頻回授乳	させている
体重が戻らない時	そのままか、頻回授乳の指導
母子の部屋	出産直後から同室
何人部屋	1人、5人
母乳外来	設けている
母親の要望	受け入れる

熊本赤十字病院
862-0932　熊本市長嶺町2255-209
TEL　096-384-2111

栄養は	母乳。糖水
30分以内の授乳	している
初乳の前には	何も与えない
早期の頻回授乳	させている
体重が戻らない時	そのまま退院させる
母子の部屋	6時間後から同室
何人部屋	
母乳外来	設けている
母親の要望	受け入れる

熊本大学医学部附属病院
860-0811　熊本市本荘1-1-1
TEL　096-373-5664

栄養は	母乳。糖水
30分以内の授乳	している
初乳の前には	何も与えない
早期の頻回授乳	させている
体重が戻らない時	頻回授乳の指導
母子の部屋	24時間後から同室
何人部屋	6人
母乳外来	開設したい
母親の要望	受け入れる

内野産婦人科医院
861-4113　熊本市八幡5丁目10-12
TEL　096-358-2131

栄養は	母乳以外何も与えない
30分以内の授乳	している
初乳の前には	何も与えない
早期の頻回授乳	させている
体重が戻らない時	そのままか、頻回授乳の指導
母子の部屋	出産直後から同室
何人部屋	1人
母乳外来	設けている
母親の要望	受け入れる

荒尾市民病院
864-0041　荒尾市荒尾2600
TEL　0968-63-1115

栄養は	母乳以外何も与えない
30分以内の授乳	している
初乳の前には	糖水
早期の頻回授乳	させている
体重が戻らない時	人工乳を足す
母子の部屋	24時間後から同室
何人部屋	1人
母乳外来	設けていない
母親の要望	話し合いをする

熊本労災病院
866-0826　八代市竹原町1670
TEL　0965-33-4151

栄養は	母乳以外何も与えない
30分以内の授乳	している
初乳の前には	何も与えない
早期の頻回授乳	させている
体重が戻らない時	頻回授乳の指導
母子の部屋	30分後から同室
何人部屋	2人、4人
母乳外来	設けていない
母親の要望	受け入れる

片岡レディスクリニック
866-0861　八代市本町3丁目3-35
TEL　0965-32-2344

栄養は	母乳。糖水。人工乳
30分以内の授乳	している
初乳の前には	何も与えない
早期の頻回授乳	させている
体重が戻らない時	ケースバイケース
母子の部屋	2時間後から同室
何人部屋	1人
母乳外来	設けている
母親の要望	受け入れる

愛甲産婦人科ひふ科医院
868-0006　人吉市駒井田町1951
TEL　0966-22-4020

栄養は	母乳以外何も与えない
30分以内の授乳	している
初乳の前には	何も与えない
早期の頻回授乳	させている
体重が戻らない時	そのままか、頻回授乳の指導
母子の部屋	24時間後から同室
何人部屋	1人
母乳外来	設けている
母親の要望	受け入れる

水俣市立総合医療センター
867-0041　水俣市天神町1-2-1
TEL　0966-63-2101

栄養は	母乳以外何も与えない
30分以内の授乳	している
初乳の前には	何も与えない
早期の頻回授乳	させている
体重が戻らない時	頻回授乳の指導
母子の部屋	24時間後から同室
何人部屋	2人、4人
母乳外来	設けている
母親の要望	受け入れる

斎藤産婦人科医院
861-1307　菊池市大字片角294-2
TEL　0968-24-1177

栄養は	母乳。糖水
30分以内の授乳	している
初乳の前には	何も与えない
早期の頻回授乳	させている
体重が戻らない時	そのままか、頻回授乳の指導
母子の部屋	2時間後から同室
何人部屋	1人
母乳外来	設けている
母親の要望	受け入れる

米田産婦人科医院
861-1331　菊池市大字隈府497-1
TEL　0968-25-2589

栄養は	母乳。糖水
30分以内の授乳	している
初乳の前には	糖水
早期の頻回授乳	3時間おき時間授乳
体重が戻らない時	頻回授乳の指導
母子の部屋	6時間後から同室
何人部屋	1人
母乳外来	設けている
母親の要望	受け入れる

上天草総合病院
866-0202　上天草市竜ヶ岳町高戸1419
TEL　0969-62-1122

栄養は	母乳以外何も与えない
30分以内の授乳	している
初乳の前には	何も与えない
早期の頻回授乳	させている
体重が戻らない時	そのまま退院させる
母子の部屋	2時間後から同室
何人部屋	1人
母乳外来	設けていない
母親の要望	受け入れる

ちが産婦人科
869-1102　菊池郡菊陽町大字原水2951-1
TEL　096-232-9131

栄養は	母乳以外何も与えない
30分以内の授乳	している
初乳の前には	何も与えない
早期の頻回授乳	させている
体重が戻らない時	頻回授乳の指導
母子の部屋	12時間後から同室
何人部屋	1人、2人、4人
母乳外来	設けている
母親の要望	受け入れる

まつばせレディースクリニック
869-0502　宇城市松橋町大字松橋689-1
TEL　0964-34-0303

栄養は	母乳以外何も与えない
30分以内の授乳	している
初乳の前には	何も与えない
早期の頻回授乳	させている
体重が戻らない時	頻回授乳の指導
母子の部屋	8時間後から同室
何人部屋	1人
母乳外来	設けている
母親の要望	受け入れる

鹿児島市立病院
892-0846　鹿児島市加治屋町20-17
TEL　099-224-2101

栄養は	母乳。糖水
30分以内の授乳	している
初乳の前には	糖水
早期の頻回授乳	3時間おき時間授乳
体重が戻らない時	頻回授乳の指導。人工乳
母子の部屋	20～40時間後
何人部屋	1人、6人
母乳外来	設けている
母親の要望	受け入れる

鹿児島大学医学部附属病院
890-0075　鹿児島市桜ヶ丘8-35-1
TEL　099-275-5891

栄養は	母乳以外何も与えない
30分以内の授乳	している
初乳の前には	何も与えない
早期の頻回授乳	させている
体重が戻らない時	そのままか、頻回授乳の指導
母子の部屋	出産直後から同室
何人部屋	2人、4人
母乳外来	設けている
母親の要望	受け入れる

済生会　川内病院
895-0074　川内市原田町327-1
TEL　0996-23-5221

栄養は	母乳。糖水
30分以内の授乳	している
初乳の前には	何も与えない
早期の頻回授乳	させている
体重が戻らない時	そのままか、頻回授乳の指導
母子の部屋	1時間後から同室
何人部屋	1人、2人、4人
母乳外来	設けている
母親の要望	受け入れる

島原マタニティ病院
855-0803　島原市新町2-278
TEL　0957-62-7111

栄養は	母乳。糖水
30分以内の授乳	している
初乳の前には	何も与えない
早期の頻回授乳	させている
体重が戻らない時	頻回授乳の指導。人工乳
母子の部屋	希望通り
何人部屋	１人
母乳外来	設けている
母親の要望	受け入れる

恵仁会　今村病院
850-0024　長崎市大浦町2-17
TEL　095-824-2075

栄養は	母乳。糖水
30分以内の授乳	している
初乳の前には	生理的食塩水
早期の頻回授乳	３時間おき時間授乳
体重が戻らない時	そのまま退院させる
母子の部屋	４時間後から同室
何人部屋	１人
母乳外来	設けている
母親の要望	受け入れる

長崎大学医学部附属病院
852-8102　長崎市坂本町7-1
TEL　095-849-7388

栄養は	母乳。糖水
30分以内の授乳	している
初乳の前には	何も与えない
早期の頻回授乳	させている
体重が戻らない時	ケースバイケース
母子の部屋	２～６時間後同室
何人部屋	４人
母乳外来	設けている
母親の要望	受け入れる

藤田クリニック
850-0031　長崎市桜町7-2
TEL　095-834-7700

栄養は	母乳。糖水
30分以内の授乳	している
初乳の前には	何も与えない
早期の頻回授乳	させている
体重が戻らない時	〝そのままか,頻回授乳の指導〟
母子の部屋	６時間後から同室
何人部屋	１人
母乳外来	設けていない
母親の要望	受け入れる

松本産婦人科医院
852-8155　長崎市中園町20-15
TEL　095-845-5883

栄養は	母乳。糖水
30分以内の授乳	要望があるとき
初乳の前には	何も与えない
早期の頻回授乳	させている
体重が戻らない時	そのまま退院させる
母子の部屋	２～３時間後から同室
何人部屋	1人、２人
母乳外来	設けている
母親の要望	受け入れる

井上産科婦人科 BFH
858-0913　佐世保市新田町707-5
TEL　0956-48-4800

栄養は	母乳以外何も与えない
30分以内の授乳	している
初乳の前には	何も与えない
早期の頻回授乳	させている
体重が戻らない時	ケースバイケース
母子の部屋	出産直後から同室
何人部屋	
母乳外来	設けている
母親の要望	受け入れる

村上病院
859-3215　佐世保市早岐1-6-220
TEL　0956-38-5555

栄養は	母乳以外何も与えない
30分以内の授乳	している
初乳の前には	何も与えない
早期の頻回授乳	できない
体重が戻らない時	そのまま退院させる
母子の部屋	２時間後から同室
何人部屋	１人
母乳外来	設けている
母親の要望	受け入れる

健康保険諫早総合病院
854-0071　諫早市永昌東町24-1
TEL　0957-22-1380

栄養は	母乳以外何も与えない
30分以内の授乳	している
初乳の前には	何も与えない
早期の頻回授乳	させている
体重が戻らない時	そのままか、頻回授乳の指導
母子の部屋	１～２時間後同室
何人部屋	１人、２人、４人
母乳外来	開設したい
母親の要望	受け入れる

国立病院長崎医療センター BFH
856-0834　大村市久原2-1001-1
TEL　0957-52-3121

栄養は	母乳以外何も与えない
30分以内の授乳	している
初乳の前には	何も与えない
早期の頻回授乳	させている
体重が戻らない時	そのまま退院させる
母子の部屋	２時間後から同室
何人部屋	２人、４人
母乳外来	設けていない
母親の要望	受け入れる

大村中央産婦人科
856-0827　大村市水主町2丁目609-8
TEL　0957-52-3850

栄養は	母乳以外何も与えない
30分以内の授乳	している
初乳の前には	何も与えない
早期の頻回授乳	３時間おき時間授乳
体重が戻らない時	〝そのままか,頻回授乳の指導〟
母子の部屋	２時間後から同室
何人部屋	１人
母乳外来	設けていない
母親の要望	受け入れる

三浦産婦人科
851-2104　西彼杵郡時津町野田郷25-1
TEL　095-882-7000

栄養は	母乳以外何も与えない
30分以内の授乳	要望があるとき
初乳の前には	何も与えない
早期の頻回授乳	させている
体重が戻らない時	ケースバイケース
母子の部屋	１～２時間後から同室
何人部屋	１人
母乳外来	設けている
母親の要望	受け入れる

ぎょう徳レディースクリニック
851-2128　西彼杵郡長与町嬉里郷662
TEL　095-883-8808

栄養は	母乳。糖水
30分以内の授乳	している
初乳の前には	何も与えない
早期の頻回授乳	させている
体重が戻らない時	〝そのままか,頻回授乳の指導〟
母子の部屋	２時間後から同室
何人部屋	１人
母乳外来	設けている
母親の要望	話し合いをする

平成会　女の都病院
851-2127　西彼杵郡長与町高田郷849-18
TEL　095-847-8383

栄養は	母乳。糖水
30分以内の授乳	している
初乳の前には	糖水
早期の頻回授乳	できない
体重が戻らない時	そのままか、頻回授乳の指導
母子の部屋	４～６時間後同室
何人部屋	１人
母乳外来	設けている
母親の要望	受け入れる

かきもと産婦人科
859-4825　平戸市田平町山内免485-3
TEL　0950-57-0133

栄養は	母乳以外何も与えない
30分以内の授乳	している
初乳の前には	何も与えない
早期の頻回授乳	させている
体重が戻らない時	そのまま退院させる
母子の部屋	６時間後から同室
何人部屋	１人
母乳外来	設けていない
母親の要望	受け入れる

えびの共立病院 BFH
889-4151　宮崎県えびの市向江506
TEL　0984-37-1313

栄養は	原則、母乳以外何も与えない
30分以内の授乳	している
初乳の前には	何も与えない
早期の頻回授乳	させている
体重が戻らない時	状況に応じてケア
母子の部屋	出産直後から同室
何人部屋	１人、２人
母乳外来	設けている
母親の要望	受け入れる

くまがい産婦人科 BFH
870-0254　大分市横塚2丁目4-5
TEL　097-592-1000

栄養は	母乳以外何も与えない
30分以内の授乳	している
初乳の前には	何も与えない
早期の頻回授乳	させている
体重が戻らない時	〝そのままか,頻回授乳の指導〟
母子の部屋	１時間後から同室
何人部屋	１人
母乳外来	設けている
母親の要望	受け入れる

はた産婦人科
880-0023　宮崎市和知川原1丁目107
TEL　0985-28-3511

栄養は	母乳以外何も与えない
30分以内の授乳	していない
初乳の前には	白湯
早期の頻回授乳	させている
体重が戻らない時	頻回授乳の指導
母子の部屋	12時間後から同室
何人部屋	１人、２人
母乳外来	設けている
母親の要望	受け入れる

下村産婦人科
880-0842　宮崎市青葉町151-1
TEL　0985-27-0341

栄養は	母乳。糖水
30分以内の授乳	している
初乳の前には	何も与えない
早期の頻回授乳	させている
体重が戻らない時	頻回授乳の指導
母子の部屋	出産直後から同室
何人部屋	
母乳外来	設けている
母親の要望	受け入れる

国立都城病院
885-0014　宮崎県都城市祝吉町5033-1
TEL　0986-23-4111

栄養は	母乳。糖水
30分以内の授乳	している
初乳の前には	何も与えない
早期の頻回授乳	させている
体重が戻らない時	頻回授乳、３－４日後に来院
母子の部屋	出産直後から同室
何人部屋	１人、６人
母乳外来	開設したい
母親の要望	受け入れる

森下産婦人科医院 BFH
812-0025　福岡市博多区店屋町8-10
TEL　092-291-0328

栄養は	母乳以外何も与えない
30分以内の授乳	している
初乳の前には	何も与えない
早期の頻回授乳	させている
体重が戻らない時	ケースバイケース
母子の部屋	出産直後から同室
何人部屋	1人、2人
母乳外来	設けている
母親の要望	受け入れる

総合病院　千鳥橋病院
812-0044　福岡市博多区千代5-18-1
TEL　092-641-2761

栄養は	母乳。糖水
30分以内の授乳	している
初乳の前には	なにも与えない
早期の頻回授乳	時間授乳
体重が戻らない時	そのままか、頻回授乳の指導
母子の部屋	24時間後から同室
何人部屋	1人、4人
母乳外来	設けている
母親の要望	受け入れる

いずみ産婦人科
814-0133　福岡市城南区七隈3丁目4-1
TEL　092-864-1211

栄養は	母乳。糖水
30分以内の授乳	している
初乳の前には	何も与えない
早期の頻回授乳	させている
体重が戻らない時	ケースバイケース
母子の部屋	2時間後から同室
何人部屋	1人、2人
母乳外来	設けている
母親の要望	受け入れる

東野産婦人科
810-0045　福岡市中央区草香江2丁目2-17
TEL　092-731-3871

栄養は	母乳。糖水
30分以内の授乳	ケースバイケース
初乳の前には	糖水
早期の頻回授乳	ケースバイケース
体重が戻らない時	乳首の状態に応じて指導
母子の部屋	母子の状態で指導
何人部屋	
母乳外来	設けている
母親の要望	受け入れる

福岡県共済会　福岡総合病院
810-0001　福岡市中央区天神1-3-46
TEL　092-771-8151

栄養は	母乳以外何も与えない
30分以内の授乳	していない。
初乳の前には	なにも与えない
早期の頻回授乳	できない
体重が戻らない時	そのまま退院させる
母子の部屋	出産直後から同室
何人部屋	4人
母乳外来	設けていない
母親の要望	受け入れる

国立病院九州医療センター BFH
810-8563　福岡市中央区地行浜1-8-1
TEL　092-852-0700

栄養は	原則母乳以外は与えない
30分以内の授乳	している
初乳の前には	何も与えない
早期の頻回授乳	させている
体重が戻らない時	飲ませ方と頻回授乳を指導、必要があればミルク追加
母子の部屋	出産直後から同室
何人部屋	1人、2人、4人
母乳外来	設けている
母親の要望	受け入れる

産婦人科愛和病院 BFH
811-31　古賀市天神5-9-1
TEL　092-943-3288

栄養は	母乳。糖水
30分以内の授乳	している
初乳の前には	何も与えない
早期の頻回授乳	させている
体重が戻らない時	頻回授乳の指導
母子の部屋	希望通り
何人部屋	1人、2人
母乳外来	設けている
母親の要望	受け入れる

いわさクリニック
800-0024　北九州市門司区大里戸ノ上2丁目3-25
TEL　093-371-1131

栄養は	母乳。糖水
30分以内の授乳	していない
初乳の前には	糖水
早期の頻回授乳	3時間おき時間授乳
体重が戻らない時	そのまま退院させる
母子の部屋	12時間後から同室
何人部屋	1人、2人
母乳外来	設けている
母親の要望	話し合いをする

聖マリア病院 BFH
830-0047　久留米市津福本町422
TEL　0942-35-3322

栄養は	母乳以外何も与えない
30分以内の授乳	している
初乳の前には	何も与えない
早期の頻回授乳	させている
体重が戻らない時	そのままか、頻回授乳の指導
母子の部屋	出産後から同室
何人部屋	2人、8人
母乳外来	
母親の要望	

宮原クリニック
839-0863　久留米市国分町1159
TEL　0942-22-3011

栄養は	母乳。糖水
30分以内の授乳	している
初乳の前には	何も与えない
早期の頻回授乳	させている
体重が戻らない時	頻回授乳の指導
母子の部屋	出産直後から同室
何人部屋	2人
母乳外来	設けている
母親の要望	受け入れる

深川レディスクリニック
839-1233　久留米市田主丸町田主丸1-28
TEL　09437-2-1122

栄養は	
30分以内の授乳	している
初乳の前には	何も与えない
早期の頻回授乳	できないことがある
体重が戻らない時	"そのままか,頻回授乳の指導"
母子の部屋	6時間後から昼間
何人部屋	"泣いたら授乳。1人,2人,4人"
母乳外来	設けていない
母親の要望	受け入れる

松隈産婦人科クリニック
838-0141　小郡市小郡1504
TEL　0942-73-3511

栄養は	母乳。糖水
30分以内の授乳	している
初乳の前には	何も与えない
早期の頻回授乳	させている
体重が戻らない時	頻回授乳の指導
母子の部屋	2時間後から同室
何人部屋	
母乳外来	設けている
母親の要望	受け入れる

阿部産婦人科医院
832-0067　柳川市大字鬼童町49-1
TEL　0944-72-8130

栄養は	母乳以外何も与えない
30分以内の授乳	している
初乳の前には	何も与えない
早期の頻回授乳	させている
体重が戻らない時	頻回授乳の指導
母子の部屋	出産直後から同床
何人部屋	1人
母乳外来	設けている
母親の要望	受け入れる

中山産婦人科医院
824-0601　田川郡添田町大字庄890-5
TEL　0947-82-0393

栄養は	母乳以外何も与えない
30分以内の授乳	していない
初乳の前には	何も与えない
早期の頻回授乳	させている
体重が戻らない時	頻回授乳の指導
母子の部屋	出産直後から同室
何人部屋	1人
母乳外来	設けている
母親の要望	受け入れる

シモムラ産科婦人科医院
811-1254　筑紫郡那珂川町道善1丁目36
TEL　092-953-1111

栄養は	母乳以外何も与えない
30分以内の授乳	している
初乳の前には	何も与えない
早期の頻回授乳	させている
体重が戻らない時	頻回授乳の指導
母子の部屋	出産直後から同室
何人部屋	1人、2人
母乳外来	設けている
母親の要望	受け入れる

国立嬉野医療センター BFH
843-0301　藤津郡嬉野町下宿丙2436
TEL　0954-43-1120

栄養は	母乳以外何も与えない
30分以内の授乳	している
初乳の前には	何も与えない
早期の頻回授乳	できない
体重が戻らない時	そのまま退院させる
母子の部屋	2時間後から同室
何人部屋	4人
母乳外来	設けている
母親の要望	受け入れる

内野産婦人科 BFH
840-0054　佐賀市水ヶ江2-4-2
TEL　0952-23-2360

栄養は	母乳以外何も与えない
30分以内の授乳	している
初乳の前には	何も与えない
早期の頻回授乳	させている
体重が戻らない時	"そのままか,頻回授乳の指導"
母子の部屋	出産直後から同室
何人部屋	1人、2人
母乳外来	設けている
母親の要望	受け入れる

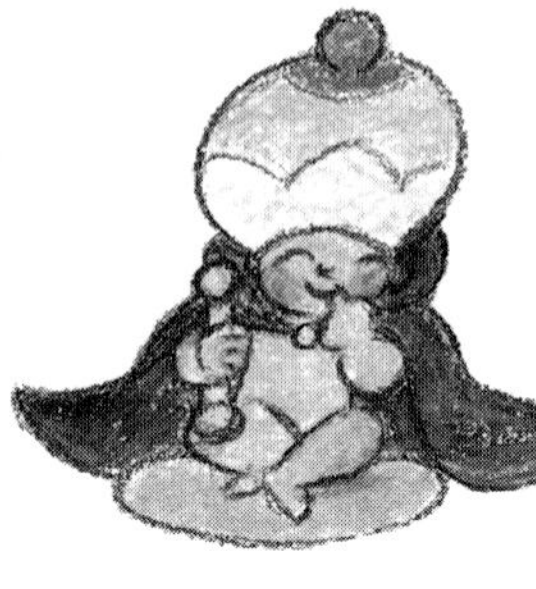

玉田産婦人科医院
740-0034　岩国市南岩国町1丁目22-28
TEL　0827-32-1258

栄養は	母乳以外何も与えない
30分以内の授乳	している
初乳の前には	何も与えない
早期の頻回授乳	させている
体重が戻らない時	そのままか､頻回授乳の指導
母子の部屋	５～６時間後から同室
何人部屋	１人、２人
母乳外来	設けている
母親の要望	受け入れる

野口産婦人科医院
759-6614　下関市梶栗町３丁目７－８
TEL　0832-58-2277

栄養は	母乳以外何も与えない
30分以内の授乳	している
初乳の前には	何も与えない
早期の頻回授乳	させている
体重が戻らない時	そのままか、頻回授乳の指導
母子の部屋	２時間後から同室
何人部屋	１人
母乳外来	設けている
母親の要望	受け入れる

社会保険下関厚生病院
750-0061　下関市上新地町3-3-8
TEL　0832-67-0938

栄養は	母乳。糖水
30分以内の授乳	１～２時間後授乳
初乳の前には	何も与えない
早期の頻回授乳	できない
体重が戻らない時	そのままか、頻回授乳の指導
母子の部屋	12～24時間後同室
何人部屋	１人
母乳外来	設けている
母親の要望	受け入れる

済生会　下関総合病院
751-0823　下関市安岡町2-5-1
TEL　0832-31-5201

栄養は	母乳以外何も与えない
30分以内の授乳	している
初乳の前には	何も与えない
早期の頻回授乳	させている
体重が戻らない時	そのままか､頻回授乳の指導
母子の部屋	６時間後から同室
何人部屋	６人
母乳外来	設けている
母親の要望	受け入れる

みちがみ医院
743-0063　光市島田4丁目2-8
TEL　0833-72-3332

栄養は	母乳以外何も与えない
30分以内の授乳	している
初乳の前には	何も与えない
早期の頻回授乳	できない
体重が戻らない時	そのまま退院させる
母子の部屋	６～８時間後から同室
何人部屋	
母乳外来	設けている
母親の要望	受け入れる

梅田病院 BFH
743-0022　光市虹ヶ浜町3-6-1
TEL　0833-71-0084

栄養は	母乳以外何も与えない
30分以内の授乳	している
初乳の前には	何も与えない
早期の頻回授乳	させている
体重が戻らない時	頻回授乳の指導
母子の部屋	３時間後から同室
何人部屋	
母乳外来	設けている
母親の要望	受け入れる

田辺クリニック
747-0801　防府市駅南町6-26
TEL　0835-22-3541

栄養は	母乳。糖水。人工乳
30分以内の授乳	している
初乳の前には	何も与えない
早期の頻回授乳	させている
体重が戻らない時	ケースバイケース
母子の部屋	６時間後から同室
何人部屋	１人
母乳外来	開設したい
母親の要望	受け入れる

愛媛県立中央病院 BFH
790-0024　松山市春日町83
TEL　089-947-1111

栄養は	原則母乳以外は与えない
30分以内の授乳	している
初乳の前には	何も与えない
早期の頻回授乳	させている
体重が戻らない時	頻回授乳を支援、医学的問題を医師が診察
母子の部屋	出産直後から同室
何人部屋	１人、４人
母乳外来	毎日実施
母親の要望	受け入れる

香川大学医学部附属病院
761-0793　香川県木田郡三木町池戸1750-1
TEL　087-898-5111

栄養は	母乳以外何も与えない
30分以内の授乳	している
初乳の前には	何も与えない
早期の頻回授乳	させている
体重が戻らない時	頻回授乳の支援
母子の部屋	原則出産直後から同室
何人部屋	1人、2人、４人
母乳外来	設けている
母親の要望	受け入れる

松山赤十字病院
790-0826　松山市文京町１
TEL　089-924-1111

栄養は	母乳。糖水
30分以内の授乳	１時間後授乳
初乳の前には	何も与えない
早期の頻回授乳	させている
体重が戻らない時	頻回授乳の指導
母子の部屋	12～24時間後同室
何人部屋	２人
母乳外来	設けている
母親の要望	受け入れる

浅井産婦人科内科
781-8130　高知市一宮3381
TEL　088-846-3131

栄養は	母乳以外何も与えない
30分以内の授乳	している
初乳の前には	何も与えない
早期の頻回授乳	させている
体重が戻らない時	頻回授乳の指導
母子の部屋	出産直後、希望者のみ
何人部屋	１人、３人、４人
母乳外来	設けている
母親の要望	受け入れる

橋本病院
774-0030　阿南市富岡町西新町8-1
TEL　0884-22-2701

栄養は	母乳。糖水
30分以内の授乳	している
初乳の前には	糖水
早期の頻回授乳	させている
体重が戻らない時	そのまま退院
母子の部屋	24時間以内に同室
何人部屋	１人
母乳外来	設けている
母親の要望	受け入れる

住吉レディースクリニック
773-0005　小松島市南小松島町8-3
TEL　08853-2-0836

栄養は	母乳以外何も与えない
30分以内の授乳	している
初乳の前には	糖水
早期の頻回授乳	させている
体重が戻らない時	頻回授乳の指導
母子の部屋	24時間後昼間のみ
何人部屋	１人
母乳外来	設けていない
母親の要望	受け入れる

徳島県立三好病院
778-0005　三好郡池田町字シマ815-2
TEL　0883-72-1131

栄養は	母乳。糖水
30分以内の授乳	している
初乳の前には	糖水
早期の頻回授乳	させている
体重が戻らない時	入院延長をさせる
母子の部屋	希望者のみ24時間後
何人部屋	４人、６人
母乳外来	開設したい
母親の要望	受け入れる

高知ファミリークリニック BFH
780-8074　高知市朝倉横町23-7-10
TEL　088-844-3339

栄養は	原則母乳以外は与えない
30分以内の授乳	30～60分ごろ
初乳の前には	何も与えない
早期の頻回授乳	させている
体重が戻らない時	頻回授乳を指導
母子の部屋	出産直後から同室
何人部屋	１人
母乳外来	開設したい
母親の要望	受け入れる

広島記念病院
730-0802　広島市中区本川町1-4-3
TEL　082-503-1004

栄養は	母乳。糖水
30分以内の授乳	している
初乳の前には	糖水
早期の頻回授乳	3時間おき時間授乳
体重が戻らない時	ケースバイケース
母子の部屋	希望者のみ24時間後
何人部屋	1人、4人
母乳外来	設けている
母親の要望	受け入れる

赤堀病院
708-0000　津山市山下57
TEL　0868-24-0303

栄養は	母乳。糖水
30分以内の授乳	している
初乳の前には	何も与えない
早期の頻回授乳	できない
体重が戻らない時	頻回授乳の指導。人工乳
母子の部屋	出産直後から希望通
何人部屋	1人、2人
母乳外来	設けている
母親の要望	受け入れる

土谷総合病院
730-8655　広島市中区中島町3-30
TEL　082-243-9191

栄養は	母乳以外何も与えない
30分以内の授乳	している、帝王切開も同様
初乳の前には	何も与えない
早期の頻回授乳	させている
体重が戻らない時	そのままか、7日以内の再来
母子の部屋	出産直後から同室
何人部屋	1人、4人
母乳外来	開設準備中
母親の要望	受け入れる

鳥取県立中央病院 BFH
680-0901　鳥取市江津730
TEL　0857-26-2271

栄養は	母乳以外何も与えない
30分以内の授乳	している
初乳の前には	何も与えない
早期の頻回授乳	させている
体重が戻らない時	そのままか、頻回授乳の指導
母子の部屋	出産直後から同室
何人部屋	
母乳外来	開設したい
母親の要望	受け入れる

みやもと産婦人科医院
680-0874　鳥取市叶293-7
TEL　0857-51-7717

栄養は	母乳。糖水
30分以内の授乳	している
初乳の前には	何も与えない
早期の頻回授乳	できない
体重が戻らない時	そのままか、頻回授乳の指導
母子の部屋	30分後から同室
何人部屋	1人
母乳外来	設けている
母親の要望	受け入れる

佐々木産婦人科医院
732-0003　広島市東区戸坂中町6-8
TEL　082-229-4008

栄養は	母乳。糖水
30分以内の授乳	要望があるとき
初乳の前には	何も与えない
早期の頻回授乳	
体重が戻らない時	頻回授乳の指導、入院延長
母子の部屋	24時間後希望者のみ
何人部屋	1人
母乳外来	設けている
母親の要望	受け入れる

広島県立広島病院
734-0004　広島市南区宇品神田1-5-54
TEL　082-254-1818

栄養は	母乳。糖水
30分以内の授乳	している
初乳の前には	何も与えない
早期の頻回授乳	させている
体重が戻らない時	そのままか、頻回授乳の指導
母子の部屋	7～8時間後から同室
何人部屋	1人、2人、4人
母乳外来	設けている
母親の要望	受け入れる

梅沢産婦人科医院
680-0843　鳥取市南吉方3丁目522
TEL　0857-27-5721

栄養は	母乳。糖水
30分以内の授乳	している
初乳の前には	糖水
早期の頻回授乳	させている
体重が戻らない時	頻回授乳を指導する
母子の部屋	24時間後希望者のみ
何人部屋	1人
母乳外来	設けている
母親の要望	受け入れる

井奥産婦人科医院
682-0824　倉吉市仲ノ町770
TEL　0858-22-3790

栄養は	母乳以外何も与えない
30分以内の授乳	している
初乳の前には	糖水
早期の頻回授乳	できない
体重が戻らない時	そのまま退院させる
母子の部屋	出産直後から同室
何人部屋	
母乳外来	設けていない
母親の要望	受け入れる

鳥取市立病院
680-0873　鳥取市的場1-1
TEL　0857-53-1522

栄養は	母乳。人工乳
30分以内の授乳	している
初乳の前には	ケースバイケース
早期の頻回授乳	できない
体重が戻らない時	そのまま退院させる
母子の部屋	24時間後から同室
何人部屋	1人、4人
母乳外来	開設したい
母親の要望	受け入れる

タグチIVFレディースクリニック田口産婦人科
680-0003　鳥取市覚寺63-6
TEL　0857-39-2121

栄養は	母乳。糖水
30分以内の授乳	している
初乳の前には	何も与えない
早期の頻回授乳	させている
体重が戻らない時	頻回授乳を指導する、人工乳
母子の部屋	2時間後から同室
何人部屋	
母乳外来	設けている
母親の要望	受け入れる

頓原町立頓原病院
690-3201　島根県飯石郡頓原町頓原2064
TEL　0854-72-0221

栄養は	母乳。糖水
30分以内の授乳	している
初乳の前には	何も与えない
早期の頻回授乳	させている
体重が戻らない時	そのままか、頻回授乳の指導
母子の部屋	出産直後から同室
何人部屋	1人
母乳外来	設けている
母親の要望	受け入れる

鳥取大学医学部附属病院
683-0826　米子市西町36-1
TEL　0859-34-8204

栄養は	
30分以内の授乳	している
初乳の前には	何も与えない
早期の頻回授乳	させている
体重が戻らない時	そのままか、頻回授乳の指導
母子の部屋	出産直後から同室
何人部屋	1人、4人
母乳外来	設けている
母親の要望	受け入れる

マザリー産科婦人科医院
690-0017　松江市西津田2丁目12-33
TEL　0852-25-8588

栄養は	母乳。糖水
30分以内の授乳	している
初乳の前には	何も与えない
早期の頻回授乳	させている
体重が戻らない時	そのまま退院させる
母子の部屋	出産直後から同室
何人部屋	1人
母乳外来	設けている
母親の要望	受け入れる

吉岡病院 BFH
692-0011　島根県安来市安来町789-1
TEL　0854-22-2065

栄養は	原則、母乳以外与えない
30分以内の授乳	している
初乳の前には	何も与えない
早期の頻回授乳	させている
体重が戻らない時	頻回授乳を指導
母子の部屋	出産直後から同室
何人部屋	1人、2人、4人
母乳外来	設けている
母親の要望	受け入れる

江田クリニック産婦人科
693-0011　島根県出雲市大津町260
TEL　0853-30-7883

栄養は	母乳、糖水、人工乳
30分以内の授乳	している
初乳の前には	何も与えない
早期の頻回授乳	させている
体重が戻らない時	頻回授乳、退院後フォロー
母子の部屋	出産直後から同室
何人部屋	1人、4人
母乳外来	設けている
母親の要望	受け入れる

吉野産婦人科医院 BFH
699-0624　島根県簸川郡斐川町大字上直江3091
TEL　0853-72-7470

栄養は	母乳以外何も与えない
30分以内の授乳	している
初乳の前には	何も与えない
早期の頻回授乳	させている
体重が戻らない時	頻回授乳を指導
母子の部屋	出産直後から同室
何人部屋	1人
母乳外来	設けている
母親の要望	受け入れる

済生会山口総合病院
753-0078　山口市緑町2-11
TEL　083-921-1261

栄養は	母乳以外何も与えない
30分以内の授乳	している
初乳の前には	何も与えない
早期の頻回授乳	させている
体重が戻らない時	そのままか、頻回授乳の指導
母子の部屋	2時間後から同室
何人部屋	2人
母乳外来	設けている
母親の要望	受け入れる

松岡産婦人科クリニック
651-1221　神戸市北区緑町1丁目6-18
TEL　078-582-0003

栄養は	母乳以外何も与えない
30分以内の授乳	している
初乳の前には	何も与えない
早期の頻回授乳	させている
体重が戻らない時	そのまま退院させる
母子の部屋	6時間後から同室
何人部屋	1人、2人
母乳外来	設けていない
母親の要望	受け入れる

パルモア病院 BFH
650-0012　神戸市中央区北長狭通4-9-15
TEL　078-321-6000

栄養は	母乳。糖水
30分以内の授乳	している
初乳の前には	糖水
早期の頻回授乳	できない
体重が戻らない時	頻回授乳の指導
母子の部屋	24時間以内に同室
何人部屋	1人、2人
母乳外来	設けている
母親の要望	受け入れる

神戸大学医学部附属病院
650-0017　神戸市中央区楠町7-5-2
TEL　078-382-6442

栄養は	母乳。人工乳
30分以内の授乳	している
初乳の前には	糖水
早期の頻回授乳	させている
体重が戻らない時	そのまま退院させる
母子の部屋	希望制、2時間後
何人部屋	4人
母乳外来	設けていない
母親の要望	受け入れる

国立病院機構神戸医療センター BFH
654-0155　神戸市須磨区西落合3-1-1
TEL　078-791-0111

栄養は	原則母乳のみ
30分以内の授乳	している
初乳の前には	何も与えない
早期の頻回授乳	行っている
体重が戻らない時	頻回授乳、退院後のフォロー
母子の部屋	出産直後から同室
何人部屋	1人、2人、4人
母乳外来	設けていない
母親の要望	受け入れる

田辺産婦人科
657-0028　神戸市灘区森後町3丁目5-30
TEL　078-821-0303

栄養は	母乳。人工乳
30分以内の授乳	している
初乳の前には	何も与えない
早期の頻回授乳	させている
体重が戻らない時	そのまま退院させる
母子の部屋	2時間後から同室
何人部屋	
母乳外来	設けている
母親の要望	受け入れる

赤穂市民病院 BFH
678-0222　赤穂市中広1090
TEL　0791-43-3222

栄養は	母乳、糖水、人工乳
30分以内の授乳	している
初乳の前には	何も与えない
早期の頻回授乳	させている
体重が戻らない時	頻回授乳、退院延長、早期受診
母子の部屋	(基本的に) 出産直後から同室
何人部屋	1人、4人
母乳外来	設けている
母親の要望	(可能な限り) 受け入れる

伊藤産婦人科医院
661-0012　尼崎市南塚口町1丁目7-5
TEL　06-6426-6155

栄養は	母乳。人工乳
30分以内の授乳	している
初乳の前には	糖水
早期の頻回授乳	できない
体重が戻らない時	頻回授乳の指導
母子の部屋	出産直後から同室
何人部屋	1人
母乳外来	開設したい
母親の要望	受け入れる

尼崎医療生協病院
661-0033　尼崎市南武庫之荘11-12-1
TEL　06-6436-1701

栄養は	母乳以外何も与えない
30分以内の授乳	60分以内になる
初乳の前には	何も与えない
早期の頻回授乳	させている
体重が戻らない時	そのままか、頻回授乳の指導
母子の部屋	12時間後から同室
何人部屋	4人
母乳外来	開設したい
母親の要望	受け入れる

加古川西市民病院 BFH
675-0054　加古川市米田町平津384-1
TEL　0794-32-3531

栄養は	母乳以外何も与えない
30分以内の授乳	している
初乳の前には	何も与えない
早期の頻回授乳	させている
体重が戻らない時	そのまま退院させる
母子の部屋	出産直後から同室
何人部屋	1人、2人、4人
母乳外来	設けている
母親の要望	受け入れる

済生会兵庫県病院 BFH
651-1302　兵庫県神戸市北区藤原台中町5-1-1
TEL　078-987-2222

栄養は	母乳、糖水、人工乳
30分以内の授乳	している
初乳の前には	何も与えない
早期の頻回授乳	させている
体重が戻らない時	ケースバイケース
母子の部屋	出産直後から同室
何人部屋	1人、4人
母乳外来	開設している
母親の要望	受け入れる

国立姫路医療センター
670-0000　姫路市本町
TEL　0792-25-3211

栄養は	母乳以外何も与えない
30分以内の授乳	している
初乳の前には	何も与えない
早期の頻回授乳	させている
体重が戻らない時	そのまま退院させる
母子の部屋	12時間後から同室
何人部屋	
母乳外来	設けている
母親の要望	受け入れる

川野辺医院
711-0913　倉敷市児島味野3丁目5-3
TEL　086-472-2357

栄養は	母乳。糖水
30分以内の授乳	している
初乳の前には	糖水
早期の頻回授乳	できない
体重が戻らない時	人工乳を足す
母子の部屋	24時間後から同室
何人部屋	1人、2人、4人
母乳外来	設けている
母親の要望	受け入れる

満谷産婦人科
713-8122　倉敷市玉島中央町2丁目5-1
TEL　086-522-2003

栄養は	母乳以外何も与えない
30分以内の授乳	している
初乳の前には	何も与えない
早期の頻回授乳	させている
体重が戻らない時	ケースバイケース
母子の部屋	8時間後から同室
何人部屋	1人
母乳外来	設けていない
母親の要望	受け入れる

国立病院岡山医療センター BFH
700-0825　岡山市田益1711-1
TEL　086-294-9911

栄養は	母乳以外何も与えない
30分以内の授乳	している
初乳の前には	何も与えない
早期の頻回授乳	させている
体重が戻らない時	頻回授乳の指導
母子の部屋	出産直後から同室
何人部屋	
母乳外来	設けている
母親の要望	受け入れる

サン・クリニック BFH
703-8205　岡山市中井221-1
TEL　086-275-3366

栄養は	母乳以外何も与えない
30分以内の授乳	している
初乳の前には	何も与えない
早期の頻回授乳	させている
体重が戻らない時	そのままか、頻回授乳の指導
母子の部屋	出産直後から同室
何人部屋	1人、2人、3人
母乳外来	設けている
母親の要望	受け入れる

三宅医院
701-0204　岡山市大福369-8
TEL　086-282-5100

栄養は	母乳以外何も与えない
30分以内の授乳	している
初乳の前には	何も与えない、糖水
早期の頻回授乳	させている
体重が戻らない時	頻回授乳を指導する
母子の部屋	2時間後から同室
何人部屋	
母乳外来	設けている
母親の要望	受け入れる

中村産婦人科医院
700-0822　岡山市表町3丁目17-33
TEL　086-232-7893

栄養は	母乳。糖水
30分以内の授乳	している
初乳の前には	糖水
早期の頻回授乳	できない
体重が戻らない時	そのままか、頻回授乳の指導
母子の部屋	2時間後から同室
何人部屋	1人
母乳外来	設けていない
母親の要望	受け入れる

愛仁会　高槻病院 BFH
569-1115　高槻市古曽部町1-3-13
TEL　0726-81-3801

栄養は	母乳以外何も与えない
30分以内の授乳	している
初乳の前には	何も与えない
早期の頻回授乳	させている
体重が戻らない時	頻回授乳の指導
母子の部屋	2時間後から同室
何人部屋	1人、2人、5人
母乳外来	設けている
母親の要望	受け入れる

奥田産婦人科
567-0000　茨木市竹橋町15-8
TEL　0726-22-5253

栄養は	母乳。糖水
30分以内の授乳	している
初乳の前には	何も与えない、糖水
早期の頻回授乳	させている
体重が戻らない時	頻回授乳を指導
母子の部屋	出産直後から同室
何人部屋	1人、2人
母乳外来	開設したい
母親の要望	受け入れる

耳原総合病院
590-0822　堺市協和町4-465
TEL　072-241-0501

栄養は	母乳。糖水
30分以内の授乳	している
初乳の前には	何も与えない
早期の頻回授乳	させている
体重が戻らない時	そのままか、頻回授乳の指導
母子の部屋	10～34時間後同室
何人部屋	6人
母乳外来	設けている
母親の要望	受け入れる

ベルランド総合病院
599-8247　堺市東山500-3
TEL　072-234-2001

栄養は	母乳以外何も与えない
30分以内の授乳	している
初乳の前には	何も与えない
早期の頻回授乳	させている
体重が戻らない時	そのままか、頻回授乳の指導
母子の部屋	出産直後から同室
何人部屋	1人、2人、3人
母乳外来	設けている
母親の要望	受け入れる

国立病院機構大阪南医療センター BFH
586-8521　大阪府河内長野市木戸東町2-1
TEL　0721-81-3801

栄養は	基本母乳、必要時糖水、人工乳
30分以内の授乳	している
初乳の前には	何も与えない
早期の頻回授乳	行っている
体重が戻らない時	頻回授乳、退院後早期フォロー
母子の部屋	出産直後から同室
何人部屋	1人、4人
母乳外来	設けている
母親の要望	受け入れる

大平産婦人科
590-0141　堺市桃山台4丁2-4
TEL　072-299-1103

栄養は	母乳。糖水
30分以内の授乳	している
初乳の前には	何も与えない
早期の頻回授乳	させている
体重が戻らない時	ケースバイケース
母子の部屋	24時間後から同室
何人部屋	1人、2人
母乳外来	設けている
母親の要望	受け入れる

谷口病院 BFH
598-0043　泉佐野市大西1-5-20
TEL　0724-63-3232

栄養は	母乳以外何も与えない
30分以内の授乳	している
初乳の前には	何も与えない
早期の頻回授乳	させている
体重が戻らない時	頻回授乳を指導、人工乳
母子の部屋	出産直後から同室
何人部屋	1人、4人
母乳外来	設けている
母親の要望	受け入れる

老木レディスクリニック
594-0041　和泉市いぶき野1-1
TEL　07254-55-4567

栄養は	母乳。糖水
30分以内の授乳	している
初乳の前には	何も与えない
早期の頻回授乳	させている
体重が戻らない時	頻回授乳を指導
母子の部屋	8時間後から同室
何人部屋	1人、
母乳外来	開設したい
母親の要望	受け入れる

PL病院
584-0091　富田林市新堂2182
TEL　0721-24-3100

栄養は	原則母乳、糖水
30分以内の授乳	している
初乳の前には	何も与えない
早期の頻回授乳	させている
体重が戻らない時	そのまま退院、頻回授乳
母子の部屋	当日から終日同室
何人部屋	1人、4人、6人
母乳外来	設けている
母親の要望	受け入れる

笠松産婦人科・小児科 BFH
599-0211　阪南市鳥取中192-2
TEL　0724-71-3222

栄養は	母乳以外何も与えない
30分以内の授乳	している
初乳の前には	何も与えない
早期の頻回授乳	させている
体重が戻らない時	頻回授乳を指導
母子の部屋	出産直後から同室
何人部屋	1人、
母乳外来	設けている
母親の要望	受け入れる

正木産婦人科
581-0846　八尾市上之島町南6-23-11
TEL　0729-22-4103

栄養は	母乳以外何も与えない
30分以内の授乳	している
初乳の前には	何も与えない
早期の頻回授乳	させている
体重が戻らない時	そのまま退院させる
母子の部屋	出産直後から同室
何人部屋	1人、2人
母乳外来	設けている
母親の要望	受け入れる

奈良県立三室病院
636-0802　奈良県生駒郡三郷町三室1-14-16
TEL　0745-32-0505

栄養は	母乳。糖水
30分以内の授乳	している
初乳の前には	何も与えない
早期の頻回授乳	させている
体重が戻らない時	ケースバイケース
母子の部屋	2時間後から同室
何人部屋	4人
母乳外来	設けている
母親の要望	受け入れる

久産婦人科
636-0304　奈良県磯城郡田原本町大字十六面23-1
TEL　07443-3-3110

栄養は	母乳以外何も与えない
30分以内の授乳	している
初乳の前には	何も与えない
早期の頻回授乳	
体重が戻らない時	そのまま退院させる
母子の部屋	出産直後から同室
何人部屋	1人
母乳外来	設けていない
母親の要望	受け入れる

矢島産婦人科医院
647-0007　新宮市別当屋敷町6-8
TEL　0735-22-2337

栄養は	母乳。糖水
30分以内の授乳	要望があるとき
初乳の前には	糖水
早期の頻回授乳	ケースバイケース
体重が戻らない時	そのまま退院させる
母子の部屋	6時間後から希望通
何人部屋	1人
母乳外来	設けていない
母親の要望	受け入れる

はまだ産婦人科
649-6314　和歌山市島230-2
TEL　073-462-0341

栄養は	母乳。糖水
30分以内の授乳	要望があるとき
初乳の前には	糖水
早期の頻回授乳	3時間おき時間授乳
体重が戻らない時	
母子の部屋	出産直後から同室
何人部屋	1人
母乳外来	設けている
母親の要望	受け入れる

マイクリニック（MyClinic）
640-8033　和歌山市本町6丁目55
TEL　073-422-0102

栄養は	母乳以外何も与えない
30分以内の授乳	している
初乳の前には	何も与えない
早期の頻回授乳	させている
体重が戻らない時	そのままか、頻回授乳の指導
母子の部屋	出産直後から同室
何人部屋	1人、2人
母乳外来	設けている
母親の要望	受け入れる

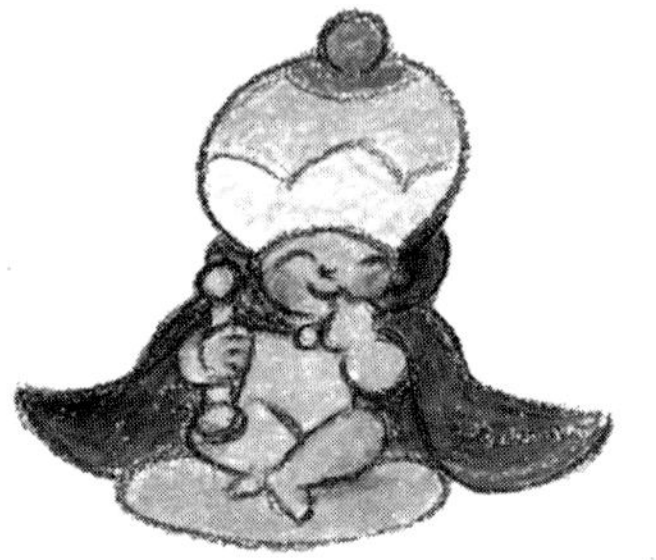

三重中央医療センター BFH
514-1101　津市久居明神町2158-5
TEL　059-259-1211

栄養は	母乳以外何も与えない
30分以内の授乳	している
初乳の前には	何も与えない
早期の頻回授乳	させている
体重が戻らない時	頻回授乳の指導
母子の部屋	2時間後から同室
何人部屋	
母乳外来	設けている
母親の要望	受け入れる

塩井産婦人科
512-0911　四日市市生桑町78-1
TEL　0553-31-8811

栄養は	母乳以外何も与えない
30分以内の授乳	している
初乳の前には	何も与えない
早期の頻回授乳	させている
体重が戻らない時	そのままか、頻回授乳の指導
母子の部屋	8時間後から同室
何人部屋	
母乳外来	開設したい
母親の要望	受け入れる

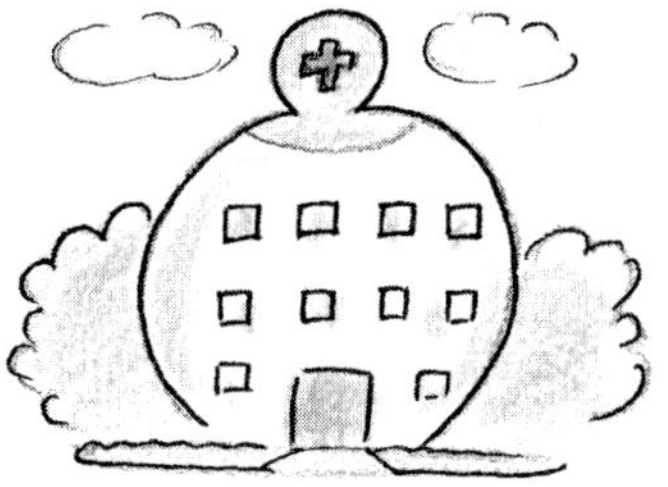

京都民医連中央病院
604-8453　京都市中京区西ノ京春日町16-1
TEL　075-822-2777

栄養は	母乳以外何も与えない
30分以内の授乳	している
初乳の前には	何も与えない
早期の頻回授乳	させている
体重が戻らない時	ケースバイケース
母子の部屋	24時間後から同室
何人部屋	6人
母乳外来	設けている
母親の要望	受け入れる

山元病院
604　京都市中京区堀川通四条上ル宮本町795
TEL　075-801-3281

栄養は	母乳。糖水
30分以内の授乳	している
初乳の前には	何も与えない、糖水
早期の頻回授乳	させている
体重が戻らない時	そのまま退院させる
母子の部屋	24時間以内に同室
何人部屋	1人、2人
母乳外来	設けている
母親の要望	受け入れる

島岡医院
601-8469　京都市南区唐橋平垣町68
TEL　075-661-0740

栄養は	母乳以外何も与えない
30分以内の授乳	している
初乳の前には	何も与えない
早期の頻回授乳	させている
体重が戻らない時	そのままか、入院延長
母子の部屋	4時間後から同室
何人部屋	1人
母乳外来	設けていない
母親の要望	受け入れる

国立病院京都医療センター
612-0861　京都市伏見区深草向畑町191
TEL　075-641-9161

栄養は	母乳以外何も与えない
30分以内の授乳	している
初乳の前には	何も与えない
早期の頻回授乳	させている
体重が戻らない時	そのまま退院(増加していれば)
母子の部屋	出産直後から同室
何人部屋	1人、4人
母乳外来	設けている
母親の要望	受け入れる

南部産婦人科
600-8894　京都市下京区西七条市部町132
TEL　075-313-6000

栄養は	母乳以外何も与えない
30分以内の授乳	要望があるとき
初乳の前には	何も与えない
早期の頻回授乳	させている
体重が戻らない時	そのままか、入院延長
母子の部屋	1時間後から同室
何人部屋	1人
母乳外来	設けている
母親の要望	受け入れる

舞鶴共済病院 BFH
625-0036　舞鶴市字浜1035
TEL　0773-66-1514

栄養は	母乳。糖水
30分以内の授乳	している
初乳の前には	何も与えない
早期の頻回授乳	させている
体重が戻らない時	そのままか、頻回授乳の指導
母子の部屋	出産直後から同室
何人部屋	
母乳外来	設けている
母親の要望	受け入れる

大阪市立十三市民病院 BFH
532-0034　大阪市淀川区野中北2-12-27
TEL　06-6150-8000

栄養は	原則として母乳以外何も与えない
30分以内の授乳	している
初乳の前には	何も与えない
早期の頻回授乳	行っている
体重が戻らない時	母乳外来でフォローし、頻回授乳
母子の部屋	出産直後から同室
何人部屋	1人、4人
母乳外来	誰でもかかれる
母親の要望	受け入れる

田附興風会　北野病院
530-0026　大阪市北区扇町2-4-20
TEL　06-6312-1221

栄養は	母乳。糖水
30分以内の授乳	している
初乳の前には	何も与えない
早期の頻回授乳	させている
体重が戻らない時	頻回授乳の指導
母子の部屋	12時間後昼間のみ
何人部屋	5人。泣いたら授乳
母乳外来	設けている
母親の要望	受け入れる

大阪府立急性期・総合医療センター
558-0056　大阪市住吉区万代東3-1-56
TEL　06-6692-1201

栄養は	母乳以外何も与えない
30分以内の授乳	している
初乳の前には	何も与えない
早期の頻回授乳	させている
体重が戻らない時	頻回授乳の指導
母子の部屋	24時間後から同室
何人部屋	1人、4人
母乳外来	設けている
母親の要望	受け入れる

大阪警察病院
543-0035　大阪市天王寺区北山町10-31
TEL　06-6771-6051

栄養は	母乳。糖水
30分以内の授乳	している
初乳の前には	何も与えない
早期の頻回授乳	できない
体重が戻らない時	そのまま退院させる
母子の部屋	6時間後から同室
何人部屋	2人、4人
母乳外来	開設したい
母親の要望	受け入れる

国立病院大阪医療センター
540-0006　大阪市中央区法円坂2-1-14
TEL　06-6942-1331

栄養は	原則母乳、糖水
30分以内の授乳	している
初乳の前には	何も与えない
早期の頻回授乳	させている
体重が戻らない時	頻回授乳の指導
母子の部屋	2時間後から同室
何人部屋	1人、2人、4人
母乳外来	設けている
母親の要望	受け入れる

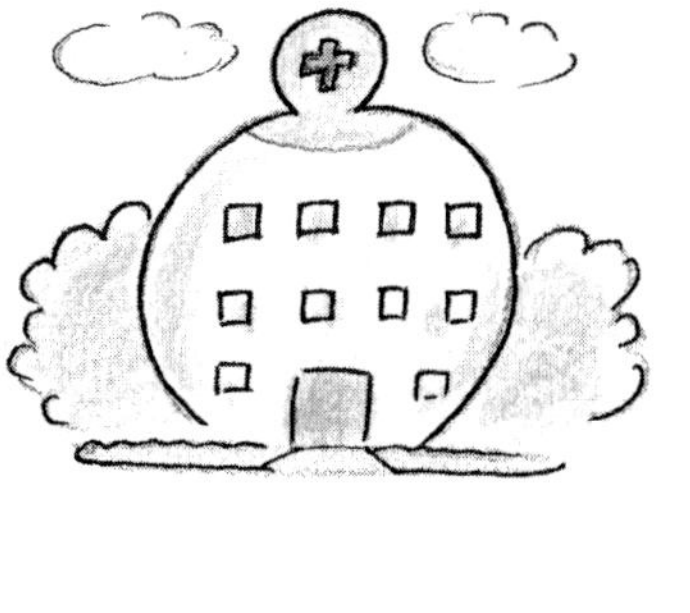

総合病院聖隷浜松病院
430-0906　浜松市住吉2-12-12
TEL　053-474-2222

栄養は	母乳。糖水
30分以内の授乳	している
初乳の前には	糖水
早期の頻回授乳	させている
体重が戻らない時	ケースバイケース
母子の部屋	8時間後同室
何人部屋	1人、4人
母乳外来	設けている
母親の要望	受け入れる

掛川産婦人科小児科クリニック
436-0028　掛川市亀の甲2-23-15
TEL　0537-24-6111

栄養は	母乳。糖水
30分以内の授乳	している
初乳の前には	糖水
早期の頻回授乳	させている
体重が戻らない時	そのまま退院させる
母子の部屋	出産直後から同室
何人部屋	
母乳外来	設けていない
母親の要望	受け入れる

富松レディスクリニック
420-0801　静岡市葵区東千代田1-1-3
TEL　054-261-1730

栄養は	母乳以外何も与えない
30分以内の授乳	している
初乳の前には	何も与えない
早期の頻回授乳	させている
体重が戻らない時	そのままか、頻回授乳の指導
母子の部屋	出産直後から同室
何人部屋	
母乳外来	設けている
母親の要望	受け入れる

市立伊東市民病院
414-0054　伊東市鎌田222
TEL　0557-37-2626

栄養は	母乳以外何も与えない
30分以内の授乳	している
初乳の前には	糖水
早期の頻回授乳	できない
体重が戻らない時	そのまま退院させる
母子の部屋	12時間後昼間のみ
何人部屋	2、4、6人、泣いたら授乳
母乳外来	設けている
母親の要望	受け入れる

吉村医院
444-0834　岡崎市柱町字東荒子123
TEL　0564-51-1895

栄養は	母乳以外何も与えない
30分以内の授乳	40～50分頃
初乳の前には	何も与えない
早期の頻回授乳	させている
体重が戻らない時	そのままか、頻回授乳の指導
母子の部屋	出産直後から同室
何人部屋	1人
母乳外来	設けている
母親の要望	受け入れる

友田クリニック
478-0036　知多市新舞子字明知山30-1
TEL　0569-43-3000

栄養は	母乳。糖水
30分以内の授乳	している
初乳の前には	何も与えない
早期の頻回授乳	できない
体重が戻らない時	ケースバイケース
母子の部屋	10～22時間後同室
何人部屋	1人、2人
母乳外来	開設したい
母親の要望	受け入れる

安江産婦人科
496-0045　津島市東柳原町2丁目37
TEL　0567-26-5111

栄養は	母乳。糖水
30分以内の授乳	していない
初乳の前には	糖水
早期の頻回授乳	頻回授乳の指導、人工乳
体重が戻らない時	
母子の部屋	30分後から同室
何人部屋	1人
母乳外来	開設したい
母親の要望	話し合いをする

山田産婦人科 (BFH)
445-0813　西尾市若松町38
TEL　0563-56-3245

栄養は	母乳。糖水
30分以内の授乳	している
初乳の前には	何も与えない
早期の頻回授乳	させている
体重が戻らない時	そのまま退院させる
母子の部屋	当日から同室
何人部屋	1人
母乳外来	設けている
母親の要望	受け入れる

名古屋市立西部医療センター (BFH)
462-8503　名古屋市北区平手町1-1
TEL　052-991-8121

栄養は	基本母乳
30分以内の授乳	している
初乳の前には	何も与えない
早期の頻回授乳	させている
体重が戻らない時	頻回授乳指導
母子の部屋	出産直後から同室
何人部屋	1人、4人
母乳外来	設けている
母親の要望	話し合いをする

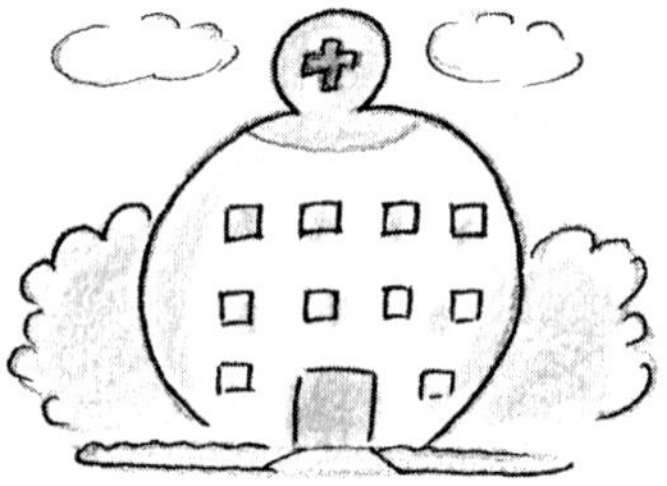

高田医院 (BFH)
503-2305　岐阜県安八郡神戸町神戸468
TEL　0584-27-2015

栄養は	母乳以外何も与えない
30分以内の授乳	している
初乳の前には	何も与えない
早期の頻回授乳	させている
体重が戻らない時	入院延長をする
母子の部屋	出産直後から同室
何人部屋	1人
母乳外来	設けている
母親の要望	受け入れる

西ぎふ産婦人科医院
500-8381　岐阜市市橋5丁目3-9
TEL　058-272-3881

栄養は	母乳。糖水
30分以内の授乳	要望があるとき
初乳の前には	糖水
早期の頻回授乳	3時間おき時間授乳
体重が戻らない時	そのまま退院させる
母子の部屋	15時間後から同室
何人部屋	1人
母乳外来	設けている
母親の要望	受け入れる

高橋産婦人科
500-8818　岐阜市梅ヶ枝町3丁目41-3
TEL　058-263-5726

栄養は	母乳。糖水
30分以内の授乳	要望があるとき
初乳の前には	糖水
早期の頻回授乳	させている
体重が戻らない時	そのまま退院させる
母子の部屋	24時間後から同室
何人部屋	1人
母乳外来	設けている
母親の要望	受け入れる

古田産科婦人科クリニック
500-8842　岐阜市金町7丁目3－1
TEL　058-265-2395

栄養は	母乳以外何も与えない
30分以内の授乳	60分頃
初乳の前には	糖水
早期の頻回授乳	させている
体重が戻らない時	頻回授乳の指導
母子の部屋	1時間後から同室
何人部屋	1人
母乳外来	開設したい
母親の要望	受け入れる

郡上市民病院 (BFH)
501-4222　岐阜県郡上郡八幡町島谷1264
TEL　0575-67-1611

栄養は	母乳以外は何も与えない
30分以内の授乳	している
初乳の前には	何も与えない
早期の頻回授乳	させている
体重が戻らない時	頻回授乳指導
母子の部屋	出産直後から同室
何人部屋	1人、4人
母乳外来	設けている
母親の要望	受け入れている

総合病院中津川市民病院
508-0011　中津川市駒場1522-1
TEL　0573-66-1251

栄養は	母乳。糖水
30分以内の授乳	している
初乳の前には	糖水
早期の頻回授乳	できない
体重が戻らない時	頻回授乳、人工乳
母子の部屋	17～34時間後同室
何人部屋	1人、4人
母乳外来	設けていない
母親の要望	受け入れる

岐阜県総合医療センター (BFH)
500-8717　岐阜市野一色4-6-1
TEL　058-246-1111

栄養は	母乳、糖水
30分以内の授乳	している
初乳の前には	何も与えない
早期の頻回授乳	させている
体重が戻らない時	ケースバイケース
母子の部屋	出産直後から同室
何人部屋	1人、4人
母乳外来	設けている
母親の要望	受け入れている

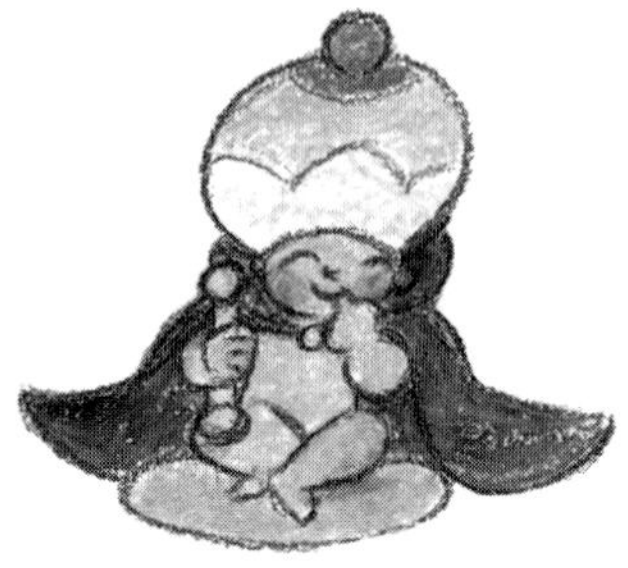

金沢赤十字病院
921-8162　金沢市三馬2-251
TEL　076-242-8131

栄養は	母乳以外何も与えない
30分以内の授乳	40〜60分頃
初乳の前には	何も与えない
早期の頻回授乳	させている
体重が戻らない時	ケースバイケース
母子の部屋	24時間後同室
何人部屋	1人、4人
母乳外来	設けていない
母親の要望	受け入れる

金沢聖霊総合病院
920-0865　金沢市長町1-5-30
TEL　076-231-1295

栄養は	母乳以外何も与えない
30分以内の授乳	30〜40分頃
初乳の前には	何も与えない
早期の頻回授乳	させている
体重が戻らない時	そのままか、頻回授乳
母子の部屋	希望に応じる
何人部屋	1人、2人
母乳外来	設けている
母親の要望	受け入れる

市立輪島病院 (BFH)
928-0001　輪島市山岸町は1-1
TEL　0768-22-2222

栄養は	母乳。糖水
30分以内の授乳	している
初乳の前には	何も与えない
早期の頻回授乳	させている
体重が戻らない時	そのままか、頻回授乳
母子の部屋	1時間後から同室
何人部屋	1人、3人
母乳外来	設けている
母親の要望	受け入れる

珠洲市総合病院 (BFH)
927-1213　石川県珠洲市野々江町ユ部1-1
TEL　0768-82-1181

栄養は	母乳
30分以内の授乳	60分以内になる
初乳の前には	何も与えない
早期の頻回授乳	勧めている
体重が戻らない時	増加していれば退院
母子の部屋	出産直後から同室
何人部屋	1人、4人
母乳外来	設けている
母親の要望	受け入れる

石川県立中央病院 (BFH)
920-8530　金沢市鞍月2-1
TEL　076-237-8211

栄養は	必要でない限り、母乳以外与えない
30分以内の授乳	している
初乳の前には	何も与えない
早期の頻回授乳	させている
体重が戻らない時	そのまま退院、数日後に外来
母子の部屋	出産直後から同室。
何人部屋	
母乳外来	設けている
母親の要望	受け入れる

恵愛会松南病院 (BFH)
924-0805　石川県松任市若宮3-63
TEL　076-275-7611

栄養は	原則として母乳
30分以内の授乳	している
初乳の前には	何も与えない
早期の頻回授乳	させている
体重が戻らない時	そのままか、頻回授乳の指導
母子の部屋	直後から同室。
何人部屋	1人
母乳外来	設けている
母親の要望	受け入れる

桑原母と子クリニック
926-0821　石川県七尾市国分町ラ部2-1
TEL　0767-52-4103

栄養は	母乳以外何も与えない
30分以内の授乳	している
初乳の前には	何も与えない
早期の頻回授乳	させている
体重が戻らない時	ケースバイケース
母子の部屋	出産直後から同室
何人部屋	1人
母乳外来	設けている
母親の要望	受け入れる

小林産婦人科医院
918-8003　福井市毛矢2丁目8-15
TEL　0776-35-4141

栄養は	母乳以外何も与えない
30分以内の授乳	している
初乳の前には	糖水
早期の頻回授乳	させている
体重が戻らない時	そのままか、頻回授乳の指導
母子の部屋	希望に応じる
何人部屋	1人、2人
母乳外来	設けていない
母親の要望	受け入れる

甲府共立病院
400-0034　甲府市宝1-9-1
TEL　055-226-3131

栄養は	母乳以外何も与えない
30分以内の授乳	している
初乳の前には	何も与えない
早期の頻回授乳	させている
体重が戻らない時	そのままか、頻回授乳
母子の部屋	2時間後同室
何人部屋	2人、4人
母乳外来	設けている
母親の要望	受け入れる

長坂クリニック
406-0033　笛吹市石川町小石和2645
TEL　055-262-1103

栄養は	母乳以外何も与えない
30分以内の授乳	している
初乳の前には	何も与えない
早期の頻回授乳	させている
体重が戻らない時	頻回授乳の指導
母子の部屋	2時間後から同室
何人部屋	1人
母乳外来	設けている
母親の要望	受け入れる

篠ノ井総合病院
388-8004　長野市篠ノ井会666-1
TEL　026-292-2261

栄養は	母乳以外何も与えない
30分以内の授乳	している
初乳の前には	何も与えない
早期の頻回授乳	させている
体重が戻らない時	
母子の部屋	ケースバイケース
何人部屋	出産直後から同室
母乳外来	設けている
母親の要望	受け入れる

丸山産婦人科医院
380-0822　長野市大字鶴賀南千歳町982
TEL　026-226-4484

栄養は	母乳。糖水
30分以内の授乳	している
初乳の前には	何も与えない
早期の頻回授乳	させている
体重が戻らない時	ほとんどない
母子の部屋	2時間後から同室
何人部屋	1人、2人、4人
母乳外来	設けている
母親の要望	受け入れる

組合立諏訪中央病院
長野県茅野市玉川4300
TEL　0266-72-1000

栄養は	基本母乳、必要時糖水と人工乳
30分以内の授乳	している
初乳の前には	何も与えない
早期の頻回授乳	行っている
体重が戻らない時	頻回授乳、退院後フォロー
母子の部屋	直後から母子同室
何人部屋	1人、4人
母乳外来	設けている
母親の要望	受け入れる

上田市産婦人科病院 (BFH)
386-0027　上田市常磐城5-6-39
TEL　0268-22-1573

栄養は	母乳以外何も与えない
30分以内の授乳	している
初乳の前には	何も与えない
早期の頻回授乳	させている
体重が戻らない時	そのままか、頻回授乳
母子の部屋	2時間後同室
何人部屋	1人、2人、4人
母乳外来	設けている
母親の要望	受け入れる

東京都立大塚病院
170-8476　東京都豊島区南大塚2-8-1
TEL　03-3941-3211

栄養は	母乳以外は何も与えない
30分以内の授乳	している
初乳の前には	何も与えない
早期の頻回授乳	している
体重が戻らない時	ケースバイケース
母子の部屋	出産直後から同室
何人部屋	2人、6人
母乳外来	設けている
母親の要望	受け入れている

杏林大学医学部附属病院
181-0004　三鷹市新川6-20-2
TEL　0422-47-5511

栄養は	希望に応じる
30分以内の授乳	している
初乳の前には	何も与えない、白湯
早期の頻回授乳	させている
体重が戻らない時	頻回授乳、入院延長
母子の部屋	出産直後から同室
何人部屋	3人
母乳外来	設けている
母親の要望	受け入れる

立川相互病院 BFH
190-0022　立川市錦町1-16-15
TEL　042-525-2495

栄養は	母乳。糖水
30分以内の授乳	している
初乳の前には	何も与えない
早期の頻回授乳	できない
体重が戻らない時	そのまま退院させる
母子の部屋	2時間後同室
何人部屋	3人、6人
母乳外来	設けている
母親の要望	受け入れる

町田産婦人科
194-0044　町田市成瀬6-10-9
TEL　0427-28-1101

栄養は	母乳。人工乳
30分以内の授乳	している
初乳の前には	糖水
早期の頻回授乳	させている
体重が戻らない時	頻回授乳の指導
母子の部屋	3時間後から同室
何人部屋	1人、2人
母乳外来	設けている
母親の要望	受け入れる

済生会新潟第二病院 BFH
950-1104　新潟市寺地208-7
TEL　025-233-6161

栄養は	母乳(必要時糖水)
30分以内の授乳	全例している
初乳の前には	何も与えない
早期の頻回授乳	している
体重が戻らない時	頻回授乳、早期再診
母子の部屋	出産直後から同室
何人部屋	1人が基本
母乳外来	設けている
母親の要望	受け入れる

新潟臨港総合病院
950-0051　新潟市東区桃山町1-114-1
TEL　025-274-5331

栄養は	母乳以外何も与えない
30分以内の授乳	40分以内
初乳の前には	何も与えない
早期の頻回授乳	させている
体重が戻らない時	そのまま退院させる
母子の部屋	出産直後から同室
何人部屋	2人、5人
母乳外来	設けていない
母親の要望	受け入れる

新潟市民病院 BFH
950-0914　新潟市紫竹山2-6-1
TEL　025-241-5151

栄養は	母乳。糖水
30分以内の授乳	している
初乳の前には	何も与えない
早期の頻回授乳	させている
体重が戻らない時	そのままか、頻回授乳
母子の部屋	出産直後から同室
何人部屋	6人
母乳外来	設けている
母親の要望	受け入れる

荒井大桃エンゼルマザークリニック
950-0962　新潟市中央区出来島1丁目5-15
TEL　025-281-1103

栄養は	母乳。糖水
30分以内の授乳	している
初乳の前には	何も与えない、糖水
早期の頻回授乳	させている
体重が戻らない時	ケースバイケース
母子の部屋	出産直後から同室
何人部屋	1人
母乳外来	設けている
母親の要望	受け入れる

新潟大学医学部附属病院
951-8122　新潟市旭町通一番町754
TEL　025-227-2632

栄養は	母乳。糖水
30分以内の授乳	している
初乳の前には	何も与えない
早期の頻回授乳	させている
体重が戻らない時	頻回授乳、人工乳
母子の部屋	出産直後から同室
何人部屋	1人、4人
母乳外来	設けている
母親の要望	受け入れる

茅原クリニック
955-0823　三条市東本成寺12-14
TEL　0256-31-1103

栄養は	母乳。糖水
30分以内の授乳	している
初乳の前には	糖水
早期の頻回授乳	させている
体重が戻らない時	そのままか、人工乳を足す
母子の部屋	出産直後から同室
何人部屋	1人、4人
母乳外来	開設したい
母親の要望	受け入れる

新津産科婦人科クリニック
956-0012　新津市秋葉区荻野町1-10
TEL　0250-21-3511

栄養は	母乳。糖水。人工乳
30分以内の授乳	している
初乳の前には	何も与えない
早期の頻回授乳	させている
体重が戻らない時	ケースバイケース
母子の部屋	出産直後から同室
何人部屋	1人
母乳外来	設けている
母親の要望	受け入れる

渡辺医院
959-0235　西蒲原郡吉田町旭町1丁目7-3
TEL　0256-93-2148

栄養は	母乳以外何も与えない
30分以内の授乳	している
初乳の前には	何も与えない
早期の頻回授乳	させている
体重が戻らない時	そのまま退院させる
母子の部屋	6～12時間後同室
何人部屋	1人
母乳外来	開設したい
母親の要望	受け入れる

富山赤十字病院 BFH
930-0859　富山市牛島本町2-1-58
TEL　076-433-2222

栄養は	原則として母乳以外与えない
30分以内の授乳	全例している
初乳の前には	何も与えない
早期の頻回授乳	している
体重が戻らない時	頻回授乳の支援
母子の部屋	出産直後から同室
何人部屋	1人、4人
母乳外来	設けている
母親の要望	受け入れる

関塚産婦人科医院
957-0007　新発田市小舟町2丁目1-23
TEL　0254-26-1405

栄養は	母乳。糖水
30分以内の授乳	している
初乳の前には	何も与えない
早期の頻回授乳	させている
体重が戻らない時	頻回授乳の指導
母子の部屋	12時間後から同室
何人部屋	1人、2人
母乳外来	設けていない
母親の要望	受け入れる

富山県立中央病院 BFH
930-8550　富山市西長江2-2-78
TEL　076-424-1531

栄養は	母乳以外何も与えない
30分以内の授乳	している
初乳の前には	何も与えない
早期の頻回授乳	させている
体重が戻らない時	頻回授乳、退院延長
母子の部屋	出産直後から同室
何人部屋	1人、2人、4人
母乳外来	設けている
母親の要望	受け入れる

済生会高岡病院 BFH
933-0023　高岡市二塚387-1
TEL　0766-21-0570

栄養は	母乳。糖水
30分以内の授乳	している
初乳の前には	何も与えない
早期の頻回授乳	させている
体重が戻らない時	そのままか、頻回授乳
母子の部屋	希望者のみ
何人部屋	1、4人、泣いたら授乳
母乳外来	設けている
母親の要望	受け入れる

あわの産婦人科医院 BFH
939-0626　下新川郡入善町入膳229-3
TEL　0765-72-0588

栄養は	母乳以外何も与えない
30分以内の授乳	している
初乳の前には	何も与えない
早期の頻回授乳	させている
体重が戻らない時	母子の状態を観察して指導
母子の部屋	出産直後から同床
何人部屋	1人
母乳外来	設けている
母親の要望	受け入れる

市立川崎病院
210-0013　川崎市川崎区新川通12-1
TEL　044-233-5521

栄養は	母乳。糖水
30分以内の授乳	している
初乳の前には	何も与えない
早期の頻回授乳	できない
体重が戻らない時	そのまま退院させる
母子の部屋	24時間後同室
何人部屋	４人、５人
母乳外来	開設したい
母親の要望	受け入れる

川崎協同病院
210-0833　川崎市川崎区桜本2-1-5
TEL　044-277-9865

栄養は	母乳。糖水
30分以内の授乳	している
初乳の前には	何も与えない、糖水
早期の頻回授乳	していない
体重が戻らない時	そのまま退院させる
母子の部屋	24時間後同室
何人部屋	６人
母乳外来	開設したい
母親の要望	受け入れる

京浜総合病院
211-0044　川崎市中原区新城1-2-5
TEL　044-777-3251

栄養は	母乳以外何も与えない
30分以内の授乳	している
初乳の前には	何も与えない
早期の頻回授乳	させている
体重が戻らない時	頻回授乳の指導
母子の部屋	24時間後同室
何人部屋	４人
母乳外来	開設したい
母親の要望	

湘南鎌倉病院
247-0066　鎌倉市山崎1202-1
TEL　0467-45-7477

栄養は	母乳。糖水
30分以内の授乳	している
初乳の前には	何も与えない、糖水
早期の頻回授乳	させている
体重が戻らない時	頻回授乳の指導
母子の部屋	出産直後から同室
何人部屋	１人、６人
母乳外来	
母親の要望	受け入れる

八尾産婦人科医院
249-0006　逗子市逗子1丁目4-24
TEL　0468-73-1103

栄養は	母乳以外何も与えない
30分以内の授乳	している
初乳の前には	何も与えない
早期の頻回授乳	させている
体重が戻らない時	頻回授乳の指導
母子の部屋	２時間後から同室
何人部屋	
母乳外来	設けている
母親の要望	受け入れる

平塚共済病院
254-0047　平塚市追分9-11
TEL　0463-32-1950

栄養は	母乳。糖水
30分以内の授乳	している
初乳の前には	糖水
早期の頻回授乳	できない
体重が戻らない時	そのままか、頻回授乳
母子の部屋	12時間後昼間のみ
何人部屋	４人、泣いたら授乳
母乳外来	設けている
母親の要望	受け入れる

後藤産婦人科
238-0017　横須賀市上町３丁目12
TEL　0468-23-2030

栄養は	母乳。糖水
30分以内の授乳	している
初乳の前には	糖水
早期の頻回授乳	３時間おき時間授乳
体重が戻らない時	そのままか、頻回授乳の指導
母子の部屋	希望者12時間後から
何人部屋	１人
母乳外来	設けている
母親の要望	受け入れる

東京女子医科大学東医療センター
116-0011　荒川区西尾久2-1-10
TEL　03-3810-1111

栄養は	母乳。糖水
30分以内の授乳	母子の状態に応じて
初乳の前には	何も与えない
早期の頻回授乳	３時間おき時間授乳
体重が戻らない時	ケースバイケース
母子の部屋	24時間後同室
何人部屋	１人、２人、６人
母乳外来	設けている
母親の要望	受け入れる

日本赤十字社医療センター BFH
150-0012　渋谷区広尾4-1-22
TEL　03-3400-1311

栄養は	母乳以外何も与えない
30分以内の授乳	している
初乳の前には	何も与えない
早期の頻回授乳	させている
体重が戻らない時	頻回授乳、入院延長
母子の部屋	出産直後から同室
何人部屋	１人、４人
母乳外来	設けている
母親の要望	受け入れる

愛育病院
106-0047　港区南麻布5-6-8
TEL　03-3473-8321

栄養は	母乳以外何も与えない
30分以内の授乳	している
初乳の前には	何も与えない
早期の頻回授乳	させている
体重が戻らない時	頻回授乳の指導
母子の部屋	希望によりいつからでも
何人部屋	４人、５人
母乳外来	設けている
母親の要望	受け入れる

聖母会聖母病院
161-0032　新宿区中落合2-5-1
TEL　03-3951-1111

栄養は	母乳。糖水
30分以内の授乳	要望があるとき
初乳の前には	糖水
早期の頻回授乳	３時間おき時間授乳
体重が戻らない時	人工乳を足す
母子の部屋	６時間後同室
何人部屋	１人、２人、６人
母乳外来	設けている
母親の要望	話し合いをする

東京女子医科大学病院
162-0054　新宿区河田町8-1
TEL　03-3353-8111

栄養は	母乳以外何も与えない
30分以内の授乳	している
初乳の前には	何も与えない
早期の頻回授乳	させている
体重が戻らない時	そのままか、頻回授乳
母子の部屋	６時間後から同室
何人部屋	１人、２人、７人
母乳外来	設けている
母親の要望	受け入れる

明日香医院
168-0071　杉並区高井戸西2丁目16-29
TEL　03-3331-3001

栄養は	原則母乳。糖水
30分以内の授乳	している
初乳の前には	何も与えない
早期の頻回授乳	させている
体重が戻らない時	頻回授乳の指導
母子の部屋	出産直後から同室
何人部屋	１人
母乳外来	設けている
母親の要望	受け入れる

赤川クリニック
167-0043　杉並区上荻1丁目24-6
TEL　03-3391-6694

栄養は	基本は母乳。糖水
30分以内の授乳	している
初乳の前には	何も与えない
早期の頻回授乳	させている
体重が戻らない時	ケースバイケース
母子の部屋	出産直後から同室
何人部屋	
母乳外来	設けている
母親の要望	受け入れる

一心病院
170-0004　豊島区北大塚1-18-7
TEL　03-3918-1215

栄養は	希望に応じる
30分以内の授乳	している
初乳の前には	何も与えない
早期の頻回授乳	できない
体重が戻らない時	そのまま退院させる
母子の部屋	希望者は出産直後
何人部屋	４人
母乳外来	設けていない
母親の要望	受け入れる

三楽病院
101-0062　千代田区神田駿河台2-5
TEL　03-3292-3981

栄養は	母乳。糖水
30分以内の授乳	している
初乳の前には	何も与えない
早期の頻回授乳	させている
体重が戻らない時	ケースバイケース
母子の部屋	２～２４時間後同室
何人部屋	２人、４人
母乳外来	設けている
母親の要望	受け入れる

育良クリニック
153-0051　目黒区上目黒1丁目1-5
TEL　03-3792-4103

栄養は	母乳。糖水
30分以内の授乳	している
初乳の前には	何も与えない
早期の頻回授乳	できない
体重が戻らない時	ケースバイケース
母子の部屋	出産直後から同室
何人部屋	１人
母乳外来	設けている
母親の要望	受け入れる

東京医科歯科大学医学部附属病院
113-0034　文京区湯島1-5-45
TEL　03-3813-6111

栄養は	母乳。糖水
30分以内の授乳	している
初乳の前には	何も与えない
早期の頻回授乳	させている
体重が戻らない時	ケースバイケース
母子の部屋	12時間後同室
何人部屋	１人、４人
母乳外来	設けている
母親の要望	受け入れる

上野クリニック
165-0026　中野区新井2丁目21-8
TEL　03-3389-1816

栄養は	母乳以外何も与えない
30分以内の授乳	していない
初乳の前には	糖水
早期の頻回授乳	させている
体重が戻らない時	そのままか、頻回授乳の指導
母子の部屋	６時間後から同室
何人部屋	
母乳外来	設けていない
母親の要望	受け入れる

宗田マタニティクリニック
299-0024　市原市根田320-7
TEL　0436-24-4103

栄養は	母乳以外何も与えない
30分以内の授乳	している
初乳の前には	何も与えない
早期の頻回授乳	させている
体重が戻らない時	頻回授乳を指導する
母子の部屋	出産２時間以内から同室
何人部屋	１人、５人
母乳外来	設けている
母親の要望	

おおしおウィメンズクリニック
279-0041　浦安市北栄1-5-23
TEL　047-354-5551

栄養は	母乳。糖水.人工乳
30分以内の授乳	している
初乳の前には	何も与えない
早期の頻回授乳	させている
体重が戻らない時	そのまま退院させる
母子の部屋	出産２時間以内から同室
何人部屋	１人、２人
母乳外来	設けている
母親の要望	

窪谷産婦人科
277-0023　柏市中央2丁目2-12
TEL　0471-64-2230

栄養は	母乳以外何も与えない
30分以内の授乳	している
初乳の前には	何も与えない
早期の頻回授乳	させている
体重が戻らない時	頻回授乳を指導する
母子の部屋	出産24時間後から同室
何人部屋	
母乳外来	設けていない
母親の要望	

重城産婦人科小児科
292-0003　木更津市万石358
TEL　0438-41-3700

栄養は	母乳以外何も与えない
30分以内の授乳	している
初乳の前には	何も与えない
早期の頻回授乳	させている
体重が戻らない時	ケースバイケース
母子の部屋	出産２時間後から同室
何人部屋	１人、２人
母乳外来	設けている
母親の要望	

もりかわ医院
299-4616　いすみ市岬町長者177
TEL　0470-87-3347

栄養は	母乳以外何も与えない
30分以内の授乳	している
初乳の前には	何も与えない
早期の頻回授乳	させている
体重が戻らない時	ケースバイケース
母子の部屋	出産24時間後から同室
何人部屋	１人、２人、３人
母乳外来	設けている
母親の要望	

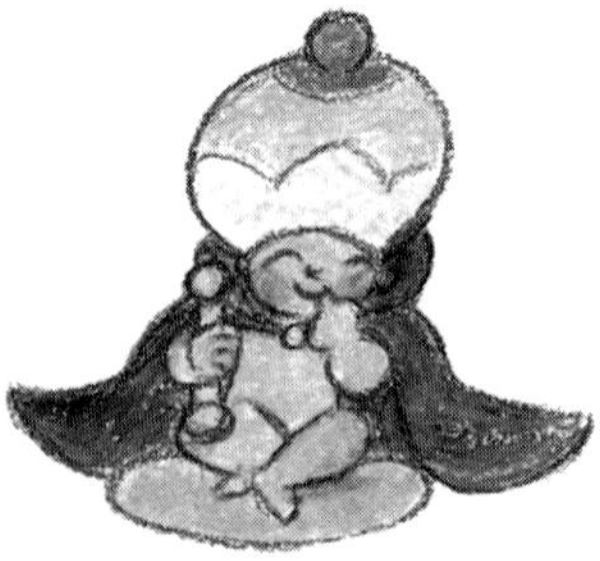

横浜市立市民病院
240-0062　横浜市保土ヶ谷区岡沢町56
TEL　045-331-1961

栄養は	母乳以外何も与えない
30分以内の授乳	している
初乳の前には	何も与えない
早期の頻回授乳	させている
体重が戻らない時	そのままか、頻回授乳
母子の部屋	３時間後同室
何人部屋	６人
母乳外来	設けている
母親の要望	受け入れる

聖マリアンナ医科大学横浜市西部病院
241-0811　横浜市旭区矢指町1197-1
TEL　045-366-1111

栄養は	母乳。糖水
30分以内の授乳	している
初乳の前には	何も与えない
早期の頻回授乳	させている
体重が戻らない時	頻回授乳を指導する
母子の部屋	２～３時間後から同室
何人部屋	４人
母乳外来	設けている
母親の要望	受け入れる

西横浜国際総合病院
245-0062　横浜市戸塚区汲沢町56
TEL　045-871-8855

栄養は	母乳。糖水
30分以内の授乳	している
初乳の前には	何も与えない、糖水
早期の頻回授乳	できない
体重が戻らない時	そのままか、頻回授乳
母子の部屋	24時間以内同室
何人部屋	２人、６人
母乳外来	開設したい
母親の要望	受け入れる

岡本産婦人科医院
236-0053　横浜市金沢区能見台通15-3
TEL　045-784-1703

栄養は	母乳。糖水
30分以内の授乳	している
初乳の前には	糖水
早期の頻回授乳	３時間おき時間授乳
体重が戻らない時	そのままか、人工乳を足す
母子の部屋	１時間後から昼間だけ
何人部屋	１人、２人
母乳外来	設けている
母親の要望	受け入れる

ハマノ産婦人科
220-0041　横浜市西区戸部本町24-1
TEL　045-323-1131

栄養は	母乳。糖水。人工乳
30分以内の授乳	している
初乳の前には	糖水
早期の頻回授乳	させている
体重が戻らない時	そのままか、人工乳を足す
母子の部屋	１時間後から同室
何人部屋	１人、２人
母乳外来	設けている
母親の要望	受け入れる

横浜市立大学附属市民総合医療センター　BFH
232-0024　横浜市南区浦舟町4-57
TEL　045-261-5656

栄養は	母乳以外何も与えない
30分以内の授乳	している
初乳の前には	何も与えない
早期の頻回授乳	させている
体重が戻らない時	そのまま退院させる
母子の部屋	４人
何人部屋	設けている
母乳外来	受け入れる
母親の要望	受け入れる

横浜市立大学附属病院　BFH
236-0004　横浜市金沢区福浦3-9
TEL　045-787-8992

栄養は	母乳以外は何も与えない
30分以内の授乳	している
初乳の前には	何も与えない
早期の頻回授乳	している
体重が戻らない時	頻回授乳、退院後フォロー
母子の部屋	出産直後から同室
何人部屋	1人、4人
母乳外来	設けている
母親の要望	受け入れている

根岸産婦人科小児科医院
375-0015　藤岡市中栗須86
TEL　0274-24-1111

栄養は	母乳以外何も与えない
30分以内の授乳	している
初乳の前には	何も与えない
早期の頻回授乳	させている
体重が戻らない時	ケースバイケース
母子の部屋	２～12時間後から同室
何人部屋	１～２人
母乳外来	設けていない
母親の要望	受け入れる

ふたばマタニティクリニック
372-0812　伊勢崎市連取町1063
TEL　0270-21-7000

栄養は	母乳。糖水
30分以内の授乳	要望があるときのみ
初乳の前には	糖水
早期の頻回授乳	３時間おきに授乳
体重が戻らない時	そのままか、頻回授乳を指導
母子の部屋	20時間後から同室
何人部屋	１人、２人
母乳外来	設けている
母親の要望	受け入れる

優和クリニック
376-0007　桐生市浜松町1-16-24
TEL　0277-45-2828

栄養は	母乳以外何も与えない
30分以内の授乳	している
初乳の前には	何も与えない
早期の頻回授乳	させている
体重が戻らない時	頻回授乳の指導
母子の部屋	出産直後から同室
何人部屋	
母乳外来	開設したい
母親の要望	受け入れる

高橋産婦人科医院
376-0011　桐生市相生町2丁目458
TEL　0277-53-8531

栄養は	母乳。糖水
30分以内の授乳	している
初乳の前には	糖水
早期の頻回授乳	できない
体重が戻らない時	ケースバイケース
母子の部屋	12時間後から同室
何人部屋	１人、２人
母乳外来	設けている
母親の要望	受け入れる

小沢医院
371-0221　前橋市堀越町15-1
TEL　027-283-2009

栄養は	母乳。糖水
30分以内の授乳	していない
初乳の前には	糖水
早期の頻回授乳	させていない
体重が戻らない時	ケースバイケース
母子の部屋	24時間後から同室
何人部屋	１人、４人
母乳外来	設けている
母親の要望	受け入れる

浅岡産婦人科
326-0052　足利市相生町387
TEL　0284-41-8188

栄養は	母乳以外何も与えない
30分以内の授乳	している
初乳の前には	何も与えない
早期の頻回授乳	させている
体重が戻らない時	そのままか、頻回授乳を指導
母子の部屋	出産直後から同室
何人部屋	１人
母乳外来	設けていない
母親の要望	受け入れる

田村レディスクリニック
326-0067　足利市江川町3丁目13-3
TEL　0284-43-3006

栄養は	母乳。糖水
30分以内の授乳	要望があるときのみ
初乳の前には	糖水
早期の頻回授乳	３時間おきに授乳
体重が戻らない時	そのままか、頻回授乳を指導
母子の部屋	8～12時間後から同室
何人部屋	１人
母乳外来	設けていない
母親の要望	受け入れる

臼井産婦人科
329-4406　下都賀郡大平町大字下皆川753
TEL　0282-43-8211

栄養は	母乳。人工乳
30分以内の授乳	している
初乳の前には	糖水
早期の頻回授乳	できない
体重が戻らない時	ケースバイケース
母子の部屋	希望時間から同室
何人部屋	１人
母乳外来	設けている
母親の要望	受け入れる

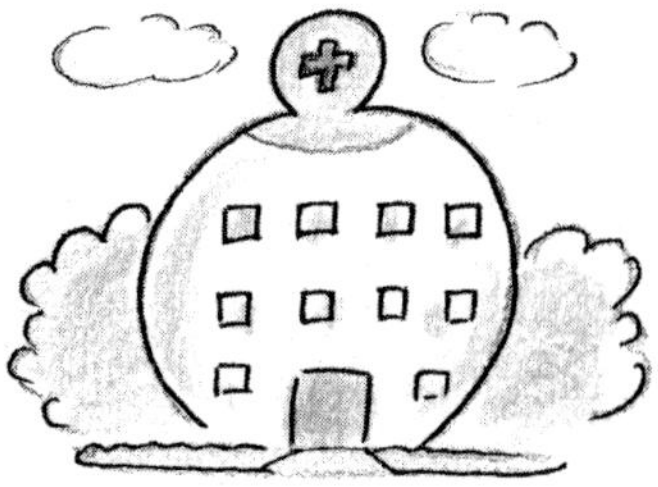

ウイミンズクリニックひらしま産婦人科
362-0021　上尾市大字原市1464
TEL　048-722-1103

栄養は	母乳。糖水
30分以内の授乳	している
初乳の前には	何も与えない
早期の頻回授乳	させている
体重が戻らない時	頻回授乳を指導、人工乳
母子の部屋	２時間後から昼間同室
何人部屋	１人、３人、４人
母乳外来	設けている
母親の要望	受け入れる

宇井レディスクリニック
330-0824　さいたま市見沼区御蔵789-1
TEL　048-688-4622

栄養は	母乳。糖水
30分以内の授乳	している
初乳の前には	糖水
早期の頻回授乳	３時間おきに授乳
体重が戻らない時	そのままか、頻回授乳を指導
母子の部屋	24時間後から同室
何人部屋	１人、２人、４人
母乳外来	設けている
母親の要望	受け入れる

木野産婦人科医院
330-0038　さいたま市北区宮原町1丁目331-1
TEL　048-651-2916

栄養は	母乳。糖水
30分以内の授乳	している
初乳の前には	ケースバイケース
早期の頻回授乳	させている
体重が戻らない時	そのまま退院させる
母子の部屋	希望者のみ１日目同室
何人部屋	１人、２人、３人
母乳外来	設けている
母親の要望	受け入れる

サンクリニック
355-0062　東松山市大字西本宿373-5
TEL　0493-35-3725

栄養は	母乳。糖水
30分以内の授乳	していない
初乳の前には	糖水
早期の頻回授乳	３時間おきに授乳
体重が戻らない時	そのまま退院させる
母子の部屋	30分後から同室
何人部屋	１人
母乳外来	設けていない
母親の要望	受け入れる

中島産婦人科医院
335-0011　戸田市下戸田２丁目10-5
TEL　048-441-2306

栄養は	母乳以外何も与えない
30分以内の授乳	している
初乳の前には	何も与えない
早期の頻回授乳	させている
体重が戻らない時	そのままか、頻回授乳を指導
母子の部屋	出産直後から同室
何人部屋	１人
母乳外来	設けている
母親の要望	受け入れる

草加市立病院
340-0052　草加市草加2-21-1
TEL　048-935-3101

栄養は	母乳。人工乳
30分以内の授乳	している
初乳の前には	何も与えない、糖水
早期の頻回授乳	できない
体重が戻らない時	そのままか、頻回授乳
母子の部屋	24時間以内同室
何人部屋	４人
母乳外来	設けている
母親の要望	受け入れる

宮上クリニック
989-1622　柴田郡柴田町西船迫2丁目7-1
TEL　0224-55-4103

栄養は	母乳以外何も与えない
30分以内の授乳	している
初乳の前には	何も与えない
早期の頻回授乳	させている
体重が戻らない時	頻回授乳の指導
母子の部屋	1時間後から同室
何人部屋	1人、2人、3人
母乳外来	設けている
母親の要望	受け入れる

公立佐沼病院
987-0511　登米市迫町佐沼字下田中25
TEL　0220-22-5511

栄養は	母乳以外何も与えない
30分以内の授乳	している
初乳の前には	何も与えない
早期の頻回授乳	できない
体重が戻らない時	そのまま退院させる
母子の部屋	24時間後同室
何人部屋	1人、4人、6人
母乳外来	設けている
母親の要望	受け入れる

石巻赤十字病院
986-0015　石巻市蛇田西道下71
TEL　0225-95-4131

栄養は	母乳。糖水
30分以内の授乳	している
初乳の前には	糖水
早期の頻回授乳	できない
体重が戻らない時	ケースバイケース
母子の部屋	24時間後同室
何人部屋	4人
母乳外来	開設したい
母親の要望	受け入れる

大崎市民病院
989-6183　大崎市千手寺町2-3-10
TEL　0229-23-3311

栄養は	原則、母乳以外何も与えない
30分以内の授乳	している
初乳の前には	何も与えない
早期の頻回授乳	させている
体重が戻らない時	頻回授乳の指導
母子の部屋	出産直後から同室
何人部屋	1人、2人、3人
母乳外来	設けている
母親の要望	受け入れる

太田医院
998-0035　酒田市寿町5-9
TEL　0234-22-0465

栄養は	母乳。糖水
30分以内の授乳	している
初乳の前には	何も与えない
早期の頻回授乳	3時間おき時間授乳
体重が戻らない時	そのまま退院させる
母子の部屋	12時間後から同室
何人部屋	1人、2人
母乳外来	設けている
母親の要望	受け入れる

山形済生病院
990-0021　山形市沖町79-1
TEL　023-682-1111

栄養は	母乳以外何も与えない
30分以内の授乳	している
初乳の前には	何も与えない
早期の頻回授乳	させている
体重が戻らない時	ケースバイケース
母子の部屋	6時間後から同室
何人部屋	1人、4人
母乳外来	設けている
母親の要望	受け入れる

山形県立中央病院
990-2292　山形市大字青柳1800
TEL　023-685-2626

栄養は	母乳以外何も与えない
30分以内の授乳	している
初乳の前には	何も与えない
早期の頻回授乳	させている
体重が戻らない時	頻回授乳の指導
母子の部屋	出産直後から同室
何人部屋	1人、4人
母乳外来	設けている
母親の要望	受け入れる

山形市立病院済生館 BFH
990-8533　山形市七日町1-3-26
TEL　023-625-5555

栄養は	母乳以外何も与えない
30分以内の授乳	している
初乳の前には	何も与えない
早期の頻回授乳	させている
体重が戻らない時	そのまま，頻回授乳の指導
母子の部屋	出産直後から同室
何人部屋	1人、6人
母乳外来	設けている
母親の要望	受け入れる

渡辺産科婦人科
972-8321　いわき市常磐関船町塚ノ越62
TEL　0246-42-4567

栄養は	母乳以外何も与えない
30分以内の授乳	している
初乳の前には	何も与えない
早期の頻回授乳	させている
体重が戻らない時	そのままか，頻回授乳
母子の部屋	出産直後から同室
何人部屋	1人
母乳外来	
母親の要望	受け入れる

国立病院機構福島病院 BFH
962-8507　福島県須賀川市芦田塚13
TEL　0248-75-2131

栄養は	母乳、糖水
30分以内の授乳	している
初乳の前には	何も与えない
早期の頻回授乳	している
体重が戻らない時	ケースバイケース
母子の部屋	出産直後から同室
何人部屋	1人、2人
母乳外来	設けている
母親の要望	受け入れる

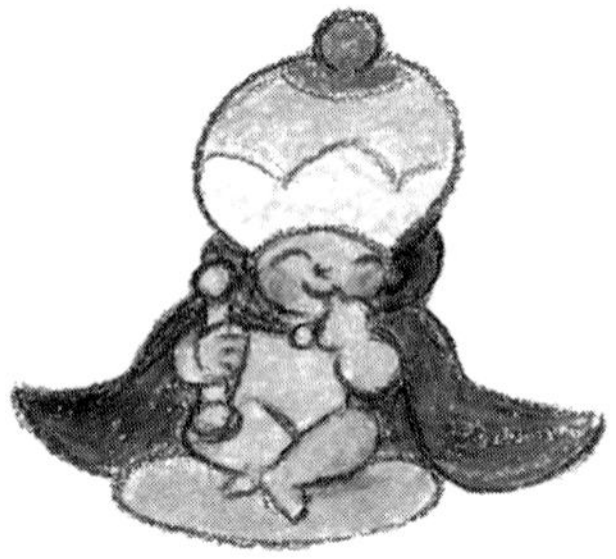

宇津野医院 BFH
304-0068　下妻市下妻丁373-15
TEL　0296-45-0311

栄養は	母乳以外何も与えない
30分以内の授乳	している
初乳の前には	何も与えない
早期の頻回授乳	させている
体重が戻らない時	そのままか、頻回授乳を指導
母子の部屋	出産直後から同室
何人部屋	1人、3人
母乳外来	設けている
母親の要望	受け入れる

根本産婦人科医院
309-1736　笠間市八雲1丁目8-14
TEL　0296-77-0431

栄養は	母乳以外何も与えない
30分以内の授乳	している
初乳の前には	何も与えない
早期の頻回授乳	させている
体重が戻らない時	そのままか、頻回授乳を指導
母子の部屋	7～8時間後から同室
何人部屋	1人、2人
母乳外来	開設したい
母親の要望	受け入れる

北茨城市立総合病院
319-1704　北茨城市大津町北町4-5-15
TEL　0293-46-1121

栄養は	母乳以外何も与えない
30分以内の授乳	している
初乳の前には	何も与えない
早期の頻回授乳	させている
体重が戻らない時	そのままか、頻回授乳
母子の部屋	出産直後から同室
何人部屋	5人
母乳外来	設けている
母親の要望	受け入れる

秋葉産婦人科病院 BFH
306-0013　茨城県古河市東本町2-9-2
TEL　0280-32-3335

栄養は	母乳以外何も与えない
30分以内の授乳	している
初乳の前には	何も与えない
早期の頻回授乳	している
体重が戻らない時	ケースバイケース
母子の部屋	出産直後から同室
何人部屋	1人、2人
母乳外来	設けている
母親の要望	受け入れる

受仙会マタニティホスピタル
371-0031　前橋市上小出町1-5-22
TEL　027-234-4135

栄養は	母乳。糖水
30分以内の授乳	要望があるときのみ
初乳の前には	糖水
早期の頻回授乳	できない　ケースバイケース
体重が戻らない時	24時間後から同室
母子の部屋	1人、2人、3人
何人部屋	
母乳外来	設けている
母親の要望	受け入れる

前橋協立病院
371-0811　前橋市朝倉町828
TEL　027-265-3511

栄養は	母乳。糖水
30分以内の授乳	している
初乳の前には	糖水
早期の頻回授乳	できない
体重が戻らない時	頻回授乳、人工乳
母子の部屋	24時間後同室
何人部屋	2人
母乳外来	設けている
母親の要望	受け入れる

公立富岡総合病院
370-2316　富岡市富岡2073-1
TEL　0274-63-2111

栄養は	母乳。糖水
30分以内の授乳	している
初乳の前には	糖水
早期の頻回授乳	できない
体重が戻らない時	頻回授乳の指導
母子の部屋	15～24時間後同室
何人部屋	4人、5人
母乳外来	設けている
母親の要望	受け入れる

矢崎医院
370-0883　高崎市剣崎町髙田1049
TEL　027-344-3511

栄養は	母乳以外何も与えない
30分以内の授乳	している
初乳の前には	何も与えない
早期の頻回授乳	させている
体重が戻らない時	そのまま退院させる
母子の部屋	出産直後から同室
何人部屋	1人、3人
母乳外来	設けている
母親の要望	受け入れる

総合病院北見赤十字病院 BFH
090-0026　北見市北6条東2-1
TEL　0157-24-3115

栄養は	母乳以外何も与えない
30分以内の授乳	している
初乳の前には	何も与えない
早期の頻回授乳	させている
体重が戻らない時	そのままか、頻回授乳
母子の部屋	出産直後から同室
何人部屋	１人、２人、４人
母乳外来	設けている
母親の要望	受け入れる

公和会　中村病院
090-0064　北見市美芳町7-1-5
TEL　0157-24-8131

栄養は	母乳以外何も与えない
30分以内の授乳	している
初乳の前には	何も与えない
早期の頻回授乳	
体重が戻らない時	そのまま退院させる
母子の部屋	12～24時間後同室
何人部屋	４人
母乳外来	設けている
母親の要望	受け入れる

国立病院機構弘前病院 BFH
036-8545　青森県弘前市富野町1
TEL　0172-36-3466

栄養は	原則母乳以外は与えない
30分以内の授乳	している、帝王切開も同様
初乳の前には	何も与えない
早期の頻回授乳	させている
体重が戻らない時	必要に応じ、母乳外来
母子の部屋	出産直後から同室
何人部屋	１人または５人
母乳外来	開設している、７日目は全員
母親の要望	受け入れる

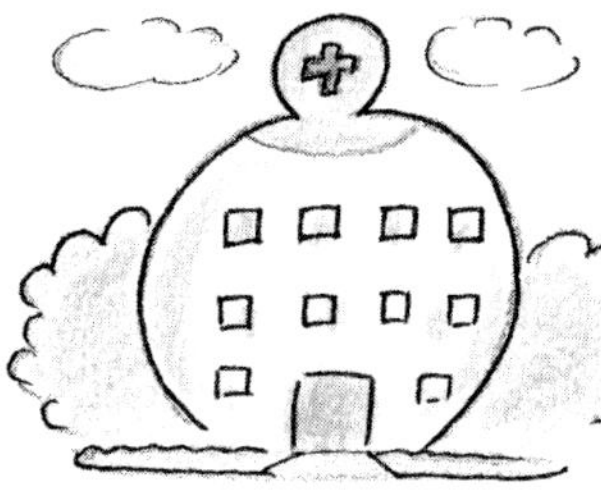

青山バースクリニック吉田産婦人科
036-8062　弘前市大字青山４丁目27-10
TEL　0172-32-7111

栄養は	母乳以外何も与えない
30分以内の授乳	している
初乳の前には	何も与えない
早期の頻回授乳	させている
体重が戻らない時	頻回授乳、入院延長
母子の部屋	出産直後から同室
何人部屋	１人
母乳外来	設けている
母親の要望	受け入れる

津軽保健生活共同組合健生病院
036-8045　弘前市野田2-2-1　BFH
TEL　0172-32-1171

栄養は	母乳以外何も与えない
30分以内の授乳	している
初乳の前には	何も与えない
早期の頻回授乳	させている
体重が戻らない時	そのままか、頻回授乳
母子の部屋	出産直後から同室
何人部屋	６人
母乳外来	設けている
母親の要望	受け入れる

十和田市立中央病院
034-0093　十和田市西十二番町14-8
TEL　0176-23-5121

栄養は	母乳。人工乳
30分以内の授乳	している
初乳の前には	糖水
早期の頻回授乳	させている
体重が戻らない時	ケースバイケース
母子の部屋	12～24時間後同室
何人部屋	６人
母乳外来	設けている
母親の要望	受け入れる

坂井医院
028-4307　岩手郡岩手町大字五日市10地割151-1
TEL　0195-62-5111

栄養は	母乳以外何も与えない
30分以内の授乳	している
初乳の前には	何も与えない
早期の頻回授乳	させている
体重が戻らない時	頻回授乳の指導
母子の部屋	12時間後から同室
何人部屋	１人
母乳外来	開設したい
母親の要望	受け入れる

黒川産婦人科医院 BFH
020-0013　盛岡市愛宕町２-51
TEL　019-651-5066

栄養は	母乳以外何も与えない
30分以内の授乳	している
初乳の前には	何も与えない
早期の頻回授乳	させている
体重が戻らない時	そのままか，頻回授乳
母子の部屋	出産直後から同床
何人部屋	１人
母乳外来	開設したい
母親の要望	受け入れる

岩手県立久慈病院
028-0056　久慈市旭町10-1
TEL　0194-53-6131

栄養は	母乳。糖水
30分以内の授乳	している
初乳の前には	糖水
早期の頻回授乳	３時間おき時間授乳
体重が戻らない時	そのまま退院させる
母子の部屋	24時間後同室
何人部屋	４人
母乳外来	設けていない
母親の要望	受け入れる

岩手県立中央病院
020-0066　盛岡市上田1-4-1
TEL　019-653-1151

栄養は	母乳。糖水。人工乳
30分以内の授乳	している
初乳の前には	糖水
早期の頻回授乳	できない
体重が戻らない時	頻回授乳、入院延長
母子の部屋	出産直後から同室
何人部屋	６人
母乳外来	開設したい
母親の要望	受け入れる

秋田大学医学部附属病院
010-0000　秋田市本道1-1-1
TEL　018-834-1111

栄養は	している
30分以内の授乳	何も与えない
初乳の前には	させている
早期の頻回授乳	頻回授乳の指導
体重が戻らない時	
母子の部屋	12～24時間後同室
何人部屋	４人
母乳外来	開設したい
母親の要望	受け入れる

秋田市立秋田総合病院
010-0933　秋田市川元松丘町4-30
TEL　018-823-4171

栄養は	母乳。糖水
30分以内の授乳	要望があるとき
初乳の前には	糖水
早期の頻回授乳	させている
体重が戻らない時	ケースバイケース
母子の部屋	12～24時間後同室
何人部屋	４人
母乳外来	設けている
母親の要望	受け入れる

仙北市立角館総合病院
014-0314　仙北市角館町岩瀬上野18
TEL　0187-54-2111

栄養は	母乳。糖水
30分以内の授乳	している
初乳の前には	糖水
早期の頻回授乳	させている
体重が戻らない時	頻回授乳の指導
母子の部屋	10～24時間後同室
何人部屋	５人
母乳外来	設けていない
母親の要望	受け入れる

男鹿みなと市民病院
010-0511　男鹿市船川港船川字片田83
TEL　0185-23-2221

栄養は	母乳。糖水
30分以内の授乳	している
初乳の前には	白湯
早期の頻回授乳	時間授乳
体重が戻らない時	そのまま退院させる
母子の部屋	24時間後同室
何人部屋	１人、４人
母乳外来	設けていない
母親の要望	受け入れる

国立病院機構仙台医療センター BFH
983-8520　仙台市宮城野区宮城野2-8-8
TEL　022-293-1111

栄養は	原則、母乳以外何も与えない
30分以内の授乳	している
初乳の前には	何も与えない
早期の頻回授乳	させている
体重が戻らない時	頻回授乳の指導
母子の部屋	出産直後から同室
何人部屋	１人、４人
母乳外来	設けている
母親の要望	受け入れる

坂総合病院 BFH
985-8506　宮城県塩竈市錦町16-5
TEL　022-365-5175

栄養は	母乳、糖水、人工乳
30分以内の授乳	している
初乳の前には	何も与えない
早期の頻回授乳	させている
体重が戻らない時	頻回授乳の指導
母子の部屋	分娩２時間後から同室
何人部屋	１人、２人、４人
母乳外来	設けている
母親の要望	受け入れる

仙台市立病院 BFH
984-8501　仙台市若林区清水小路3-1
TEL　022-266-7111

栄養は	母乳以外は何も与えない
30分以内の授乳	している
初乳の前には	何も与えない
早期の頻回授乳	している
体重が戻らない時	頻回授乳、退院後フォロー
母子の部屋	出産直後から同室
何人部屋	2人、4人
母乳外来	設けている
母親の要望	受け入れている

東北公済病院 BFH
980-0803　仙台市青葉区国分町2-3-1
TEL　022-227-2211

栄養は	原則、母乳以外何も与えない
30分以内の授乳	している
初乳の前には	何も与えない
早期の頻回授乳	させている
体重が戻らない時	そのまま観察しながら退院
母子の部屋	出産直後から同室
何人部屋	１人、５人
母乳外来	設けている
母親の要望	受け入れる

帯広厚生病院
080-0016　帯広市西6条南8-1
TEL　0155-24-4161

栄養は	母乳。糖水
30分以内の授乳	している
初乳の前には	糖水
早期の頻回授乳	させている
体重が戻らない時	頻回授乳、入院延長
母子の部屋	24時間以内に同室
何人部屋	1人、4人、6人
母乳外来	設けている
母親の要望	受け入れる

市立赤平総合病院
079-1136　赤平市本町3-2
TEL　0125-32-3211

栄養は	母乳。糖水
30分以内の授乳	している
初乳の前には	何も与えない
早期の頻回授乳	させている
体重が戻らない時	そのまま退院させる
母子の部屋	8時間後から同室
何人部屋	3人、4人
母乳外来	開設したい
母親の要望	受け入れる

市立芦別病院
075-0041　芦別市本町14
TEL　01242-2-2071

栄養は	母乳以外何も与えない
30分以内の授乳	している
初乳の前には	何も与えない
早期の頻回授乳	させている
体重が戻らない時	そのままか、頻回授乳
母子の部屋	24時間後同室
何人部屋	4人
母乳外来	設けていない
母親の要望	話し合いをする

公立芽室病院 BFH
082-0014　河西郡芽室町東4条3-5
TEL　0155-62-2811

栄養は	母乳以外何も与えない
30分以内の授乳	している
初乳の前には	何も与えない
早期の頻回授乳	させている
体重が戻らない時	そのままか、頻回授乳
母子の部屋	出産直後から同室
何人部屋	2人、4人
母乳外来	設けていない
母親の要望	受け入れる

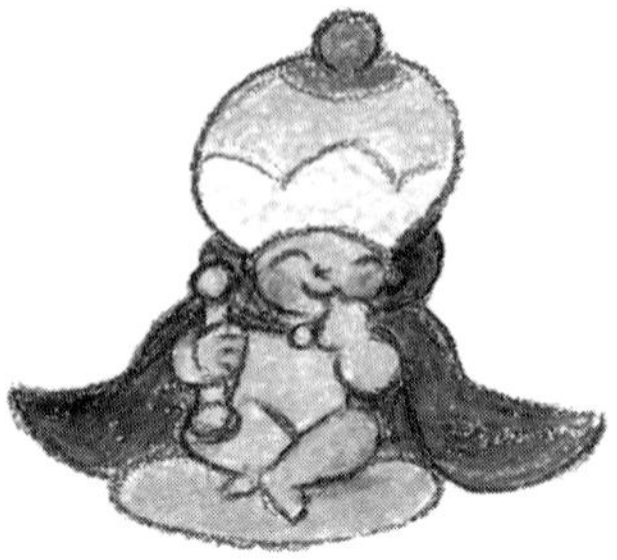

市立士別総合病院
095-0044　士別市東山町3029-1
TEL　01652-3-2166

栄養は	母乳。糖水
30分以内の授乳	している
初乳の前には	何も与えない
早期の頻回授乳	させている
体重が戻らない時	頻回授乳の指導
母子の部屋	4時間後から同室
何人部屋	4人
母乳外来	設けている
母親の要望	受け入れる

砂川市立病院
073-0164　砂川市西4条北2-1-1
TEL　0125-54-2131

栄養は	母乳以外何も与えない
30分以内の授乳	している
初乳の前には	何も与えない
早期の頻回授乳	させている
体重が戻らない時	そのままか、頻回授乳
母子の部屋	24時間後同室
何人部屋	6人
母乳外来	設けていない
母親の要望	受け入れる

滝川市立病院
073-0022　滝川市大町2-2-34
TEL　0125-22-4311

栄養は	母乳。糖水
30分以内の授乳	している
初乳の前には	糖水
早期の頻回授乳	させている
体重が戻らない時	頻回授乳、人工乳
母子の部屋	14時間後同室
何人部屋	6人
母乳外来	設けていない
母親の要望	受け入れる

町立別海病院
086-0203　野付郡別海町別海西本町52
TEL　01537-5-2311

栄養は	母乳。糖水
30分以内の授乳	している
初乳の前には	ケースバイケース
早期の頻回授乳	させている、時間授乳
体重が戻らない時	そのまま退院させる
母子の部屋	ケースバイケース
何人部屋	2人、4人
母乳外来	設けている
母親の要望	受け入れる

函館中央病院
040-0011　函館市本町33-2
TEL　0138-52-1235

栄養は	母乳以外何も与えない
30分以内の授乳	している
初乳の前には	何も与えない
早期の頻回授乳	させている
体重が戻らない時	そのままか、人工乳
母子の部屋	8～12時間後同室
何人部屋	2人、4人
母乳外来	設けている
母親の要望	受け入れる

美唄労災病院
072-0015　美唄市東4条南1-3-1
TEL　01266-3-2151

栄養は	母乳。糖水
30分以内の授乳	30～60分以内に
初乳の前には	何も与えない
早期の頻回授乳	させている
体重が戻らない時	頻回授乳の指導
母子の部屋	出産直後から同室
何人部屋	2人、4人
母乳外来	設けていない
母親の要望	受け入れる

富良野病院
076-0024　富良野市幸町13-1
TEL　0167-23-2181

栄養は	母乳。糖水
30分以内の授乳	していない
初乳の前には	糖水
早期の頻回授乳	できない
体重が戻らない時	そのまま退院させる
母子の部屋	8時間後から同室
何人部屋	6人
母乳外来	設けている
母親の要望	受け入れる

母乳育児のための全国産科情報（開業産科・病院）

この情報は2001年に全国の産科施設（4750ヵ所）へのアンケートからのものです。回答があった中で、主に、次の用件を考えて選んで掲載しました。

1）　原則として、母乳以外何も与えない。母乳に糖水を足す。

2）　初乳の前に何も与えない。時に糖水を飲ませるまで含みました。

3）　24時間以内の母子同室をしている―出産直後から24時間以内、および、24時間後の場合は母乳と糖水のみのケースです。

＊ここに掲載された内容はあくまでも、アンケートの結果です。産科施設を選ぶときときには、必ず、自分で電話をして、確かめてからかかってください。そして、ここにご紹介した内容と実際が著しく異なっていた場合はお手紙でお知らせくださるようお願いいたします。再調査します。

＊必ず、自分で確かめて、納得されてから、かかるようにしましょう。

このアンケート調査・研究は厚生労働省の厚生科学研究の助成金を受けて行なわれたものです。

天使病院
065-0012　札幌市東区北十二条東３
TEL　011-711-0101

栄養は	母乳
30分以内の授乳	している
初乳の前には	何も与えない
早期の頻回授乳	させている
体重が戻らない時	頻回授乳の指導
母子の部屋	当日から同室
何人部屋	
母乳外来	設けている
母親の要望	受け入れる

総合病院勤医協札幌病院
003-0804　札幌市白石区菊水四条1-9-22
TEL　011-811-2246

栄養は	母乳。糖水
30分以内の授乳	している
初乳の前には	何も与えない
早期の頻回授乳	させている
体重が戻らない時	頻回授乳の指導
母子の部屋	当日から同室
何人部屋	
母乳外来	設けている
母親の要望	受け入れる

岩田産婦人科皮膚科
065-0026　札幌市東区北二十六条東6-1-2
TEL　011-752-5489

栄養は	母乳。糖水
30分以内の授乳	要望があるとき
初乳の前には	糖水
早期の頻回授乳	させている
体重が戻らない時	頻回授乳の指導
母子の部屋	24時間後、希望者のみ
何人部屋	２人、泣いたら授乳
母乳外来	設けている
母親の要望	受け入れる

手稲渓仁会病院
006-0811　札幌市手稲区前田1条12-355
TEL　011-681-8111

栄養は	母乳以外何も与えない
30分以内の授乳	ケースバイケース
初乳の前には	何も与えない
早期の頻回授乳	させている
体重が戻らない時	そのまま退院
母子の部屋	１時間後から同室
何人部屋	６人
母乳外来	設けている
母親の要望	受け入れる

熊井マタニティクリニック東仁会
063-0034　札幌市西区西野四条6-1-1
TEL　011-666-2222

栄養は	母乳以外何も与えない
30分以内の授乳	している
初乳の前には	何も与えない
早期の頻回授乳	させている
体重が戻らない時	そのままか、頻回授乳の指導
母子の部屋	12時間後から同室
何人部屋	１人、３人、４人
母乳外来	設けている
母親の要望	話し合いをする

苗穂レデイースクリニック
065-0042　札幌市東区本町２条5-2-4
TEL　011-781-1955

栄養は	母乳、糖水、人工乳
30分以内の授乳	している
初乳の前には	何も与えない
早期の頻回授乳	している
体重が戻らない時	ケースバイケース
母子の部屋	出産直後から同室
何人部屋	１人、2人
母乳外来	設けている
母親の要望	受け入れる

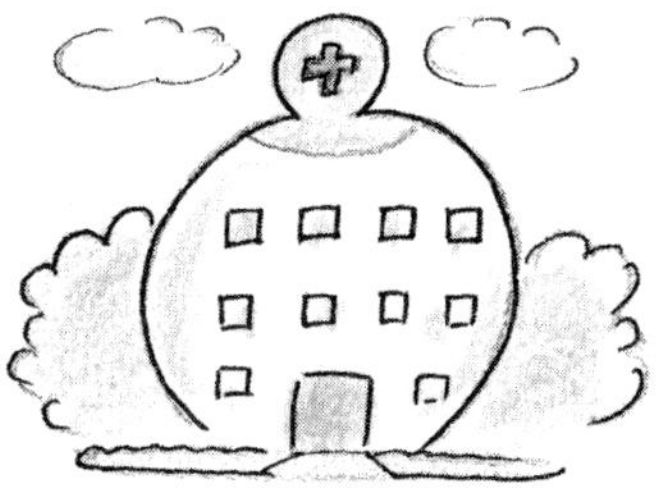

旭川医科大学附属病院 BFH
078-8510　旭川市緑が丘東２条１丁目1-1
TEL　0166-65-2111

栄養は	原則母乳。糖水追加も。
30分以内の授乳	している
初乳の前には	何も与えない
早期の頻回授乳	させている
体重が戻らない時	そのまま退院、1～2週後に来院
母子の部屋	出産直後から同室
何人部屋	１人、３人、
母乳外来	設けている、当院出産のみ
母親の要望	受け入れる

旭川厚生病院
070-0000　旭川市1条24-111-3
TEL　0166-33-7171

栄養は	母乳以外何も与えない
30分以内の授乳	している
初乳の前には	何も与えない
早期の頻回授乳	させている
体重が戻らない時	頻回授乳の指導
母子の部屋	希望者は出産直後
何人部屋	
母乳外来	
母親の要望	受け入れる

せせらぎ通りクリニック
079-8416　旭川市永山六条11丁目
TEL　0166-47-7321

栄養は	母乳以外何も与えない
30分以内の授乳	している
初乳の前には	何も与えない
早期の頻回授乳	させている
体重が戻らない時	そのままか、頻回授乳の指導
母子の部屋	出産直後から同室
何人部屋	１人、２人、４人
母乳外来	設けている
母親の要望	受け入れる

「はじめての母乳育児と心配ごと解決集」増補改訂に当たって

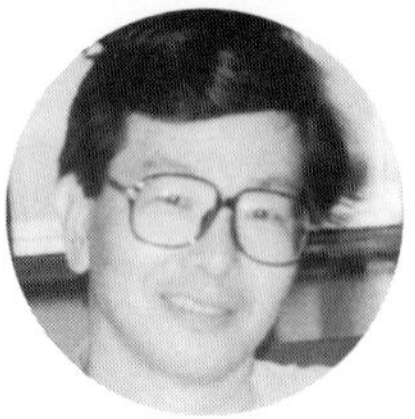

山内芳忠　前国立病院岡山医療センター

この本をお書きになりました山内逸郎先生がお亡くなりになり、すでに12年が過ぎました。この間、我が国の母乳育児は、草の根運動やWHO・ユニセフの「赤ちゃんにやさしい病院」運動、そして厚生労働省の「健やか親子21」国民運動の後押しもあり、次第に広がってきております。しかし、まだまだ母乳育児をと熱望しながらも出来ない多くの親子がいるのも事実であります。また、母乳育児がすすめられている地域とそうでない地域との差が大きいことも事実であります。

この本の初版が出版されてすでに14年にもなりますが、あらためて読み直してみますと、本当に驚かされます。現在の課題を的確に捉え、現在に役立つ母乳育児が、そのままに書かれていることです。山内逸郎先生は、15年先にも通じる母乳育児の本をだされていたのだと改めて感激をしております。だからこそお母さんたちから長く、強い支援を受けてきたこともよく分かりました、また理解もできました。

これまで、多くの人々は、母乳育児は、お母さんや赤ちゃんだけに関係することだと思って来たのではないでしょうか。しかし、母乳育児には、母と子から家族、地域そして社会への大きな人としてのメッセージがあったのではないでしょうか。そうです。母乳育児は、ミルクを飲ませる場合とは異なり、個人個人で、皆それぞれが異なります。またミルクのように単一で、簡単ではないことです。そして家族の支援、多くの人達とのかかわりと援助を必要としていることです。このことは何を意味しているのでしょうか。母乳育児こそは、人が、人として、家族として、地域として協力しあう、支援しあう人の輪を自然に作りだして、そして社会を作ってきたことの証しなのです。だからこそ、私たちは、今日まで存続できて来たことを、今、もう一度考えてみることの必要性と重要性を訴えているように思います。

そして、この本が、これまでと同じく母乳育児をされるお母様方の疑問や不安の解消に少しでも役立つことを願っております。

皆でやりましょう母乳育児。やればきっと出来る母乳育児。今やらなくて何時できる。

私がやらなくて誰がやる!!　これは、山内逸郎先生からの残された強いメッセージのようにも思います。

この度、基本はそのままに一部の項目を追加して再び出版できることになりました。これまで同様にお母様方に少しでもお役に立てれば幸いです。

多くのお母さん、医療者の支持を受けて

編集担当　**永山美千子**

この本が出版されてから多くのお母さんからお手紙、そして電話をいただきました。授乳中のお母さんのからだや気持ちが書かれているので、とても納得できる、赤ちゃんとの関係がよくわかり、この本の通りにしたらうまくいきましたという内容がほとんどです。

著者の山内逸郎先生が亡くなられてからもこの本は多くのお母さん達や医療者の支持を受けてきました。出版社は変わりましたが、こころなごむイラストの表紙となり、改定新版で皆様にお届けできるようになりました。

また、山内逸郎先生のもとで学び、共同研究者であり、日本の母乳育児を推進するリーダーのひとりである山内芳忠先生に最新の母乳育児情報を執筆いただきました。

この本の出版がきっかけで日本母乳の会が誕生し、母乳育児が広がり始めました。一人でも多くの母と子が母乳で育てられる幸せを願いながら、この本を届けいたします。

母乳育児のことで不安があったり、疑問のことがあれば、お手紙でお知らせください。また、母乳育児の体験談、感動したことなどもお寄せください。

はじめての母乳育児と心配ごと解決集　第７刷

著　者／山内逸郎　Ⓒ

発行所／有限会社　一聡舎　165-0026　東京都中野区新井３－９－４

電話　03－5318－7385　FAX　03－5318－7384　振替口座　00160－6－59915　E-mail issosha21@gol.com

印刷所／大日本印刷株式会社　ISBN 978-4-902784-03-9　C2477　¥1400E　定価　1400円＋税